Breast Pathology

乳腺病理学

原著　[意] Anna Sapino
　　　[匈] Janina Kulka
主审　薛卫成
主译　梅开勇　郭双平

中国科学技术出版社
·北京·

图书在版编目（CIP）数据

乳腺病理学 / (意) 安娜·萨皮诺 (Anna Sapino) ,(匈) 贾尼娜·库尔卡 (Janina Kulka) 原著；梅开勇，郭双平主译 . — 北京：中国科学技术出版社，2021.7
书名原文：Breast Pathology
ISBN 978-7-5046-8998-6

Ⅰ . ①乳… Ⅱ . ①安… ②贾… ③梅… ④郭… Ⅲ . ①乳房疾病—病理学 Ⅳ . ① R655.802

中国版本图书馆 CIP 数据核字 (2021) 第 049420 号

著作权合同登记号：01-2021-0560

策划编辑	丁亚红　焦健姿
责任编辑	丁亚红
装帧设计	佳木水轩
责任印制	李晓霖

出　　版	中国科学技术出版社
发　　行	中国科学技术出版社有限公司发行部
地　　址	北京市海淀区中关村南大街 16 号
邮　　编	100081
发行电话	010-62173865
传　　真	010-62179148
网　　址	http://www.cspbooks.com.cn

开　　本	889mm×1194mm　1/16
字　　数	595 千字
印　　张	24.25
版　　次	2021 年 7 月第 1 版
印　　次	2021 年 7 月第 1 次印刷
印　　刷	天津翔远印刷有限公司
书　　号	ISBN 978-7-5046-8998-6 / R·2699
定　　价	298.00 元

（凡购买本社图书，如有缺页、倒页、脱页者，本社发行部负责调换）

译者名单

主 审 薛卫成

主 译 梅开勇 郭双平

译 者 （以姓氏笔画为序）

马怡晖 郑州大学第一附属医院病理科

王　炜 深圳大学总医院病理科

安　晋 广州医科大学附属第二医院病理科

李　平 北京大学深圳医院病理科

张伟文 北京大学深圳医院病理科

罗东兰 广东省人民医院病理科

罗明华 北京大学深圳医院病理科

郭双平 空军军医大学西京医院病理科

陶丽丽 北京大学深圳医院病理科

黄文斌 南京医科大学附属南京医院病理科

梅开勇 广州医科大学附属第二医院病理科

曾子淇 广州医科大学附属第二医院病理科

薛德斌 杭州平安好医医学检验实验室

内容提要

本书引进自世界知名的 Springer 出版社，是一部新颖、实用的乳腺病理学专著。由欧洲乳腺病理协作组主席意大利都灵大学 Anna Sapino 教授和 IAP 匈牙利分会主席 Janina Kulka 教授主编。著者根据各种乳腺疾病的英文名称从 A 至 Z 排序，每种疾病均按照同义词、定义、临床特征、大体检查、显微镜检查、免疫表型、分子特征、鉴别诊断的形式介绍，在全面总结乳腺肿瘤性和非肿瘤性疾病的临床病理学特点的基础上，聚焦乳腺疾病的病理学特点和鉴别诊断等内容，帮助读者全面了解乳腺疾病的相关内容。本书内容系统、图文并茂，包含近 300 幅高质量图片和数十张简明表格，全面展示了乳腺疾病的病理诊断要点、鉴别诊断和最新进展，是病理医生案头必备的乳腺病理专著，对乳腺疾病的诊疗策略及相关研究有很强的指导作用，适合广大病理医生及相关医师阅读参考。

序

Denis Diderot 在 18 世纪编写的第一部百科全书具有划时代的意义，当时是启蒙时代，人们认为知识可以向大众传播并不断产生新知识。Diderot 希望能将可获得的知识汇总编撰成系列丛书，以便帮助更多的人获取所需的知识。如今，知识获取变得相对容易，人们可能会对编写百科全书的必要性产生怀疑。由于已进入知识爆炸时代，我们不可能将所有知识都写入百科全书。有人认为互联网就是当今的百科全书，但这样就会忽略一个重要观点，而这一观点在当下可能更重要。Diderot 认为，科学不是靠多数人决定其是否有价值，而是由来自个体的主张，包括那些在最初被拒绝的新主张，汇聚而成的知识体系，而这些知识体系可能引起巨大的变革。因此，Diderot 组织团队对信息进行了评估，选择有价值的知识写入了百科全书。事实上，互联网缺乏权威性，人们很难从各种信息中选择有价值的正确信息，特别是在某些自身不擅长的领域。

所以说，百科全书的质量取决于编写者，而病理学百科全书的编写应由相应领域公认的专家承担。病理学是一门不断更新的医学，其包含的内容可能超过了 Diderot 百科全书的全部内容，病理学亚专科医生不可能掌握全部病理学的内容更新，需要在新知识中选择最相关的内容。每种疾病都有丰富的文献，多数病理医生也可通过网络获取相关疾病的文献，但缺乏按照英文字母顺序排列的便于查阅的系统性著作。病理学百科全书填补了这一空白，它由既具有全面病理知识又专长于某一专科的病理专家撰写。病理学百科全书由一系列的亚专科丛书组成，在全部亚专科丛书完成后，将在网上发布全套丛书。预计每年都会更新，欢迎读者提出建议以便改进，并由编写团队确认以保证其权威性。

最后，希望病理学百科全书成为一个可靠的病理学知识体系，也希望这套百科全书不断更新以适应新发展。

J. H. J. M. van Krieken
Nijmegen, The Netherlands

译者前言

　　乳腺疾病是常见病和多发病，种类繁多。乳腺疾病的病理诊断是病理医生在日常诊断工作中经常面对的问题，病理诊断直接关系到患者的预后和治疗，精准的病理诊断是临床治疗乳腺疾病的依据。乳腺疾病的病理诊断难点是肿瘤性与非肿瘤性疾病、良性与恶性肿瘤的鉴别，以及不同类型和不同预后乳腺肿瘤的精准诊断。病理医生不仅要精准诊断乳腺疾病，而且要了解乳腺疾病的最新研究进展，但目前国内尚缺乏系统化的乳腺疾病病理诊断专著。

　　本书由欧洲乳腺病理协作组主席意大利都灵大学 Anna Sapino 教授和 IAP 匈牙利分会主席 Janina Kulka 教授主编，是病理学百科全书系列丛书之一。本书的两位主编均为国际著名的乳腺病理专家，具有丰富的乳腺疾病诊断经验，对乳腺疾病有深入的研究。从内容上看，本书在详细总结各种乳腺疾病病理诊断要点和经验的基础上，还综述了各种乳腺疾病的最新分子遗传学改变。从形式上看，著者将各种乳腺疾病的英文名称从 A 至 Z 排序，每种疾病均按照同义词、定义、临床特征、大体检查、显微镜检查、免疫表型、分子特征、鉴别诊断的形式介绍，聚焦乳腺疾病病病理学特点和鉴别诊断等内容，帮助读者全面掌握乳腺疾病的相关内容和最新进展。

　　本书由病理诊断经验丰富同时翻译水平高超的中青年专家，经数月努力完成翻译。在翻译过程中，我们在忠于原著的基础上，精益求精，以期将原著的内容及精华完美呈现给国内读者。

　　总之，这是一部非常实用的乳腺疾病病理诊断专著，本书的出版一定会对国内病理同行乳腺疾病的病理诊断有所裨益，从而进一步提高我国乳腺疾病的病理诊断水平。

　　尽管在翻译过程中我们力求准确，但由于国内外术语表达或理解方面的原因，中文翻译版中可能存在一些欠妥之处，敬请各位读者指正。

广州医科大学附属第二医院

空军军医大学西京医院　郭双平

原书前言

　　本书是病理学百科全书系列丛书之一，汇总介绍了目前乳腺病理学方面的最新知识。病理学百科全书的各分册都将不断更新。作为本书的作者，我们希望这本书在现在和未来对你都会非常有用。我们也希望这本书能成为你放在显微镜旁边的案头必备参考书。

　　我们非常感谢本书所有编者的辛苦付出，他们汇总介绍了各种乳腺疾病的最新进展。在稿件审阅过程中，我们仔细阅读每份稿件，这对我们来说是非常好的专业经历。我们也非常感谢 Springer 出版社的编辑助理 Sunaina Dadhwal 女士和 Neha Thapa 女士对我们的倾力支持。

　　希望各位读者能够在病理学百科全书的帮助下度过快乐的工作时光！

Anna Sapino

Candiolo, Italy

Janina Kulka

Budapest, Hungary

致　谢

致敬各位专家及老师们

Dr. Gianni Bussolati

Dr. Pietro Maria Gullino

Dr. Judit Mohácsy

Dr. John Douglas Davies

目　录

A

B

C

D

E

F

G

H

I

T

U

A

Abscess 脓 肿

Noëlle Weingertner　Jean–Pierre Bellocq　著　　郭双平　译

一、同义词

化脓性乳腺炎。

二、定义

乳腺脓肿的定义是乳腺内感染性液体或脓液积聚。分为与分娩相关的产后性（或哺乳相关性）脓肿和与分娩无关的非产后性脓肿，与分娩无关的脓肿以乳晕下脓肿最常见，其他罕见的情况包括乳腺外周性非产后性脓肿、新生儿感染、皮肤感染、乳腺手术引起的感染及其他不常见的感染。脓肿占乳腺全部良性包块的 3%～4%（Kasales 等，2014）。

本章详细讨论最常见的脓肿，也就是产后性脓肿和非产后性乳晕周和乳晕下脓肿的临床表现。

三、产后性脓肿

产后性脓肿是产后急性乳腺炎自然发展的一个过程，常发生于妊娠末期，特别是哺乳期。临床上与乳腺炎类似，但可触及肿块（Mahoney 和 Ingram，2014），肿块有疼痛和炎症，切开时有脓液流出，患者可能有全身症状（包括发热和不适），脓肿自然发展可形成窦道。患者常因乳头破裂或皮肤受损导致乳腺反流性感染，金黄色葡萄球菌是最常见的病原微生物（占 50%）。偶尔，金黄色葡萄球菌性表皮炎和链球菌的感染是单独的，乳腺脓肿相关性耐甲氧西林金黄色葡萄球菌（MRSA）也有报道，并且可能成为一个难题。在伤寒病常见的国家，伤寒可能是乳腺脓肿一个公认的因素（Kataria 等，2013）。

（一）临床特征

■ 发病率

产后性脓肿占哺乳妇女 1%～9%（Mahoney 和 Ingram，2014），最常发生于第一次分娩的女性，并且在哺乳的前 6 周最常见。危险因素包括第一次分娩时年龄超过 30 岁、妊娠期大于 41 周、患有乳腺炎（Kataria 等，2013）。在给婴儿断乳的时候，由于哺乳妇女的乳房充满太多的乳汁也可能发生乳腺炎（D'Alfonso 等，2015），另一个危险因素是婴儿 6 月龄时长出牙齿可能损伤乳头。

■ 部位

产后性乳腺脓肿常发生在乳腺外周部。

■ 治疗

产后性脓肿经适当的抗生素、穿刺或引流就能很好地治疗（Kataria 等，2013），同时一定要进行超声检查来确定脓肿内是否有脓液，并可进行超声引导下的脓液穿刺，一定要对穿刺物进行细菌学检查以指导抗生素治疗，当脓肿穿刺不能满足治疗目的时需切开引流。但是超声检查显示为实性肿块、穿刺或充分抗生素治疗不能治愈的乳腺炎性病变一定要排除乳腺癌。

■ 结局

临床上，产后性乳腺脓肿容易诊断和治疗，

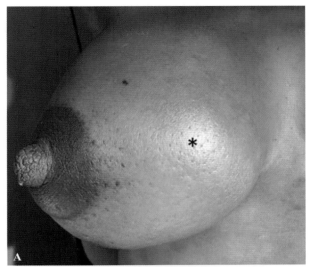

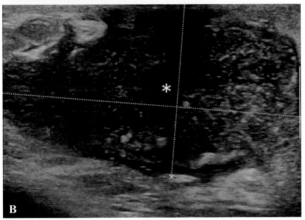

▲ 脓肿，图 1

哺乳性脓肿的临床（A）和超声（B）特点。A. 乳腺水肿变硬，乳腺内侧部有一痛性包块（星状标识）；B. 超声显示囊性病变（星状标识）内含黏稠物，边界不规则且病变周围水肿（图片由 Sébastien Molière、Department of Radiology、Strasbourg University Hospital 惠赠）

因为对抗生素治疗反应良好，罕见复发，对于有复发迹象的病例可经皮引流（Kasales 等，2014）。

（二）大体检查

哺乳性脓肿为红色的水肿性包块，中央充满黄色黏稠的液体（脓液）（图 1），腋窝淋巴结可肿大。

（三）影像学检查

脓肿无特征性的影像学表现，可为肿块、腺体结构紊乱或者皮肤增厚。超声检查有助于发现脓肿，为低回声的肿块或厚的有反射波边缘的多房性液性积聚（D'Alfonso 等，2015）。

（四）显微镜检查

需要排除乳腺癌时应进行空芯针穿刺活检，或对于手术切除的标本需显微镜下观察。乳腺脓肿表现为急性化脓性炎，大量中性粒细胞浸润伴纤维素性渗出。在脓肿吸收时中性粒细胞逐渐被纤维化的肉芽组织和慢性炎替代。产后性脓肿可见周围腺上皮的泌乳性改变（图 2）。

（五）鉴别诊断

临床和影像学上，脓肿与炎性乳腺癌鉴别困难，当影像学检查有实性区域或治疗无效时，需进行空芯针穿刺和组织学观察。

四、非产后性乳晕周或乳晕下脓肿

非产后性乳晕周或乳晕下脓肿常为亚急性或慢性，表现为乳头下陷和输乳窦脓肿称为 Zuska 病（Mahoney 和 Ingram，2014）。乳晕下脓肿是由于输乳管上皮鳞状化生产生的角质栓阻塞导致感染和炎症，起初通常是葡萄球菌感染，随着疾病的演变可为混合性的感染包括厌氧菌感染（D'Alfonso 等，2015）。

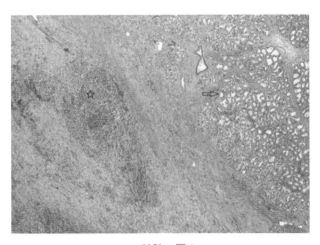

▲ 脓肿，图 2

哺乳性脓肿的显微镜下特点（HE 染色，10×）。急性炎性浸润（五角星）；乳腺组织泌乳性改变（箭）

（一）临床特征

■ 发病率

乳晕下非产后性脓肿与吸烟密切相关，70%～90%患者有吸烟史，也与维生素缺乏、泌乳素水平增高、吩噻嗪的摄入和雌激素水平下降等相关（Pereira等，2012）。发病率占所有乳腺疾病的1%～2%（Kasales等，2014），5%的乳腺癌伴发脓肿（Pereira等，2012）。

■ 年龄

非产后性乳晕下脓肿发病年龄范围广（10至80多岁），高峰在40岁左右（Kasales等，2014）。

■ 性别

罕见的情况下，非产后性乳晕下脓肿可发生于男性（Kasales等，2014）。

■ 部位

多数为单侧，也有双侧乳腺脓肿的报道（Habif等，1970）。

■ 治疗

非产后性乳晕下脓肿复发率高，抗生素治疗和穿刺、引流常失败。抗生素治疗时应包括针对厌氧菌的抗生素，大多数病例需手术切开脓肿、疏通输乳管和受累乳晕下导管的终末部分促进脓肿吸收（D'Alfonso等，2015）。戒烟也有助于愈合（Pereira等，2012）。

■ 结局

乳晕下非产后性脓肿治疗困难，复发率高（＞50%），常需多次引流或手术治疗，1/3的患者在切开、穿刺或引流后可形成窦道（Kasales等，2014）。

（二）大体检查

乳晕下非产后性脓肿导致乳头水肿、发红、变硬（图3），可出现中央充满脓液的包块。病变大小1～5cm（Kasales等，2014）。乳头可下陷、瘘管形成，腋窝淋巴结也可肿大。

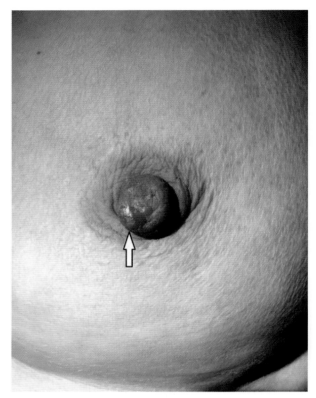

▲ 脓肿，图3

非产后性乳晕下脓肿的临床表现。乳头上可见一质硬、粉红色结节（图片由Marie-Noëlle Roedlich，Department of Radiology, Strasbourg University Hospital惠赠）

（三）显微镜检查

有时需要排除恶性肿瘤而行空芯针穿刺活检，或对手术标本进行观察。乳晕下非产后性脓肿可为急性、亚急性炎或慢性炎伴纤维化，部分病例可有导管上皮鳞状化生伴角质栓形成（图4），也可见对角化物的异物反应（Kasales等，2014）。

（四）鉴别诊断

乳晕下脓肿需要与乳腺癌鉴别，特别是炎性乳腺癌。乳晕下脓肿需要与导管扩张鉴别（见"导管扩张症和导管周围乳腺炎"），导管扩张主要发生于老年患者，并且与吸烟无关，乳晕下导管扩张，炎症范围不广泛而且活动性炎症较轻。

肉芽肿性小叶炎（GLM）（见"肉芽肿性乳腺炎"）可能与脓肿形成相关，应该与非产后性

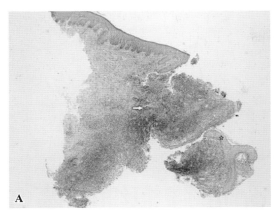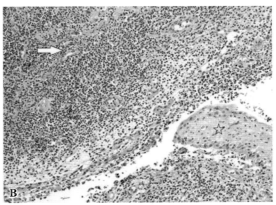

▲ 脓肿，图 4
非产后性乳晕下脓肿的显微镜下特点（A. HE 染色，4×；B. HE 染色，20×）。乳头表皮下致密的、亚急性炎性浸润（箭）和输乳管远端部鳞状上皮化生（五角星）

乳晕下脓肿鉴别，因乳晕下脓肿在疾病后期也可出现肉芽肿性炎。与乳晕下脓肿不同，GLM 常发生于小叶周围或者以小叶为中心，无导管上皮鳞状细胞化生，与吸烟无关，而与妊娠有关（Pereira 等，2012）。

五、其他

外周性非产后性乳腺脓肿：罕见，与一些慢性疾病（如糖尿病、类风湿关节炎）、激素治疗和创伤有关（Kasales 等，2014）。

新生儿乳腺感染和脓肿：不常见，新生儿最初几周乳腺芽增大时可发生，金黄色葡萄球菌是常见的病原菌。偶尔，病原菌为埃希菌（Weidner，2012）。

乳腺部位皮肤原发性感染：可表现为蜂窝织炎或脓肿，多发生于乳腺下半部分的皮肤。常发生于过度肥胖乳腺体积大或个人卫生习惯不良的女性，也可发生于有皮肤病（如湿疹）的患者。表皮囊肿在乳腺部位皮肤常见并可出现感染。汗腺化脓性炎也可累及乳腺。有报道，理发师或剪羊毛工人常发生乳头的藏毛脓肿（Weidner，2012）。金黄色葡萄球菌是皮肤相关性感染常见的病原菌（Weidner，2012）。

乳腺空芯针穿刺活检或乳腺癌治疗、乳腺假体植入及乳房成形术等可引起乳腺感染和脓肿。乳环可引起反复性感染，特别是吸烟者。人为因素性乳腺病是由患者自己造成的，这些病例的确诊往往需要进行详细的询问，对于确诊困难的病例，当临床上可疑时要考虑到这种情况。

其他不常见的乳腺感染性疾病：乳腺脓肿通常由金黄色葡萄球菌、链球菌或厌氧菌引起。在罕见的情况下为结核性（见"肉芽肿性乳腺炎"），可表现为结核空洞伴急性化脓性细菌（如金黄色葡萄球菌）感染，偶尔可为梅毒、放线菌、霉菌、寄生虫感染，罕见病毒感染（Weidner，2012）。

推荐阅读

[1] D'Alfonso, T. M., Ginter, P. S., & Shin, S. J. (2015). A review of inflammatory processes of the breast with a focus on diagnosis in core biopsy samples. *Journal of Pathology and Translational Medicine, 49*(4), 279–287.

[2] Habif, D. V., Perzin, K. H., Lipton, R., & Lattes, R. (1970). Subareolar abscess associated with squamous metaplasia of the lactiferous ducts. *American Journal of Surgery, 119,* 523–526.

[3] Kasales, C. J., Han, B., Stanley Smith, J., Jr., Chetlen, A. L., Kaneda, H. J., & Shereef, S. (2014). Nonpuerperal mastitis and subareolar abscess of the breast. *American Journal of Roentgenology, 202,* W133–W139.

[4] Kataria, K., Srivastava, A., & Dhar, A. (2013). Management of lactational mastitis and breast abscesses: review of current knowledge and practice. *Indian Journal of Surgery, 75*(6), 430–435.

[5] Mahoney, M. C., & Ingram, A. D. (2014). Breast emergencies: types, imaging features, and management. *American Journal of Roentgenology, 202*(4), W390–W399.

[6] Pereira, F. A., Mudgil, A. V., Macias, E. S., & Karsif, K. (2012). Idiopathic granulomatous lobular mastitis.

International Journal of Dermatology, 51(2), 142–151.

[7] Weidner, N. (2012). Infections of the breast. In D. J. Dabbs (Ed.), *Breast pathology* (pp. 34–43). Philadelphia: Elsevier Saunders.

Acinic Cell Carcinoma 腺泡细胞癌

Maria P. Foschini　Luca Morandi　著　　郭双平　译

一、定义

腺泡细胞癌（ACC）是一种肿瘤细胞胞质内含酶原颗粒，显示浆液性分化的特殊类型乳腺癌，与发生于腮腺的腺泡细胞癌类似（Eusebi 等，2012；Foschini 等，2017）。

二、临床特征

■ 发病率

ACC 是一种罕见的肿瘤，其真实的发病率难以评估，我们对 ACC 的认识来自个例或少数病例报道。最初由 Roncaroli 等（1996）描述，Damiani 等（2000）做了更进一步描述。目前英文文献报道的病例不超过 50 例（Foschini 等，2017）。

■ 年龄

ACC 通常发生于成年人，年龄范围 20—80 岁（平均 50 岁）。

■ 性别

ACC 通常发生于女性，有 1 例发生于男性的报道（Shimao 等，1998）和 1 例发生于 BRCA1 基因突变患者的报道（Ripamonti 等，2013）。

■ 部位

ACC 发生于乳腺实质，无特殊的部位分布；其表现与非特殊类型乳腺癌（NST）类似。

■ 治疗

乳腺 ACC 是一种三阴性乳腺癌，通常为低侵袭性。采用乳腺根治术治疗，报道的多数病例同时有放疗和（或）化疗。

■ 结局

因为报道的病例量少而难以评估预后，根据最近的一篇综述（Foschini 等，2017），绝大多数患者在随访期内存活，无复发或转移，随访时间为 6～142 个月（平均 42 个月），30 病例中有 9 例出现腋窝淋巴结转移；3 例发生远处（肝、肺和骨）转移，其中 2 例死于肿瘤。

三、大体检查

ACC 大体表现与非特殊类型浸润性癌类似（见"非特殊类型浸润性癌"），可表现为边缘浸润的质硬结节，大小为 11～50mm。有 1 例发生于纤维腺瘤内的 ACC（见"纤维腺瘤"）（Foschini 等，2017）。

四、显微镜检查

乳腺 ACC 有多种组织结构,诊断主要根据肿瘤细胞学的特点。肿瘤细胞呈大多角形,胞质呈颗粒状、透明或嗜碱性,排列成腺管状,浸润乳腺实质(图 1,HE 染色)。HE 染色切片就可观察到胞质颗粒,但淀粉酶消化后 PAS 染色或电镜能更清晰地显示胞质颗粒(Damiani 等,2000),细胞核位于中央,染色质呈粗颗粒状,核仁明显(图 2 和图 3,HE 染色)。

肿瘤细胞可排列成实性或缺乏基底膜的微腺性结构(图 4,Ⅳ 型胶原染色),多数病例同一肿瘤内可见多种组织结构。部分病例以一种结构为主,通常在肿瘤外周以微腺性结构为主,呈浸润生长。有以微腺性结构为主的病例报道(Damiani 等,2000),微腺性结构以内衬一层或多层非典

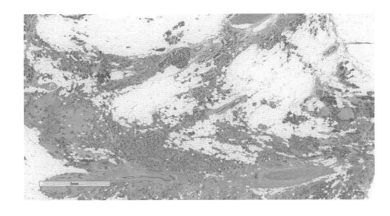

◀ 腺泡细胞癌,图 1
低倍镜显示 ACC 以微腺性结构为主(HE 染色)

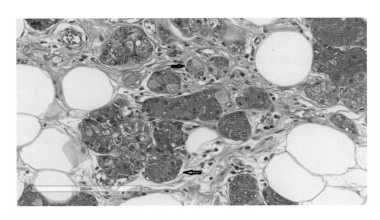

◀ 腺泡细胞癌,图 2
高倍镜显示肿瘤细胞胞质呈颗粒状,排列成小腺管(HE 染色)

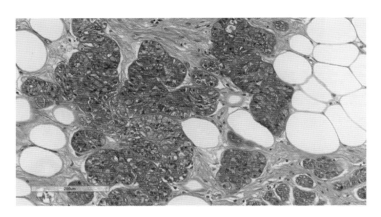

◀ 腺泡细胞癌,图 3
肿瘤性小腺体,轮廓不规则,内衬多层肿瘤细胞(HE 染色)

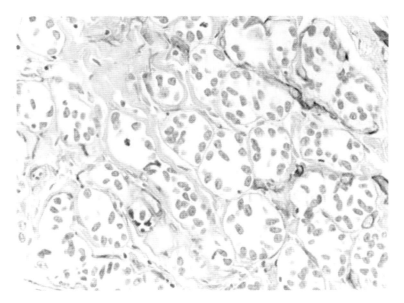

◀ 腺泡细胞癌，图 4
Ⅳ型胶原免疫组化染色显示毛细胞血管周围的基底膜，但肿瘤性腺体周围无基底膜

型细胞的小腺体为特征，细胞形态特点与实性区的肿瘤细胞相同。有时，可观察到与浸润癌相关的具有腺泡细胞特点的导管原位癌。

五、免疫表型

免疫表型对于正确诊断 ACC 至关重要，因为根据免疫表型可证实腺泡细胞分化。ACC 特征性地表达涎腺型淀粉酶（图 5）、溶菌酶和 α_1- 抗胰蛋白酶。大部分 ACC 病例 S-100（图 6）、上皮膜抗原（EMA）（图 7）、低分子角蛋白（CK）CK7 和 CK8 强阳性。

雌激素受体（ER）、孕激素受体（PR）和雄激素受体（AR）通常阴性，无 HER2 基因扩增的报道。肿瘤性腺体周围无基底膜（Conlon 等，2016）。电镜可见特征性胞质内高电子致密颗粒（Damiani 等，2000）。

六、分子特征

关于 ACC 分子改变方面仅有少量的研究，对其分子遗传学的认识有限，据报道下列基因发生突变：TP53、PIK3CA、KMT2D、ERBB4、ERBB3、NEB、BRCA1、MTOR、CTNNB1、INPP4B 和 FGFR2（Guerini-Rocco 等，2015；Piscuoglio 等，2015）。

在报道的 1 例 AAC 中除发现 MLL3 基因剪接突变，还出现 TSC2（A289V）、MED12（D1204E）、MLL（K1225N）、MLL2（T2017S）和 TP63（R594L）错义突变，FOXA1 增高 2 倍（Conlon 等，2016）。乳腺 ACC 分子遗传学特征与涎腺 ACC 有很大程度的不同，而与低分化的非特殊类型乳腺癌类似，Piscuoglio 等（2015）因此提出乳腺 ACC 可能是三阴性乳腺癌的一种新变型。

七、鉴别诊断

ACC 需要与几种乳腺癌鉴别，根据免疫组化和肿瘤生长方式应考虑到相应的鉴别诊断。实性生长方式的 AAC 需要与非特殊类型乳腺癌（见"非特殊类型浸润性乳腺癌"）、嗜酸细胞癌（见"浸润性嗜酸细胞癌"）和大汗腺癌（见"大汗腺癌"）鉴别。非特殊类型乳腺癌不表达 S-100 蛋白，而 ACC 大部分细胞胞质和细胞核 S-100 蛋白强阳性。大汗腺标志 GCDFP-15 在大汗腺癌弥漫强阳性，而 ACC 仅局部阳性。嗜酸细胞癌则

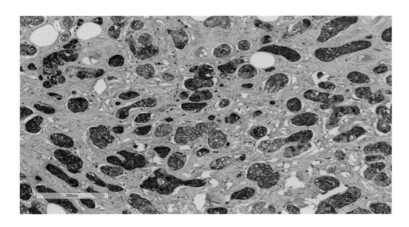

◀ 腺泡细胞癌，图 5
涎腺型淀粉酶在 ACC 肿瘤细胞强阳性

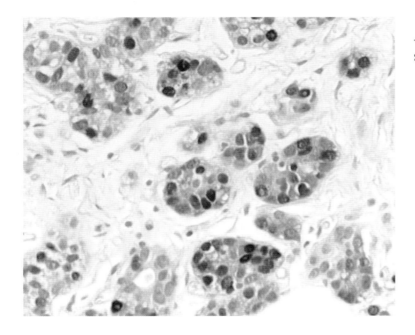

◀ 腺泡细胞癌，图 6
S-100 抗体染色显示多数肿瘤细胞阳性

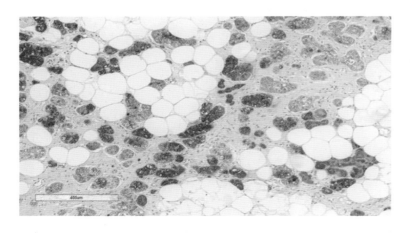

◀ 腺泡细胞癌，图 7
ACC 中 EMA 阳性

抗线粒体抗体弥漫强阳性，电镜下可见胞质内大量的线粒体。总之，鉴别诊断的关键点是，上述乳腺癌均无浆液性分化，抗溶酶体酶、抗涎腺型淀粉酶和抗 α_1- 抗胰蛋白酶染色均阴性。

乳腺分泌性癌（见"浸润性分泌性癌"）与乳腺 ACC 类似，鉴别诊断的要点是分泌性癌细胞分化良好、异型性小，而 ACC 癌细胞异型性较显著。此外，分泌性癌有特征性 ETV6 基因重排而 ACC 没有。

以微腺性生长方式为主的 ACC 与微腺性腺病（MGA）（见"微腺性腺病"）的鉴别是一个有争议的问题，最近有文献报道两者有相似的分子遗传学改变。根据最初的形态学描述（Clement 和 Azzopardi，1983），MGA 的特征是由胞质透明细胞组成的小腺体，周围有基底膜的；相反，微腺性生长方式的 ACC 是细胞胞质嗜酸性、胞质内含颗粒（淀粉酶消化后 PAS 染色和电镜可证实）、缺乏基底膜。

推荐阅读

[1] Clement, P. B., & Azzopardi, J. G. (1983). Microglandular adenosis of the breast–A lesion simulating tubular carcinoma. *Histopathology, 7*, 169–180.

[2] Conlon, N., Sadri, N., Corben, A. D., & Tan, L. K. (2016). Acinic cell carcinoma of breast: Morphologic and immunohistochemical review of a rare breast cancer subtype. *Human Pathology, 51*, 16–24.

[3] Damiani, S., Pasquinelli, G., Lamovec, J., Peterse, J. L., & Eusebi, V. (2000). Acinic cell carcinoma of the breast: An immunohistochemical and ultrastructural study. *Virchows Archiv, 437*, 74–81.

[4] Eusebi, V., Ichihara, S., Vincent-Salomon, A., Sniege, A., & Sapino, A. (2012). Exceptionally rare types and variants. In S. R. Lakhani, I. O. Ellis, S. J. Schnitt, P. H. Tan, & M. van de Vijver (Eds.), *WHO classification of tumours of the breast* (4th ed., p. 75). Lyon: IARC Press.

[5] Foschini, M. P., Morandi, L., Asioli, S., Giove, G., Corradini, A. G., & Eusebi, V. (2017). The morphological spectrum of salivary gland type tumours of the breast. *Pathology, 49*, 215–227.

[6] Guerini-Rocco, E., Hodi, Z., Piscuoglio, S., Ng, C. K., Rakha, E. A., Schultheis, A. M., Marchiò, C., da Cruz, P. A., De Filippo, M. R., Martelotto, L. G., De Mattos-Arruda, L., Edelweiss, M., Jungbluth, A. A., Fusco, N., Norton, L., Weigelt, B., Ellis, I. O., & Reis-Filho, J. S. (2015). The repertoire of somatic genetic alterations of acinic cell carcinomas of the breast: An exploratory, hypothesis-generating study. *Journal of Pathology, 237*, 166–178.

[7] Piscuoglio, S., Hodi, Z., Katabi, N., Guerini-Rocco, E., Macedo, G. S., Ng, C. K., Edelweiss, M., De Mattos-Arruda, L.,Wen, H. Y., Rakha, E. A., Ellis, I. O., Rubin, B. P.,Weigelt, B., & Reis-Filho, J. S. (2015). Are acinic cell carcinomas of the breast and salivary glands distinct diseases? *Histopathology, 67*, 529–537.

[8] Ripamonti, C. B., Colombo, M., Mondini, P., Siranoush, M., Peissel, B., Bernard, L., Radice, P., & Carcangiu, M. L. (2013). First description of an acinic cell carcinoma of the breast in a BRCA1 mutation carrier: A case report. *BMC Cancer, 13*, 46.

[9] Roncaroli, F., Lamovec, J., Zidar, A., & Eusebi, V. (1996). Acinic cell-like carcinoma of the breast. *Virchows Archiv, 429*, 69–74.

[10] Shimao, K., Haga, S., Shimizu, T., Imamura, H., Watanabe, O., Kinoshita, J., Nagumo, H., Utada, Y., Okabe, T., Kajiwara, T., Oshibe, N., & Aiba, M. (1998). Acinic cell adenocarcinoma arising in the breast of a young male: A clinicopathological, immunohistochemical and ultrastructural study. *Breast Cancer, 5*, 77–81.

Adenoid Cystic Carcinoma 腺样囊性癌

Maria P. Foschini　　Luca Morandi　著　　郭双平　译

一、定义

乳腺腺样囊性癌（AdCC）是一种低级别肿瘤，由上皮细胞、肌上皮细胞和基底细胞组成，形态特征与相应的涎腺肿瘤类似。

二、临床特征

■ 发病率

乳腺 AdCC 是一种罕见的肿瘤，占所有乳腺癌不足 1%。

■ 年龄

通常为老年女性，也有发生于儿童的罕见病例报道。

■ 性别

AdCC 通常发生于女性，也有发生于男性的罕见病例报道。

■ 部位

AdCC 多位于乳晕区，但乳腺所有象限都可累及。可表现为大小不一的肿块或乳腺筛查时发现结节。

■ 治疗

乳腺根治术为治疗的选择方案。

■ 结局

AdCC 是一种低度恶性潜能的肿瘤，预后一般很好，复发和进展罕见。应将 AdCC 分为 3 种类型以便更好地预测预后：①经典型 AdCC，预后好，无复发或转移，局部完全切除肿瘤即可；②具有实性 – 基底样特征的 AdCC（SB-AdCC）

可复发和局部转移，但经过长期随访发现多数患者并不死于肿瘤；③ AdCC 伴高级别转化，以经典型 AdCC 基础上出现高级别恶性成分为特征，可导致患者死亡（D'Alfonso 等，2014；Foschini 等，2016，2017；Shin 和 Rosen，2002）。

三、大体检查

AdCC 呈多叶状的肿块，质硬，颜色灰白。

四、显微镜检查

AdCC 可表现为不同的形态特点，反映其三种不同的形态学亚型（Foschini 等，2016，2017）。

1. AdCC 经典型

由上皮细胞、肌上皮细胞和基底细胞混合性组成，肿瘤细胞排列成管状、筛状和实性结构。管状结构通常分布在肿瘤结节的外周，从而产生一种特殊的浸润性生长方式（图 1，HE 染色）。管状型 AdCC 以圆形或拉长的管状结构为特征，内衬上皮细胞、基底细胞和肌上皮细胞（图 2，HE 染色），管状结构内含基底膜样物或上皮性黏液，常浸润脂肪。筛状结构是最常观察到的成分（图 3，HE 染色）。有两种腺腔，一种由肌上皮细胞围绕在腺上皮细胞周围形成，腺腔内含上皮性黏液，Alcian 蓝 pH 2.5 染色显示为蓝色。另一种为肌上皮细胞和基底样细胞围绕形成的假腺样结构，内含基底膜样物，经淀粉酶消化 PAS 染色可证实。肿瘤细胞呈轻度多形性，核分裂罕见。无

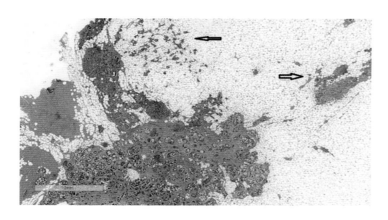

◀ 腺样囊性癌，图 1
AdCC 经典型显示肿瘤中央为筛状结构，外周为管状结构（箭），管状结构浸润脂肪组织（HE 染色）

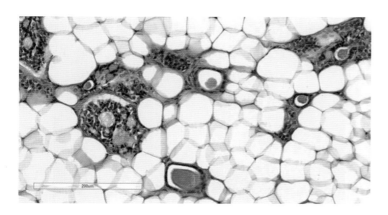

◀ 腺样囊性癌，图 2
AdCC 经典型管状结构为拉长的腺体，由 2 层或多层细胞组成，局部可见含有两种黏液的 AdCC 典型结构（HE 染色）

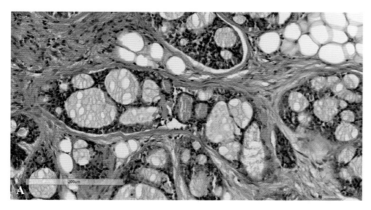

◀ 腺样囊性癌，图 3
经典型 AdCC 筛状结构显示轻度异型肿瘤细胞形成 2 种腺腔，真性腺腔内含上皮性黏液，HE 切片上弱嗜碱性。假腺样结构内含嗜酸性基底膜样物（HE 染色）

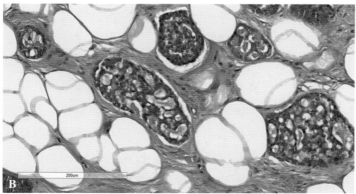

坏死、神经周围和淋巴管血管侵犯。局部可见皮脂腺分化。

AdCC 实性 – 基底样变型（SB-AdCC）：由 Shin 和 Rosen 于 2002 年描述，通常表现为多发性肿瘤，大小从几个毫米到大肿块不等（图 4，HE 染色）。除经典型 AdCC 形态特征，还有由基底样细胞组成的大实性巢和细胞非典型性，非典型核分裂常见。也有坏死和神经周围侵犯（图 5 和图 6，HE 染色），当出现神经周围侵犯时要考虑到 SB-AdCC 变型的可能性。

2. AdCC 高级别转化

在罕见的情况下，除经典型 AdCC 的形态特征外，可出现不同来源的高级别肿瘤成分（恶性黑色素瘤、梭形细胞癌，见"非特殊型浸润性癌"和"恶性腺肌上皮瘤"）。高级别肿瘤区可影响预后，发生转移和疾病进展。

五、免疫表型

免疫组化染色有助于确定不同类型的肿瘤细胞，上皮细胞低分子 CK（如 CK7、CK8）和上皮膜抗原（EMA）阳性。基底细胞高分子 CK 如 CK14 和 CK5/6、p63 阳性［图 7 免疫组化染色显示 p63 在筛状结构（A）和管状结构（B）肌上皮细胞核表达］。肌上皮细胞的免疫标志如平滑肌肌动蛋白（SMA），calponin 和 caldesmon 可证实肌上皮细胞的存在。基底细胞标志如Ⅳ型胶原和 laminin 染色可显示假腺腔内基底膜样物（图 8，Ⅳ型胶原免疫组化染色），所有的上皮成分表达 CD117（c-kit）。肿瘤组织 Ki-67 阳性细胞比例不同，实性 – 基底样型 AdCC 和高级别转

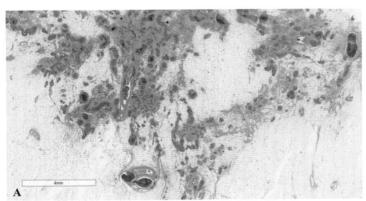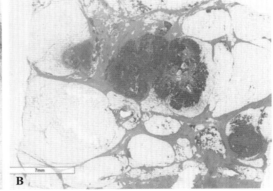

▲ 腺样囊性癌，图 4
SB-AdCC 变型显示多结节状生长方式，结节大小从数毫米（A）至大肿瘤结节（B）（HE 染色）

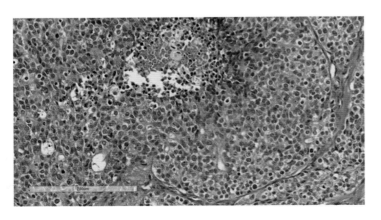

◀ 腺样囊性癌，图 5
高倍镜显示 SB-AdCC 肿瘤细胞异型性、核分裂及坏死（HE 染色）

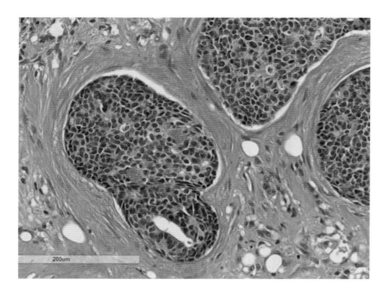

◀ 腺样囊性癌，图 6
SB-AdCC 的局部组织特征可提示 AdCC 的诊断（HE 染色）

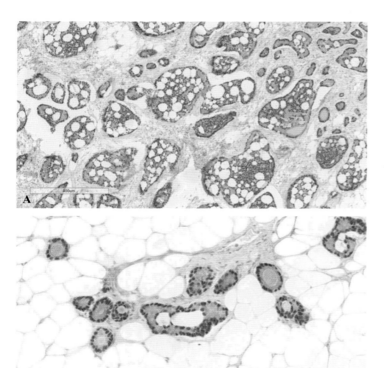

◀ 腺样囊性癌，图 7
p63 免疫组化染色显示筛状结构（A）和管状结构（B）均有基底细胞和肌上皮细胞

化区增殖指数高。

六、分子特征

乳腺 AdCC 通常为低度恶性潜能的三阴性乳腺癌（Foschini 和 Krausz，2010），雌激素受体（ER）和孕激素受体（PR）常阴性，也无 HER2 蛋白过表达（Foschini 等，2017）。有微弱表达雄激素受体（AR）的报道（Vranic 等，2010）。然而，文献也报道少数 AdCC 局部表达 ER。根据我们的经验，经典型 AdCC 少数上皮细胞 ER 阳性，而 SB-AdCC 和高级别转化者 ER 和 PR 完全阴性。

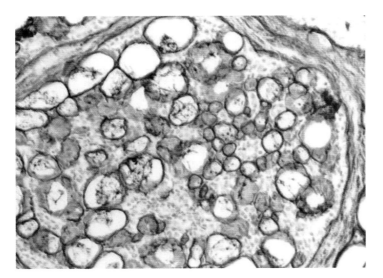

◀ 腺样囊性癌，图 8
经典型 AdCC 筛状结构：Ⅳ型胶原免疫组化染色
显示假腺腔内基底膜样物阳性

乳腺 AdCC 中可检测到 ER 一种新异构体 ER-α36，这种异构体不同于经典 ER（ER-α66），它没有转录激活结构域。另外，免疫组化染色显示这种 ER 新异构体主要位于细胞质和细胞膜，介导非经典型（非基因组）雌激素受体信号途径，可针对它开展 AdCC 新的治疗方法（Vranic 等，2011）。

表皮生长因子受体 1（EGFR）蛋白过表达，但蛋白过表达不一定有基因扩增（Martelotto 等，2015）。绝大多数 AdCC 中有 *MYB-NFIB* 基因融合（Martelotto 等，2015），SB-AdCC 和高级别转化 AdCC 也有这种基因融合（Fusco 等，2016；Righi 等，2011）。

通过全外显子测序法（Martelotto 等，2015）发现，AdCC 基因突变谱为异质性，缺乏重现性突变。乳腺 AdCC 基因突变率很低（0.27 非沉默突变 / Mb），与已报道的儿童恶性肿瘤及涎腺 AdCC 基因突变率类似（0.31 非沉默突变 / Mb），比三阴性乳腺癌低（TNBC）（1.38 非沉默突变 / Mb）。此外，乳腺 AdCC 与普通型 TNBC 和基底样乳腺癌不同，未发现 *TP53*、*PIK3CA*、*RB1*、*BRCA1* 或 *BRCA2* 基因体细胞突变。AdCC 最常突变的基因是 *MYB*、*BRAF*、*FBXW7*、*SMARCA5*、*SF3B1*、*FGFR2*、*TLN2*、*PRKD1*、*RASA1*、*PTPN11* 和 *MTOR*，罕见 RAS 信号途径基因突变，这些突变多是在肿瘤细胞比例＞80% 病例中发现的。评估基因拷贝数的变化发现 AdCC 基因不稳定性低、没有扩增或纯合子缺失。

当 AdCC 发生高级别转化进展为高级别 TNBC 时，出现富含 *EP300*、*NOTCH1*、*ERBB2*、*FGFR1*、*KMT2C*、*STAG2*、*KDM6A* 和 *CDK12* 基因突变的克隆。分子生物学研究证实了形态学假说，即高级别转化与获得新的体细胞突变克隆选择有关。

七、鉴别诊断

对于 AdCC 的不同变型要考虑到相应的鉴别诊断。经典型 AdCC 在肿瘤结节的外周常有管状结构，管状型 AdCC 需要与具有微腺性生长方式的疾病鉴别。需排除微腺性腺病（见"微腺性腺病"），后者的腺管内衬单层细胞，而 AdCC 的腺管由上皮细胞、肌上皮细胞和基底细胞组成。此外，微腺性腺病的腺管周围绕基底膜，而 AdCC 的腺管内含有基底膜样物。

硬化性腺病（见"硬化性腺病"）是最常见的疾病，由排列拥挤的小腺管组成，而 AdCC 的腺管在脂肪组织内呈明显的浸润性生长，腺管排列不拥挤有助于鉴别。此外，基底膜样物的分布方式不同也有助于鉴别诊断（硬化性腺病基底膜在腺管外周，而 AdCC 在腺管内）。管状型 AdCC 与有管状结构的腺肌上皮瘤（见"腺肌上皮瘤"）鉴别比较困难，这两种肿瘤由类似的形态特征和相同的细胞（上皮细胞和肌上皮细胞 / 基底细胞）组成。此外，AdCC 和腺肌上皮瘤同时发生并互相融合时，鉴别诊断更加复杂，通过观察与管状结构相伴的 AdCC 和腺肌上皮瘤典型形态学有帮助。术前穿刺活检标本两者的鉴别非常困难，此时 CD117 免疫组化染色有帮助，通常 AdCC 中 CD117 弥漫强阳性，而腺肌上皮瘤为局部弱阳性。然而，这两种肿瘤均为低度恶性潜能需要手术切除。因此，对于患者治疗最重要的问题是在穿刺标本能发现肿瘤，鉴别诊断可在术后切除标本进行。

AdCC 筛状结构需与含筛状结构的病变鉴别，如浸润性筛状癌（见"浸润性筛状癌"），胶原小球病（见"胶原小球病"）和浸润性上皮病（见"普通型导管上皮增生"）。浸润性筛状癌仅有上皮性肿瘤细胞一种类型的细胞，肿瘤细胞形成的筛孔内仅含上皮性黏液，无基底膜样物。所有的肿瘤细胞 ER 和上皮标志（如低分子角蛋白 CK）弥漫强阳性，基底细胞和肌上皮细胞标记均阴性。

胶原小球病罕见，仅由基底细胞 / 肌上皮细胞组成，排列呈假腺样结构，内充满基底膜样物。免疫组化基底细胞 / 肌上皮细胞标记（如 p63、CK14 和 CK5/6）均匀一致阳性，腺腔内基底膜样物 IV 型胶原和 Laminin 阳性。浸润性上皮病的情况类似，仅由基底细胞 / 肌上皮细胞组成，基底细胞和肌上皮细胞标志均匀一致阳性。

SB-AdCC 变型：应与基底样癌鉴别，鉴别诊断的要点是发现经典型 AdCC 结构。当肿瘤主要仅由实性 - 基底样结构组成时，与基底样乳腺癌的鉴别困难，此时需仔细地观察全部肿瘤以发现典型 AdCC 区域。CD117 免疫组化染色可能也有帮助，SB-AdCC 变型 CD117 仍然弥漫强阳性。SB-AdCC 变型和基底样乳腺癌的鉴别很重要，因为，即使 SB-AdCC 变型较经典型更具侵袭性，但其恶性程度较其他基底样乳腺癌低。

AdCC 高级别转化：其特点是既有经典型 AdCC 又有高度恶性肿瘤区，需仔细寻找经典型 AdCC 有助于正确诊断。

推荐阅读

[1] Brill, L. B., Kanner, W. A., Fehr, A., Andrén, Y., Moskaluk, C. A., Löning, T., Stenman, G., & Frierson, H. F., Jr. (2011). Analysis of MYB expression and MYB-NFIB gene fusions in adenoid cystic carcinoma and other salivary neoplasms. *Modern Pathology, 24*, 1169–1176.

[2] D'Alfonso, T. M., Mosquera, J. M., MacDonald, T. Y., Padilla, J., Liu, Y. F., Rubin,M.A., & Shin, S. J. (2014). MYB-NFIB gene fusion in adenoid cystic carcinoma of the breast with special focus paid to the solid variant with basaloid features. *Human Pathology, 45*, 2270–2280.

[3] Foschini, M. P., & Krausz, T. (2010). Salivary gland-type tumors of the breast: A spectrum of benign and malignant tumors including "triple negative carcinomas" of low malignant potential. *Seminar in Diagnostic Pathology, 27*, 77–90.

[4] Foschini, M. P., Rizzo, A., De Leo, A., Laurino, L., Sironi, M., & Rucco, V. (2016). Solid variant of adenoid cystic carcinoma of the breast: Acase series with proposal of a new grading system. *International Journal of Surgical Pathology, 24*(2), 97–102.

[5] Foschini, M. P., Morandi, L., Asioli, S., Giove, G., Corradini, A. G., & Eusebi, V. (2017). The morphological spectrum of salivary gland type tumours of the breast. *Pathology, 49*, 215–227.

[6] Fusco, N., Geyer, F. C., De Filippo, M. R., Martelotto, L. G., Ng, C. K., Piscuoglio, S., Guerini-Rocco, E., Schultheis, A. M., Fuhrmann, L., Wang, L., Jungbluth, A. A., Burke, K. A., Lim, R. S., Vincent-Salomon, A., Bamba, M., Moritani, S., Badve, S. S., Ichihara, S., Ellis, I. O., Reis-Filho, J. S., & Weigelt, B. (2016). Genetic events in the progression of adenoid cystic carcinoma of the breast to high-grade triple-negative breast cancer. *Modern Pathology, 29*, 1292–1305.

[7] Martelotto, L. G., De Filippo, M. R., Ng, C. K., Natrajan, R., Fuhrmann, L., Cyrta, J., Piscuoglio, S., Wen, H. C., Lim, R. S., Shen, R., Schultheis, A. M.,Wen, Y. H., Edelweiss, M., Mariani, O., Stenman, G., Chan, T. A., Colombo, P. E., Norton, L., Vincent-Salomon, A., Reis-Filho, J. S., & Weigelt, B. (2015). Genomic landscape of adenoid cystic carcinoma of

the breast. *Journal of Pathology, 237*, 179–189.

[8] Righi, A., Lenzi, M., Morandi, L., Flamminio, F., De Biase, D., Farnedi, A., & Foschini, M. P. (2011). Adenoid cystic carcinoma of the breast associated with invasive duct carcinoma: A case report. *International Journal of Surgical Pathology, 19*, 230–234.

[9] Shin, S. J., & Rosen, P. P. (2002). Solid variant of mammary adenoid cystic carcinoma with basaloid features: A study of nine cases. *American Journal of Surgical Pathology, 26*, 413–420.

[10] Vranic, S., Frkovic-Grazio, S., Lamovec, J., Serdarevic, F., Gurjeva, O., Palazzo, J., Bilalovic, N., Lee, L. M., & Gatalica, Z. (2010). Adenoid cystic carcinomas of the breast have low Topo IIa expression but frequently overexpress EGFR protein without EGFR gene amplification. *Human Pathology, 41*, 1617–1623.

[11] Vranic, S., Gatalica, Z., Deng, H., Frkovic-Grazio, S., Lee, L. M., Gurjeva, O., & Wang, Z. Y. (2011). ER-a36, a novel isoform of ER-a66, is commonly over-expressed in apocrine and adenoid cystic carcinomas of the breast. *Journal of Clinical Pathology, 64*, 54–57.

[12] Wetterskog, D., Wilkerson, P. M., Rodrigues, D. N., Lambros, M. B., Fritchie, K., Andersson, M. K., Natrajan, R., Gauthier, A., Di Palma, S., Shousha, S., Gatalica, Z., Töpfer, C., Vukovic, V., A'Hern, R., Weigelt, B., Vincent-Salomon, A., Stenman, G., Rubin, B. P., & Reis-Filho, J. S. (2013). Mutation profiling of adenoid cystic carcinomas from multiple anatomical sites identifies mutations in the RAS pathway, but no KIT mutations. *Histopathology, 62*, 543–550.

Adenomyoepithelioma 腺肌上皮瘤

Eugenio Maiorano   Enrica Macorano   Mauro Giuseppe Mastropasqua 著   郭双平 译

一、定义

腺肌上皮瘤（AME）是一种良性乳腺肿瘤，由肌上皮细胞和腺上皮两种细胞双相性增生形成。Hamperl（1970）首次描述，Tavassoli（1991）进一步描述了三种组织学变型，即梭形细胞型、管状型和小叶型 AME，不同变型 AME 的肌上皮细胞和腺上皮细胞比例不同（Tavassoli，1991）。也有恶性 AME（见"恶性腺肌上皮瘤"）的报道（Hayes，2011），AME 伴发癌是指上皮细胞或肌上皮细胞有恶性形态，若这两种细胞均为恶性时则为恶性 AME（Brogi，2014）。

二、临床特征

■ 发病率

AME 非常罕见，目前仅有小病例量和个例报道（Decorsiere 等，1988；McLaren 等，2005；Loose 等，1992；Rosen，1987；Tavassoli，1991），伴发癌的 AME 和恶性 AME 比良性者更加罕见（Ahmed 等，Ahmed 和 Heller，2000）。

■ 年龄

一般发生在绝经后女性，也有发生于年轻女性（26 岁和 27 岁；Loose 等，1992；Rosen，1987）和老年患者（84 岁；Berna 等，1997）的个例报道。

■ 性别

报道的病例主要为女性，仅个别病例发生于男性（Berna 等，1997；Tamura 等，1993）。

■ 部位

AME 通常为单侧孤立性肿块，主要发生于乳腺的外周部，个别病例位于乳腺中央（Adejolu 等，2011）。

■ 治疗

标准治疗方法是切除肿瘤，而且要求切缘干净（Rosen，1987），目前只有对伴有癌的 AME 考虑辅助治疗。

■ 结局

AME 被认为是一种良性肿瘤，然而，也有局部复发的个别病例报道，复发常发生于手术切除 2 年后（Loose 等，1992），可能与手术切除不干净有关。AME 伴发的癌可与 AME 同时发生或切除 AME 之后发生（Tavassoli，1991）。

三、大体检查

AME 常为界限清楚的实性肿块，有时也为小而硬的结节。大小为 0.5～8.0cm，平均大小 2.5cm。肿瘤无特征性的颜色，可为黄褐色、灰色、白色、黄色或粉红色（Rosen，1987）。偶尔，可见多房性小囊腔或多结节（Laforga 等，1998）。临床表现包括乳头溢液、疼痛、触痛。乳腺 X 线检查可见圆形或分叶状界限清楚的致密结节，有时可见钙化。超声检查可见囊性或实性结构（Park 等，2013；Lee 等，2010）。有趣的是，最近报道 PET 检查时肿瘤 ^{18}F- 脱氧葡萄糖的摄入量可增高（Oba 等，2017），应考虑到这可能是临床进行仪器检查时的一个陷阱。

四、显微镜检查

AME 细胞学特点在小病例量或个例报道中有描述（Chang 等，2002；Hock 和 Chan，1994；Kurashina，2002；Mercado 等，2007；Ng，2002；Niemann 等，1995；Saad 等，2012；Valente 和 Stuckey，1994；Zhang 等，2004）：主要表现为上皮细胞和肌上皮细胞簇；偶尔，肌上皮细胞胞质空泡化；细胞轻至中度核异型性，无坏死或核分裂。然而，细针穿刺细胞学诊断 AME 并不是很完善，多数病例被解释为良性肿瘤，但是一些病例可能被怀疑为恶性（Brogi，2014），观察

到与腺上皮细胞混合的肌上皮细胞是排除恶性肿瘤最可靠的指标。

组织学上，AME 常与周围组织界限清楚，可有不连续的纤维性包膜。根据每个病例肌上皮细胞和上皮细胞的比例不同，肿瘤组织学形态可为一种或多种生长方式（Hock 和 Chan，1994）。梭形细胞生长方式以肌上皮细胞增生为主，有时可见透明的、空泡状（"肥皂泡样"）细胞质，上皮细胞的腔隙偶见或几乎看不到（图 1），形态与肌上皮瘤类似（Weidner 等，Weidner 和 Levine，1988）。

具有管状生长方式 AME 的腺管更加明显（图 2），可见与小管状腺瘤类似的圆形或卵圆形小管。管状结构由上皮细胞组成，其胞质深染，核染色深；肌上皮细胞围绕在上皮细胞基底部或形成细胞簇。肌上皮细胞可为几乎没有胞质的低立方细胞或胞质明显、透明的细胞。偶尔，肌上皮细胞显著增生使管状结构受挤压不明显。

AME 分叶状变型（图 3），以实性生长方式为主，肿瘤细胞巢由透明、嗜酸性和浆样肌上皮细胞混合而成，上皮细胞腺腔可能被挤压而不明显。

偶尔，可见乳头状结构和大汗腺化生（Eusebi 等，1987），鳞状化生不常见，可能是因为肿瘤

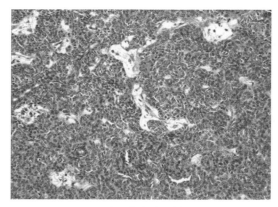

▲ 腺肌上皮瘤，图 1

梭形细胞变型腺肌上皮瘤：肿瘤主要由形态单一的梭形细胞组成，细胞胞质稀少，核圆形或成角状，管状结构仅占肿瘤的一小部分，常可见小腺腔（HE 染色，100×）

梗死所致，而软骨化生则非常少见。肿瘤向周围组织呈浸润性生长，上皮细胞或肌上皮细胞出现坏死、显著的异型性和活跃的核分裂均是恶性标志（Bult 等，2000；Chen 等，1994；Foschini 等，1995；Hegy 等，2009；Jones 等，2003；Kihara 等，2001；Michael 等，1994；Oka 等，2007；Quereshi 等，2009；Rasbridge 和 Millis 1998；Simpson 等，1998；Trojani 等，1992）。对于具有上述特点的病例恰当的诊断应为伴发癌的 AME（Brogi，2014）。另外，文献中将上皮

细胞和肌上皮细胞两种成分均恶性者命名为恶性 AME（Brogi，2014）。

偶尔，也有 AME 与其他乳腺病变同时发生的病例报道，如与导管腺瘤（见"导管腺瘤"）（Guarino 等，1993）、胶原小球病（见"胶原小球病"）（Reis-Filho 等，2004）、腺样囊性癌（见"腺样囊性癌"）（Van Dorpe 等，1998）、DCIS、非特殊型浸润性癌或小叶癌（Han，2010；Kuroda 等，2008；Honda 和 Lyama，2009）及叶状肿瘤（见"叶状肿瘤"）（Buch 等，2006）同时发生。

五、免疫表型

免疫组化染色有助于发现 AME 上皮细胞和肌上皮细胞成分，特别是对那些腺腔结构不明显的病例。腺上皮细胞低分子角蛋白（CK8-18）（图 4）、上皮膜抗原（EMA）、癌胚抗原（CEA）（腔缘阳性）阳性。偶尔，S-100 阳性（McLaren 等，2005）。

肌上皮细胞胞质 calponin、caldesmon、CK14、SMA（图 5）和平滑肌肌球蛋白重链 SMMHC 总是阳性，细胞核 p63 阳性（Dewar 等，2011）（图 6），CK5/6 和 CD10 阳性率较低。雌激素受体（ER）常在腺上皮细胞中表达，而孕激素受体（PR）和 HER2 通常为阴性。

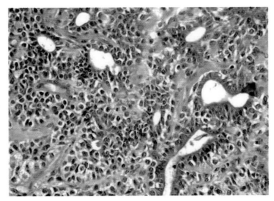

▲ 腺肌上皮瘤，图 2

管状变型腺肌上皮瘤：管状结构很明显，呈卵圆形或梭形，由上皮细胞组成，上皮细胞胞质深染，核染色质稍深。管状结构基底部为肌上皮细胞，偶尔可形成小的肌上皮细胞簇，肌上皮细胞胞质稀少或有明显的透亮胞质，肌上皮细胞可过度增生挤压管状结构（HE 染色，100×）

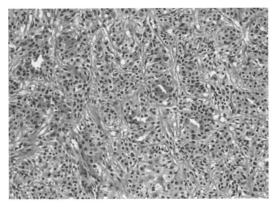

▲ 腺肌上皮瘤，图 3

分叶状变型腺肌上皮瘤：透明、嗜酸性和浆样肌上皮细胞广泛增生，结果导致实性为主的生长方式，偶见被挤压的内衬腺上皮细胞的腔隙（HE 染色，100×）

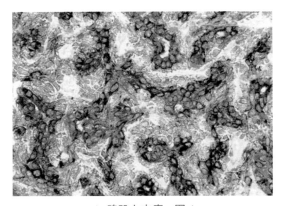

▲ 腺肌上皮瘤，图 4

免疫组化显示腺上皮细胞显著表达低分子角蛋白（CK8-18）（200×）

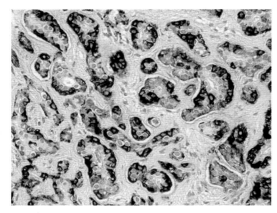

▲ 腺肌上皮瘤，图 5
平滑肌肌动蛋白勾勒出基底部的肌上皮细胞（100×）

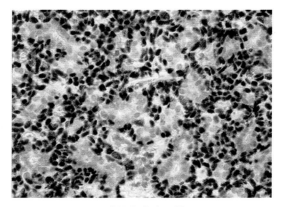

▲ 腺肌上皮瘤，图 6
免疫组化染色显示基底部的肌上皮细胞 p63 核阳性（200×）

六、分子特征

虽然有文献报道 AME 可发生 t（8；16）（p23；q21）倒置性基因易位（Gatalica 等，2005），微卫星不稳定性和等位基因不平衡性（allelic imbalance）（Salto-Tellez 等，2005），但未发现 AME 特征性的分子遗传学改变。

七、鉴别诊断

管状腺瘤（见"乳腺管状腺瘤"）和 AME，尤其是管状变型有相似的形态学特点，但管状腺瘤的界限更清楚。此外，虽然管状腺瘤中可检测到肌上皮细胞，但没有 AME 明显。

导管腺瘤（见"导管腺瘤"）（Guarino 等，1993；Gusterson 等，1987）也有肌上皮细胞需要与 AME 鉴别，但导管腺瘤中肌上皮细胞常为扁平或立方状，局限于管状结构的基底层，而且导管腺瘤中肌上皮细胞不形成细胞簇有助于与 AME 鉴别。

肌上皮瘤的定义是肿瘤性肌上皮细胞增生（Bigotti 和 Di Giorgio，1986），肌上皮细胞可为梭形、上皮样或浆细胞样，有肌上皮细胞免疫表型（calponin、CK14、SMA 和 SMMHC 阳性）。虽然有管状结构，但不会成为肌上皮瘤的主要成分，这一点与涎腺肿瘤相同，管状结构的比例＜5%。

多形性腺瘤（Iyengar 等，2005；Narita 和 Matsuda，1995；Nevado 等，1991；Reid-Nicholson 等，2003）由上皮细胞和肌上皮细胞组成，多位于乳晕下（Chen，1990）。多形性腺瘤黏液软骨样间质非常显著，而 AME 中仅可见少量的黏液软骨样物质有助于鉴别诊断。此外，多形腺瘤的管状结构不规则，分布不均匀。

部分 AME 以乳头状生长为主，伴梭形的、闭塞的管状结构，需要与导管内乳头状瘤（见"导管内乳头状瘤"）伴腺病鉴别，由于 AME 具有上述特点而可能被认为是导管内乳头状瘤伴显著的肌上皮细胞增生。

推荐阅读

[1] Adejolu, M., Wu, Y., & Santiago, L. (2011). Adenomyoepithelial tumors of the breast: Imaging findings with histopathologic correlation. AJR. *American Journal of Roentgenology, 197*, W184–W190.

[2] Ahmed, A. A., & Heller, D. S. (2000). Malignant adenomyoepithelioma of the breast with malignant proliferation of epithelial and myoepithelial elements: A case report and review of the literature. *Archives of Pathology & Laboratory Medicine, 124*, 632–636.

[3] Berna, J. D., Arcas, J., & Ballester, A. (1997). Adenomyoepithelioma of the breast in a male. AJR. *American Journal of Roentgenology, 169*, 917–918.

[4] Bigotti, G., & Di Giorgio, C. G. (1986). Myoepithelioma of the breast: Histologic, immunologic, and electromicroscopic appearance. *Journal of Surgical Oncology, 32*, 58–64.

[5] Brogi, E. (2014). Myoepithelial neoplasms. In S. A. Hoda, E. Brogi, F. C. Koerner, & P. P. Rosen (Eds.), *Rosen's breast pathology* (4th ed., pp. 153–182). Philadelphia: Wolters Kluver, Lippincott Williams & Wilkins.

[6] Buch, A., Rout, P., & Makhaija, P. (2006). Adenomyoepithelioma with philloides tumor–A rare combination in a solitary breast lump. *Indian Journal of Pathology & Microbiology, 49*, 259–261.

[7] Bult, P., Verwiel, J. M., & Wobbes, T. (2000). Malignant adenomyoepithelioma of the breast with metastasis in the thyroid gland 12 years after excision of the primary tumor. Case report and review of the literature. *Virchows Archiv, 436*, 158–166.

[8] Chang, A., Bassett, L., & Bose, S. (2002). Adenomyoepithelioma of the breast: A cytologic dilemma. Report of a case and review of the literature. *Diagnostic Cytopathology, 26*, 191–196.

[9] Chen, K. T. (1990). Pleomorphic adenoma of the breast. *American Journal of Clinical Pathology, 93*, 792–794.

[10] Chen, P. C., Chen, C. K., & Nicastri, A. D. (1994). Myoepithelial carcinoma of the breast with distant metastasis and accompanied by adenomyoepitheliomas. *Histopathology, 24*, 543–548.

[11] Decorsiere, J., Thibaut, I., & Bouissou, H. (1988). Les proliferations àdenomyoepithéliales du sein. *Annales de Pathologie, 8*, 311–316.

[12] Dewar, R., Fadare, O., & Gilmore, H. (2011). Best practices in diagnostic immunohistochemistry: Myoepithelial markers in breast pathology. *Archives of Pathology & Laboratory Medicine, 135*, 422–429.

[13] Eusebi, V., Casadei, G. P., & Bussolati, G. (1987). Adenomyoepithelioma of the breast. A spectrum of biologic behavior. *The American Journal of Surgical Pathology, 16*, 868–876.

[14] Foschini, M. P., Pizzicannella, G., & Peterse, J. L. (1995). Adenomyoepithelioma of the breast associated with low-grade adenosquamous and sarcomatoid carcinomas. *Virchows Archiv, 427*, 243–250.

[15] Gatalica, Z., Velagaleti, G., & Kuivaniemi, H. (2005). Gene expression profile of an adenomyoepithelioma of the breast with a reciprocal translocation involving chromosomes 8 and 16. *Cancer Genetics and Cytogenetics, 156*, 14–22.

[16] Guarino, M., Raele, D., & Squillaci, S. (1993). Ductal adenoma of the breast. An immunohistochemical study of five cases. *Pathology, Research and Practice, 189*, 515–520.

[17] Gusterson, B. A., Sloane, J. P., & Middwood, C. (1987). Ductal adenoma of the breast–A lesion exhibiting a myoepithelial/epithelial phenotype. *Histopathology, 11*, 103–110.

[18] Hamperl, H. (1970). Normal state, regressive changes, hyperplasia, tumors. *Current Topics in Pathology, 53*, 194–198.

[19] Han, J. S., & Peng, Y. (2010). Multicentric adenomyoepithelioma of the breast with atypia and associated ductal carcinoma in situ. *Breast J, 16*, 547–549.

[20] Hayes, M. M. (2011). Adenomyoepithelioma of the breast: A review stressing its propensity for malignant transformation. *Journal of Clinical Pathology, 64*, 477–484.

[21] Hegy, L., Thway, K., & Newton, R. (2009). Malignant myoepithelioma arising in adenomyoepithelioma of the breast and coincident multiple gastrointestinal stromal tumours in a patient with neurofibromatosis type 1. *Journal of Clinical Pathology, 62*, 653–655.

[22] Hock, Y. L., & Chan, S. Y. (1994). Adenomyoepithelioma of the breast. A case report correlating cytologic and histologic features. *Acta Cytologica, 38*, 953–956.

[23] Honda, Y., & Iyama, K. (2009). Malignant adenomyoepithelioma of the breast combined with invasive lobular carcinoma. *Pathology International, 59*, 179–184.

[24] Iyengar, P., Cody, H. S., & Brogi, E. (2005). Pleomorphic adenoma of the breast: Case report and review of the literature. *Diagnostic Cytopathology, 33*, 416–420.

[25] Jones, C., Tooze, R., & Lakhani, S. R. (2003). Malignant adenomyoepithelioma of the breast metastasizing to the liver. *Virchows Archiv, 442*, 504–506.

[26] Kihara, M., Yokomise, H., & Irie, A. (2001). Malignant adenomyoepithelioma of the breast with lung metastases: Report of a case. *Surgery Today, 31*, 899–903.

[27] Kurashina, M. (2002). Fine-needle aspiration cytology of benign and malignant adenomyoepithelioma: Report of two cases. *Diagnostic Cytopathology, 26*, 29–34.

[28] Kuroda, N., Fujishima, N.,&Ohara, M. (2008). Coexistent adenomyoepithelioma and invasive ductal carcinoma of the breast: Presentation as separate tumor. *Medical Molecular Morphology, 41*, 238–242.

[29] Laforga, J. B., Aranda, F. I., & Sevilla, F. (1998). Adenomyoepithelioma of the breast: Report of two cases with prominent cystic changes and intranuclear inclusions. *Diagnostic Cytopathology, 19*, 55–58.

[30] Lee, J. H., Kim, S. H., & Kang, B. J. (2010). Ultrasonographic features of benign adenomyoepithelioma of the breast. *Korean Journal of Radiology, 11*, 522–527.

[31] Loose, J. H., Patchefsky, A. S., & Hollander, I. J. (1992). Adenomyoepithelioma of the breast. A spectrum of biologic behavior. *The American Journal of Surgical Pathology, 16*, 868–876.

[32] McLaren, B. K., Smith, J., & Schuyler, P. A. (2005). Adenomyoepithelioma: Clinical, histologic, and immunohistologic evaluation of a series of related lesions. *The American Journal of Surgical Pathology, 29*, 1294–1299.

[33] Mercado, C. L., Toth, H. K., & Axelrod, D. (2007). Fineneedle aspiration biopsy of benign adenomyoepithelioma of the breast: Radiologic and pathologic correlation in four cases. *Diagnostic Cytopathology, 35*, 690–694.

[34] Michal, M., Baumruk, L.,& Burger, J. (1994). Adenomyoepithelioma of the breast with undifferentiated carcinoma component. *Histopathology, 24*, 274–276.

[35] Narita, T., & Matsuda, K. (1995). Pleomorphic adenoma of the breast: Case report and review of the literature.

Pathology International, 45, 441–447.

[36] Nevado, M., Lopez, J. I., & Dominguez, M. P. (1991). Pleomorphic adenoma of the breast. Case report. *APMIS, 99,* 866–868.

[37] Ng, W. K. (2002). Adenomyoepithelioma of the breast. A review of three cases with reapprasail of the fine needle aspiration biopsy findings. *Acta Cytologica, 46,* 317–324.

[38] Niemann, T. H., Benda, J. A., & Cohen, M. B. (1995). Adenomyoepithelioma of the breast: Fine-needle aspiration biopsy and histologic findings. *Diagnostic Cytopathology, 12,* 245–250.

[39] Oba, T., Maeno, K., Ono, M., Iesato, A., Ito, T., Kanai, T., Mochizuki, Y., Ito, K.I., Yoshizawa, A. & Takayama, F. (2017). A case of adenomyoepithelioma of the breast showing strong uptake of 18 F-Fluorodeoxyglucose on a positron emission tomography. *Breast J, 23,* 220–224.

[40] Oka, K., Sando, N., & Moriya, T. (2007). Malignant adenomyoepithelioma of the breast with matrix production may be compatible with one variant form of matrix-producing carcinoma: A case report. Pathology, *Research and Practice, 203,* 599–604.

[41] Park, Y. M., Park, J. S., & Jung, H. S. (2013). Imaging features of benign adenomyoepithelioma of the breast. *Journal of Clinical Ultrasound, 41,* 218–223.

[42] Qureshi, A., Kayani, N., & Gulzar, R. (2009). Malignant adenomyoepithelioma of the breast: A case report with review of literature. *BML Case Reports, 2009.*

[43] Rasbridge, S. A., & Millis, R. R. (1998). Adenomyoepithelioma of the breast with malignant features. *Virchows Archiv, 432,* 123–130.

[44] Reid-Nicholson, M., Bleiwess, I., & Pace, B. (2003). Pleomorphic adenoma of the breast. A case report and distinction from mucinous carcinoma. *Archives of Pathology & Laboratory Medicine, 127,* 474–477.

[45] Reis-Filho, J. S., Fulford, L. G., & Crebassa, B. (2004). *Journal of Clinical Pathology, 57,* 83–86.

[46] Rosen, P. P. (1987). Adenomyoepithelioma of the breast. *Human Pathology, 18,* 1232–1237.

[47] Saad, R. S., Richmond, L., & Nofech-Mozes, S. (2012). Fine-needle aspiration biopsy of breast adenomyoepithelioma: A potential false positive pitfall and presence of intranuclear cytoplasmic inclusions. *Diagnostic Cytopathology, 40,* 1005–1009.

[48] Salto-Tellez, M., Putti, t. C., & Lee, C. K. (2005). Adenomyoepiyhelioma of the breast: Description of allelic imbalance and microsatellite instability. *Histopatology, 46,* 230–231.

[49] Simpson, R. H., Cope, N., & Skalova, A. (1998). Malignant adenomyoepithelioma of the breast with mixed osteogenic, spindle cell, and carcinomatous differentiation. *The American Journal of Surgical Pathology, 22,* 631–636.

[50] Tamura, G., Monma, N., & Suzuki, Y. (1993). Adenomyoepithelioma (myoepithelioma) of the breast in a male. *Human Pathology, 24,* 678–681.

[51] Tavassoli, F. A. (1991). Myoepithelial lesions of the breast. Myoepitheliosis, adenomyoepithelioma, and myoepithelial carcinoma. *The American Journal of Surgical Pathology, 15,* 554–568.

[52] Trojani, M., Guiu, M., & Trouette, H. (1992). Malignant adenomyoepithelioma of the breast. An immunohistochemical, cytophotometric, and ultrastructural study of a case with lung metastases. *Am J Clin Pathol, 98,* 598–602.

[53] Valente, P. T., & Stuckey, J. H. (1994). Fine-needle aspiration cytology of mammary adenomyoepithelioma: Report of a case with intranuclear cytoplasmic inclusions. *Diagnostic Cytopathology, 10,* 165–168.

[54] VanDorpe, J.,De Pauw,A.,&Moerman, P. (1998).Adenoid cystic carcinoma arising in an adenomyoepithelioma of the breast. *Virchows Archiv, 432,* 119–122.

[55] Weidner, N., & Levine, J. D. (1988). Spindle-cell adenomyoepithelioma of the breast. A microscopic, ultrastructural, and immunocytochemical study. *Cancer, 62,* 1561–1567.

[56] Zhang, C., Quddus, M. R., & Sung, C. J. (2004). Atypical adenomyoepithelioma of the breast: Diagnostic problems and practical approaches in core needle biopsy. *The Breast Journal, 10,* 154–155.

Adenosis, Other Types 腺病及其他类型

Manuela Lacerda　Paulo Figueiredo　著　　郭双平　译

一、同义词

腺肌上皮腺病 / 大汗腺腺病 / 分泌性腺病；腺病瘤 / 结节性腺病；单纯性腺病 / 腺病；小管状腺病。

二、定义

腺肌上皮腺病：乳腺小叶单位腺上皮和肌上皮细胞同时增生所致的一种良性增生性病变。

腺病瘤：临床上和（或）大体检查可见的乳腺病变，组织学上为硬化性腺病（见"硬化性腺病"）。

小管状腺病：非常罕见的一种良性病变，主要由紊乱增生的、不拥挤的、狭窄的小管组成，形态可类似浸润性癌。

单纯性腺病：乳腺小叶体积增大，数量增多。

三、临床特征

■ 发病率

腺肌上皮腺病：文献中仅有几例报道。

腺病瘤：罕见。

小管状腺病：非常罕见，仅有几例报道。

单纯性腺病：在手术标本中偶然发现。

■ 年龄

腺肌上皮腺病：年龄为 30—52 岁（Hamperl 1970；Kiaer 等，1984）。

腺病瘤：Nielsen（1987）报道 27 例患者均为女性，年龄为 22—68 岁。

小管状腺病：Lee 等（1996）报道的病例均为女性，年龄为 40—82 岁。

单纯性腺病：主要发生于生育期或围绝经期女性。

■ 性别

这些类型的腺病发生于女性。

■ 部位

无特殊部位。

■ 影像学及临床表现

腺肌上皮腺病：除那些因其他原因乳腺 X 线或超声检查有病变，手术切除标本中意外发现腺病的病例外，腺病的主要表现为可触及的包块。如果是临床上乳腺 X 检查可检测到的包块，形状可不规则、边缘呈毛刺状，可伴或不伴微钙化，这种病变被分为 Bi-RADS 5 级（Reston，1998）。

腺病瘤：临床上多数病例表现为可触及的肿块，乳腺 X 线检查和超声检查常为良性改变。偶尔，可能被怀疑为恶性（DiPiro 等，2000）。

小管状腺病：Lee 等（1996）报道的一组病例在临床上表现为肿块，但仅 1 例为单纯小管状腺病形成的包块，其余的病例为小管状腺病内发现了导管原位癌（DCIS），或者因 DCIS、浸润性导管癌手术切除标本意外发现腺病（Lee 等，1996）。

单纯性腺病：无特征性的影像学改变。

■ 治疗

应该在术前多学科 MDT 会议上讨论治疗方案和结局（Rageth 等，2016）。

腺肌上皮腺病：应经手术或真空辅助系统（VANCB）完全切除，有局部复发的病例报道（Kiaer 等，1984）。

腺病瘤：单纯性腺病瘤的治疗是切除病变（Heller 和 Fleming，1950）。

小管状腺病：单纯性小管状腺病的治疗是切除病变，但在病理检查时一定要仔细观察，局部可能有原位癌或浸润癌成分。

单纯性腺病：无须特殊治疗。

■ 结局

腺肌上皮腺病：有局部复发的病例报道（Kiaer 等，1984），Tsuda 等（1994）报道了一例腺肌上皮瘤腺病伴发多灶性癌的病例，提示这种病变可能进展为癌，但是否腺肌上皮腺病增加乳腺癌的危险性或是一种癌前病变，目前尚不清楚，谨慎起见对腺肌上皮腺病患者应随访。

腺病瘤：如果腺病瘤切除完整不复发。Nielsen 报道 18 例手术切除腺病瘤，随访 1～9 年（平均 3.75 年），无一例复发（Nielsen，1987）。

小管状腺病：小管状腺病本身是一种良性病变，尚不清楚是否是乳腺癌的危险因素或癌前病变（Lee 等，1996）。

单纯性腺病：这种腺病多是偶然发现，无须特殊治疗，也不是乳腺癌的危险因素。

四、大体检查

腺肌上皮腺病：肉眼可见的腺病常为质硬的、不规则区域；而偶然发现的病例，没有特殊的肉眼所见。

腺病瘤：在文献中这种病变被描述为不规则的、界限不清的病变或结节，切面呈灰色或灰白色。

小管状腺病：Lee 等（1996）报道 6 例小管状腺病，仅一例为 3cm 的乳腺包块，其他病例是在浸润性乳腺癌（见"非特殊型浸润性乳腺癌"）或 DCIS（见"导管原位癌"）切除标本中偶然发现。

单纯性腺病：无特殊的大体特点。

五、显微镜检查

腺肌上皮腺病：界限清楚或由位于终末导管小叶单位的多发性病变组成（图 1），腺病内混合有扩张或闭塞的导管，间质少，偶尔有脂肪组织。腺体的形状或大小略不一致，可有大汗腺化生，肌上皮细胞在腺管周围呈离心性增生或者向腺腔内生长导致管腔闭塞。应该认识由于腺上皮细胞和肌上皮细胞不同程度增生所致的形态学改变。肌上皮细胞呈立方状或梭形，在 HE 切片上（图 2）肌上皮细胞胞质淡染、空泡化（立方状细胞）或嗜酸性，也可呈纤维母细胞样或栅栏状生长方式。腺上皮细胞呈扁平状、立方状或低立方

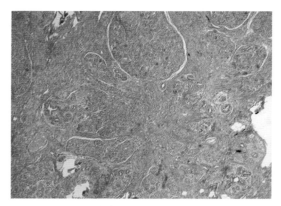

▲ 腺病及其他类型，图 1
腺肌上皮腺病（HE 染色，50×）

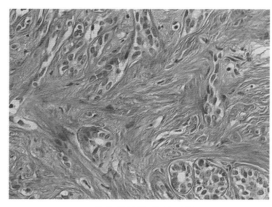

▲ 腺病及其他类型，图 2
腺肌上皮腺病（HE 染色，400×）

状，通常没有异型性或核分裂。

腺病瘤：低倍镜下，可见小叶的器官样轮廓，腺管呈圆形或挤压，排列成不同的生长方式。腺上皮细胞呈柱状、立方状或扁平状。也有肌上皮细胞，可为梭形，免疫组化平滑肌肌动蛋白 SMA、p63 和 calponin 染色可显示肌上皮细胞。也可观察到微囊、大汗腺化生或间质弹力纤维变性（图 3 和图 4）。

小管状腺病：腺管杂乱增生，没有小叶轮廓，管状结构可有分支。双层上皮细胞（腺上皮细胞和肌上皮细胞）组成的管状结构周围有基底膜围绕，小管内含嗜碱性或颗粒状嗜酸性分泌物，间质细胞成分少，有纤维化或水肿（Lee 等，1996）。

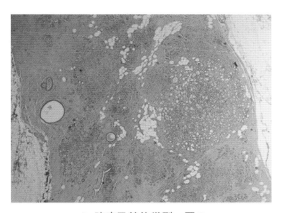

▲ 腺病及其他类型，图 3
腺病瘤（HE 染色，25×）

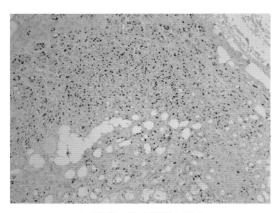

▲ 腺病，其他类型，图 4
腺病瘤（p63 IHC 染色，63×）

单纯性腺病：Bonser 等（1961）描述正常乳腺小叶的腺泡可少于 10 个，亦可大于 100 个，尽管正常乳腺小叶腺泡大小差异很大，当小叶体积过大时则被认为是病理性（Sloane，1985）。Lee 等（1996）将单纯性腺病定义为乳腺小叶体积增大、数目增多。

六、免疫表型

免疫组化染色有助于识别 4 种类型腺病的腺上皮细胞和肌上皮细胞，腺上皮细胞表达高分子和低分子 CK（CK8/18、CK5/6、CK14 和 MNF116），肌上皮细胞表达平滑肌肌动蛋白、p63、calponin 和高分子 CK（Erel 等，2008）。

七、分子特征

腺肌上皮腺病和腺病瘤：目前没有关于其分子特征的描述。

小管状腺病：Da Silva L. 等（2009）描述了腺样囊性癌和小管状腺病合并发生的病例，结果发现小管状腺病特征性的改变是染色体 1q、5p、8q、10q、11p 和 11q 获得，1p、10q、11q、12q、14q、15q 和 16q 丢失。

单纯性腺病：目前没有关于其分子特征的研究报道。

八、鉴别诊断

腺肌上皮腺病：对于偶然发现的病例，应在显微镜下仔细检查以排除浸润性乳腺癌或原位癌。有少数文献报道，腺肌上皮腺病单独可形成肿块（Kiaer 等，1984；Tavassoli，1991）。空芯针穿刺（NCB）标本中可见 2 种细胞，有多形性，伴或不伴肌上皮细胞成分的过度增生及核分裂。全部病例需进行免疫组化染色以显示上皮细胞和肌上皮细胞，如果穿刺标本中未观察到核分裂或多形性，应分为 B₃ 类（2006 年欧洲乳腺癌筛查和诊断质量控制指南）。鉴别诊断包括其他含有上皮细胞和肌上皮细胞两种成分病变（见"腺肌上皮瘤和恶性腺肌上皮瘤"）。Tsuda 等（1994）报道了一例腺肌上皮腺病伴发明确的多灶性乳腺癌，提示这种腺病有可能进展为恶性。

腺病瘤：最重要的鉴别诊断是小管癌（见"小管癌"），Nielsen（1987）描述了腺病瘤、小管癌和小管状腺瘤的肉眼所见和组织学特征。穿刺标本中，根据小管的生长方式、形态（腺病瘤为大量的圆形或挤压的小管，而小管癌为均匀一致呈角的小管）、腺病瘤有肌上皮细胞而小管癌缺乏肌上皮细胞可鉴别两者，常需免疫组化证实肌上皮细胞的存在。核非典型性和上皮细胞增生不常见，但若出现需要报告。穿刺标本中腺病瘤的分类为 B_3 类。

小管状腺病：小管状腺病与微腺性腺病及腺肌上皮腺病有类似的浸润性生长，但其管状结构形态为指突状且有肌上皮细胞，与微腺性腺病不同。最重要的鉴别诊断是小管癌（见"小管癌"）。小管状腺病缺乏成角状的小管，小管腔缘无明显的胞质突起，间质常为无细胞性胶原间质而不是促纤维增生性间质，免疫组化染色显示肌上皮细胞均有助于确诊小管状腺病（Lee 等，1996）。穿刺标本中小管状腺病被分为 B_3 类。

推荐阅读

[1] Bonser, G. M., Dossett, J. A., & Jull, J. W. (1961). *Human and experimental breast cancer*. London: Pitman Medical Publications Co. Ltd.

[2] Da Silva, L., Buck, L., Simpson, P. T., Reid, L., McCallum, N., Madigan, B. J., & Lakhani, S. R. (2009). Molecular and morphological analysis of adenoid cystic carcinoma of the breast with synchronous tubular adenosis. *Virchows Archive, 454*, 107–114.

[3] DiPiro, P., Gulizia, J. A., Lester, S. C.,&Meyer, J. E. (2000). *American Journal of Radiology, 175*, 31–34.

[4] Erel, S., Tuncbilek, I., Kismet, K., Kilicoglu, B., Ozer, E., & Mehmet, A. A. (2008). Adenomyoepithelial adenosis of the breast: Clinical, radiological and pathological findings for differential diagnosis. *Breast Cancer, 3*, 427–430.

[5] European guidelines for quality assurance in breast cancer screening and diagnosis. (2006). European Commission, 4th edn 6a (pp. 221–256).

[6] Hamperl, H. (1970) The myoepithelia (myoepithelial cells) normal state; regressive changes; hyperplasia; tumors. In H-W. Altmann, et al., (Eds.), *Current topics in pathology* (Vol. 53, pp. 161–213). Berlin/Heidelberg: Springer.

[7] Heller, E. L., & Fleming, J. C. (1950). Fibrosing adenomatosis of the breast. *American Journal of Clinical Pathology, 20*, 141–146.

[8] Kiaer, H., Nielsen, B., Paulsen, S., Sørensen, I. M., Dyrebog, U., & Blichert-Tft, M. (1984). Adenomyoepithelial adenosis and low-grade malignant adenomyoepithelioma of the breast. *Virchows Archive (A), 405*, 55–67.

[9] Lee, K. C., Chan, J. K.,&Gwi, E. (1996). Tubular adenosis of the breast: A distinctive lesion mimicking invasive carcinoma. *American Journal of Surgical Pathology, 20*, 46–54.

[10] Nielsen, B. B. (1987). Adenosis tumor of the breast–a clinic–pathological investigation of 27cases. *Histopathology, 11*, 1259–1275.

[11] Oberman, H. A. (1984). Benign breast lesions confused with carcinoma. In R. W. McDivtt, H. A. Oberman, L. Ozzello, N. Kaufman (Eds.), The breast. Baltimore: Williams and Wilkins. *United States-Canadian Academy of Pathology Monographs in Pathology, 25*, 1–33.

[12] Rageth, C. J., O'Flynn, E. A. M., Comstock, C., Kurtz, C., Kubik, R., Madjar, H., Lepori, D., Kampmann, G., Mundinger, A., Baege, A., Decker, T., Hosch, S., Tausch, C., Delaloye, J. F., Morris, E., & Varga, Z. (2016). First International Consensus Conference on lesions of uncertain malignant potential in the breast (B3 lesions). *Breast Cancer Research and Treatment, 159*, 203–213.

[13] Reston, V. A., & American College of Radiology. (1998). Illustrated breast imaging report and system (BI-RADS), 3rd edn. American College of Radiology 5B 6.

[14] Sloane, J. P. (1985). Non-neoplastic epithelial changes. In J. P. Sloane (Ed.), *Biopsy pathology of the breast, Biopsy pathology series* (pp. 69–92). London: Chapman and Hall Medical.

[15] Tavassoli, F. A. (1991). Myoepithelial lesions of the breast. Myoepitheliosis, adenomyoepithelioma and myoepithelial carcinoma. *American Journal of Surgical Pathology, 15*, 554–568.

[16] Tsuda, H., Mukai, K., Fukutomi, T., & Hirohashi, S. (1994). Malignant progression of adenomyoepithelial adenosis of the breast. *Pathology International, 44*, 475–479.

Angiosarcoma of the Breast 乳腺血管肉瘤

Alberto Pisacane 著　　郭双平 译

一、定义

由具有血管内皮细胞分化的恶性肿瘤细胞组成的肿瘤。

二、临床特征

■ 发病率

乳腺血管肉瘤（AS）罕见，大约占乳腺全部软组织肿瘤 1%。分为无乳腺癌病史的原发性和继发性 AS，多数为继发性乳腺 AS。乳腺原发性 AS 占所有乳腺癌 < 0.05%，继发性 AS 常在乳腺癌放疗平均 10.5 年发生，这些患者常接受保乳术和辅助化疗，由放疗诱导 AS 的发生率为 0.05%～0.3%。罕见情况下，AS 可发生在妊娠进行乳腺癌切除术和腋窝淋巴结清扫而未放疗的妇女。

■ 年龄

乳腺原发性 AS 更常发生于年轻和中年妇女（平均 30—55 岁）。乳腺癌放疗后继发性 AS 发生于老年妇女（平均 67—71 岁）。

■ 性别

发生于男性乳腺的血管肉瘤罕见。

■ 部位

原发性乳腺癌发生于乳腺实质，表现为乳腺饱满或肿胀，在短期内迅速生长形成可接触的单个或多个肿块，可没有皮肤病变。继发性 AS 发生于皮肤，进一步累及乳腺实质。

■ 治疗

因乳腺 AS 罕见，供决定治疗方案选择的依据有限，外科手术切除是关键，并建议乳腺切除而不是保乳术，但不建议常规进行腋窝淋巴结清扫。辅助放疗和化疗的作用尚不完全明了，多种药物有不同程度的作用和临床效果，一般认为对于侵袭性肿瘤最好是联合多种治疗方法。

■ 结局

继发性乳腺癌 5 年总生存率为 27%～48%，5 年无病生存率为 35%，肿瘤大小、分级和肿瘤灶数量是重要的预后因素。

低级别血管肉瘤按无病生存率讲预后较好，原发性 AS 肿瘤的大小与局部复发率无统计学上的相关性，肿瘤分级与局部复发率、远处转移和疾病死亡率之间似乎也无相关性。

三、大体检查

继发性 AS 为单个或多个紫蓝色结节，伴或不伴皮肤丘疹。大体检查，AS 为红褐色界限不清的乳腺实质内肿块，有出血，易碎，海绵状或质硬。

四、显微镜检查

显微镜下，肿瘤形态学谱系广，从内衬轻度异型内皮细胞的高分化血肉瘤，到异型性明显的血管肉瘤及未分化的多形性肉瘤形态（Nascimento 等，2008）。按照 Rosen 三级分级法分为低级别（Ⅰ）、中级别（Ⅱ）和高级别（Ⅲ）。

低级别血管肉瘤（图 1，HE 染色）由互相吻合的血管腔隙组成，内衬扁平内皮细胞，仅有轻微的异型性，不会排列成复层。肿瘤组织分割乳腺间质，破坏原有的乳腺小叶和导管，核分裂低（平均 2/10HPF），通常无坏死。

中级别血管肉瘤（图 2）细胞更丰富，以低度和中度核异型的区域混合为特征；肿瘤性内皮细胞一般较饱满，多层排列，常形成乳头状结构。无实性区域，核分裂低（平均 3/10HPF），可出现坏死。

高级别血管肉瘤（图 3）呈实性生长方式，无明显的血管腔，常可见明显的出血（所谓的"血湖"）。肿瘤细胞多为梭形或上皮样，核异型性弥

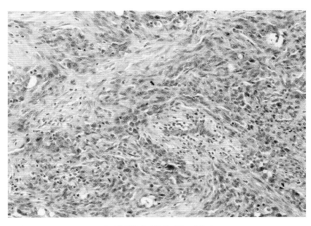
▲ 乳腺血管肉瘤，图 3
高级别 AS 富于细胞的实性生长区，血管腔不明显（HE 染色）

漫而显著，核分裂易见，也常有坏死。肿瘤分割浸润邻近的乳腺实质，高级别 AS 可含有低级别或中等级别血管肉瘤成分，特别在肿瘤外周部。

五、免疫表型

Fli-1、Ⅷ因子、CD31、CD34 和 ERG 联合应用可取得最大限度的敏感性（94%）和特异性（可达到 100%）。

六、分子特征

有报道称继发性 AS 有 MYC 基因扩增和蛋白过表达，但是原发性 AS 非常罕见 MYC 异常。

七、鉴别诊断

最具挑战性的鉴别诊断是低级别假血管瘤样和血管瘤性病变。总之，鉴别诊断一定要考虑血管瘤、假血管瘤样间质增生（PASH）和非典型性血管病变（AVL）（Bowman 等，2012；Rosen 等，1988）。

血管瘤和其他良性的血管病变一般界限清楚，由分化很好的血管腔组成，没有分割乳腺实质的生长方式（见"乳腺血管瘤"）。

PASH 是一种间质纤维母细胞良性增生，表达 CD34，局部表达平滑肌肌动蛋白或 desmin，

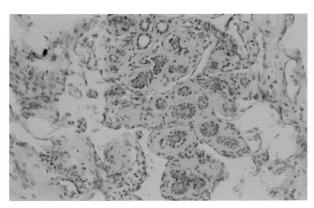
▲ 乳腺血管肉瘤，图 1
低级别 AS 分割乳腺实质（HE 染色）

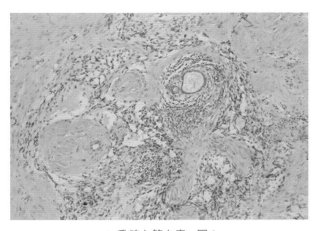
▲ 乳腺血管肉瘤，图 2
中级别 AS 内皮细胞有中度异型性，中央可见内陷的导管（HE 染色）

但不表达血管内皮细胞特异性的标记（CD31、Ⅷ因子或 ERG）（见"假血管瘤样间质增生"）。

典型的 AVL 发生于乳腺放疗后 2～5 年，以局部真皮乳头层和网状层扩张的、有时为吻合的血管增生为特点。虽然 AVL 无细胞学的异型性，但其性质尚未阐明。

结合免疫组化染色和 FISH 原位杂交检测 MYC，有助于鉴别放疗后非典型性血管增生和低级别血管肉瘤，继发性血管肉瘤 MYC 基因扩增，而 AVL 无 MYC 基因扩增（Mentzel 等，2012）。

推荐阅读

[1] Bowman, E., Oprea, G., Okoli, J., Gundry, K., et al. (2012). Pseudoangiomatous stromal hyperplasia (PASH) of the breast: A series of 24 patients. *Breast Journal, 18*(3), 242–247.

[2] Lucas, D. R. (2009). Angiosarcoma, radiation-associated angiosarcoma, and atypical vascular lesion. *Archives of Pathology & Laboratory Medicine, 133*, 1804–1809.

[3] Mentzel, T., Schildhaus, H. U., Palmedo, G., Buttner, R., & Kutzner, H. (2012). Postradiation cutaneous angiosarcoma after treatment of breast carcinoma is characterized by MYC amplification in contrast to atypical vascular lesions after radiotherapy andcontrol cases: Clinicopathological, immunohistochemical and molecular analysis of 66 cases. *Modern Pathology, 25*, 75–85.

[4] Nascimento, A. F., Raut, C. P., & Fletcher, C. (2008). Primary angiosarcoma of the breast, clinicopathologic analysis of 49 cases, suggesting that grade is not prognostic. *The American Journal of Surgical Pathology, 32*, 1896–1904.

[5] Rosen, P. P., Kimmel, M., & Ernsberger, D. (1988). Mammary angiosarcoma, the prognostic significance of tumor differentiation. *Cancer, 62*, 2145–2151.

Apocrine Carcinoma 大汗腺癌

Semir Vranic　Zoran Gatalica　著　　郭双平　译

一、同义词

伴大汗腺分化的癌；浸润性大汗腺癌。

二、定义

WHO 乳腺肿瘤分类对伴有大汗腺分化的癌定义：具有大汗腺细胞学特点的任何类型浸润性乳腺癌（O'Malley 和 Lakhani，2012）。从严格意义上讲，应具有大汗腺形态（胞质丰富嗜酸性、颗粒状，细胞界限清楚，中位或偏位的细胞核，明显的核仁）和特征性的激素受体表达：雌激素受体（ER）阴性，雄激素受体（AR）阳性（Vranic 等，2013）（图 1）。

根据分析基因表达谱，一些研究者定义了"大汗腺癌分子组"，包括分子型大汗腺乳腺癌（MABC）和腺腔雄激素受体型（LAR）乳腺癌，均以 AR 信号途径增强，无 ER 表达，也无基底细胞分化为特征。应当注意，根据基因芯片研究定义的"大汗腺癌分子组"，不等同于根据形态学和激素受体定义的大汗腺癌。

三、临床特征

■ 发病率

浸润性大汗腺癌是罕见的特殊类型乳腺癌，

占全部乳腺癌 0.3%～4%（根据诊断标准不同所占比例不同）。若按照以上标准严格定义，大汗腺癌仅占 1%。

■ 年龄

主要发生于绝经后妇女，最近一项基于 SEER（流行病学监测结果）的综合性研究证实，大汗腺癌主要发生于老年患者（Zhang 等，2017）。

■ 性别

虽然有报道发生于男性的罕见病例，但浸润性大汗腺癌主要发生于女性（Vranic 等，2013）。

■ 部位

浸润性大汗腺癌的发生部位与非特殊类型浸润性癌（NST）无差异（见"非特殊型浸润性癌"）。

■ 治疗

目前，对浸润性大汗腺癌的治疗方法与非特殊类型浸润性癌相似，部分浸润性大汗腺癌（30%～50%）有 HER2/neu 基因扩增，适合用抗 HER2 治疗。此外，肿瘤细胞表达 AR 及 AR 信号途径的激活，可能是治疗进展期和（或）转移性大汗腺癌的新方法。

■ 结局

由于大汗腺癌缺乏统一的诊断标准，关于其结局（总体生存和无病生存率）的临床研究结果不一致（O'Malley 和 Lakhani，2012；Vranic 等，2013）。最近根据 840 例患者的 SEER 分析显示，与非特殊类型浸润性癌相比，浸润性大汗腺癌更具侵袭性。然而，当与相应的年龄和临床病理学特点关联时，就没有预后差异（Zhang 等，2017）。

四、大体检查

浸润性大汗腺癌无特征性的大体检查和影像学改变，与非特殊类型浸润性癌相似（O'Malley 和 Lakhani，2012），常为边缘浸润性、质硬的灰白色包块。乳腺 X 线检查可见微钙化，特别是当有原位癌成分时。在特殊情况下，囊性包裹性大汗腺乳头状癌可出现乳头溢液（Vranic 等，2013）。

五、显微镜检查

大汗腺细胞常有丰富的嗜酸性 / 颗粒状胞质（A 型细胞），中位或偏位的细胞核，显著的核仁（PAS 染色阳性），肿瘤细胞界限常清楚（图 1，A）；另外一种少见的大汗腺细胞（B 型细胞）胞质为泡沫状或空泡化类似组织细胞（O'Malley 和 Lakhani，2012；Vranic 等，2013）。肿瘤细胞有显著的核多形性和异型性，核分裂（光镜下很容易观察到）数量不一。浸润性大汗腺癌通常为 2～3 级（按照 Elston-Ellis 分级系统分级，这个分级系统是在 Bloom 和 Richardson 分级系统基础上修订的）。常可见与浸润性大汗腺癌相关的大汗腺型导管原位癌（DCIS），大汗腺型 DCIS 常为高级别，有粉刺样坏死和钙化。大汗腺癌的发生可能经过多步骤（线性进展模型）：大汗腺增生（化生）→不典型大汗腺增生→大汗腺型 DCIS →浸润性大汗腺癌（图 2）（Costa 等，2013；Gromov 等，2015）。分子生物学研究发现，浸润前病变（大汗腺 DCIS）和浸润性大汗腺癌有相同基因突变，也证实了这一模型（Costa 等，2013）。

乳腺大汗腺细胞包括浸润性大汗腺癌有特征性激素受体表达谱：不表达雌激素受体（ER-α66）和孕激素受体（PR），强表达雄激素受体（AR）（图 1，B 和 C）。大汗腺细胞的细胞质和细胞膜表达 ER-α36 变型（Vranic 等，2011）。大汗腺细胞也表达巨囊性疾病液体蛋白 -15（GCDFP-15），Bcl2 阴性（Gatalica，1997）。Celis 等描述了一组特异的大汗腺蛋白标记，包括阳性标记 AR、CD24、15-PDGH（前列腺素脱氢酶）、ACMS1（乙酰辅酶 A 合成酶介导的链家族成员 1）和阴性标记（ER、PR、Bcl-2、GATA-3）（Gromov 等，2015）。最近，发现了新的大汗腺

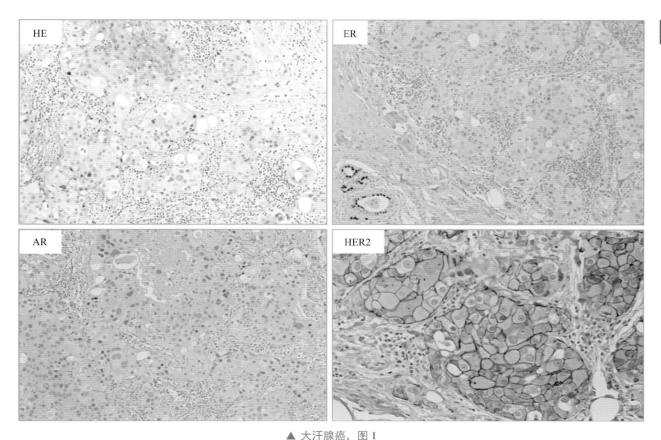

▲ 大汗腺癌，图 1

HE 染色显示乳腺浸润性大汗腺癌的形态学特点；肿瘤细胞 ER–α66 阴性（ER），雄激素受体阳性（AR）。大部分肿瘤细胞有 HER2/neu 强而完整膜阳性，说明 HER2 蛋白过表达（HER2）

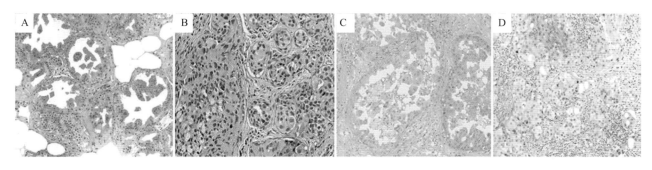

▲ 大汗腺癌，图 2

大汗腺癌发生发展的过程：A. 大汗腺增生（化生）→ B. 非典型大汗腺增生 → C. 大汗腺 DCIS → D. 浸润性大汗腺癌

细胞标记（HMGCS2 和 FABP7）（Gromov 等，2015）。30%～50% 浸润性大汗腺癌过表达 HER2 蛋白（HER2/neu 基因扩增）（Vranic 等，2013）。

浸润性大汗腺癌表达腺上皮标记 CK7、CK8/18 和 CK9/19，仅一项研究报道表达 CK20（Shao 等，2012）。基底细胞标记，如基底样角蛋白（CK5/6、CK14、CK17）、p63、P–cadherin、S–100、CD10、vimentin 通常阴性或仅少数肿瘤阳性，50%～60% 病例表达 EGFR 蛋白（伴 EGFR 基因异常者不常见）（Vranic 等，2013）。

"分子型大汗腺型乳腺癌"有预后差的基因标记，所以复发危险度高和总体预后差。如果严格地按照形态学和 ER-/AR+ 激素受体表型定义的话，浸润性大汗腺癌是三阴性（50%～70%）或 HER2 阳性型（30%～50%）。

几项综合性分子生物学研究显示，浸润性大汗腺癌常有 TP53 基因和 PIK3CA/PTEN/AKT 信号途径基因突变。有趣的是，有生殖细胞 PTEN 基因突变者（Cowden 综合征，OMIM #158350）更易发生大汗腺分化的乳腺癌。偶尔，在小部分浸润性大汗腺癌可见丝裂酶原活化蛋白激酶（MAP）信号途径基因（KRAS、NRAS、BRAF）突变。其他的基因突变更少见（Vranic 等，2013，2017）。

30%～50% 浸润性大汗腺癌有 HER2/neu 基因扩增，而 HER2/neu 基因突变罕见。EGFR 蛋白表达常见，但相应的基因改变不常见：< 10% 病例有 EGFR 基因扩增，未见 EGFR 基因突变。与此类似，约 25% 浸润性大汗腺癌过表达 cMET 蛋白，而没有 cMET 基因改变（Vranic 等，2017）。大部分浸润性大汗腺癌也过表达生长激素释放激素（GHRH）及其受体（GHRH-R）。相反，胰岛素样生长因子受体 1（IGF-1R）似乎在大汗腺癌中下调。

六、鉴别诊断

浸润性乳腺癌 NST（见"非特殊型浸润性癌"）可有大汗腺分化，其他类型的乳腺癌如多形性小叶癌（见"多形性小叶癌"），可与大汗腺癌有相似的形态学和分子特征，E-cadhrin 染色有助于鉴别诊断，绝大部分大汗腺癌（> 80%）表达 E-cadherin，而多形性小叶癌 E-cadherin 为阴性。乳腺原发性嗜酸细胞癌（见"浸润性嗜酸细胞癌"）、富于脂质的癌、分泌性癌（见"浸润性分泌性癌"）及化生性癌（见"浸润性化生性癌"）都可能与大汗腺癌有相似的形态学特征（如

鳞状细胞癌有嗜酸性胞质）。偶尔，大汗腺癌可能与颗粒细胞瘤（见"颗粒细胞肿瘤"）混淆，而 B 型大汗腺癌可类似良性组织细胞（炎性）病变（CD68、CD163 和全角蛋白染色有帮助）。

另外，有嗜酸性胞质的转移性乳腺癌与大汗腺癌类似，包括转移性恶性黑色素瘤和嗜酸细胞癌，综合免疫组化染色结果和临床病史有助于正确诊断。

推荐阅读

[1] Costa, L. J., Justino, A., Gomes, M., Alvarenga, C. A., Gerhard, R., Vranic, S., Gatalica, Z., Machado, J. C., & Schmitt, F. (2013). Comprehensive genetic characterization of apocrine lesions of the breast. *Cancer Research, 73*, 2013.

[2] Gatalica, Z. (1997). Immunohistochemical analysis of apocrine breast lesions. Consistent over-expression of androgen receptor accompanied by the loss of estrogen and progesterone receptors in apocrine metaplasia and apocrine carcinoma in situ. *Pathology Research and Practice, 193*, 753–758.

[3] Gromov, P., Espinoza, J. A., & Gromova, I. (2015). Molecular and diagnostic features of apocrine breast lesions. *Expert Review of Molecular Diagnostics, 15*, 1011–1022.

[4] O'Malley, F., & Lakhani, S. R. (2012). Carcinoma with apocrine differentiation. In S. R. Lakhani, I. O. Ellis, S. J. Schnitt, P. H. Tan, & M. J. van de Vijver (Eds.), *World Health Organization classification of tumours of the breast* (4th ed., pp. 53–54). Lyon: International Agency of Research and Cancer (IARC).

[5] Shao, M. M., Chan, S., Yu, A., Lam, C., Tsang, J., Lui, P., Law, B., Tan, P. H., & Tse, G. (2012). Keratin expression in breast cancers. *Virchows Archiv, 461*, 313–322.

[6] Vranic, S., Gatalica, Z., Frkovic-Grazio, S., Deng, H., Lee, L. M. J., Gurjeva, O., & Wang, Z. Y. (2011). ER-a36 a novel isoform of ER-a66 is commonly overexpressed in apocrine and adenoid cystic carcinoma of the breast. *Journal of Clinical Pathology, 64*, 54–57.

[7] Vranic, S., Schmitt, F., Sapino, A., Costa, J. L., Castro, M., Reddy, S., & Gatalica, Z. (2013). Apocrine carcinoma of the breast: A comprehensive review. *Histology and Histopathology, 28*, 1393–1409.

[8] Vranic, S., Feldman, R., & Gatalica, Z. (2017). Apocrine carcinoma of the breast: A brief update on the molecular features and targetable biomarkers. *Bosnian Journal of Basic Medical Sciences, 17*, 9–11.

[9] Zhang, N., Zhang, H., Chen, T., & Yang, Q. (2017). Dose invasive apocrine adenocarcinoma has worse prognosis than invasive ductal carcinoma of breast: Evidence from SEER database. *Oncotarget, 8*, 24579–24592.

A

Atypical Ductal Hyperplasia 非典型导管增生

Werner Boecker 著   郭双平 译

一、同义词

非典型性导管内增生；导管上皮瘤内变 1B（DIN 1B）。

二、定义

非典型导管增生（ADH）的定义是指单形性的导管上皮增生伴有非典型性结构，以导管内形成微乳头、拱形结构、罗马桥或棒状结构，甚至实性或筛状结构为特征（图 1）。如下所述，ADH 的定义经历了显著的变化，Azzopardi 的巨大贡献是将我们的认识从普通型导管增生，转向在早期乳腺癌发展中起决定性作用的微小导管原位癌。在罕见的情况下，非典型导管增生（ADH/DCIS）可能由乳腺原发性良性病变发展而来，或者有大汗腺特征（如下所述）。

三、临床特征

■ 发病率

随着乳腺 X 线筛查的出现，ADH 的诊断率明显提高，12%～17% 患者因乳腺微钙化进行乳腺 X 线检查。在筛查项目中因乳腺包块而行穿刺的病例，ADH 检出率仅 2%～4%。

■ 年龄
筛查项目中 ADH 多发生在 46—49 岁。

■ 性别
女性。

■ 部位
双侧乳腺任何部位，外上象限可能更常发生。

■ 临床、治疗及穿刺活检
临床上，ADH 通常无症状，乳腺 X 线筛查最常见的是簇状微钙化灶（图 2），常需要微创穿刺（MIB），如真空辅助的空芯针穿刺活检。然而，由于空芯针穿刺活检取材局限，可能不能准确诊断 ADH，因为穿刺组织中的非典型导管增生，可能是伴或不伴浸润性癌的导管原位肿瘤性病变。因此，欧洲乳腺筛查病理工作组（EWGBSP）建议，在空芯针穿刺活检中弃用 ADH 诊断，倾向使用非典型性上皮增生，导管型（AEPDT）（Wells 等，2006）。最初由英国乳腺筛查病理协作组建议的乳腺空芯针穿刺 5 类报告系统，后来被 EWGBSP 接受并推荐使用，非典型性上皮增生，导管型（AEPDT）被列为 B_3 类，包括在恶性潜能未定的病变中。这就解释了为什么触诊阴性，因微钙化灶和（或）AEPDT 穿刺活检的病例，在切除的标本中病变会升级，12%～52% 病例可发现 DCIS 或浸润性癌。同样，真空辅助的穿刺活检比普通针穿刺能获取更多的组织，AEPDT 升级为乳腺癌的比例在 0%～28%。

最近，Weigel 等（2011）分析了乳腺数字 X 线筛查恶性潜能未定病变中，B_3 类微小浸润性病变的发病率和组织学谱系，结果发现 148/979（15.1%）MIB 为 B_3 类病变。B_3 类病变中，钙化最常见。与其他同类的研究相似，作者发现

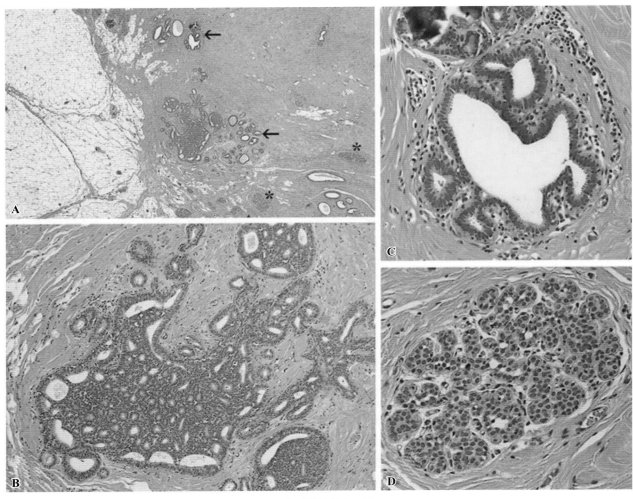

▲ 非典型导管增生，图 1

非典型导管增生（HE 染色）。A. 低倍镜显示 TDLU 增大有非典型导管增生（中心），伴 2 处柱状细胞变（箭）和非典型小叶增生（星状标识）；B 至 D. 高倍镜显示图 A 的病变，ADH 单形性非典型细胞增生伴筛状生长方式的非典型结构（B），柱状细胞变伴砂粒体样微钙化（C），非典型小叶增生（D）

AEPDT 的发生率最高（35%），其次是放射状瘢痕（28%）和乳头状病变（20%）。另外，在手术切除标本中，最终在 40.4%（19/47）AEPDT 发现恶性病变（DCIS 16 例，浸润性癌 3 例）。在 B_3 类病变中 AEPDT 的疾病特异性阳性预测值（PPV）最高，为 0.4，与其他同类研究报道的 PPV 值 0.32～0.59 相似（参见 Menes 等，2017）。

NHSBSP（2001）指南提出，真空辅助穿刺活检标本中的低级别或中等级别非典型导管增生，若累及导管 / 小叶的程度或范围不足以诊断为 DCIS 时，将其归为 B_3 类，并且应进行诊断

性活检排除 DCIS。然而，非典型增生导管的数量和穿刺组织，可帮助决策临床是否进行诊断性手术活检。Sneige 等（2003）对 61 例真空辅助的穿刺活检标本非典型导管增生进行了分析，所有的病变局限于 1.5 个导管或小叶单位，并且都有微钙化灶，结果在随后的手术切除标本显示 15 例为 ADH，24 例无残留病变，只有 3 例为导管原位癌。并且，当伴有微钙化的非典型导管增生局限于 3 个导管或小叶，或者穿刺活检已完全去除的病变，在后续的切除标本中没有高危险因素。因此，认为对这类病变无须进行诊断性手术

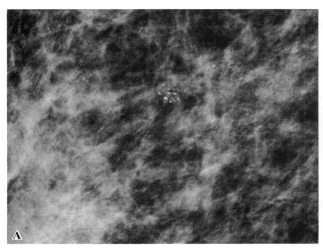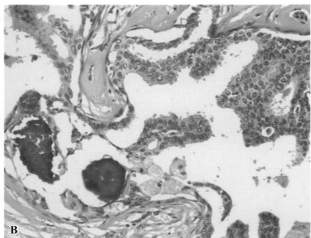

▲ 非典型导管增生，图 2
乳腺 X 线检查显示微小钙化（A）和相应的组织学切片（B）（HE 染色）

活检。Wagoner 等（2009）也发表了类似的研究结果。在日常工作中，我们修订了 NHSBSP 和 EWGBSP 指南，对于取材足够或者是乳腺 X 线检查微小病变已在穿刺过程中去除的病例，若非典型导管增生局限于一个终末导管小叶单位（TDLU）并且不累及导管，每年进行乳腺 X 线检查随访似乎是合理的处理方法。对于诊断性活检标本的 ADH 也可采取同样的处理。相反，在穿刺活检标本中，非典型导管增生累及多个导管或多个终末导管小叶单位（TDLU），或者是乳腺 X 腺检查显示广泛性病变，我们更愿意选择诊断性手术活检或进一步手术治疗。

■ 结局

Dupont 和 Page（1989）建议将具有部分而不是全部 DCIS 特征的病变称为 ADH，并证实其发展为浸润性乳腺癌的危险度比普通人群增高 4～5 倍。

四、大体检查

ADH 没有任何特征性肉眼改变。

五、显微镜检查

局部导管（＜3mm）上皮细胞有非典型性，包括上皮细胞核呈圆形或卵圆形，细胞核稍深染，同时有结构的非典型性被认为是 ADH。多数情况下，非典型增生局限于 TDLU。低倍镜下，小导管和小叶腺泡中度增大，与导管的关系容易辨认（图 1）。非典型结构包括微乳头、僵硬的棒状结构、罗马桥和筛状结构。图 3 和表 1 显示了 ADH 关键的特征。

（一）ADH 的上限和下限

平坦上皮非典型增生（FEA）（见"柱状细胞病变"）是 ADH 的下限，FEA 和 ADH 被认为是低级别乳腺癌发生途径的成员，任何结构上的非典型（微乳头、棒状结构、罗马桥等）被认为是区分 FEA 和 ADH 的必需标准。

ADH 上限主要是与低级别 DCIS（见"导管原位癌"）鉴别，虽然一些病理医生在评估导管内增生性病变时要结合病变的大小（不超过 2 个导管或合计直径不超过 2mm）。对于大小的界定并没有令人信服的依据，与其说大小与预后相关，不如说是为了工作指南的可操作性。我们对 ADH 采取了更加实用的定义，非典型导管增生（通常为 2～5mm）累及 TDLU，不累及导管仅轻度累及导管。相反，DCIS 以节段性地在导管系

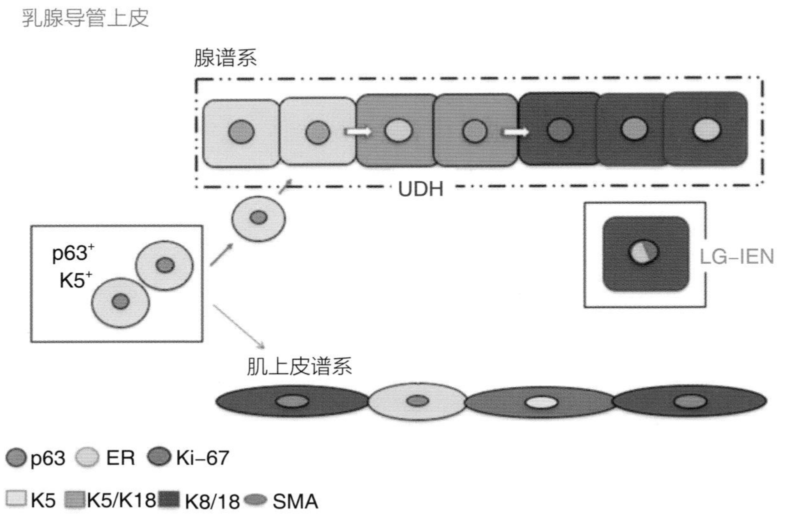
乳腺导管上皮
腺谱系
UDH
p63+
K5+
LG-IEN
肌上皮谱系
p63 ER Ki-67
K5 K5/K18 K8/18 SMA

◀ 非典型导管增生，图 3
乳腺导管病变的细胞组成，普通型导管增生（UDH）含有所有类型的上皮细胞，而低级别上皮内瘤变（LG-IEN）包括平坦上皮非典型增生，非典型导管增生、低级别 DCIS 和小叶瘤变仅有 CK8/18 阳性表型细胞（引自 Boecker 等，2017）

非典型导管增生，表 1　**非典型导管增生的主要组织学特征**

ADH	单形性上皮细胞增生，细胞分布均匀，形成光滑几何图形的非典型结构，包括微乳头、拱形、罗马桥样结构、横跨导管的棒状结构及筛状结构
	细胞含嗜酸性或淡染的胞质，细胞核呈圆形或卵圆形
	局限在单个终末导管小叶单位 TDLU，缺乏低级别 DCIS 在导管内节段性播散的生长方式
	常有层状的钙化小体

统内播散为特征（图 4）。

需要注意的是，经典型低级别 DCIS 累及小叶（小叶癌化），应该被认为是 DCIS 的一部分，并且无论大小如何，应被看作是 DCIS。之所以提出这种建议，是因为有几项研究发现，DCIS 病例在后续手术切除标本的周围若有“ADH”，往往与相同部位肿瘤复发相关。因此，在这种情况下，额外地诊断“ADH”可能误导临床医生，对于患者也是危险的。

（二）非典型导管增生的罕见类型

在罕见的情况下，非典型导管增生（ADH/DCIS）可发生在原来良性病变的基础上，如柱状细胞病变（见“柱状细胞病变”）、乳头状瘤（见“导管内乳头状瘤”）、黏液囊肿样病变（见“黏液囊肿样病变”）、放射状瘢痕（见“放射状瘢痕”）、硬化性腺病（见“硬化性腺病”）和纤维腺瘤（见“纤维腺瘤”）。

在这些情况下，发现基础的良性病变对恰当的诊断很重要。应当强调的是，这些良性病变的细胞学和组织结构的诊断标准与本书其他相应的章节是一致的。这里需要强调两个重要问题：①非典增生的范围；②非典增生的临床意义。目前，对于这些问题没有统一的解决方案。作者对良性病变中 ADH 定义为完全良性的病变局部出现具有低级别 DCIS 形态的非典型导管上皮增生，最重要的是良性病变外没有 DCIS。

另一种罕见的形态学变型是大汗腺型 ADH（见“良性和非典型大汗腺病变”），O’Malley 及其同事（2004）应用细胞学标准（普通的大汗腺、交界性及类似 DCIS 的形态）以及病变的大小标准（＜ 4mm、4～8mm、＞ 8mm）来区分良性、

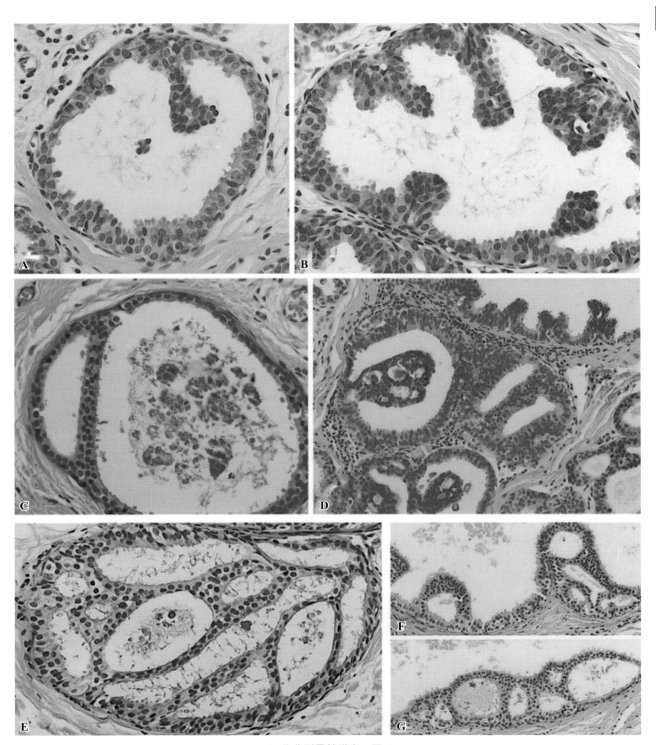

▲ 非典型导管增生，图 4

ADH 的生长方式（HE 染色）。A. 高倍镜显示小导管内微乳头和周边部均为一种细胞增生。微乳头内细胞体积更小，核染色深，细胞大小和间距有轻度不同。B. 显示小导管内在 FEA 基础上有多个微乳头，与图 A 为同一病例。C. 显示小导管内在 FEA 基础上形成僵硬的棒状结构横跨小导管，细胞核圆形、染色深。D. 显示小导管内细胞增生形成不规则的棒状结构、流产型筛状结构和微乳头结构并有砂粒体样的钙化。E. 显示小导管内多个僵硬的棒状结构交叉形成筛孔状生长方式，与图 C 为同一病例。F 至 G. 单形性细胞增生形成多个拱形结构类似支持罗马桥的柱子

交界性和恶性大汗腺病变。Raju 等（1993）认为具有低级别大汗腺型 DCIS 的细胞学形态，但病变大小比 DCIS 小的病变为非典型大汗腺增生。有理由相信，普通型非典型导管增生（与低级别 DCIS 区分）的标准也适用于低级别非典型大汗腺增生。低级别大汗腺病变的形态学特征性：细胞体积小，胞质嗜酸性，或者与良性大汗腺细胞相比胞质淡染、颗粒不粗糙，细胞核不规则、染色程度中等，常有小核仁，核 / 质比增高。相反，高级别大汗腺病变的特点是细胞有多形性、核染色深、粗颗粒状，核仁明显。

六、免疫表型

有几项研究证实低级别导管癌前病变，包括经典型 ADH 上皮细胞，表达腺上皮细胞角蛋白 CK7、CK19 和 CK8/18，但是基底细胞角蛋白 CK5（图 5）和 CK15、肌上皮标记阴性。细胞膜 E-cadherin 强阳性被用来定义原位和浸润性导管癌，ADH 也表达 E-cadherin。与高级别 DCIS 过表达 HER2 蛋白和基因扩增（见"导管原位癌"）相反，ADH 罕见 HER2 过表达，仅在细胞基底部有微弱的表达。与周围正常乳腺小叶相比，ADH 中 Ki-67 指数增高（通常＜ 5%），ERa、癌

基因 Bcl-2 和细胞周期调控蛋白 cyclin D1 表达也都增高。

七、分子特征与肿瘤发生

传统的肿瘤发生理论提出，由良性导管增生发展为浸润性乳腺癌为线性过程，这种理论以普通型导管增生（见"普通型导管增生"）为肿瘤发生中心和起始环节。同时，也反映 Jesen 和 Page 提出的概念，即 ADH 下限的定义"局部导管上皮旺炽性增生，形态一致的细胞均匀分布"。然而，这种概念与 Azzopardi 关于导管微小肿瘤与普通型导管上皮细胞增生的关系完全相反。Azzopardi 提出，"一项最主要的发现是除一个病例外，均缺乏上皮病（普通型导管增生，原著者注）向乳腺癌过渡的证据"。有几项研究发现，免疫组化染色显示 CK5/CK14 在 UDH 呈斑驳状表达；而低级别乳腺癌途径的导管增生性病变，基底细胞角蛋白 CK5 和 CK14 完全阴性，腺上皮细胞角蛋白（CK7、CK8/18、CK19）阳性，也支持 Azzopardi 的观点。最近，免疫荧光染色精确地显示普通导管上皮增生，是包括 CK5[+]/CK14[+] 祖细胞在内的异质性上皮增生。相反，乳腺低级别上皮内瘤变特征性地强表达 CK18，提

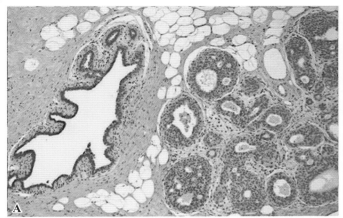
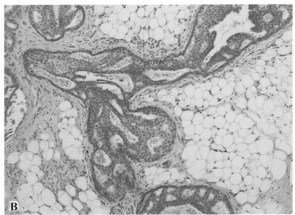

▲ 非典型导管增生，图 5

ADH 和低级别 DCIS（HE 染色）。A. ADH，小导管扩张 TDLU 增大，单形性细胞呈筛状生长方式，图左边可见一个正常导管。B. 导管和扩张的小叶内可见筛状生长方式的低级别 DCIS

示肿瘤来源于 CK18⁺ 乳腺正常腺上皮细胞。这些发现支持普通型导管增生和低级别上皮内瘤变是不同的疾病，而不是同一疾病谱系（表2）。如上所述，Azzopardi 发现的"附壁性癌"对于乳腺导管癌的概念变迁有深刻影响。随后有几项研究证实，FEA 常与 ADH、小叶瘤变（LN）或低级别 DCIS 同一张切片上共存，并且与低级别癌变的早期病变，如低级别 DCIS、小管癌、1 级浸润性乳腺癌（非特殊类型）相似。ADH 最常见的分子遗传学改变是染色体 16q 和 17q 丢失。与此一致，Aulmann 及其同事（2009）研究了小管癌（见"小管癌"）、低级别 DCIS（见"导管原位癌"）和 FEA（见"柱状细胞病变"）线粒体 DNA 突变的关系。结果发现，大部分低级别 DCIS 和 FEA 与小管癌直接相关，并且可能是其前体病变。目前认同的观点是 FEA 和 ADH 可能是低级别 ER 依赖性乳腺癌最初的非必需前体病变。至于高级别肿瘤，包括高级别 DCIS 和相应的浸润性癌，由于有单个基因的高水平分子遗传异常，包括高水平基因扩增，似乎不可能来源于低级别乳腺导管病变。

八、鉴别诊断

就导管上皮增生性病变的诊断而言，有两

非典型导管增生，表 2 UDH、ADH 和低级别 DICS 的形态学比较 [a]

组织学特征	UDH	ADH	低级别 DCIS
大小	**大小不一，但大的病变罕见**	**小**	**中等大小，累及导管 – 小叶**
细胞组成	**混合性上皮细胞，大小和形状不一**	**单形性细胞形成形态规则腔隙**	与 ADH 一致
	导管周围常有肌上皮细胞围绕	导管周围有肌上皮细胞围绕	与 ADH 一致
结构	**腔隙不规则的开窗样生长方式：细胞呈流水样排列，细胞核长轴与细胞桥方向一致，一端变细**	**界限清楚的非典型几何图形（微乳头棒状结构、罗马桥、拱形和筛状结构），实性生长**	与 ADH 一致
腺腔	**腺腔不规则，常为界限不清的裂隙，是与其他疾病鉴别的要点**	**常为形态规则的圆形腺腔**	与 ADH 一致
IH	CK5（CK14）阳性细胞呈斑驳状，周围有肌上皮细胞	CK8/CK18 阳 性 细 胞，无 CK5 和 CK14 表达，残存的正常 CK5 和（或）CK14 阳性细胞通常很少或者在腔缘的位置	与 ADH 一致
	ER 局部阳性	ER 弥漫一致性阳性	与 ADH 一致
细胞腔隙	**不均匀**	**均匀，偶尔不均匀**	与 ADH 一致
核仁	不明显	单个、小	与 ADH 一致
核分裂	少，无异常核分裂	少，异常核分裂罕见	与 ADH 一致
坏死	罕见	罕见	如果有坏死，为局限在腺腔内的微小坏死

主要的诊断特征以加粗字体显示。UDH. 普通型导管上皮增生症；ADH. 非典型导管增生；DCIS. 导管原位癌；ER. 雌激素受体
a. 引自 European Guidelines for Quality Assurance in Mammography Screening–Fourth Edition，Office for Official Publications of the European Communities

个主要问题会让人担心：①病变性质不能明确地分为肿瘤性或增生性；②一方面需与 FEA 的鉴别，另一方面需与低级别 DCIS 鉴别。每当 ADH 的诊断不能明确时应该说明，而不是草率地诊断为 ADH。病理医生应该避免将 ADH 作为一些难以明确病例的垃圾筐，而是应该寻求会诊解决问题。

UDH（见"普通型导管增生"）是另一种需要鉴别的疾病（图 6），关键问题是识别 UDH 异质性的细胞组成，而 ADH 是一种单形性的细胞肿瘤性增生。UDH 常显示 CK5/CK15 明显的斑驳状表达方式，而 ADH 为 CK8/18 和 ER 强而一致性阳性，CK5/CK14 阴性。重要的是，Jain 等（2011）发现当使用 ADH-5 鸡尾酒抗体（CK5、CK14、CK7、CK18 和 p63）进行免疫组化染色时，非典型导管增生诊断率降低 8%。相应地，临床上切除导管内增生性病变的手术也就减少了。另一个重要的问题是：与低级别 DCIS 相比，导管内中级别肿瘤性增生可能有更显著的细胞学和组织结构的变化，与普通型导管增生的鉴别也具有

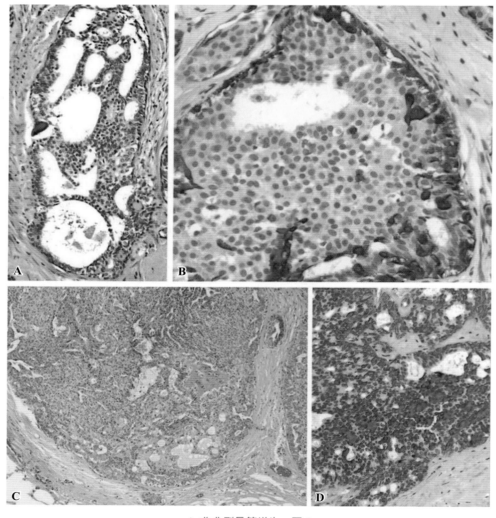

▲ 非典型导管增生，图 6

非典型导管增生和普通型导管增生。HE 染色显示 ADH 单形性细胞筛状生长方式（A），免疫组化染色显示肿瘤细胞 CK5/CK14 阴性，而导管周围肌上皮细胞为阳性（B）。显示 HE 染色常规切片，普通型导管增生呈开窗样的生长方式（C），免疫组化染色显示 CK5/CK14 典型的斑驳状染色模式（D）

挑战性。根据作者的经验，CK5/CK14 染色方式，有助于鉴别中级别导管上皮恶性增生和普通型导管增生，前者 CK5 和 CK14 阴性。最后，导管上皮增生性病变的微乳头生长方式，偶尔也会产生鉴别诊断的问题，CK5/CK14 免疫组化染色同样有助于解决这一问题。

偶尔，导管内仅有 1～2 层显著异型的细胞。目前，多数乳腺病理专家同意将具有高核级别形态学的平坦上皮病变定义为高核级 DCIS，无论其病变大小如何。

ADH 与小叶瘤变（见"小叶原位瘤变"）鉴别最重要的形态特征是具有黏附性生长方式，而后者以非黏附性生长的、多角形至圆形肿瘤细胞为特征，这些特点在 HE 染色切片中易于识别，表达或丢失黏附分子 E–cadherin 也有助于鉴别导管和小叶生长方式。

推荐阅读

[1] Aulmann, S., Elsawaf, Z., Penzel, R., Schirmacher, P., & Sinn, H. P. (2009). Invasive tubular carcinoma of the breast frequently is clonally related to flat epithelial atypia and low-grade ductal carcinoma in situ. *The American Journal of Surgical Pathology, 33*, 1646–1653.

[2] Azzopardi, J. (1979). *Problems in breast pathology*. London: W.B. Saunders.

[3] Boecker, W., Stenman, G., Schroeder, T., Schumacher, U., Loening, T., Stahnke, L., Löhnert, C., Siering, R. M., Kuper, A., Samoilova, V., Tiemann, M., Korsching, E., & Buchwalow, I. (2017). Multicolor immunofluorescence reveals that p63- and/or K5-positive progenitor cells contribute to normal breast epithelium and usual ductal hyperplasia but not to low grade intraepithelial neoplasia of the breast: New concepts on the cellular hierarchy using in-situ multicolour experiments. *Virchows Archiv, 470*, 493–504.

[4] Dupont, W. D., & Page, D. L. (1989). Relative risk of breast cancer varies with time since diagnosis of atypical hyperplasia. *Human Pathology, 20*, 723–725.

[5] Jain, R. K., Mehta, R., Dimitrov, R., Larsson, L. G., Musto, P. M., Hodges, K. B., Ulbright, T. M., Hattab, E. M., Agaram, N., Idrees, M. T., & Badve, S. (2011). Atypical ductal hyperplasia: Interobserver and intraobserver variability. *Modern Pathology, 24*(7), 917–923.

[6] Lakhani, S. R., Ellis, I. O., Schnitt, S. J., Tan, P. H., & van de Vijver, M. J. (2012). *WHO-classification of tumours of the breast*. Lyon: IARC.

[7] Menes, T. S., Kerlikowske, K., Lange, J., Jaffer, S., Rosenberg, R., & Miglioretti, D. L. (2017). Subsequent breast cancer risk following diagnosis of atypical ductal hyperplasia on needle biopsy. *JAMA Oncology, 3*, 36–41.

[8] Moinfar, F., Man, Y. G., Bratthauer, G. L., Ratschek, M., & Tavassoli, F. A. (2000). Genetic abnormalities in mammary ductal intraepithelial neoplasia-flat type ("clinging ductal carcinoma in situ"): A simulator of normal mammary epithelium. *Cancer, 88*, 2072–2081.

[9] O'Malley, F. P., & Bane, A. L. (2004). The spectrum of apocrine lesions of the breast. *Advances in Anatomic Pathology, 11*, 1–9.

[10] Page, D. L., & Rogers, L. W. (1992). Combined histologic and cytologic criteria for the diagnosis of mammary atypical ductal hyperplasia. *Human Pathology, 23*, 1095–1097.

[11] Raju, U., Zarbo, R. J., Kubus, J., & Schultz, D. S. (1993). The histologic Spectrum of apocrine breast proliferations: A comparative study of morphology and DNA content by image analysis. *Human Pathology, 24*, 1973–1981.

[12] Sneige, N., Lim, S. C., Whitman, G., Krishnamurthy, S., Sahin, A. A., Smith, T. L., & Stelling, C. B. (2003). Atypical ductal hyperplasia diagnosis by directional vacuum-assisted stereotactic biopsy of breast microcalcifications. Considerations for surgical excision. *American Journal of Clinical Pathology, 119*, 218–243.

[13] Wagoner, M. J., Laronga, C., & Acs, G. (2009). Extent and histologic pattern of atypical ductal hyperplasia present on core needle biopsy specimens of the breast can predict ductal carcinoma in situ in subsequent excision. *American Journal of Clinical Pathology, 131*, 112–121.

[14] Weigel, S., Decker, T., Korsching, E., Biesheuvel, C., Wöstmann, A., Böcker, W., Hungermann, D., Roterberg, K., Tio, J., & Heindel, W. (2011). Minimal invasive biopsy results of "uncertain malignant potential" in digital mammography screening: High prevalence but also high predictive value for malignancy. *Fortschritte auf dem Gebiet der Röntgenstrahlen und der bildgebenden Verfahren, 183*, 743–748.

[15] Wells, C. A., Amendoeira, I., Apostolikas, N., et al. (2006). Quality assurance guidelines for pathology. In N. M. Perry, M. Broeders, & C. de Wolf (Eds.), *European guidelines for quality assurance in breast cancer screening and diagnosis* (p. 219). Luxembourg: Office for Official Publication of the European Communities.

Atypical Vascular Lesion 非典型血管病变

Lauren E. Rosen   Thomas Krausz   著   郭双平   译

一、同义词

曾用来描述乳腺皮肤的非典型血管病变（AVL）的术语，包括乳腺切除术后淋巴管血管瘤病、良性淋巴管血管丘疹、良性淋巴管血管内皮细胞瘤、获得性淋巴管扩张症和局限性淋巴管瘤（Baker 和 Schnitt，2017；Weaver 和 Billings，2009）。

二、定义

AVL 是乳腺癌放疗后受照射区皮肤良性血管增生，Fineberg 和 Rosen 于 1994 年提出 AVL 的概念，偶尔这种血管病变被误诊为血管肉瘤，它与放疗引起的血管肉瘤（PIAS）的关系未完全阐明（Fineberg 和 Rosen，1994）。

三、临床特征

■ 发病率

AVL 发生在乳腺癌放疗后，潜伏期为 1 个月至 12 年，最常发生于放疗后 3～6 年（Ginter 等，2017）。

■ 年龄

AVL 发病年龄在 29—95 岁，最常发生于 50—60 岁（Ginter 等，2017）。

■ 性别

报道的所有 AVL 发生于女性，这也反映了乳腺癌在女性中发病率高（Weaver 和 Billings，2009）。

■ 部位

ALV 几乎都发生于乳腺和腋窝皮肤，罕见的情况下也可累及乳腺实质（Brenn 和 Fletcher，2005）。ALV 也可发生于除乳腺癌外的其他不同类型恶性肿瘤放疗后，如女性生殖系统肿瘤和多发性骨髓瘤放疗后（Brenn 和 Fletcher，2005）。

■ 治疗

AVL 的治疗方法是手术切除病变，切缘要净，而且要密切随访是否有新的病变发生（Baker 和 Schnitt，2017）。

■ 结局

AVL 完全切除后，10%～20% 病例可在放疗区域复发或发生新的病变（Baker 和 Schnitt，2017）。有 AVL 进展为血管肉瘤（见"乳腺血管肉瘤"）的罕见报道，但是不清楚这些病例是在活检中被误诊的血管肉瘤 AVL 样区域，还是 AVL 发展为血管肉瘤（Brenn 和 Fletcher，2005）。血管型 AVL 进展为血管肉瘤的风险比淋巴管型高，尽管这种观点的证据并不很充分（Patton 等，2008）。虽然报道有少量 AVL 具有进展为血管肉瘤的潜能，但目前观点是 AVL 整体上呈良性经过（Ginter 等，2017）。

四、大体检查

AVL 典型表现为乳腺癌放疗区域肉色至红色或蓝色丘疹，少数为水疱状、囊性病变或皮肤红斑（Brenn 和 Fletcher，2005；Koerner，2014）。病变常＜5mm（范围 1～20mm），可为单发或多发性，将近一半的病例在初次诊断或随后发展为多发性（Baker 和 Schnitt，2017；Ginter 等，2017；Flucke 等，2013）。

五、显微镜检查

低倍镜下，AVL 常为位于真皮浅层界限清楚的病变，可呈基底部朝向真皮—表皮连接部的楔形（Baker 和 Schnitt，2017）。这种病变通常为扁平状，但也可为突出皮肤表面的丘疹，表面表皮正常或有轻度的棘皮症（Koerner，2014）。当 AVL 累及乳腺实质时，常局限在纤维组织内并不浸润乳腺实质（Brenn 和 Fletcher，2005）。AVL 由扩张的、成角的、不同程度吻合的薄壁血管组成，血管腔内衬单层单形性内皮细胞（Baker 和 Schnitt，2017；Weaver 和 Billings，2009）（图 1A，HE 染色）。多数病变局限于真皮浅层，有些病例血管向真皮深层延伸，血管变小、管腔被挤压，切割局部的胶原纤维或浸润皮肤附件（Brenn 和 Fletcher，2005）。更罕见的情况下，病变可累及皮下组织，有淋巴管型和血管型两种类型 AVL，并且在同一病变内可见两种类型 AVL（Patton 等，2008；Ginter 等，2017）。

淋巴管型 AVL 最常见，由大小不一的、吻合的血管组成，血管内衬单层到鞋钉样的内皮细胞，类似淋巴管血管瘤（Gengler 等，2007；Koerner，2014），管腔内有被覆内皮细胞的间质突起，没有红细胞（Flucke 等，2013；Patton 等，2008）。典型病例的血管成簇分布于真皮浅层，然而，少数情况下血管可向真皮深层延伸，有明显浸润的感觉，管腔内衬的内皮细胞核染色深，但没有明确的异型性、核仁或核分裂（Patton 等，2008；Requena 等，2002）。

血管型 AVL 由圆形到拉长的毛细血管大小的血管组成，在真皮浅层或深层不规则地生长，类似毛细血管瘤（Patton 等，2008）。与淋巴管型 AVL 不同，管腔内有红细胞，血管周围有一层周细胞围绕，血管型 AVL 可显示轻度核异型和罕见的核分裂，但无内皮细胞复层排列或坏死。邻近的间质内可见稀疏到致密的慢性炎细胞浸润，主要由淋巴细胞组成，偶尔可见生发中心，也可见出血或含铁血黄素沉积（Ginter 等，2017；Patton 等，2008）。

六、免疫表型

淋巴管型 AVL 内皮细胞 CD31、D2-40 和 ERG 阳性，CD34 阴性（图 1B，免疫组化染色 CD34；图 1C，免疫组化染色 D2-40；图 1D，免疫组化染色 CD31）。血管型 AVL 则 CD31、CD34 和 ERG 阳性，但 D2-40 阴性（Baker 和 Schnitt，2017）。血管型 AVL 周围的周细胞平滑肌肌动蛋白阳性（Brenn 和 Fletcher，2005）。

七、分子特征

在 PIAS 发展过程中有 MYC 基因扩增（Fernandez 等，2012；Fraga-Guedes 等，2015；Mentzel 等，2012），MYC 癌基因是一种转录因子，在细胞增殖、分化、凋亡和血管形成过程中均发挥重要作用。MYC 基因扩增引起 MYC 蛋白异常表达，可促进细胞周期从 S 期向 G1 期进展而促进细胞增殖。其他肉瘤包括高级别软骨肉瘤、近端型上皮样肉瘤、黏液性脂肪肉瘤均有 MYC 基因扩增（Fraga-Guedes 等，2015）。多项研究发现，用染色体荧光原位杂交（FISH），检测到放疗后淋巴水肿相关性血管肉瘤 MYC 基因高水平的扩增，而皮肤原发性血管肉瘤或 AVL 则没有 MYC 基因扩增（Fernandez 等，2012；Fraga-Guedes 等，2015；Mentzel 等，2012）。有趣的是，在一项研究中 2 例 PIAS 有 MYC 基因扩增，而邻近的 AVL 无 MYC 基因扩增（Fraga-Guedes 等，2015）。FISH 检测到的 MYC 基因扩增与免疫组化检测到的 MYC 蛋白过表达密切相关。FLT4 基因编码 VEGFR3 并在淋巴管分化中发挥

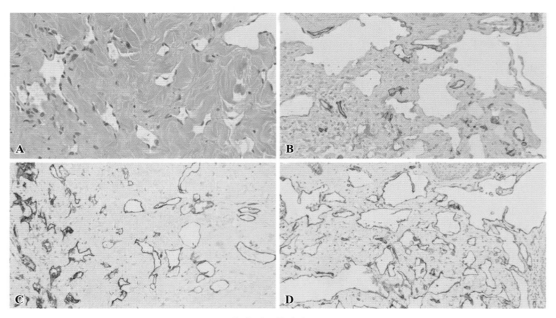

▲ 非典型血管病变，图 1

A.AVL 由不规则的薄壁血管组成，管腔扩张，分割胶原纤维。内皮细胞排列稀疏，无细胞异型性（HE 染色，40×）。B.AVL 不同程度表达 CD34（20×）。C 和 D.AVL 弥漫强阳性表达 D2-40（C）和 CD31（D）（20×）

作用，FISH 可检测到 25%PIAS 有 *FLT4* 基因扩增，而 AVL 没有 FLT4 基因扩增，由于 *FLT4* 常与 *MYC* 基因一起共扩增而限制了使用（Cornejo 等，2015；Guo 等，2011）。一项研究证实大多数 AVL 有 *TP53* 基因突变，提示 *TP53* 突变可能在 AVL 发展的早期发挥作用（Santi 等，2011）。

八、鉴别诊断

AVL 主要的鉴别诊断为血管肉瘤（见"乳腺血管肉瘤"），特别是发生于乳腺癌放疗后的血管肉瘤 PIAS。AVL 和 PIAS 均发生于乳腺癌放疗后乳腺皮肤或胸壁，发病年龄均为中老年女性，以吻合的血管为特征。PIAS 的潜伏期为 5~6 年，而 AVL 发生于放疗后 3~6 年，两者有重叠（Weaver 和 Billings，2009）。大部分 PIAS 为高级别，但是也有中低级别血管肉瘤，其形态学与 AVL 也有重叠。AVL 可为多发性，常为体积较小的粉红色丘疹（<1cm），而 PIAS 常较大（>2cm），为表面皮肤溃烂的紫色或红色斑块（Weaver 和 Billings，2009；Brenn 和 Fletcher，2005）。AVL 相对界限清楚并局限于真皮浅层，但也可向真皮网状层浸润，罕见的情况下可浸润皮下组织；而 PIAS 常穿透真皮浸润皮下组织（Weaver 和 Billings，2009；Brenn 和 Fletcher，2005）。AVL 细胞核深染，有轻微异型性（图 2A，HE 染色）；而 PIAS 细胞核一致性增大，并有明显的核仁（Weaver 和 Billings，2009；Brenn 和 Fletcher，2005）。支持 AVL 诊断的特征包括病变界限相对清楚、血管内衬单层内皮细胞、无红细胞的腔隙、表面被覆内皮细胞的纤细的纤维间质突向血管腔及相关的慢性炎。免疫组化 Ki-67 增殖指数低，且 c-myc 阴性（Udager 等，2016；Requena 等，2002）（图 2B 和 C，分别为 Ki-67 和 c-myc 免疫组化染色）（表 1）。支持 PIAS 诊断的特征包括肿瘤浸润皮下组织，且主要表现为分割真皮胶原，出血和血管腔外红细胞外渗，内皮细胞有明显的异型性、核分裂、坏死及内皮细胞呈复层排列（图 2D，HE 染色）。

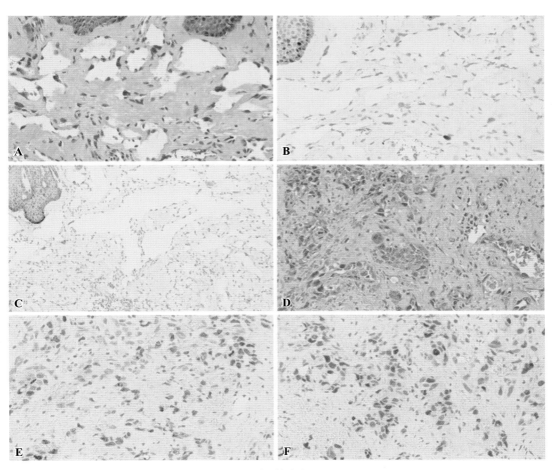

▲ 非典型血管病变，图 2

A.AVL 血管不规则、管腔扩张，内皮细胞有轻微异型性，细胞核不同程度地增大、深染（HE 染色，40×）。B 和 C.AVL Ki-67 增殖指数低（B），c-myc 阴性（C）（40×）。D. 放疗后血管肉瘤呈浸润性生长（分割胶原纤维），血管腔不规则，内衬多层肿瘤性内皮细胞，内皮细胞核显著异型，可见红细胞外渗（HE 染色，40×）。E 和 F. 放疗后血管肉瘤 Ki-67 增殖指数高（E），c-myc 阳性（F）（40×）

免疫组化 Ki-67 增殖指数高且细胞核过表达 c-myc（Udager 等，2016；Requena 等，2002）（图 2E 和 F，分别为 Ki-67 和 c-myc 免疫组化染色）。在罕见的情况下，AVL 也可表现出令人担心的特征，如散在的不同程度增大的细胞核，偶尔还可观察到核分裂，小灶性内皮细胞多层排列（常不超过 2 层），病变界限不清或累及皮下组织（Weaver 和 Billings，2009）。另外，AVL 和 PIAS 可共存，PIAS 也可表现为 AVL 样区域，导致在小活检标本中难以鉴别两者。因此，不建议在小活检标本中诊断 AVL，而归类为非典型血管增生，延期在手术切除标本中做出最终的准确诊断

（Baker 和 Schnitt，2017）。

免疫组化染色也有助于鉴别 AVL 和 PIAS，内皮细胞标记如 CD31、CD34 和 ERG 在 AVL 和血管肉瘤均阳性；而 D2-40 在绝大多数 AVL 中阳性，但血管肉瘤阳性率低（Flucke 等，2013）。Ki-67 也有助于鉴别两者，PIAS 通常 Ki-67 较高（＞20%），而 AVL 中 Ki-67 较低或阴性（Requena 等，2002）。Prospero 同源基因 1（Prox-1）是淋巴管内皮细胞标记，在血管肉瘤强表达，而 AVL 仅局部阳性（Flucke 等，2013）。大多数 PIAS 免疫组化可检测到 MYC 蛋白过表达，或 FISH 检测到 MYC 基因扩增，而 AVL 无 MYC 蛋白过表

非典型血管疾病，表 1　AVL 与放疗后血管肉瘤的组织学、免疫组化和分子特征比较

	AVL	AS
组织学		
有相对清楚的界限	+++	-
互相吻合的血管	++	+++
分割胶原纤维	+	+++
浸润皮下组织	-/+	+++
管腔内间质突起	+++	+
多层内皮细胞	-/+	+++
内皮细胞核深染	+++	++
显著的核异型性	-	+++
核增大	-/+	+++
显著的核仁	-/+	+++
核分裂	-/+	+++
红细胞外渗和血湖	-	++
慢性炎	+++	+
免疫组化		
CD34	++	+
CD31	+++	+++
ERG	+++	+++
D2-40	++	+
分子		
MYC 扩增 / 表达		+++
FLT-4 扩增 / 表达		+

AVL.非典型血管病变；AS.放疗后血管肉瘤；-.无；-/+.局部出现；+.偶尔出现；++.大多数病例出现；+++.全部病例出现
改编自 Fineberg 和 Rosen（1994）和 Flucke 等（2013）

达或基因扩增。然而，在罕见的情况下，免疫组化可检测到 AVL 少数内皮细胞表达 MYC 蛋白（Udager 等，2016）。

一些良性病变包括血管瘤（见"乳腺血管瘤"）、获得性进行性淋巴管瘤、反应性血管内皮细胞增生症和真皮弥漫性血管瘤病形态学可类似

AVL，必须结合临床以鉴别诊断，病变区皮肤放疗病史有助于鉴别诊断。血管瘤体积小，常为意外发现的表浅病变，由扩张的血管组成，内衬良性内皮细胞（Ginter 等，2017）。典型的微静脉血管瘤发生于躯干，但也可累及乳腺，以界限比较清楚的薄壁血管增生为特点，内衬扁平的内皮细胞，并且可分割真皮胶原纤维，形态类似血管型 AVL（Baker 和 Schnitt，2017）。鞋钉样血管瘤主要发生于躯干和大腿，以真皮表浅层内衬鞋钉样内皮细胞的血管为特征，腔内可见乳头状间质突起，真皮深层可见到细长的血管，与淋巴管型 AVL 类似。然而，鞋钉样血管瘤有红细胞外渗、出血和含铁血黄素沉积，可与淋巴管型 AVL 鉴别（Flucke 等，2013）。此外，非典型血管瘤互相吻合的血管增多、浸润性生长、细胞核深染，与 AVL 类似（Ginter 等，2017）。

获得性进行性淋巴管瘤，也称为良性淋巴管内皮细胞瘤，以缓慢增大的皮肤红色丘疹为特点。平均直径 1.5cm，主要发生于四肢，罕见的情况下也发生于乳腺。主要由扩张的、不规则和吻合的血管组成，血管内无红细胞，主要累及真皮浅层，真皮内常有一层无细胞胶原带分隔病变与表皮。与 AVL 类似，良性淋巴管内皮细胞瘤内可见被覆内皮细胞的乳头状间质突起，鞋钉样良性内皮细胞，管腔内无红细胞。淋巴管内皮细胞瘤可延伸至真皮深层，明显分割胶原纤维或包绕在胶原束或皮肤附件周围，出现假恶性的特点（Flucke 等，2013）。

反应性血管内皮细胞增生症是一种罕见的血管疾病，与其他系统性疾病（如肾脏和心脏疾病）合并发生。表现为皮肤多发性红斑、丘疹、斑块或瘀斑，典型病例累及四肢；然而，有累及乳腺的罕见病例报道。反应性血管内皮细胞增生症的组织学特点，紧密排列的毛细血管增生，主要累及真皮。偶尔，可延伸至皮下组织。毛细血管内皮细胞无异型性和单层排列，常伴有间质含铁血

黄素沉积，轻度慢性炎细胞浸润，微血栓和红细胞外渗（Weaver 和 Billings，2009）。

真皮血管瘤病是一种罕见的乳腺血管病变，以难治性皮肤痛性肿块或溃疡为特点，主要发生于有巨乳的肥胖患者。组织学上，以真皮内弥漫性血管瘤病为特点，内皮细胞增生可不形成血管腔，主要累及真皮间质。小活检标本中，弥漫性真皮血管瘤病与非典型血管病变，甚至低级别血管肉瘤的鉴别很困难（Requena 等，2002；Baker 和 Schnitt，2017）。

推荐阅读

[1] Baker, G. M., & Schnitt, S. J. (2017). Vascular lesions of the breast. Seminars in Diagnostic Pathology, 34, 410–419.

[2] Brenn, T., & Fletcher, C. D. M. (2005). Radiationassociated cutaneous atypical vascular lesions and angiosarcoma. Clinicopathologic analysis of 42 cases. American Journal of Surgical Pathology, 29, 983–996.

[3] Cornejo, K. M., Deng, A., Wu, H., et al. (2015). The utility of MYC and FLT4 in the diagnosis and treatment of postradiation atypical vascular lesion and angiosarcoma of the breast. Human Pathology, 46, 868–875.

[4] Fernandez, A. P., Sun, Y., Tubbs, R. R., et al. (2012). FISH for MYC amplification and anti-MYC immunohistochemistry: Useful diagnostic tools in the assessment of secondary angiosarcoma and atypical vascular proliferations. Journal of Cutaneous Pathology, 39, 234–242.

[5] Fineberg, S., & Rosen, P. P. (1994). Cutaneous angiosarcoma and atypical vascular lesions of the skin and breast after radiation therapy for breast carcinoma. American Journal of Clinical Pathology, 102, 757–763.

[6] Flucke, U., Requena, L., & Mentzel, T. (2013). Radiationinduced vascular lesions of the skin: An overview. Advance in Anatomic Pathology, 20, 407–415.

[7] Fraga-Guedes, C., Andre, S., Mastropasqua, M. G., et al. (2015). Angiosarcoma and atypical vascular lesions of the breast: Diagnostic and prognostic role of MYC gene amplification and protein expression. Breast Cancer Research Treatment, 151, 131–140.

[8] Gengler, C., Coindre, J. M., Leroux, A., et al. (2007). Vascular proliferation of the skin after radiation therapy for breast cancer: Clinicopathologic analysis of a series in favor of a benign process: A study from the French sarcoma group. Cancer, 109, 1584–1598.

[9] Ginter, P. S., McIntire, P. J., & Shin, S. J. (2017). Vascular tumours of the breast: A comprehensive review with focus on diagnostic challenges encountered in the core biopsy setting. Pathology, 49, 197–214.

[10] Guo, T., Zhang, L., Change, N. E., et al. (2011). Consistent MYC and FLT4 gene amplification in radiationinduced angiosarcoma but not in other radiationassociated atypical vascular lesions. Genes, Chromosomes & Cancer, 50, 25–33.

[11] Koerner, F. C. (2014). Sarcoma. In S. A. Hoda, E. Brogi, F. C. Koerner, & P. P. Rosen (Eds.), Rosen's breast pathology (pp. 1143–1148). Philadelphia: Lippincott Williams & Wilkins.

[12] Mentzel, T., Schildhaus, H. U., Palmedo, G., et al. (2012). Postradiation cutaneous angiosarcoma after treatment of breast carcinoma is characterized by MYC amplification in contrast to atypical vascular lesions after radiotherapy and control cases: Clinicopathological, immunohistochemical and molecular analysis of 66 cases. Modern Pathology, 25, 75–85.

[13] Patton, K. T., Deyrup, A. T., & Weiss, S. W. (2008). Atypical vascular lesions after surgery and radiation of the breast. A clinicopathologic study of 32 cases analyzing histologic heterogeneity and association with angiosarcoma. American Journal of Surgical Pathology, 32, 943–950.

[14] Requena, L., Kutzner, H., Mentzel, T., et al. (2002). Benign vascular proliferations in irradiated skin. American Journal of Surgical Pathology, 26, 328–337.

[15] Santi, R., Cetica, V., Franchi, A., et al. (2011). Tumour suppressor gene TP53 mutations in atypical vascular lesions of breast following radiotherapy. Histopathology, 58, 455–466.

[16] Udager, A. M., Ishikawa, M. K., Lucas, D. R., et al. (2016). MYC immunohistochemistry in angiosarcoma and atypical vascular lesions: Practical considerations based on a single institutional experience. Pathology, 47, 697–704.

[17] Weaver, J., & Billings, S. D. (2009). Postradiation cutaneous vascular tumors of the breast: A review. Seminars in Diagnostic Pathology, 26, 141–149.

B

Benign and Atypical Apocrine Lesion
良性和非典型大汗腺病变

Reena Khiroya　Clive Wells　著　　黄文斌　译

一、同义词

大汗腺腺病；大汗腺非典型性；大汗腺改变；大汗腺化生；非典型大汗腺腺病。

二、定义

大汗腺化生：这是一种正常乳腺导管上皮细胞转变为具有大汗腺特征细胞的病变，后者具有嗜酸性颗粒状胞质、细胞核大，空泡状，核仁单个，细胞顶端有分泌。大汗腺化生根据结构复杂程度可分为单纯性、乳头型和复杂型。大汗腺化生可与柱状细胞变（见"柱状细胞病变"）共存，有时甚至累及同一个导管内。

大汗腺腺病：是指在硬化性腺病内发生了大汗腺改变（见"硬化性腺病"）。有些作者使用了不同的定义，即具有大汗腺分化的温和腺体随意增生，并将该术语用作腺肌上皮性腺病的同义词。

硬化性腺病内的非典型大汗腺改变（非典型大汗腺腺病）：一般见于绝经后女性，这些病例被定义为细胞核大小有3倍的差异。肿瘤无坏死，但可有少量核分裂象。

非典型大汗腺增生：这是一种罕见的导管内病变，表现为复杂的桥接和细胞核大小有3倍的差异，但无大汗腺型导管原位癌伴随的导管周围炎症、导管周围纤维化和核分裂象。关于区分该病变与大汗腺型DCIS大小的上限截断值目前还没有一个普遍的共识。

三、临床特征

■ 发病率

镜下大汗腺改变常见于30岁后的女性乳腺内，年龄小于19岁者少见，且随着年龄增加而增加，并持续到绝经后。非典型大汗腺病变少见，确切的发生率尚不清楚。

■ 年龄

19—90岁。

■ 性别

女性。

■ 部位

乳腺实质，无特异性部位。

■ 治疗

良性大汗腺改变和大汗腺细胞化生：大汗腺化生常见于乳腺内，不是一种癌前病变，因此不需要手术治疗。

硬化性腺病内非典型大汗腺改变（非典型大汗腺腺病）：没有足够的病例研究来确定是否需要手术切除（考虑到并发大汗腺DCIS或浸润性大汗腺癌的临床问题）（见"大汗腺癌"）。乳头状瘤内的非典型大汗腺改变：推荐采用完整的手术切除。

非典型大汗腺增生：推荐采用完整的手术切除。

■ 结局

良性大汗腺病变对患者没有长期风险。

关于非典型大汗腺病变，Fuehrer 等（2012）对诊断为硬化性腺病内非典型大汗腺改变的患者进行随访发现乳腺癌的发病率（8.1%）与队列总体的诊断率（7.8%）没有显著差异。Calhoun 和 Booth（2014）研究显示 7 例诊断为硬化性腺病内非典型大汗腺改变的患者，没有 1 例在随后的手术切除标本内分级上升为导管原位癌（见"导管原位癌"）或浸润性癌，因此，目前尚不清楚孤立性硬化性腺病中非典型大汗腺改变是否需要手术切除。

四、大体检查

乳腺大汗腺病变可表现为囊性或实性乳腺病变，可伴有微钙化（磷酸钙或草酸钙 /Weddellite 微钙化）。它们能形成大体上可见的囊腔。幼年性乳头状瘤病由于多个囊腔形成可表现为"瑞士奶酪"样改变。

五、显微镜检查

大汗腺细胞是位于乳头和腋窝周围大汗腺的正常组成成分，但当见于乳腺内的导管或小叶内时，它们似乎是化生的结果，可能与柱状细胞改变（见"柱状细胞病变"）和激素刺激有关。大汗腺细胞由于分泌空泡而有嗜酸性颗粒状胞质，细胞核大，空泡状，核仁单个，胞质顶端可见分泌。正如有些柱状细胞变一样，大汗腺细胞具有雄激素受体，因此这可能是对雄激素刺激的一种反应。虽然有些作者认为大汗腺细胞是乳腺的一种正常组成成分，但它们可能有时候被看作为导管内的部分化生，剩余的衬覆细胞是柱状细胞变（图 1，HE 染色）。

大汗腺细胞常衬覆 1 型囊肿。1 型囊肿内的钾浓度相对于钠和氯浓度高（$K^+/Na^+ > 1.5$）。它们也含有高浓度雄激素、雌激素结合物和表皮生

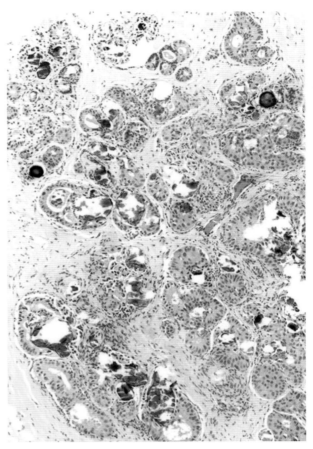

▲ 良性和非典型大汗腺病变，图 1
同一导管内发生的柱状细胞变和大汗腺化生，伴有微钙化（HE 染色）

长因子。相反，2 型囊肿内钠和氯浓度相对于钾浓度高（$K^+/Na^+ < 1.5$）。2 型囊肿内性激素和表皮生长因子受体浓度也较低。

由于 1 型囊肿含有雄激素，并且考虑到它们的核雄激素受体（AR），它们可能会受到持续性刺激而导致增生。除非囊腔极度扩张，衬覆上皮可变得扁平外，这些上皮也可乳头状增生。大汗腺化生是纤维囊性变的一种主要成分（见"乳腺纤维囊性变"），是该病的一个诊断性特征。

许多器官内化生性改变与癌症的发展有关，如肺癌和宫颈癌，但不是必要条件。大汗腺化生在乳腺内常见，通常不是癌前病变。然而，有些病例大汗腺改变很可能形成某些类型癌的前驱病变。下面将描述常见的良性大汗腺病变。

（一）大汗腺囊肿

大体上可触及的囊肿衬覆大汗腺上皮，通常含有 1 型囊肿特征性的高 K^+/Na^+ 比的囊性液体。大汗腺细胞形成 1 型囊肿的衬覆细胞（图 2，HE 染色），如果囊肿极度扩张，可被视为一种扁平的衬覆细胞，而阻止乳头状大汗腺化生的发生。然而，它常被作为乳头状大汗腺化生，被 Page 等（1996）分类为单纯性（图 3，HE 染色），复杂性（图 4 和图 5，HE 染色）和高度复杂性。在其癌前病变的研究中，单纯型和复杂型与随后的恶性肿瘤无关。该研究中定义的高度复杂变异型太少而无法评论这些可能的癌前病变的含义。

（二）其他病变内的大汗腺细胞

大汗腺细胞也可能见于硬化性腺病（见"硬化性腺病"）或其他病变如复杂性纤维腺瘤（见"纤维腺瘤"）、错构瘤（见"错构瘤"）和乳头状瘤（见"导管内乳头状瘤"）内，是其他病变（如大汗腺腺瘤）的主要组成成分。由于叶状肿瘤似乎为单克隆性病变，因此大汗腺细胞不是其组成成分，除非在极罕见的病例中；叶状肿瘤（见"叶状肿瘤"）可发生于复杂纤维腺瘤内。

（三）纤维腺瘤和错构瘤伴大汗腺改变

Dupont 和 Page（1994）确定了一组纤维腺瘤（见"纤维腺瘤"），其特征为随后发展为癌的风险轻度增加（2.17 倍）。这些病变或者有大汗腺化生（图 6，HE 染色）、硬化性腺病（见"硬化性腺病"）或上皮增生。还不清楚这些成分中的哪一种会造成更大的风险，而且现在一些所谓的复杂性纤维腺瘤可更好地归类为错构瘤（见"错构瘤"），特别是那些以前称为管周的错构瘤，该病变很少有小叶间质增生。这种区分是语义上的，因为纤维腺瘤一般看起来像错构瘤的一种特殊类型，而不是一种克隆性病变。

值得注意的是，有些良性纤维上皮性病变可

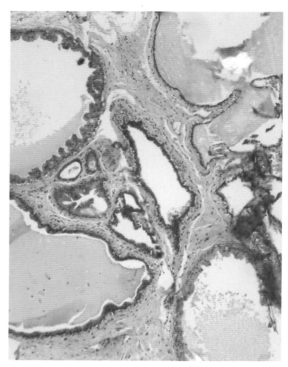

▲ 良性和非典型大汗腺病变，图 2
大汗腺化生和大汗腺囊肿（HE 染色）

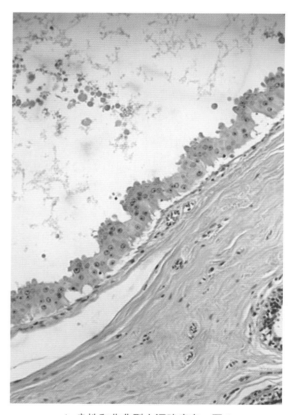

▲ 良性和非典型大汗腺病变，图 3
单纯性大汗腺化生（HE 染色）

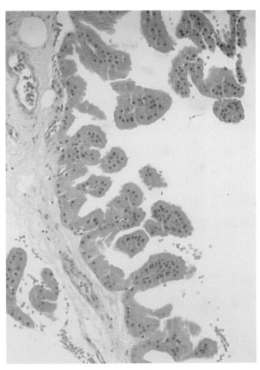

▲ 良性和非典型大汗腺病变，图 4
乳头状大汗腺化生（HE 染色）

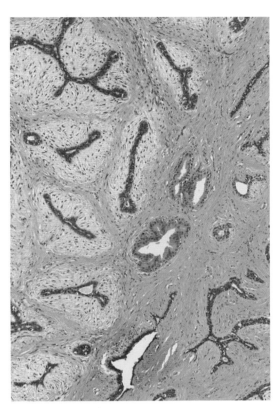

▲ 良性和非典型大汗腺病变，图 6
纤维腺瘤内的大汗腺化生（HE 染色）

偶尔显示大汗腺囊肿和大汗腺化生，肌上皮细胞变薄或消失（Cserni，2008）。在这些病变中为了避免误分类为良性病变需要进一步进行免疫组化，以及认真评估其他恶性的伴随特征（显著的细胞学非典型性，促纤维间质反应、核分裂象、正常小叶结构消失）。

（四）乳头状瘤伴大汗腺改变

大多数大的导管乳头状瘤（见"导管内乳头状瘤"）有单纯柱状上皮衬覆围绕乳头轴心，可伴有规则性增生。然而有些病例可发生大汗腺改变（图 7，HE 染色），有些病例可偏实性。非典型大汗腺改变（图 8，HE 染色）可能见于乳头状瘤，并在下文讨论。包裹性乳头状癌（见"包裹性乳头状癌"）内没有大汗腺成分。乳头状病变内的大汗腺改变通常被看作良性征象，但乳头状瘤内非典型大汗腺增生可导致这些非典型乳头状

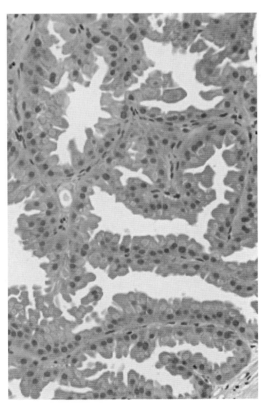

▲ 良性和非典型大汗腺病变，图 5
复杂性大汗腺化生（HE 染色）

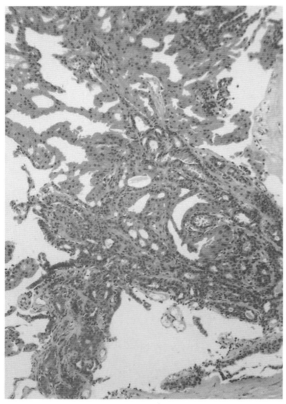

▲ 良性和非典型大汗腺病变，图 7
良性乳头状瘤内的大汗腺改变（HE 染色）

瘤与乳头状瘤内发生的大汗腺导管原位癌。

（五）硬化性腺病内大汗腺改变

这是一种相对少见的病变，在硬化性腺病的背景内大汗腺细胞形成主要的上皮成分（见"硬化性腺病"）（图 9，HE 染色）。它也称为大汗腺腺病，但这种术语可用于腺肌上皮瘤内的少见改变（见"腺肌上皮瘤"）。除非病变内有明确的非典型性，否则这种改变的后果不清。然而，硬化性腺病内大汗腺非典型病例中有一些令人担忧的特征需要进一步研究（见下文）。

（六）大汗腺腺瘤

这是一种少见的大汗腺增生，虽然类似于小管腺瘤（见"乳腺管状腺瘤"），但完全由大汗腺细胞组成。这些病变非常罕见，不认为随后发生癌的风险增加。然而，由于报道的数量太少，无法量化绝对风险。

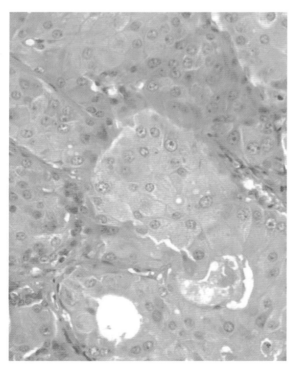

▲ 良性和非典型大汗腺病变，图 8
乳头状瘤内的非典型大汗腺改变（HE 染色）

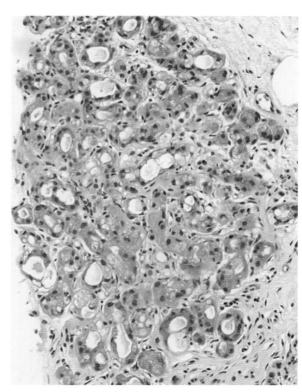

▲ 良性和非典型大汗腺病变，图 9
硬化性腺病内的大汗腺改变（HE 染色）

（七）非典型大汗腺病变

大汗腺细胞内的非典型很难量化，因为大汗腺细胞的细胞核大，在标准的 3～5μm 切片上细胞核的大小可能由于每个核的不同水平切面而差异较大。然而，即使在细胞学涂片上，良性大汗腺细胞也可能表现出明显的多形性，因为在这些细胞学涂片中，实际细胞核大小可能更容易识别。目前在大汗腺增生内非典型接受的定义是细胞核大小差异在 3 倍以上。非典型大汗腺病变罕见但可分为 2 种类型，即硬化性腺病内的非典型大汗腺改变（非典型大汗腺腺病）和非典型大汗腺增生。

（八）硬化性腺病内的非典型大汗腺改变（非典型大汗腺腺病）

该病变由 Seidman 等（1996）研究，他们发现在绝经后女性随后发展为乳腺癌的相对风险增加 5.5 倍。这些病例被定义为细胞核大小有 3 倍差异。病变无坏死和有少量核分裂。如果坏死存在或有明显的核分裂，应该考虑高级别大汗腺导管原位癌的小叶癌化可能（见"导管原位癌"）。这些病变中有些是起源于复杂性硬化性病变的背景（见"复杂性硬化性病变"），偶尔有病例与明确的大汗腺导管原位癌有关。

（九）非典型大汗腺增生

这是导管内的一种罕见病变，显示复杂的桥接和细胞核大小 3 倍差异，但无导管周围炎症、导管周围纤维化，和大汗腺导管原位癌相关的核分裂象。如果存在坏死提示该病变是大汗腺导管原位癌。定义病变为大汗腺导管原位癌而不是非典型大汗腺增生的病变大小截断值建议为 2mm 或 4mm，但对这个问题没有统一的意见。

（十）空芯针活检标本内的大汗腺改变

大汗腺化生可能是乳腺钼靶摄片上微钙化的原因，因为它可能含有 Weddellite 钙化。这是纤维囊性改变的一种反映。如果无其他病变存在和无非典型性，患者可以放心出院。同样，纤维腺瘤或错构瘤内具有大汗腺改变的患者也可以放心。伴有大汗腺改变的乳头状瘤（见"导管内乳头状瘤"）目前建议需要手术切除，除非在空芯针活检上发现明确的非典型性，否则可以通过真空切除活检进行。硬化性腺病内的大汗腺改变有争议。如果这种病变内无大汗腺非典型性，有些病理医生将其看作为良性（B_2）病变。由于这些病变的相对风险仍然有争议，有些病理医生仍然将这些病变称为非典型性（B_3），即使无大汗腺细胞的细胞学非典型。明确非典型大汗腺改变应该主动进一步治疗，并给予 B_3 命名。然而，这些病例中许多都与硬化性病变有关，这些病变本身就能够被指定为 B_3。非典型大汗腺增生（图 10，

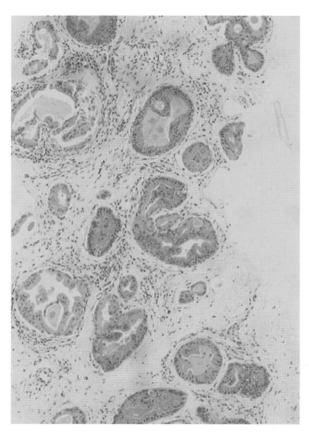

▲ 良性和非典型大汗腺病变，图 10
空芯针活检内的非典型大汗腺增生（HE 染色）

HE 染色）应该总是考虑到伴有大汗腺导管原位癌的可能，并且需要手术切除。

（十一）幼年性乳头状瘤病

幼年性乳头状瘤病是纤维囊性变局部区域的一个术语，通常发生在年轻女性，但也能见于近 60 岁患者。虽然已经描述了多灶性和双侧病变，但病变通常表现为单个散在肿块。病变由多个囊肿组成，因此其有另一个名称"瑞士奶酪病"。囊肿衬覆细胞通常为大汗腺化生伴有明显乳头状成分。1985 年的描述也称为规则性增生，硬化性腺病和丰富的泡沫状巨噬细胞作为伴随的特征（图 11，HE 染色）。随后发生癌的风险与一般人群并无差别，约 10%，尽管双侧疾病或有阳性家族史的病例被认为风险更高。因此，本质上该病变可以当作纤维囊性改变的一个局限性区域（见"乳腺纤维囊性变"），不应该与真正的乳头状增生如年轻成人的乳头状增生（Rosen，1985）或多发性乳头状瘤综合征（Papotti 等，1984）混

淆，后者具有发展为原位癌的倾向。在上述两种情况下，增生不是乳头状的，也不是只发生在青少年。这个术语似乎可引起这 3 种病变的混淆，作者倾向于将这种病变称为局限性纤维囊性变（"瑞士奶酪病"），而不是将其命名为"乳头状"病变。因此，该病变被包括在本章内而不与真正乳头状病变有关。

六、免疫表型

良性大汗腺化生：大汗腺细胞含有 AR 和一些称为囊性疾病液体蛋白（GCDFP）如 GCDFP12、GCDFP24 和 GCDFP44。它们表达 CK8/18，不表达 CK5，因此代表着完全分化的上皮细胞。虽然正常大汗腺细胞呈 AR 阳性，ER 和 PR 阴性，由于在乳腺内它们为化生性，可见有些细胞介于柱状细胞和完全分化的大汗腺细胞之间。在这种病例内它们可 ER 和 PR 阳性。HER2 染色可能有一些争议，因为偶尔有些正常大汗腺细胞衬覆的囊肿可显示细胞基底和侧面细胞膜染色，但腔面无表达。这种改变的意义和功能尚不清楚。

非典型大汗腺病变：大汗腺癌（见"大汗腺癌"）很有趣，是因为它们携带 AR，但也可能 ER 和 PR 阳性，HER2 常阳性。然而，有些可为三阴性。非典型大汗腺病变也有这种差异，因为它们可丧失大汗腺分化的功能标志物如 GCDFP15，GCDFP24 和 GCDFP44。p53 和 Ki-67 免疫组化使用有助于良性和恶性大汗腺病变之间的区分（Collins 等，2011）。

部分非典型大汗腺病变显示 HER2 中等表达（++）（图 12，免疫组化染色），但无基因扩增。HER2 免疫染色对非典型大汗腺病变的诊断可能有帮助，如果有 HER2 强阳性和扩增，很可能是大汗腺导管原位癌的小叶癌化，需要进一步切片以识别更典型的原位癌。

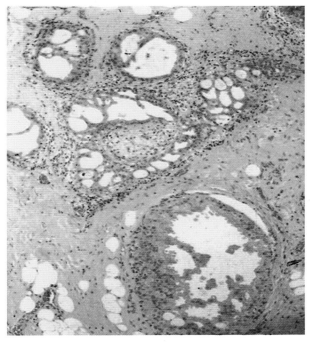

▲ 良性和非典型大汗腺病变，图 11
幼年性乳头状瘤病显示多个囊肿形成（HE 染色）

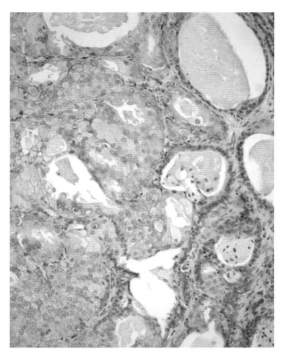

▲ 良性和非典型大汗腺病变，图 12
乳头状瘤内非典型大汗腺病变显示 HER2 蛋白中等表达

七、分子特征

Gromov 等（2015）和 Celis 等（2007）认为伴大汗腺特征的癌起源于非典型和良性前驱病变。已经证明，当恶性病变变为更加侵袭性时，它们将会获得突变。Celis 等研究了伴大汗腺化生的硬化性腺病病例，根据 p53 和（或）MPR14（S100A9）表达发现非专有性的可能的大汗腺癌前病变，p53 和（或）MPR14 是单纯性浸润性大汗腺癌高度过表达的标志物。

Selim 等（2002）显示大汗腺细胞化生的病例显示杂合性缺失（LOH）/ 等位基因不稳定性（AI），最常累及 11q（INT2），1p（MYC1）和 13q（D13S267）。在他们的研究中，1 例大汗腺化生伴有 DCIS。在这例中，DCIS 的一个区域显示 11q（INT2）和 17p（TP53）的等位改变，同一病例中大汗腺化生区域也是同样改变。该区域也显示 17q 的 LOH（D17S250）。然而，另一个 DCIS 灶也显示 16q 的等位缺失。

部分非典型大汗腺病变显示 HER2 中等表达（++）但无该基因的扩增。一个可能的情况是雄激素的连续刺激可导致这些病例中肿瘤的发展，过表达的受体连续刺激可导致该基因扩增，从而增殖失控。

八、鉴别诊断

硬化性腺病（见"硬化性腺病"）内的非典型大汗腺改变（非典型大汗腺腺病）可被误诊为浸润性大汗腺癌（见"大汗腺癌"）。非典型大汗腺增生如果病变大小或范围过度评估，其也可能诊断为 DCIS（见"导管原位癌"）。

推荐阅读

[1] Calhoun, B. C., & Booth, C. N. (2014). Atypical apocrine adenosis diagnosed on breast core biopsy: Implications for management. *Human Pathology, 45*, 2130–2135.

[2] Celis, J. E., Moreira, J. M. A., Gromova, I., Cabezón, T., Gromov, P., Shen, T., Timmermans, V., & Rank, F. (2007). Characterization of breast precancerous lesions and myoepithelial hyperplasia in sclerosing adenosis with apocrine metaplasia. *Molecular Oncology, 1*, 97–119.

[3] Collins, L. C., Cole, K. S., Marotti, J. D., Hu, R., Schnitt, S. J., & Tamimi, R. M. (2011). Androgen receptor expression in breast cancer in relation to molecular phenotype: Results from the Nurses' Health Study. *Modern Pathology, 14*, 924–931.

[4] Cserni, G. (2008). Lack of myoepithelium in apocrine glands of the breast does not necessarily imply malignancy. *Histopathology, 52*, 253–255.

[5] Fuehrer, N., Hartmann, L., Degnim, A., Allers, T., Vierkant, R., Frost, M., & Visscher, D. (2012). Atypical apocrine adenosis of the breast: Long-term follow-up in 37 patients. *Archives of Pathology and Laboratory Medicine, 136*, 179–182.

[6] Gromov, P., Espinoza, J. A., & Gromova, I. (2015). Molecular and diagnostic features of apocrine breast lesions. *Expert Review of Molecular Diagnostics, 15*, 1011–1022.

[7] Page, D. L., Dupont, W. D., & Jensen, R. A. (1996). Papillary apocrine change of the breast: Associations with atypical hyperplasia and risk of breast cancer. *Cancer Epidemiology, Biomarkers and Prevention, 5*, 29–32.

[8] Papotti, M., Gugliotta, P., Ghiringhello, B., & Bussolati, G. (1984). Association of breast carcinoma and multiple intraductal papillomas: An histological and immunohistochemical investigation. *Histopathology, 8*, 963–975.

[9] Rosen, P. P. (1985). Papillary duct hyperplasia of the breast in children and young adults. *Cancer, 56*, 1611–1617.

[10] Rosen, P. P., Holmes, G., Lesser, M. L., Kinne, D. W., & Beattie, E. J. (1985). Juvenile papillomatosis and breast carcinoma. *Cancer, 55*, 1345–1352.

[11] Seidman, J. D., Ashton, M., & Lefkowitz, M. (1996). Atypical apocrine adenosis of the breast: A clinicopathologic study of 37 patients with 8.7-year follow-up. *Cancer, 77*,

2529–2537.

[12] Selim, A. G. A., Ryan, A., El-Ayat, G., & Wells, C. A. (2002). Loss of heterozygosity and allelic imbalance in apocrine metaplasia of the breast: Microdissection microsatellite analysis. *The Journal of Pathology, 196*, 287–291.

Breast Fat Necrosis 乳腺脂肪坏死

Inta Liepniece–Karele　Sergejs Isajevs　著　　黄文斌　译

一、同义词

脂肪组织坏死。

二、定义

乳腺脂肪坏死是一种脂肪组织的良性非化脓性炎症性病变，常并发于乳腺创伤、乳腺手术或放射治疗。该病由 Lee B. E. 和 Munzer J. T. 于1920年首次描述。

三、临床特征

该病的病因包括创伤或微创、放疗、活检、抗凝血药（如华法林）、手术、导管扩张（见"导管扩张和导管周围乳腺炎"）和乳腺感染（Tan等，2006；Kaplan等，2005）。乳腺可能在机动车事故中损伤，这种情况发生于15%系安全带的受害者身上。脂肪坏死可继发于硅胶或石蜡直接注射入乳腺内。大块自体脂肪种植可能导致脂肪坏死，是由于脂肪细胞在新生血管形成之前得不到充足的营养。其他罕见的原因包括结节性多动脉炎、Weber–Christian病和肉芽肿性血管脂膜炎。有时候脂肪坏死的原因不明（Tan等，2006；Kaplan等，2005）。

乳腺脂肪坏死的钼靶摄片、超声、CT、PET–CT 和 MRI 诊断具有挑战性。伴随的纤维化、液化和钙化决定了脂肪坏死的影像学表现。使用细针吸取细胞学（FNAC）诊断脂肪坏死受到样本不足的限制。空芯针活检较敏感。

脂肪坏死的临床表现不一（Chala等，2004）从偶尔良性表现（影像学上惰性的单个或多个圆形油性囊肿或结节）到高度提示癌的肿块（可触及并且影像学上可见的不规则肿块伴其上皮肤凹陷）。可伴有疼痛、皮肤或乳头回缩、红斑和淋巴结肿大。病变主要位于近皮肤或乳晕处，此处是乳腺内最容易发生创伤的部位。从发生创伤的时间到临床表现为乳腺肿块的平均时间间隔为68.5周（Tan等，2006；Kaplan等，2005）。

■ 发病率

该病的发病率在乳腺内估计近0.6%，占所有良性病变的2.75%。脂肪坏死在乳腺肿瘤手术切除标本内占0.8%，保乳手术病例的1%（Tan等，2006；Kaplan等，2005）。

B

■ **年龄**

不一，临床表现的平均年龄为 50 岁。

■ **性别**

主要见于女性乳腺。

■ **部位**

不一。

■ **治疗**

对于新的可触及肿块的患者，创伤史有助于脂肪坏死的诊断。处理包括影像学如钼靶摄片和体检的短期随访。脂肪坏死本身常可消退。如果肿块长时间不消失，或体积增大，建议对受累区域手术切除。当临床和影像学特征类似于癌时需要进行切除活检。

■ **结局**

水肿是超急性炎症期的特征。脂肪细胞坏死释放胞质三酰甘油进入间质，导致称为"油囊"的含有脂肪的空腔形成。脂肪酸能与钙离子反应，它们围绕空腔聚集形成"钙化性油囊"。非包裹性脂肪酸或肉芽组织能被免疫系统攻击和重吸收，留下一个纤维性瘢痕（Tan 等，2006；Kaplan 等，2005；Taboada 等，2009）。

四、大体检查

脂肪坏死首先表现为脂肪内出血。数周后，受累区域变成亮黄色（皂化）、垩白色（钙化）或灰黄色（纤维化）。可发生囊性变。

五、显微镜检查

脂肪坏死的镜下表现取决于病变的时间。初始改变是脂肪细胞破裂伴出血和富含脂质的组织细胞（图 1 至图 3，HE 染色）。病变的进展表现为多核组织细胞形成、含铁血黄素沉积和钙化。这个阶段可有不同数量的淋巴细胞、浆细胞，有时嗜酸性粒细胞浸润。外周发生纤维化导致与周围组织分界。有些病例坏死脂肪和细胞碎屑区域可变成囊性。营养不良性钙化可见于较陈旧性病变。

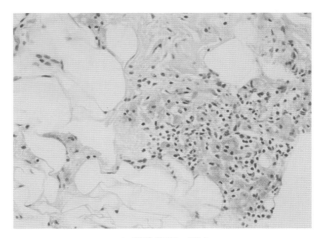

▲ 脂肪坏死，图 1
HE 染色，200×

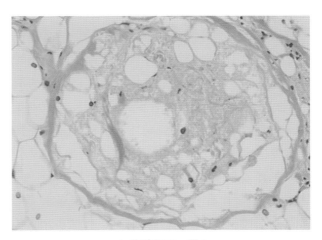

▲ 脂肪坏死，图 2
HE 染色，40×

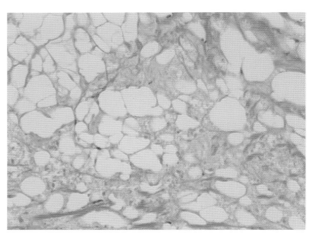

▲ 脂肪坏死，图 3
HE 染色，100×

六、免疫表型

少数病例需要应用 CK 免疫组化染色来排除其下的癌。泡沫状组织细胞可通过 CD68 阳性和广谱 CK 免疫染色阴性而证实（Tan 等，2006；Kaplan 等，2005）。

七、鉴别诊断

（一）乳腺结核病

乳腺结核病（见"肉芽肿性乳腺炎"）（结核性乳腺炎）多见于绝经前女性。在较年轻女性，该病变更可能有乳腺脓肿的体征和症状，而在老年女性中，结核病往往会引起类似癌症的肿块。患者通常有同侧腋窝肉芽肿性淋巴结炎。结核性乳腺炎最常见类型是结节性乳腺炎伴缓慢生长的孤立性肿块。大体上，病变由结节状，硬结的灰色或褐色组织组成，有黄至白色的干酪样坏死灶，可类似于非感染性脂肪坏死。镜下为肉芽肿性病变，表现为 Langhans 巨细胞和干酪样坏死，其间含有 Ziehl Neelsen 染色的典型分枝杆菌。肉芽肿常与导管有关（Tan 等，2006；Kapaln 等，2005），而脂肪坏死与腺体结构无关。与脂肪坏死相似，慢性演变为纤维化。

（二）脓肿

乳腺脓肿（脓肿）常见于哺乳期女性，常由金黄色葡萄球菌引起，通过乳头皲裂进入乳腺内（Tan 等，2006；Kapaln 等，2005）。泌乳性乳腺炎和脓肿形成是由于一个或多个主乳管引流不畅导致的。组织学表现从可伴有局灶坏死的急性炎症到机化性慢性脓肿。

乳晕下脓肿通常发生于非哺乳期绝经前女性。该病变特征是由于乳管末端鳞状化生引起的导管阻塞，导致乳晕下区域反复出现脓肿。

（三）乳腺梗死

乳腺梗死（见"乳腺组织梗死"）（Kaplan 等，2005）最常发生于妊娠期间或产后（Tan 等，2006）。该病变临床表现为分散的肿块，通常无症状，但有时也有疼痛和压痛的报道。乳腺梗死常发生于 35 岁以下女性。梗死组织的大体表现不一：急性发作时出血，陈旧性梗死呈苍白或黄色，类似于脂肪坏死。镜下表现取决于梗死的持续时间。早期病变的特征为出血。腺体组织会有缺血性改变，但不见于脂肪坏死中。梗死由带状的肉芽组织分界，肉芽组织内有不同程度炎症反应，含铁血黄素沉积和纤维化。

（四）狼疮性乳腺炎

2% 系统性红斑狼疮患者可发生狼疮性乳腺炎。狼疮性乳腺炎是狼疮性脂膜炎的一种类型，临床上表现为结节状病变，组织学上为不同演化阶段的脂肪坏死。它可能表现为可触及的结节，并伴有钼靶摄片上钙化，反映了从局灶性脂膜炎到脂肪坏死的演变过程（Tan 等，2006；Kapaln 等，2005）。

（五）乳腺脂肪瘤

乳腺脂肪瘤伴中央坏死少见，仅有少数病例报道。脂肪瘤表现为圆形或卵圆形放射透光性肿块，伴有薄的包膜。乳腺摄片显示蛋壳样钙化。

（六）Mondor 病或浅表性血栓性静脉炎

这种病变的原因是创伤、体力劳动，在乳腺或胸壁上进行手术（Tan 等，2006；Kapaln 等，2005）。与脂肪坏死不同，体检表现为皮下条索状结构。镜下特征性表现为血栓性静脉炎。

推荐阅读

[1] Bowman, E., Oprea, G., Okolo, J., Rizzo, M., Garram-Mendola, S., Manne, U., Smith, G., Pambuccian, S., & Bumpers, H. L. (2012). Pseudoangiomatous stromal hyperplasia (PASH) of the breast: A series of 24 patients. *Breast, 18*, 242–247.

[2] Chala, L. F., de Barros, N., de Camargo Moraes, P., Endo, E., Kim, S. J., Pincerato, K. M., Carvalho, F. M., & Cerri, G. G. (2004). Fat necrosis of the breast: Mammographic,

sonographic, computed tomography, and magnetic resonance imaging findings. *Current Problems in Diagnostic Radiology, 33*, 106–126.

[3] Kaplan, V., Kelley, C. J., & Babu, E. D. (2005). Fat necrosis of the breast–A review. *The Breast, 15*, 313–318.

[4] Lee, B. E., & Munzer, J. T. (1920). Fat necrosis of the female breast and its differentiation from carcinoma. *Annals of Surgery, 37*, 188–195.

[5] Taboada, J. L., Stephens, T. W., Krishnamurthy, S., Brandt, K. R., & Whitman, G. J. (2009). The many faces of fat necrosis in the breast. *American Journal of Roentgenology, 192*, 815–825.

[6] Tan, P. H., Lai, L. M., Carrington, E. V., Opaluwa, A. S., Ravikumar, K. H., Chetty, N., Kaplan, V., Kelley, C. J., & Babu, E. D. (2006). Fat necrosis of the breast –A review. *The Breast, 15*, 313–318.

B

Breast Implant–associated Malignant Lymphoma 隆胸相关性恶性淋巴瘤

Laurence de Leval　Dina Milowich　著　　黄文斌　译

一、同义词

隆胸相关性间变性大细胞淋巴瘤（BI-ALCL）。

二、定义

隆胸相关性间变性大细胞淋巴瘤（BI-ALCL）是 T 细胞淋巴瘤的非常罕见类型，该肿瘤与各种类型乳腺植入物相关。在最近修订的造血系统恶性肿瘤 WHO 分类中，BI-ALCL 作为一种新的假定的疾病实体而提出，不同于已经认识的其他类型 ALCL（Oishi，2018）。虽然 BI-ALCL 的形态学和免疫表型特征与系统性 ALK 阴性 ALCL 无法区分，但这种新描述的疾病实体的特殊性在于其与乳腺植入物相关（和邻近）的临床表现。

三、临床特征

■ 发病率

一项基于荷兰病理登记的全国性研究证实

BI 与发展为 ALCL 的风险显著增加（400 倍）有关，但实际风险仍然非常小，估计到 50 岁时每 50 000 名 BI 女性患者中只有 1 例，70 岁时每 12 000 名中只有 1 例，到 75 岁时每 7000 名患者中只有 1 例。假体植入到淋巴瘤诊断之间的平均间隔在不同的研究中为 10～13 年，但观察的差异较大（1～32 年）。与植入物的类型（硅胶、生理盐水及是否有纹理）没有明确的相关性。

■ 年龄

患者的平均年龄 50 岁。

■ 性别

所有报道的病例均发生于女性。

■ 部位

BI-ALCL 定义上是一种发生于乳腺假体附近的肿瘤。

■ 治疗

为了达到 BI-ALCL 患者最佳的无病生存期，需要采用外科手术完整切除（全囊切除术和移植物去除术）。对于局限于血清肿的病例，增加化疗似乎不会影响结果。

■ 结局

虽然大多数患者预后非常好，但一些研究揭示了临床模式和疾病侵袭性的关系，如大多数表现为血清肿的病例似乎独自采用手术可治愈，很少发生复发，而实性肿块存在是一个不良预后因子。Clemens M. W. 等进行了一项 87 例患者的临床随访研究（平均随访时间 45 个月），3 年总生存率为 93%，5 年生存率为 89%。局限于纤维性假体周围包膜的淋巴瘤患者比扩散到包膜外的淋巴瘤预后好，进行完全外科手术（全肿膜切除术和乳腺移植物去除）的患者比接受部分切除，化疗或仅放疗的患者预后好。对死于 BI-ALCL 的患者进行了详细的纵向分析，结果显示疾病局部扩散到乳腺、区域淋巴结、胸壁和纵隔，但无其他淋巴瘤的典型全身性扩散。因此，建议对 BI-ALCL 采用的分期系统原则上类似于实体肿瘤的分期系统（Clemens 等，2016）。

四、大体检查

大多数病例表现为假体周围积液（血清种或"原位"淋巴瘤），如图 1 所示。图 1A 显示在假体周围囊表面包埋于纤维性物质内的淋巴组织增生；图 1B 显示轻度浸润到被膜区域（箭）。仅有少数病例表现为浸润到邻近乳腺实质的肿瘤性团块（图 3A），可伴或不伴有积液（Clemens 等，2016）。相当比例的患者（约 30%）可表现为腋窝淋巴结肿大，但并不是所有病例证实被淋巴瘤累及。腋窝淋巴结的淋巴瘤性累及通常表现为低肿瘤负荷，特征为窦性、滤泡周围、弥漫性或 Hodgkin 样结构，常伴有纤维化。初诊时出现淋巴结累及与总体生存率较低相关（Ferrufino-Schmidt 等，2018）。罕见病例表现为播散性疾病。

五、显微镜检查

在表现为血清肿的病例中，在被膜周围的

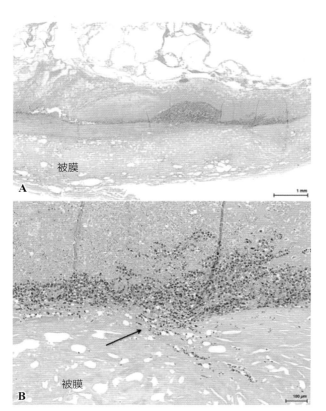

▲ 隆胸相关性恶性淋巴瘤，图 1（HE 染色）
在 1 例 BI-ALCL 表现为血清肿的全肿膜切除标本中，病变显示淋巴组织增生包埋于假体周围被膜表面的纤维性物质内（A）伴轻度浸润到被膜内（B，箭）

积液或全肿膜切除标本上可见到肿瘤细胞。肿瘤细胞体积大，多形性，细胞核大，胞质丰富（图 2）。在所有类型 ALCL 中见到的具有马蹄形细胞核和核旁胞质包涵体的细胞（标志细胞），在 BI-ALCL 中也可见到（图 2，箭）。肿瘤细胞可类似于 Hodgkin 样 Reed-Sternberg 细胞。在囊肿切除标本中，肿瘤细胞包埋于被膜表面的纤维蛋白性网内，可显示不同程度包膜浸润（图 1B 和图 2）。少数病例表现为肿块形成的病变（图 3），肿瘤细胞浸润到邻近乳腺组织，可伴有明显炎细胞成分包括明显的嗜酸性粒细胞；常见坏死，有时可见到硬化。

六、免疫表型

图 4A 至 D 来自肿瘤性 BI-ALCL 病例，图

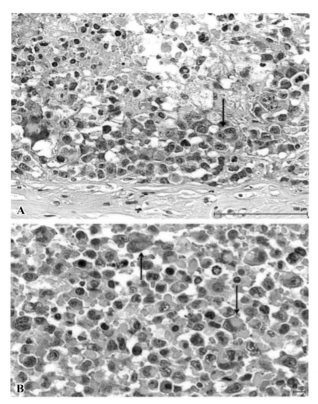

▲ 隆胸相关性恶性淋巴瘤，图 2（HE 染色）

BI-ALCL 细胞学特征由大的多形性细胞组成，包括数个具有偏位的马蹄形核和明显核旁高尔基区（箭）的"标志细胞"

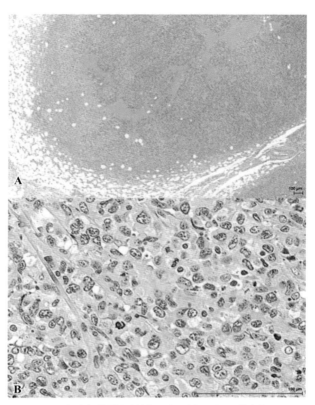

▲ 隆胸相关性恶性淋巴瘤，图 3（HE 染色）

1 例 BI-ALCL 表现为肿瘤性肿块的乳腺肿瘤切除标本，肿瘤细胞弥漫浸润乳腺组织，伴局灶坏死（A）。高倍镜显示弥漫性黏附片状，且体积大的多形性淋巴样细胞（B）

4E 和 F 来自血清肿相关的病例。肿瘤细胞具有全身性 ALK 阴性 ALCL 相似的免疫表型，肿瘤细胞呈细胞膜和核旁逗点样强阳性 CD30 表达（图 4A），不完全的 T 细胞抗原表达，无 ALK 表达（图 4B）。BI-ALCL 常表达 EMA（图 4C），但不表达 CK，具有活化的细胞毒性免疫表型特征表达 TIA-1，粒酶 B（图 4D），和（或）穿孔素（图 4F）。大多数病例表达 CD45。相当比例的病例弱阳性表达 CD15。关于 T 细胞抗原，CD43 几乎恒定表达，CD4 表达常见，CD2 和 CD3 表达比 CD5 更常见。CD8 表达少见，但罕见病例可同时表达 CD4 和 CD8。MUM1 持续阳性，而 EBV 持续阴性。Ki-67 非常高提示高增殖指数（图 4E）。

七、分子特征

大多数病例有 T 细胞受体基因重排。关于

BI-ALCL 的发生发展及其分子发生机制的遗传学改变信息有限。传统的细胞遗传学和（或）测序分析已经在从 BI-ALCL 或原发性淋巴瘤标本中建立的少数细胞系中已有报道。

从血清肿相关的 BI-ALCL 中建立的 3 个 IL2 依赖性 TLBR（乳腺 T 细胞淋巴瘤）细胞系具有克隆性异常的复杂核型，其中 1 个细胞系（TLBR-1）的染色体数目为 47 条，TLBR2 和 TLBR3 的核型为超三倍体。对这 3 种细胞系的功能研究显示 STAT3 活化，而药物抑制 STAT3 在体外诱导细胞死亡。

使用 465 个癌症相关基因的大套餐，对 7 例 BI-ALCL 成功通过外显子或靶向二代测序进行了分析，仅有 4 例显示体细胞变异（Letourneau 等，2018 综述）。通过全外显子测序或靶向测序在 2

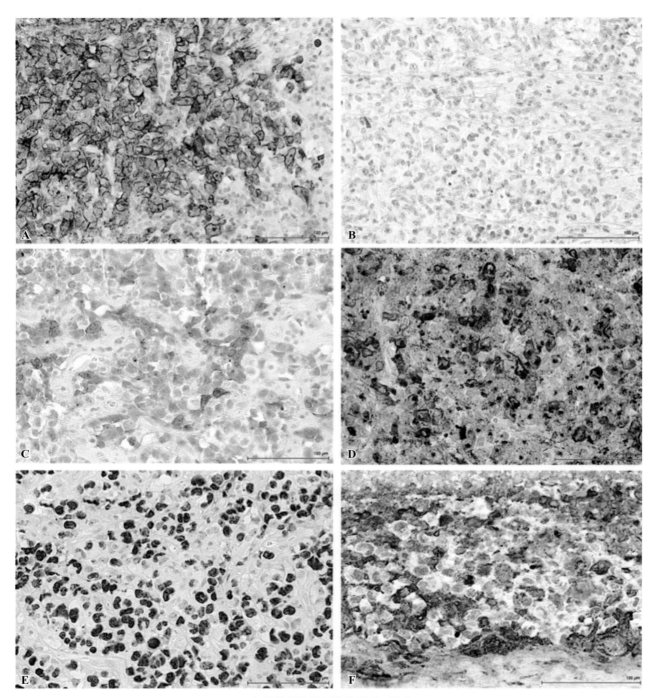

▲ 隆胸相关性恶性淋巴瘤，图 4

BI-ALCL 的免疫组化结果：肿瘤细胞强阳性表达 CD30，表现为细胞膜和核旁逗点状（A），不表达 ALK（B），表达 EMA（C）和提示活化细胞毒性谱系的粒酶 B（D）。Ki-67 染色非常高提示高增殖指数（E），另一个活化细胞毒性表现的标志物，穿孔素在部分肿瘤细胞呈细颗粒状阳性（F）。图 A 至 D 来自肿瘤性 BI-ALCL 病例，图 E 和 F 来自血清瘤相关病例

例（包括 TLBR-1 细胞系来源的原发肿瘤）检出了 STAT3 S614R 变异，后者是唯一的异常，而另 1 例合并 TP53 和 SOCS1 的致癌性突变。在另外 2 例检测到 1 个体细胞变异，涉及 JAK1（G1097V）或 DNMT3A（W176X）。在 1 例表现为实性肿块并复发为原位包膜病变的 BI-ALCL 中，在 2 个标本中均发现了 JAK1 和 STAT3 的双重功能获得突变，提示其致病机制与系统性 ALK 阴性 ALCL 的发病机制重叠（Letourneau 等，2018）。然而，位于 6p25 上的 IRF4/DUSP22 位点和 TP63 的重排（常见于系统性或原发性皮肤 ALCL）到目前为止在任何检测的病例中还没有发现（Oishi 等，2018）。

八、鉴别诊断

原发性隆胸相关性 ALCL 在细胞学和免疫表型上不同于系统性 ALK 阴性 ALCL。尽管罕见，但隆胸患者可以发生全身性 ALCL，其表型类似于 BI-ALCL。同样，原发性皮肤 ALCL 当累及隆胸的女性乳腺时可在乳腺种植物附近生长，在这种情况下，肿瘤细胞来源可有疑问。因此分期和临床病史对确诊非常重要。

据报道，其他类型的淋巴瘤也与隆胸相关：蕈样霉菌病 /Sézary 综合征，结外鼻型 NK/T 细胞淋巴瘤和不同类型 B 细胞淋巴瘤（弥漫大 B 细胞淋巴瘤、滤泡性淋巴瘤、淋巴浆细胞性淋巴瘤、原发性渗出性淋巴瘤、边缘区 B 细胞淋巴瘤）。这些淋巴瘤可通过它们的形态学和免疫表型与 BI-ALCL 区分。

霍奇金淋巴瘤是一种形态学和免疫表型特征与 BI-ALCL 明显重叠的疾病实体。霍奇金淋巴瘤中的 Hodgkin/Reed-Sternberg 细胞通常散在于明显炎症背景，共同表达 CD30 和 CD15，具有 B 细胞基因型，明显消减的 B 细胞免疫表型表达。它们通常不表达 T 细胞抗原。虽然霍奇金淋巴瘤

罕见发生于结外部位，但有 1 例有滤泡性淋巴瘤病史的女性患者，于乳腺植入物附近发现霍奇金淋巴瘤，该淋巴瘤是由先前存在的滤泡性淋巴瘤转化而来。

乳腺植入物相关的慢性炎性病变可含有 CD30⁺ 活化淋巴细胞，必须与 BI-ALCL 区分开来。

推荐阅读

[1] Clemens, M.W., Medeiros, L. J., Butler, C. E., Hunt, K. K., Fanale, M. A., Horwitz, S., Weisenburger, D. D., Liu, J., Morgan, E. A., Kanagal-Shamanna, R., Parkash, V., Ning, J., Sohani, A. R., Ferry, J. A., Mehta-Shah, N., Dogan, A., Liu, H., Thormann, N., Di Napoli, A., Lade, S., Piccolini, J., Reyes, R., Williams, T., McCarthy, C. M., Hanson, S. E., Nastoupil, L. J., Gaur, R., Oki, Y., Young, K. H., & Miranda, R. N. (2016). Complete surgical excision is essential for the management of patients with breast implant-associated anaplastic large-cell lymphoma. *Journal of Clinical Oncology, 34*(2), 160–168.

[2] Ferrufino-Schmidt, M. C., Medeiros, L. J., Liu, H., Clemens, M. W., Hunt, K. K., Laurent, C., Lofts, J., Amin, M. B., Ming Chai, S., Morine, A., Di Napoli, A., Dogan, A., Parkash, V., Bhagat, G., Tritz, D., Quesada, A. E., Pina-Oviedo, S., Hu, Q., Garcia-Gomez, F. J., Jose Borrero, J., Horna, P., Thakral, B., Narbaitz, M., Hughes, R. C., 3rd, Yang, L. J., Fromm, J. R., Wu, D., Zhang, D., Sohani, A. R., Hunt, J., Vadlamani, I. U., Morgan, E. A., Ferry, J.A., Szigeti, R.,CTardio, J., Granados,R., Dertinger, S., Offner, F. A., Pircher, A., Hosry, J., Young, K. H., & Miranda, R. N. (2018). Clinicopathologic features and prognostic impact of lymph node involvement in patients with breast implant-associated anaplastic large cell lymphoma. *The American Journal of Surgical Pathology, 42*(3), 203–305.

[3] Letourneau, A., Maerevoet, M., Milowich, D., Dewind, R., Bisig, B., Missiaglia, E., & de Leval, L. (2018, 2018). Dual JAK1 and STAT3 mutations in a breast implantassociated anaplastic large cell lymphoma. Virchow Archiv. https://doi.org/10.1007/s00428-018-2352-y.

[4] Oishi, N., Brody, G. S., Ketterling, R. P., Viswanatha, D. S., He, R., Dasari, S., Mai,M., Benson, H. K., Sattler, C. A., Boddicker, R. L., McPhail, E. D., Bennani, N. N., Harless, C. A., Singh, K., Clemens, M. W., Medeiros, L. J., Miranda, R. N., & Feldman, A. L. (2018). Genetic subtyping of breast implant-associated anaplastic large cell lymphoma. *Blood, 132*(5), 544–547.

[5] Rupani, A., et al. (2015). Lymphomas associated with breast implants: A review of the literature. *Aesthetic Surgery Journal, 35*(5), 533–544.

C

Collagenous Spherulosis 胶原小球病

Alena Skalova　著　　黄文斌　译

一、同义词

腺样囊性增生；黏液性小球病；小球病。

二、定义

乳腺胶原小球病（CS）是一种良性病变，最常伴有其他良性增生性病变，包括乳头状瘤（见"导管内乳头状瘤"）、乳头状导管增生、放射状硬化性病变（见"放射状瘢痕"和"复杂性硬化性病变"）、硬化性腺病（见"硬化性腺病"）和非典型导管增生（见"非典型导管增生"）。该病变由 Clement 等于 1987 年首次描述，开始描述为一种偶然的镜下表现，由腔内富含胶原、嗜酸性或星形纤维性球团组成（Clement 等，1987）。

三、临床特征

■ 发病率

胶原小球病（CS）非常罕见，在切除标本中预计的发生率不足 1%（Resetkova 等，2006），细胞学标本中约为 0.2%（Sola Perez 等，1993）。CS 在约 48% 病例中可被低估诊断，17% 病例被误诊为非典型增生，11% 病例误诊为原位和（或）浸润性癌（Monney 等，1999）。

■ 年龄和性别

患者均为女性，最大宗研究报道发病年龄为 36—90 岁（平均年龄，52 岁；中位年龄，50 岁）（Resetkova 等，2006）。

■ 治疗和结局

CS 虽然罕见，但其是一种独特的、形态学上定义明确的疾病实体，最常报道与良性增生性病变有关。最常与胶原小球病相关的病变包括柱状细胞增生（见"柱状细胞病变"）、放射状瘢痕（见"放射状瘢痕"）、硬化性腺病（见"硬化性腺病"）、乳头状瘤（见"导管内乳头状瘤"）、无非典型性的导管增生（见"普通型导管增生"）和腺肌上皮瘤（见"腺肌上皮瘤"）（Reis-Filho 等，2004）。少见情况下，CS 可见于合并有恶性病变的标本中，最常为小叶原位癌（见"小叶原位肿瘤"）（Resetkova 等，2006；Mooney 等，1999）。CS 与 LCIS 和其他良性及恶性乳腺病变的相关性认为最有可能是巧合。钼靶摄影上 CS 可表现为可疑的肿块或密度影，与微钙化有关。CS 患者的治疗和临床结果取决于伴发的乳腺病变。

四、大体检查

CS 是乳腺因其他疾病切除的标本上偶然所见，大体上肉眼看不到。

五、显微镜检查

CS 特征是存在直径 20～100μm 的腔内富含胶原的嗜酸性小球，由扁平的肌上皮细胞围绕（图 1，HE 染色）。最常为中心是絮状聚集体，伴有放射状尖刺，与周围的扇形突起合并。该物质也可为细颗粒状且更均匀分布，呈同心圆洋葱皮样结构。小球的外围可以通过厚度和染色强度不

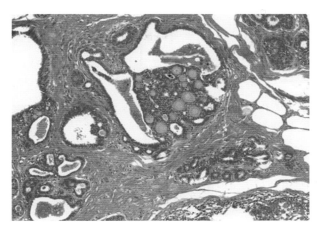

▲ 胶原小球病，图 1
胶原小球病（CS）伴有良性柱状细胞增生（HE 染色）

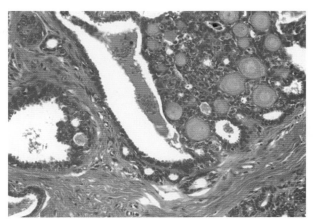

▲ 胶原小球病，图 2
CS 的嗜酸性小球呈同心纤维状，周围染色较深（HE 染色）

一的嗜酸性角质层标记（图 2，HE 染色）。腔内透明变性物质富含基底膜来源的 Ⅳ 型胶原。

六、免疫表型

CS 内围绕基底膜沉积的肌上皮细胞表达肌上皮标记物，如平滑肌肌动蛋白（SMA）、p63（图 3A，p63 免疫组化染色）和 CK14（图 3B，CK14 免疫组化染色）。

七、鉴别诊断

除了 CS 外，乳腺内各种良性和恶性增生性病变也可以见到筛状结构，主要有浸润性筛状癌（见"浸润性筛状癌"）、导管原位癌（见"导管原位癌"）和腺样囊性癌（见"腺样囊性癌"）。在细针活检标本中鉴别诊断可能特别有挑战性（Rabban 等，2006）。

乳腺 AdCC 是浸润性乳腺癌的一种罕见特殊类型，占所有乳腺原位癌 0.05%～10%。乳腺 AdCC 筛状结构和 CS 之间的肌上皮免疫表型重叠在评估乳腺筛状病变，特别是在空芯针活检标本中，可能导致诊断陷阱。虽然 SMA 和 p63 在这 2 种病变中都表达，但其他肌上皮标记物如 calponin 和平滑肌肌球蛋白重链（SMMHC）仅表达于 CS，这样能用于区分 AdCC（Reis-Filho

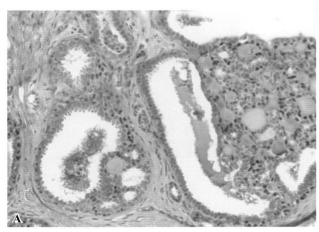

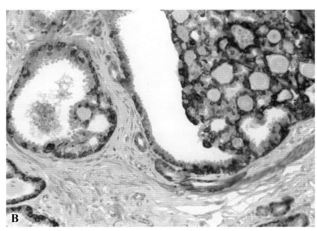

▲ 胶原小球病，图 3
p63（A）和 CK14（B）免疫染色突出肌上皮细胞，这些细胞形成小球的不完整衬里

等，2004）。相反，c-kit 和 EMA 有助于识别 AdCC 中的小管特征。

推荐阅读

[1] Clement, P. B., Young, R. H., & Azzopardi, J. G. (1987). Collagenous spherulosis of the breast. *American Journal of Surgical Pathology, 11*, 411–417.

[2] Mooney, E. E., Kayani, N., & Tavassoli, F. A. (1999). Spherulosis of the breast. A spectrum of mucinous and collagenous lesions. *Archives of Pathology & Laboratory Medicine, 123*, 626–630.

[3] Rabban, J. T., Swain, R. S., Zaloudek, C. J., Chase, D. R., & Chen, Y. Y. (2006). Immunophenotypic overlap between adenoid cystic carcinoma and collagenous spherulosis of the breast: Potential diagnostic pitfalls usingmyoepithelial markers. *Modern Pathology, 19*, 1351–1357.

[4] Reis-Filho, J. S., Fulford, L. G., Crebassa, B., et al. (2004). Collagenous spherulosis in an adenomyoepithelioma of the breast. *Journal of Clinical Pathology, 57*, 83–86.

[5] Resetkova, E., Albarracin, C., & Sneige, N. (2006). Collagenous spherulosis of breast: Morphologic study of 59 cases and review of the literature. *American Journal of Surgical Pathology, 30*, 20–27.

[6] Sola Perez, J., Perez-Guillermo, M., Bas Bernal, A., et al. (1993). Diagnosis of collagenous spherulosis of the breast by fine needle aspiration cytology: A report of two cases. *Acta Cytologica, 37*, 725–728.

Columnar Cell Lesion 柱状细胞病变

Margaret C. Cummings　Peter T. Simpson　Sunil R. Lakhani　著　　黄文斌　译

一、同义词

柱状细胞病变：柱状细胞变、柱状细胞增生、柱状细胞变伴明显顶浆突起和分泌（CAPSS）、非典型囊性导管、非典型囊性小叶、盲管腺病、小叶柱状细胞变、柱状细胞化生、小叶单位扩大伴柱状细胞改变、小叶单位增生和扩大、增生性展开小叶。

平坦型上皮非典型性（FEA）：柱状细胞变伴非典型性、柱状细胞增生伴非典型性、柱状细胞病变伴非典型性、柱状改变伴明显顶浆突起和分泌及非典型性、非典型柱状细胞病变、非典型囊性导管、非典型囊性小叶、非典型囊性小叶 A型、附壁性癌（单形型）、平坦型单形型导管上皮内肿瘤（平坦型 DIN 1）、高分泌性增生伴非典型性、小管前增生、小的扩张导管衬覆非典型细胞伴大汗腺顶浆突起。

二、定义

柱状细胞病变是指一组乳腺增生性病变，其特征性为终末导管小叶单位腺泡的囊性扩张，如腺泡扩大和展开，衬覆细胞显示柱状细胞形态。具有细胞学非典型的柱状细胞病变指的是扁平上皮非典型性（FEA）。

三、临床特征

■ 发病率

由于柱状细胞病变的典型特征是存在钙化，通过乳腺钼靶筛查而容易检出，因此它们的检出率已经越来越多，据报道该病变可发生于

50% 因微钙化而进行空芯针活检标本中。已报道 FEA 在缩乳标本中的发病率为 1.9%（Desouki 等，2013），乳腺筛查行空芯针活检标本中为 2.4%～4.5%（Said 等，2015；Yu 等，2015）。对于 FEA，排除共存的较高级别病变（如非典型增生、原位或浸润性癌）的病例，其报道的发病率可达 12.2%（Berry 等，2016）。

■ 年龄

反映了接受乳腺钼靶筛查女性的一般年龄分布，包括 FEA 在内的柱状细胞病变，其发病年龄在 40—60 岁。

■ 性别

由于男性乳腺组织缺乏小叶单位，因而毫无疑问，柱状细胞病变，包括 FEA 仅见于女性。

■ 部位

这些病变仅发生于乳腺组织中。

■ 临床表现

柱状细胞病变最常见于乳腺筛查发现微钙化而进行空芯针活检标本中。微钙化不同程度描述为不明确的、无定形的、细小的、不规则和多形性。这样的钙化也能见于更加有意义的乳腺疾病中，因此需要空芯针活检。乳腺钼靶特征不能用于区分伴有非典型性的柱状细胞病变和不伴有非典型性的柱状细胞病变。因其他原因如非特异性乳腺密度增加而进行空芯针活检时，柱状细胞病变也可在组织学上识别，它们也可偶见于外科切除标本内。

■ 治疗

对于空芯针活检诊断的柱状细胞变和柱状细胞增生，无须进一步治疗。

空芯针活检诊断的 FEA 患者处理情况并不明确。造成这种不确定性的一个因素是在筛查人群内 FEA 发病频率高。一个相关因素是难以在组织学上做出 FEA 的诊断。病理医生担心可能存在诊断不足和错失非典型病变造成的影响，往往会对病情过度诊断，导致难以确定该病变的最佳处理措施。对于 FEA 准确诊断的情况，另一个混杂因素是在手术切除可能导致的病理诊断升级，这是最直接的问题，长期风险降低的考虑不那么重要。空芯针活检中诊断的 FEA 最常描述的处理是手术切除。如果在切除标本上开始没有发现较高级别的病变如原位或浸润性癌，则所有标本应该全部包埋，当需要时应进行深切。然而，手术切缘存在 FEA 并不是进一步手术的指征。

如果 FEA 发现与非典型导管增生、原位或浸润性癌共存，则自然推荐的治疗方案是根据较高级别的病变来进行。

空芯针活检上发现 FEA 的其他治疗建议包括影像学和病理学的多学科会诊。有些建议使用真空辅助性活检切除任何显示微钙化或其他影像学怀疑的残余组织，而不提倡手术切除。如果影像学上没有进一步发现微钙化，终末导管小叶单位被 FEA 累及的范围小，患者没有乳腺癌病史，建议优先采用影像学监测而不是手术切除（Berry 等，2016；Acott 和 Mancino，2016）。然而，目前还没有对空芯针活检诊断为 FEA 女性进行延长监测的长期随访研究，有些作者因此支持手术切除作为主要治疗建议。

■ 结局

各种柱状细胞病变的临床结局并不明确，只能说总体定义概括，其长期意义仍然有待澄清。与 FEA 相比，柱状细胞变和柱状细胞增生的风险更低。

柱状细胞病变的生物学重要性因伴有其他乳腺病变如非典型导管增生（见"非典型导管增生"）和小叶性肿瘤包括非典型小叶增生和小叶原位癌（见"小叶原位肿瘤"）而被突显出来，它们可以共存，有时在同一终末导管小叶单位中（Schnitt 和 Collins，2009）。1999 年首次报道与小管癌（见"小管癌"）有关，它与柱状细胞病变和小叶性肿瘤共同形成 Rosen 三联征（Rosen，1999）。柱状细胞病变是否构成一种直接的前驱病变还是作为一种更普遍的增加乳腺癌风险的指标尚未确定。可能进展到原位或浸润性癌的时间进程和实际的升级率也是一个有争议的领域。虽然可能有足够的证据支持柱状细胞病变至少为低级别乳腺肿瘤通路中一个早期特征，但这些数据由于不同研究使用的方法不同而难以比较和分析。在一些后续研究中还不清楚随后的癌是否与开始的柱状细胞病变为同一个区域。当柱状细胞病变在空芯针活检中被除去时，通常不知道有多少病变组织残留。然后难以解释随后发生癌的意义，因为不能确切地了解它们可能来自于什么组织。

柱状细胞病变和癌之间的相关性也是通过研究柱状细胞病变是否存在于原位癌和浸润性癌邻近的乳腺组织内而确定的。另一个揭示这种相关性的方法是回顾性研究以前患浸润性癌女性的活检标本，看柱状细胞病变包括 FEA 是否可能较早存在。后续的研究已经调查了柱状细胞病变引起的癌症是否发生在同侧乳腺的同一个区域或其他地方，后者当然不会被用于支持任何的直接前驱作用（Boulos 等，2008）。另一个混杂因素是许多研究并不能提供关于柱状细胞病变大小或可能的多灶性等信息，但对残留钙化的范围，病理结合影像学在这种情况下非常有帮助。

总之，那些单独诊断为无非典型柱状细胞病变的妇女患癌症的长期相对风险似乎非常低，一般与乳腺的无非典型增生性病变相似，约增加了 1.5 倍（Verschuur-Maes 等，2012b）。

与柱状细胞病变密切相关的一个问题是可能升级到更严重的病变，特别是原位癌和浸润性癌，这可发生于根据空芯针活检确定柱状细胞病变，就立即进行手术切除的情况下。文献中报道的升级率范围非常宽（0%~67%），这种相当大的差异在一定程度上反映了升级率的计算方式非常不同。分子通常是在随后的手术标本内有恶性肿瘤的患者，而分母可能包括所有在空芯针活检上有柱状细胞病变的女性，或仅包括那些继续进行手术切除的女性。后者会带来较高的升级率。在后一组中，其他临床和影像学特征也可能导致做出建议手术切除决定的原因之一，从而混淆了柱状细胞病变的分析。有些研究回顾了存在非典型导管或小叶增生时的柱状细胞病变，而另一些研究则特别排除了伴发非典型病变的病例。与单纯柱状细胞变或柱状细胞增生相比，更多的研究涉及 FEA 的升级率。组织学上正确诊断这些病变的问题只会增加获得有意义的结果数据的难度。Verschuur-Maes 在对 24 篇关于柱状细胞病变女性癌症风险的综合 Meta 分析，结果发现无非典型的柱状细胞病变的女性合并低估风险为 1.5%，有非典型的柱状细胞病变为 9%，而同时有非典型导管增生的女性则为 20%（Verschuur-Maes 等，2012b）。

四、大体检查

柱状细胞病变，包括 FEA 常在镜下诊断，除了偶尔旺炽性囊性病例外，大体上不能识别。

五、显微镜检查

低倍镜下柱状细胞病变的一个独特特征是增大的终末导管小叶单元的囊性扩张，对于柱状细胞变和柱状细胞增生，这些腺腔常有不规则外形（图 1）。这些病变由于呈嗜碱性形态，特别是因为细胞排列规则，形态单一，柱状到立方形，几乎与基底膜垂直而在低倍镜下也可明显。通常见到小的顶端胞质小泡和突起，突入到某些腺腔内，但这些常不明显。腺腔内常可见到薄而淡染的蛋白性分泌物，可呈粉色或蓝色（图 2）。常见腔内微钙化，这是影像学发现这些病变的原因，微钙化表现为细腻到颗粒状或粗糙，甚至有时为沙砾体（图 3）。柱状细胞病变或增生的细胞核常为卵圆形或拉长，核膜光滑，染色质细腻。通常见不到核仁，核分裂象罕见。偶尔，下面的肌上皮细胞变为立方形，甚至相对突出。对于柱状细

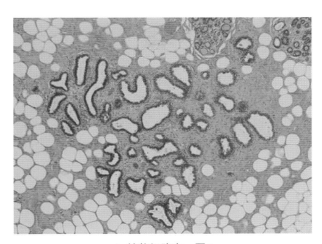

▲ 柱状细胞变，图 1

柱状细胞病变，终末导管小叶单元腺泡的囊性扩张（HE 染色）

胞变，基底膜上方可见到 1～2 层细胞，柱状细胞增生则层次较多（图 4），扩张的腺泡内可能看到细胞覆层，常造成染色质深染的改变。腔内可见到细胞簇，钝性乳头和腔内分泌物（图 5）。

终末导管小叶单元的腺泡增大或扩张，常呈圆形或膨大（图 6）而不是柱状细胞变中的更加卷曲的形态，病变特征为 FEA，衬覆 3～5 层细胞。随着细胞极性的丧失，细胞的重叠排列更加随意。"平坦"是指缺乏复杂的结构特征如 Roman 桥或发育充分的僵硬微乳头。柱状细胞变的特征性非典型胞质突起可偶尔较明显。不像柱状细胞

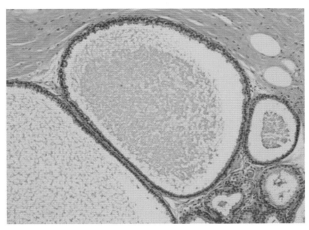

▲ 柱状细胞病变，图 2

柱状细胞病变，含有水性分泌物的扩张腺腔（HE 染色）

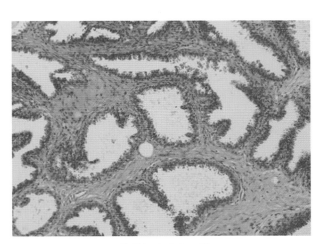

▲ 柱状细胞病变，图 4

柱状细胞增生，腺腔不规则扩张，有些细胞重叠（HE 染色）

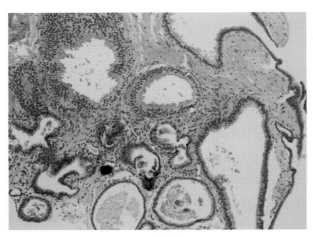

▲ 柱状细胞病变，图 3

柱状细胞病变和柱状细胞增生，腔内微钙化（HE 染色）

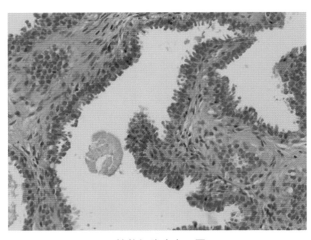

▲ 柱状细胞病变，图 5

柱状细胞增生，腔内细胞簇和小的微乳头（HE 染色）

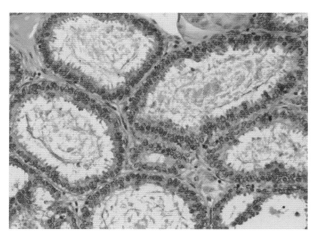

▲ 柱状细胞病变，图 6

平坦型上皮非典型性，终末导管小叶单元的圆形扩张的腺泡（HE 染色）

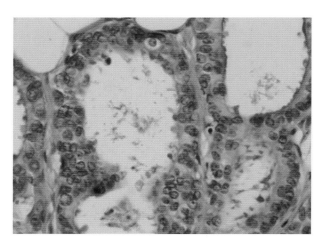

▲ 柱状细胞病变，图 7

平坦型上皮非典型性，细胞重叠和单形性异型性，偶尔可见核仁（HE 染色）

病变或增生，衬覆上皮细胞常呈圆形，具有低级别单形性形态（图 7）。细胞核增大，核浆比增加和深染，以至于低倍镜下表现突出。细胞拥挤、极性丧失和核浆比增加，这些都可导致嗜碱性改变。核膜可不规则，染色质相对致密，常可见到核仁。小叶间的间质中可见到间质改变如慢性炎细胞浸润，纤维素性或黏液样变，围绕 FEA 累及的腺腔。柱状细胞变和增生中发生的微钙化也可见于腺腔内，这可呈颗粒状或不规则（Schnitt 和 Collins，2009）。

六、免疫表型

柱状细胞病变，包括柱状细胞变、柱状细胞增生和 FEA，显示与非典型导管增生（见"非典型导管增生"）和低级别导管原位癌（见"导管原位癌"）相似的免疫谱，反映了这些疾病具有克隆性。腔细胞弥漫性表达低分子量细胞角蛋白 CK7、CK8/18 和 CK19，而不表达高分子量细胞角蛋白如 CK14、CK5/6 和 34βE12。与正常终末导管小叶单元内细胞显示异质性染色模式不同，柱状细胞病变弥漫性强阳性表达 ER 和 PR。这也与大汗腺化生细胞常一致性阴性表达激素受体蛋白不同，有时能与柱状细胞病变混淆。Ki-67 在

柱状细胞病变的增殖率通常较低，不足 10%，但可高于邻近未受累的乳腺组织，因而它不是一种可靠的区分标志物，也不能用于区分 FEA 与非典型柱状细胞病变。柱状细胞病变的免疫谱也包括弥漫性胞质强 Bcl-2 阳性，E-cadherin 阳性，不表达 HER2。

七、分子特征

由于形态学上与进展性的病变相似，已经对柱状细胞病变内潜在的分子改变进行了研究，以试图确定这些实体作为非典型导管增生或原位和浸润性癌可能（甚至非必备）的前驱病变，后者作为低级别乳腺肿瘤通路的一部分。已经使用了各种方法，虽然到目前为止的发现表明了它们存在因果关系，而不仅仅是共同发生，但目前可用的证据相对较少。附壁性导管原位癌，早期也称为平坦型导管上皮内肿瘤（DIN），现在归为 FEA，杂合性缺失研究证实分别有 50%、45% 和 41% 病例有 11q21-23.3、16q23.1-24.2 和 3p14.2 改变，在这些病例伴发的原位和浸润性癌中也发现了相应的改变（Moinfar，2009）。后来 Aulman 在对 FEA、小管癌和低级别导管原位癌的一项研究中也支持这些发现，他们研究发现分别有 80%

病例有 16q、8p21（26% 病例）、3p14（20% 病例）、1p35（20% 病例）和 11q14（24% 病例）杂合性缺失，在邻近低级别导管原位癌和小管癌中鉴定许多相同的缺失（Aulmann 等，2009）。

使用比较基因组杂交技术，Simpson 能证实在柱状细胞病变中染色体丢失（6q、11q、12q、16q、17p、19q 和 22）和获得（3p、3q、7、8q、12p、15a、16p、19 和 20），随着细胞学和结构非典型性增加，染色体改变似乎也增加，特别是 17q 的复发性缺失（Simpson 等，2005）。

17 个乳腺癌相关基因的获得和丢失在伴有导管原位癌和浸润性癌的柱状细胞病变中已有记录。识别的拷贝数获得有 C11orf30、MYC、CPD、MTDH、CCND1、CCNE1、ESR1 和 TOP2A，而少数病例为 CDH1 和 TOP2A 缺失，从柱状细胞病变到浸润性癌，拷贝数改变增加。与原位和浸润性癌比较，柱状细胞病变中这些改变相对少见提示它们在假设的低级别通路中代表着相对晚的事件（Verschuur-Maes 等，2014）。

25% 浸润性乳腺癌发现含有磷脂酰肌醇 -3-激酶催化亚单位（PIK3CA）的活化性突变，这些突变在柱状细胞病变中也进行了研究，其中一项研究发现 13/24（54%）病例有突变（Troxell 等，2012），另一项研究发现 31/62（50%）柱状细胞 / 普通型导管增生性病变中存在该基因的突变（Ang 等，2014）。然而，同样的点突变并不持续见于对应的癌组织中，有时发现有不同的突变，或者在癌组织中为野生型 PIC3CA，而在柱状细胞病变中突变，反之亦然，柱状细胞病变为野生型 PIK3CA，而癌组织中则为点突变，从而导致它们的相关性还不清楚。

在柱状细胞病变中发现存在肿瘤抑制基因 ID4、CCND2 和 CDH13 的促进子甲基化，而且随着病变向浸润性癌进展，这些基因的启动子甲基化水平也增加（Verschuur-Maes 等，2012a），支持了这些病变可能为一种前驱病变，但非典型性并不与甲基化水平相关。其他被确认与低级别通路早期阶段有关的变化包括，在柱状细胞增生中，上皮成分内 let-7c microRNA 下调，以及柱状细胞增生周围的间质中 miR-132 的上调（Bjorner 等，2014），可能降低了对抗增殖活性的一些调控。

八、鉴别诊断

柱状细胞病变，柱状细胞增生和 FEA 的鉴别诊断有时可能困难，特别在细针活检仅有有限标本评估时。然而，由于 FEA 与患者不同处理结果有关，因此，区分 FEA 特别重要。

与柱状细胞病变相似，大汗腺化生（见"良性和非典型大汗腺病变"）也能见于囊性扩张的腺泡，衬覆细胞也可显示顶端突起。大汗腺细胞的胞质比柱状细胞病变更加嗜酸性和颗粒状，顶端突起常很不明显，大汗腺细胞的核更圆，核仁明显，位于中央。轻度折光性草酸钙结晶可能与大汗腺化生有关，而不是柱状细胞病变中见到的深蓝色磷酸钙。激素受体和 Bcl-2 在大汗腺病变常为阴性。

囊性柱状细胞病变可含有腔内黏液，并可发生钙化，钙化可呈细腻颗粒状或较粗糙。囊肿破裂伴黏液外渗入间质内导致与黏液囊肿样病变的鉴别（见"黏液囊肿样病变"）。在空芯针活检中区分它们可很困难。

当柱状细胞病变增生较明显时需要与普通型导管增生（见"普通型导管增生"）鉴别，但这种区分通常不难，因为柱状细胞增生中的细胞呈特征性柱状，而普通型导管增生则呈更加异质性的结构特征。由于它们都为良性病变，二者的区分没有实际意义。

柱状细胞变和柱状细胞增生与 FEA 的区分是一个需要考虑的问题。柱状细胞增生显示相对一致的多层细胞增生，而 FEA 内的衬覆细胞层次较少，极性丧失，包括丧失柱状细胞变和柱状细胞增生中特征性的垂直方向。FEA 中受累的腺腔表现为更加圆形和僵硬的扩张，总体上更具有嗜碱性。可见到单形性细胞学非典型，细胞核较圆，核仁明显。然而，结构的非典型性如细胞桥、拱廊、穿凿的筛状腔隙或更具结构的微乳头，结合围绕这些不同形态的细胞极性，提示或者为非典型导管增生，或者低级别导管原位癌。当然，非典型导管增生和 FEA 可并存。

推荐阅读

[1] Acott, A. A., & Mancino, A. T. (2016). Flat epithelial atypia on core needle biopsy, must we surgically excise? *American Journal of Surgery, 212*, 1211–1213.

[2] Ang, D. C., Warrick, A. L., Shilling, A., Beadling, C., Corless, C. L., & Troxell, M. L. (2014). Frequent phosphatidylinositol-3-kinase mutations in proliferative breast lesions. *Modern Pathology, 27*, 740–750.

[3] Aulmann, S., Elsawaf, Z., Penzel, R., Schirmacher, P., & Sinn, H. P. (2009). Invasive tubular carcinoma of the breast frequently is clonally related to flat epithelial atypia and low-grade ductal carcinoma in situ. *The American Journal of Surgical Pathology, 3*, 1646–1653.

[4] Berry, J. S., Trappey, A. F., Vreeland, T. J., Pattyn, A. R., Clifton, G. T., Berry, E. A., et al. (2016). Analysis of clinical and pathologic factors of pure, flat epithelial atypia on core needle biopsy to aid in the decision of excision or observation. *Journal of Cancer, 7*, 1–6.

[5] Bjorner, S., Fitzpatrick, P. A., Li, Y., Allred, C., Howell, A., Ringberg, A., et al. (2014). Epithelial and stromal microRNA signatures of columnar cell hyperplasia linking Let-7c to precancerous and cancerous breast cancer cell proliferation. *PLoS One, 9*, e105099.

[6] Boulos, F. I., Dupont, W. D., Simpson, J. F., Schuyler, P. A., Sanders, M. E., Freudenthal, M. E., et al. (2008). Histologic associations and long-term cancer risk in columnar cell lesions of the breast: A retrospective cohort and a nested case-control study. *Cancer, 113*, 2415–2421.

[7] Desouki, M. M., Li, Z., Hameed, O., Fadare, O., & Zhao, C. (2013). Incidental atypical proliferative lesions in reduction mammoplasty specimens: Analysis of 2498 cases from 2 tertiary women's health centers. *Human Pathology, 44*, 1877–1881.

[8] Moinfar, F. (2009). Flat ductal intraepithelial neoplasia of the breast: A review of diagnostic criteria, differential diagnoses, molecular-genetic findings, and clinical relevance–it is time to appreciate the Azzopardi concept! *Archives of Pathology & Laboratory Medicine, 133*, 879–892.

[9] Rosen, P. P. (1999). Columnar cell hyperplasia is associated with lobular carcinoma in situ and tubular carcinoma. *American Journal of Surgical Pathology, 23*, 1561.

[10] Said, S. M., Visscher, D. W., Nassar, A., Frank, R. D., Vierkant R. A., Frost, M. H. et al (2015). Flat epithelial atypia and risk of breast cancer: A Mayo cohort study. *Cancer, 121*, 1548–1555.

[11] Schnitt, S., & Collins, L. (2009). *Biopsy interpretation of the breast* (1st ed., pp. 96–122). Philadelphia: Lippincott Williams and Wilkins.

[12] Simpson, P. T., Gale, T., Reis-Filho, J. S., Jones, C., Parry, S., Sloane, J. P., et al. (2005). Columnar cell lesions of the breast: The missing link in breast cancer progression? A morphological and molecular analysis. *The American Journal of Surgical Pathology, 29*, 734–746.

[13] Troxell, M. L., Brunner, A. L., Neff, T., Warrick, A., Beadling, C., Montgomery, K., et al. (2012). Phosphatidylinositol-3-kinase pathway mutations are common in breast columnar cell lesions. *Modern Pathology, 25*, 930–937.

[14] Verschuur-Maes, A. H., de Bruin, P. C., & van Diest, P. J. (2012a). Epigenetic progression of columnar cell lesions of the breast to invasive breast cancer. *Breast Cancer Research and Treatment, 136*, 705–715.

[15] Verschuur-Maes, A. H., van Deurzen, C. H., Monninkhof, E. M., & van Diest, P. J. (2012b). Columnar cell lesions on breast needle biopsies: Is surgical excision necessary? A systematic review. *Annals of Surgery, 255*, 259–265.

[16] Verschuur-Maes, A. H., Moelans, C. B., de Bruin, P. C., & van Diest, P. J. (2014). Analysis of gene copy number alterations by multiplex ligation-dependent probe amplification in columnar cell lesions of the breast. *Cellular Oncology (Dordrecht), 37*, 147–154.

[17] Yu, C. C., Ueng, S. H., Cheung, Y. C., Shen, S. C., Kuo, W. L., Tsai, H. P., et al. (2015). Predictors of underestimation of malignancy after image-guided core needle biopsy diagnosis of flat epithelial atypia or atypical ductal hyperplasia. *The Breast Journal, 21*, 224–232.

Complex Sclerosing Lesion
复杂性硬化性病变

Anna Sapino Davide Balmativola 著 黄文斌 译

C

一、同义词

复杂性乳头状硬化性病变；非包裹的硬化性病变；放射状硬化性病变；硬化弹性瘢痕。

二、定义

复杂性硬化性病变（CSL）是乳腺的一种良性增生。术语"放射状瘢痕"（见"放射状瘢痕"）通常保留于小的病变，但属于"复杂性硬化性病变"是指较大的瘢痕病变（≥1cm），特征为纤维弹性增生，硬化和硬化透明变性伴陷入的导管和各种具有复杂生长方式的上皮性结构，可能包括导管内乳头状瘤（见"导管内乳头状瘤"）、硬化性腺病（见"硬化性腺病"）和普通型导管增生（见"普通型导管增生"）（Racz 等，2017；Ellis 和 Simpson，2012；Eusebi 和 Millis，2010；Kennedy 等，2003）。

三、临床特征

偶尔，CSL 虽为可触及的质硬不规则肿块（Hicks 和 Lester，2017）或影像学表现为具有毛刺状边界的肿块，但更常见的是在影像上表现为结构扭曲和常含有微钙化。这些影像学特征与浸润性癌无法区分。超声检查，CSL 为低回声区或肿块，MRI 检查为不规则增强性病变，但常比浸润性癌增强度低（Hicks 和 Lester，2017）。

■ 发病率

有些作者认为 CSL 并不少见，尸检研究发现其发病率为 14%～28%。然而，文献报道在空芯针活检诊断的病例中仅有 0.03%～0.09% 是 CSL。大多数患者有多发性病变，几乎 50% 病例有双侧 CSL（Hicks 和 Lester，2017）。

■ 年龄

类似于放射状瘢痕，CSL 是主要在筛查期间检出的病变（平均年龄 50 岁）。

■ 性别

CSL 发生于女性乳腺，但非常罕见情况下可见于男性乳腺。

■ 部位

CSL 发生于乳腺哪一侧或象限，没有特异性描述。

■ 治疗

由于在空芯针活检（CNB）上诊断为 CSL/RS，随后行手术切除标本上检出恶性的发生率为 0%～23%（Nakhlis 等，2018），因此影像学检出 CSL 的处理仍然有争议。然而，大多数伴有 CSL 的癌为小的高分化浸润性癌和低级别 DCIS。另一方面，有些作者认为 CSL 常伴有邻近组织相当高的发现乳腺癌风险而建议手术切除（Kennedy 等，2003）。总之，如果在 CNB 上存在上皮非典型性，由于存在 CSL 相关的恶性风险而建议手术切除。在缺乏其他伴随高风险病变的真空辅助 CNB 上（Racz 等，2017），如果影像学和病理特征在 CSL 上诊断一致，可以采用观察处理。手术外科标本中诊断的 CSL 不需要另外的治疗（Patterson 等，2004）。

■ 结局

正如上述报道，CSL 本身是一种增生性良性病变，上皮内可显示各种继发性改变，具有约 2 倍发生乳腺癌的风险（Racz 等，2017）。由于这个原因，CSL 在空芯针活检标本中被诊断为"风险不确定性病变"。

四、大体检查

不同于放射状瘢痕，CSL 常有足够大，可形成不规则质硬的肿块，黄白色，硬结的，有时中央可有退缩性改变。中央轴心常比放射状区域质实，大多数病变＜ 2cm。大体表现可与浸润性癌无法区分（Ellin 和 Simpson，2012）。然而，CSL 通常质实，没有浸润性癌硬。

五、显微镜检查

CSL 是异质性病变，特征为小叶中央型增生和不同程度的增生性上皮改变：囊肿、上皮病 / 普通型增生、大汗腺化生和硬化性腺病（Racz 等，2017；Ellis 和 Simpson，2012）。所有这些病变可伴有细胞学非典型性。

低倍镜下，可见到 2 种不同区域，但这些不是 CSL 的特异性改变。

■ 中央巢

它是由具有弹性纤维增生症的玻璃样变性的胶原纤维形成，包裹并使小管扭曲（双层细胞保留）（图 1，HE 染色）。

■ 放射冠

硬化 – 玻璃样变的结缔组织带从中央巢放射状发出，并含有扭曲变性的小管，常变尖和大小不一。这些胶原带切割正常实质和（或）囊性小叶和（或）小叶结构，具有不同程度的增生和非

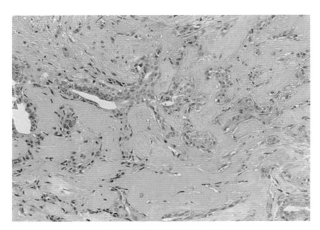

▲ 复杂性硬化性病变，图 1
小管包裹在复杂性硬化性病变中央巢内的硬化 – 弹性间质中（HE 染色）

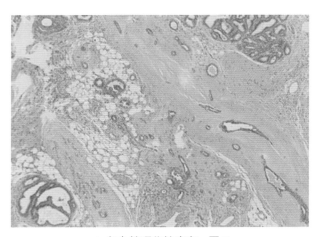

▲ 复杂性硬化性病变，图 2
在中央巢周围是有硬化 – 玻璃样变的间质形成的放射状结构，后者包裹扭曲变形的小管（HE 染色）

典型性（图 2，HE 染色）。

CSL 常累及乳头状瘤导致"复杂性乳头状硬化性病变"（CPSL）的诊断。在这些病例中以硬化 – 玻璃样变组织为主，常见浸润性上皮性区域（见"普通型导管增生"）。在一些 CSL 病例中，多灶性"腺鳞状上皮增生"（ASP）常被看作代表良性鳞状化生，位于中央巢内，并渗透入 CSL 放射冠之外的导管之间，伴有反应性富于细胞性间质。在乳头状瘤或以前细针吸取或 CNB 后，ASP 可能与梗死有关（Wilsher 等，2017）。这些 ASPs 被认为是化生性癌的前驱病变（见"浸润性化生

性癌")（Denley 等，2000），特别是低级别腺鳞癌（见"低级别腺鳞癌"），这在 CSL 中并不是一种罕见事件（Tan 等，2015）。

六、免疫表型

肌上皮标志物（如 p63 或 p40、calponin、平滑肌肌球蛋白重链、CK5/6）免疫染色在区分包裹的良性小管与小管癌中可有帮助（见"小管癌"）；然而，在硬化－玻璃样变区域，肌上皮可非常不明显或者甚至检测不出（图 3，p63 免疫组化染色）。同样，基底细胞角蛋白（CK5/6、CK14）不仅仅表达于外周的基底/肌上皮细胞，而且也表达于腔上皮细胞，特别是伴有 ASP 的病例（图 4，CK5/6 免疫组化染色）。

七、分子特征

CSL 中没有发现特异性分子遗传学改变（Ellis 和 Simpson，2012）。

PIK3CA 突变见于 50%～75% 硬化性病变中（Wilsher 等，2017）。这个突变是 CSL 中 ASP 的标志（Wilsher 等，2017）。研究表明放射状瘢痕/复杂性硬化性病变、硬化性乳头状瘤或类似病变，表型上类似于腺鳞癌（见"低级别腺鳞癌"），它们的区分常是主观的，文献中还没有很好地确定。

八、鉴别诊断

在空芯针活检中，CSL 的扭曲变形的腺体结构很难与浸润性癌区分。因此，活检应该谨慎报告，使用术语"符合放射状瘢痕/复杂性硬化性病变"，也考虑在切除标本上出现其他病理的可能性。与小管癌（见"小管癌"）的鉴别诊断已经在"放射状瘢痕"（见"放射状瘢痕"）中介绍，通过免疫组化证实肌上皮细胞有价值。

Gobbi 等（2003）发现与起源于放射状硬化性病变（RS、CSL 和 CPSL）的化生性癌与"假

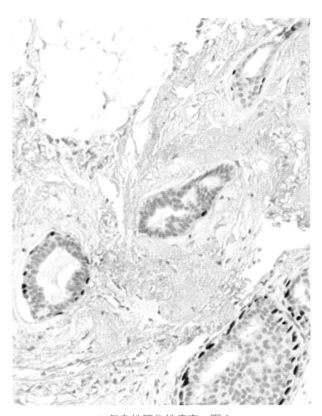

▲ 复杂性硬化性病变，图 3
p63 免疫组化染色肌上皮细胞的核，有些小管仅有罕见的核阳性

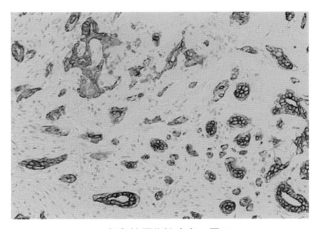

▲ 复杂性硬化性病变，图 4
CK5/6 免疫染色显示复杂性硬化性病变内腺鳞状上皮增生灶中腔上皮阳性

性浸润的腺体"的区分通常困难，并强调"为了避免在反应性病变中过诊断为恶性，除了'反应性'梭形细胞核鳞状细胞成分"外，病变应表现为细胞密度增加和 CK 阳性肥胖梭形细胞聚集。

也有研究提出放射状瘢痕的导管不显示汗管样形态（Ho 等，2006）。

推荐阅读

[1] Denley, H., Pinder, S. E., Tan, P. H., Sim, C. S., Brown, R., Barker, T., Gearty, J., Elston, C. W., & Ellis, I. O. (2000). Metaplastic carcinoma of the breast arising within complex sclerosing lesion: A report of fivecases. *Histopathology, 36*, 203–209.

[2] Ellis, I. O., & Simpson, J. F. (2012). Radial scar and complex sclerosing lesion. In S. R. Lakhani (Ed.), *WHO classification of tumors of the breast* (pp. 114–115). Lyon: IARC Press.

[3] Eusebi, V., & Millis, R. R. (2010). Epitheliosis, infiltrating epitheliosis, and radial scar. *Seminar in Diagnostic Pathlogy, 27*, 5–12.

[4] Gobbi, H., Simpson, J. F., Jensen, R. A., Olson, S. J.,&Page, D. L. (2003). Metaplastic spindle cell breast tumors arising within papillomas, complex sclerosing lesions, and nipple adenomas. *Modern Pathology, 16*, 893–901.

[5] Hicks, D. G.,&Lester, S. C. (2017). *Diagnostic pathology: Breast* (2nd ed.). Philadelphia: Elsevier. Ho, B. C., Tan, H. W., Lee, V. K., & Tan, P. H. (2006).

[6] Preoperative and intraoperative diagnosis of low-grade adenosquamous carcinoma of the breast: Potential diagnostic pitfalls. *Histopathology, 49*, 603–611.

[7] Kennedy, M., Masterson, A. V., Kerin, M., & Flanagan, F. (2003). Pathology and clinical relevance of radial scars: A review. *Journal of Clinical Pathology, 56*, 721–724.

[8] Nakhlis, F., Lester, S., Denison, C., Wong, S. M., Mongiu, A., & Golshan, M. (2018). Complex sclerosing lesions and radial sclerosing lesions on core needle biopsy: Low risk of carcinoma on excision in cases with clinical and imaging concordance. *Breast Journal, 24*, 133–138.

[9] Patterson, J. A., Scott, M., Anderson, N., & Kirk, S. J. (2004). Radial scar, complex sclerosing lesion and risk of breast cancer. Analysis of 175 cases in Northern Ireland. *European Journal of Surgical Oncology, 30*, 1065–1068.

[10] Racz, J. M., Carter, J. M., & Degnim, A. C. (2017). Challenging atypical breast lesions including flat epithelial atypia, radial scar, and Intraductal papilloma. *Annals of Surgical Oncology, 24*, 2842–2847.

[11] Tan, Q. T., Chuwa, E. W., Chew, S. H., Lim-Tan, S. K., & Lim, S. H. (2015). Low-grade adenosquamous carcinoma of the breast: A diagnostic and clinical challenge. *International Journal of Surgery, 19*, 22–26.

[12] Wilsher, M. J., Owens, T. W., & Allcock, R. J. (2017). Next generation sequencing of the nidus of early (adenosquamous proliferation rich) radial sclerosing lesions of the breast reveals evidence for a neoplastic precursor lesion. *Journal of Pathology: Clinical Research, 3*, 115–122.

D

Diabetic Mastopathy 糖尿病性乳腺病

Savelina Popovska　Ivan Ivanov　Vincenzo Eusebi 著　　薛德彬 译

一、同义词

糖尿病性乳腺病；淋巴细胞性乳腺炎；硬化性淋巴细胞性小叶炎。

二、定义

糖尿病性乳腺病（DMP），又称为淋巴细胞性乳腺炎或硬化性淋巴细胞性小叶炎，是糖尿病（早发、长期胰岛素依赖型糖尿病）、淋巴细胞性甲状腺炎、干燥综合征及其他自身免疫病的一种相对罕见的并发症（Weidner 和 Dabbs，2012）。Soler 和 Khardori 在 1984 年首次描述此病。他们报道了 12 例 DMP，均为女性，年龄 25—40 岁，患有 1 型糖尿病 8～30 年。并发症包括手部小关节活动受限、神经、视网膜和肾病。作者报道，乳腺中发现瘤样肿块，临床上类似癌，但组织学证实良性（Soler 和 Khardori，1984）。

Byrd 等首次使用"糖尿病性乳腺病"这个术语，并描述了存在间质纤维化和血管周围淋巴细胞浸润（Byrd 等，1987）。1990 年阐明了此病的组织学特点（Foschini 等，1990），并强调存在淋巴细胞性小叶炎。

这些改变均非特异性，非糖尿病患者也报道了具有相似特征的乳腺病变。然而，许多表现为DMP 的患者均有自身免疫病。因此，这种相同病变又称为硬化性淋巴细胞性小叶炎（Weidner 和 Dabbs，2012）。

DMP 的发病机制尚未阐明。根据最广泛接受的理论，DMP 是自身免疫疾病，与其他器官所见的病变具有可比性。其他理论认为，DMP 是胰岛素补充治疗的结果。还有人认为，它可能是高血糖情况下胶原代谢的结构抗原性改变所致（Soler 和 Khardori，1984；Tomaszewski 等，1992）。最广泛接受的发病机制与自身免疫性疾病有关，因为 DMP 经常并发甲状腺自身免疫性疾病（Weidner 和 Dabbs，2012）。

一般认为，DMP 形成的关键因素是蛋白质的非酶糖基化，由长期持续的高血糖（非酶糖基化蛋白质）引起，在长期糖尿病的情况下形成晚期糖基化终产物。糖化蛋白形成分子间交联产物，不易降解，沉积在乳腺间质中。最终产物的这些变化以及修饰间质在乳腺间质中的沉积具有免疫原性，被识别为新抗原。通过激活产生抗体的 B 淋巴细胞引起继发性体液反应。这种局部免疫反应，包括巨噬细胞的激活，导致淋巴因子分泌，进而损害小叶和导管上皮。反过来，淋巴因子作为一种生长因子激活纤维母细胞，增加胶原生成（Camuto 等，2000）。

三、临床特征

■ 发病率

DMP 约占乳腺良性病变的 1%（Foschini 等1990）。通常与 1 型糖尿病相关，罕见于 2 型糖尿病（Weidner 和 Dabbs，2012）。

■ 年龄

患有 DMP 的女性糖尿病患者，平均年龄为

34—47 岁。在大多数糖尿病相关性病例中，糖尿病发作至 DMP 临床表现的时间间隔约为 20 年（Rosen，2009）。一般认为长期 1 型糖尿病和未绝经是女性 DMP 发生的主要诱因之一（Weidner 和 Dabbs，2012）。

■ **性别**

在女性患者中，这些改变非常明显。男性 1 型糖尿病患者也有个案报道（Lee 等，1996；Rosen，2009）。

■ **部位**

未见特异性部位的描述。

■ **治疗**

DMP 这种病变在临床实践中可能导致诊断困难，因为其临床表现和影像学有时类似于恶性疾病（Foschini 等，1990；Weidner 和 Dabbs，2012）。组织学诊断 DMP 之后，乳腺常规超声和乳腺 X 线随访检查是最合适的方法。

■ **结局**

DMP 通常预后好，病变也可能自行消退。某些病例在手术治疗后可能会复发（Weidner 和 Dabbs，2012）。

由于复发率高，一般认为手术治疗无效。经临床和形态学证实的 DMP 病例，任何保守治疗都是可取的。

四、大体检查

DMP 的诊断对临床医生和放射科医生都是挑战。乳腺 X 线检查，病灶没有明显的界限，密度不均匀，无钙化。DMP 可能表现为局灶性不对称的肿块，也可能呈边界清楚的结节，类似于纤维腺瘤。有些病例可能被判读为癌。所有这些特征使得临床和钼靶检查的特异性很差（Rosen，2009；Weidner 和 Dabbs，2012）。

超声检查可能是诊断 DMP 的一种有效方法。超声检查也有助于空芯针穿刺活检诊断和患者随访（Rosen，2009）。

DMP 中的高密度影也可能导致 DPM 与乳腺癌难以区分。在这些病例中，MRI 是诊断恶性肿瘤病变的可靠技术（Rosen，2009）。

肉眼检查，DMP 通常表现为可触及的活动性肿块，质地硬，表面灰白色。肿块形状不规则，病灶与周围正常组织之间无明显边界。偶尔，DMP 可表现为瘤样病变（Foschini 等，1990；Weidner 和 Dabbs，2012）。

五、显微镜检查

组织学检查，DMP 的特征是间质通常致密，伴间质胶原化，其中存在梭形至上皮样肌纤维母细胞。此外，病变的主要特征包括环形的小叶内、导管周围和血管周围 B 型淋巴细胞浸润。小叶内淋巴细胞反应通常非常强烈，显示整齐的边界，如低倍镜下所见，这一特征通常强力提示该疾病。小导管持续萎缩，基底层增厚（Foschini 等，1990；Tomaszewski 等，1992）（图 1 至图 3）。间质从疏松到致密不等，间质中缺乏炎症细胞。

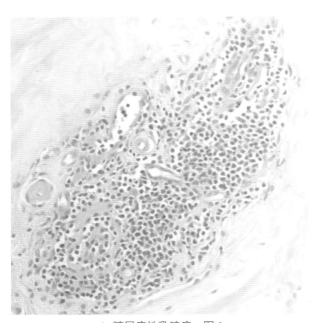

▲ 糖尿病性乳腺病，图 1

小叶通常充满致密的淋巴细胞浸润。小导管大多萎缩，在低倍镜下很难看到。炎症反应显示周围边界整齐（HE 染色）

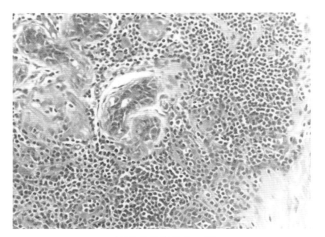

▲ 糖尿病性乳腺病，图 2
致密的淋巴细胞浸润位于小叶间质内。一些小导管萎缩（HE 染色）

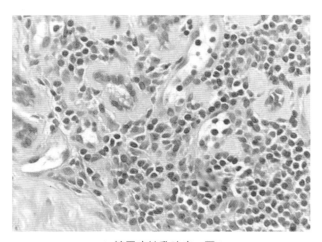

▲ 糖尿病性乳腺病，图 3
小叶间质中出现淋巴细胞和浆细胞。小导管显示厚的基底层（HE 染色）

然而，间质中出现具有圆形核到拉长核、明显核仁和丰富双染性细胞质的细胞。这些细胞稀疏分布，或在间质中聚集成巢（图 4）。这些细胞为上皮样纤维母细胞，由 Tomaszewski 于 1992 年首次报道，约见于 75% 的病例。

罕见病例表现为坏死和肉芽肿形成（Weidner 和 Dabbs，2012）。男性患者 DMP 的组织学表现与女性患者有许多相似之处。在形态学上，男性乳腺 DMP 以淋巴细胞性导管周围炎、血管周围炎、致密纤维间质和上皮样肌纤维母细胞为特征

（Lee 等 1996）。

六、免疫表型

建议对所有 DMP 病例均进行 IHC 染色。通常，上皮样纤维母细胞表达 CD34、actin（偶尔表达 CD68），而所有类型角蛋白、S100、desmin、Ⅷ因子、CD45、CD20 均为阴性（Weidner 和 Dabbs，2012）。炎性浸润细胞的免疫分型显示，其主要由多克隆 B 淋巴细胞组成。炎症浸润由小 B 淋巴细胞组成，无异型性，表达轻链免疫

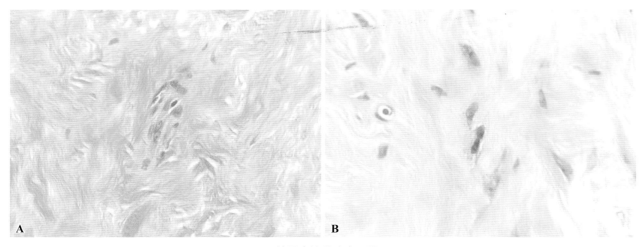

▲ 糖尿病性乳腺病，图 4
A. 硬化性无细胞的纤维组织，中心为一簇上皮样纤维母细胞，呈卵圆形核，可见核仁。B. 透明变性的纤维组织，纤维母细胞稀疏，胞质丰富。细胞核不规则，可能貌似肿瘤细胞（HE 染色）

球蛋白（Weidner 和 Dabbs，2012）。基于免疫组织化学（IHC 染色）流式细胞术的免疫表型分析表明，成熟 B 淋巴细胞的增殖不是克隆性，与淋巴瘤发生的风险增加无关。在受累的小叶单位，也可能观察到上皮细胞表达 HLA-DR3、HLA-DR4、HLA-DR5。存在 HLA-DR 表型与自身免疫病的风险增加有关。DMP 患者血液循环中发现自身抗体，可能是其自身免疫病的发病原因（Lammie 等，1991）。

七、分子特征

迄今尚无特异性分子研究。

八、鉴别诊断

DMP 需要排除几种累及乳腺的病变，其中包括肉芽肿性乳腺炎（见"肉芽肿性乳腺炎"）、硬化性脂质肉芽肿、血管炎、狼疮性脂膜炎、类风湿结节、梗死（见乳腺组织梗死）。大量炎细胞浸润和上皮样肌纤维母细胞伴多形性细胞核通常需要鉴别浸润癌（Weidner 和 Dabbs，2012）。由于 DMP 具有的不同病因，需要鉴别的病变较广泛，需要根据每个具体病例的既定诊断标准进行形态学和免疫组化特征彻底检查。

DMP 的组织病理学 IHC 特征见表 1 和表 2。

推荐阅读

[1] Byrd, B. F., Hartman, W. H., Graham, L. S., & Hogle, H. H. (1987). Mastopathy in insulin-dependent diabetics. *Annals of Surgery, 205*, 529–532.

[2] Camuto, P. M., Zetrenne, E., & Ponn, T. (2000). Diabetic mastopathy. A report of 5 cases and a review of the literature. *Archives of Surgery, 135*, 1190–1193.

[3] Foschini, M. P., Cavazza, A., Macedo Pinto, I. M., & Eusebi, V. (1990). Diabetic fibrous mastopathy. Report of two cases. *Virchows Archiv. A, Pathological Anatomy and Histopathology, 417*(6), 529–532.

[4] Lammie, G. A., Bobrow, L. G., Staunton, M. D., Levison, D. A., Page, G., & Millis, R. R. (1991). Sclerosing lymphocytic lobulitis of the breast–Evidence for an autoimmune pathogenesis. *Histopathology, 19*(1), 13–20.

[5] Lee, A. H. S., Zafrani, B., Kafiri, G., Rozan, S., & Millis, R. R. (1996). Sclerosing lymphocytic lobulitis in the male breast. *Journal of Clinical Pathology, 49*, 609–611.

[6] Rosen, P. P. (2009). Inflammatory and reactive tumors. In P. P. Rosen (Ed.), *Rosen's breast pathology* (3rd ed., pp. 33–70). Philadelphia: Lippincott Williams & Wilkins.

[7] Soler, N. G., & Khardori, R. (1984). Fibrous disease of the breast, thyroiditis, and cheiroarthropathy in type I diabetes mellitus. *Lancet, 1*(8370), 193–195.

[8] Tomaszewski, J. E., Brooks, J. S., Hicks, D., & Livolsi, V. A. (1992). Diabetic mastopathy: A distinctive clinicopathologic entity. *Human Pathology, 23*, 780–786.

[9] Weidner, N., & Dabbs, D. J. (2012). Reactive and inflammatory conditions of the breast. In D. J. Dabbs (Ed.), *Breast pathology* (pp. 22–33). Philadelphia: Saunders.

糖尿病性乳腺病，表 1　DMP 的组织病理学特征

炎症
- 淋巴细胞浸润：由成熟淋巴细胞组成，不形成滤泡，不浸润上皮细胞
- 小叶中心性炎症伴导管周围炎和小叶周围炎
- 淋巴细胞性血管炎

纤维化
- 小叶退行性改变伴基底膜增厚（硬化性小叶炎）
- 疏松至致密的胶原化间质

上皮样纤维母细胞
- 上皮样纤维母细胞的增殖伴不规则的、通常多形性的核

糖尿病性乳腺病，表 2　DMP 的免疫组化研究

- 炎性浸润主要由成熟的 B 淋巴细胞（CD20 阳性）构成，它们是多克隆，表达的轻链免疫球蛋白

- 小叶上皮表达 HLA-DR 抗原

- 上皮样纤维母细胞呈 CD34 和 actin 阳性，角蛋白阴性

Duct Ectasia and Periductal Mastitis
导管扩张症和导管周围乳腺炎

Isabel Amendoeira　　Margarida Sá Fernandes　著　　薛德彬　译

一、同义词

闭塞性乳腺炎；导管周围乳腺炎（PDM）；浆细胞性乳腺炎。

二、定义

导管周围乳腺炎（PDM）/ 导管扩张症（DE）是一种常见的良性乳腺疾病，多见于女性。PDM 和 DE 是否为影响不同年龄组并具有不同病因的两种临床和病理实体，还是相同疾病的不同过程，即，PDM 先于 DE，这些观点仍有争议。

PDM/DE 累及较大的导管，其特征是导管扩张、导管周围炎症和纤维化。

三、临床特征

■ 发病率

在接受乳房手术的患者中，DE 的发生率约 8%。

■ 年龄

PDM/DE 最常见于 30—70 岁的女性。在婴儿期（平均年龄为 38 个月）和儿童期，出血是最常见的症状，男女比例为 10∶4，与成人相比，可能代表发育异常（McHoney 等，2011）。

■ 性别

女性较常见，而男性和婴儿时期非常罕见（O'Malley 和 Pinder，2011）。

■ 部位

大导管。可能双侧发生。

■ 治疗

PDM/DE 是一种良性病变，没有增加恶性肿瘤的风险。切除活检可治疗，但并不总是推荐。复发并不常见（Dabbs，2016）。

■ 结局

PDM/DE 可能出现无症状的自发性、间歇性乳头溢液（透明、黄色、绿色、棕色），较年轻患者可能出现疼痛、肿块和水肿性皮肤变化等首发症状。病程更晚期，较年长患者易出现导管扩张、乳头收缩和导管周围纤维化（Dixon 等，1983，1996）。

病程晚期可能发生皮肤溃疡、脓肿、瘘管，并可能貌似乳腺癌（Moinfar，2007）。

乳腺 X 线（俗称钼靶）表现异常包括粗大的杆状分枝状钙化，通常大于 1mm，中心透光。钙化通常广泛，双侧分布，放射状朝向乳头 - 乳晕复合体（Kamal 等，2009）。分叶状光滑结节或提示乳腺癌的毛刺状肿块也有报道（Rosen 等，2014）。

四、大体检查

乳腺标本中最特征性改变是出现乳晕下导管扩张；根据导管内容物的不同，可以观察到不同种类的分泌物，如奶油色、质软或棕色（图 1）。

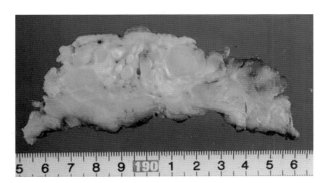

▲ 导管扩张症和导管周围乳腺炎，图 1
肉眼检查可见扩张的导管向乳头会聚

五、显微镜检查

PDM/DE 的标志是出现三个或三个以上扩张的导管伴管腔内容物和泡沫状巨噬细胞、导管周围炎症、纤维化和弹性纤维增生（Ramalingam 等，2017）。导管上皮通常很薄，可能被炎细胞和巨噬细胞破坏（图 2）（O'Malley 和 Pinder，2011）。导管周围以淋巴细胞为主的炎性浸润和纤维化也具有特征性。可发生肉芽肿性炎症伴巨细胞（O'Malley 和 Pinder，2011）。炎症集中在大导管，也可能延伸到外周小叶。可见小叶内淋巴细胞浸润，无肉芽肿（Rosen 等，2014）。淤滞物质可能因导管破裂而进入间质，导致炎症和脓肿形成（Rosen 等，2014）。

可见多种多样的导管内容物：颗粒状无定形物、蛋白性物质与泡沫细胞相混合及脱落的导管上皮细胞。可观察到胆固醇结晶周围的组织细胞反应（Rosen 等，2014）。

晚期病变，厚层透明的弹性组织可能包绕导管，部分病例中导管腔可能完全闭塞，形成所谓的"闭塞性乳腺炎"。在硬化的导管内，持续存在的上皮细胞可能增殖并形成二级腺体，这种模式类似于血管中的血栓再通（Rosen 等，2014）。

六、免疫表型

未描述过免疫表型的特定变化。泡沫细胞的来源有争议，有 3 种类型：①上皮来源（表达 CK 和 EMA）；②组织细胞样（表达 CD68 和 MAC387）；③具有中间特征［表达 CD68 和 GCDFP-15（Damiani 等，1998）］。

七、分子特征

没有重要的分子研究。

八、鉴别诊断

尽管临床特征和乳腺 X 线检查会产生与乳腺癌相鉴别的问题，但病理诊断通常不难。

鉴别诊断应当包括囊肿、纤维囊性改变（见"乳腺纤维囊性变"）和糖尿病硬化性淋巴细胞性小叶炎（见"糖尿病性乳腺病"）。小叶囊肿呈圆

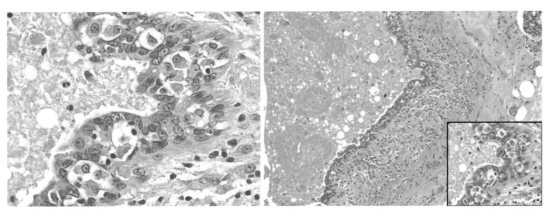

▲ 导管扩张症和导管周围乳腺炎，图 2
组织细胞和淋巴细胞破坏导管上皮（左，400×）；扩张的导管腔充满颗粒状无定形嗜酸性物质（右，100×）（HE 染色）

形，无炎症，无纤维化，导管壁周围无弹性组织（O'Malley 和 Pinder，2011）；纤维囊性改变的特征是囊肿常伴有大涎腺化生和大涎腺增生、普通型上皮增生和间质纤维化；糖尿病硬化性淋巴细胞性小叶炎是一种自身免疫性疾病，小叶周围和血管周围淋巴细胞浸润、小叶萎缩和纤维化是主要特征（Dabbs，2016）。

推荐阅读

[1] Dabbs, D. (2016). *Breast pathology* (2nd ed.). Philadelphia, PA: Elsevier [2017].

[2] Damiani, S., Cattani,M., Buonamici, L.,&Eusebi,V. (1998). Mammary foam cells. *Virchows Archiv, 432*, 433–440.

[3] Dixon, J., Anderson, T., Lumsden, A., Elton, R., Roberts, M., & Forrest, A. (1983). Mammary duct ectasia. *British Journal of Surgery, 70*, 601–603.

[4] Dixon, J., Ravisekar, O., Chetty, U., & Anderson, T. (1996). Periductal mastitis and duct ectasia: Different conditions with different aetiologies. *British Journal of Surgery, 83*, 820–822.

[5] Kamal, R., Hamed, S., & Salem, D. (2009). Classification of inflammatory breast disorders and step by step diagnosis. *The Breast Journal, 15*, 367–380.

[6] Liu, L., Zhou, F.,Wang, P., Yu, L., Ma, Z., Li, Y., Gao, D., Zhang, Q., Li, L., & Yu, Z. (2017). Periductal mastitis: An inflammatory disease related to bacterial infection and consequent immune responses? *Mediators of Inflammation, 2017*, 5309081.

[7] McHoney, M.,Munro, F.,&MacKinlay, G. (2011).Mammary duct ectasia in children: Report of a short series and review of the literature. *Early Human Development, 87*, 527–530.

[8] Moinfar, F. (2007). *Essentials of diagnostic breast pathology.* Berlin: Springer.

[9] O'Malley, F., & Pinder, S. (2011). *Breast pathology* (2nd ed.). Edinburgh: Churchill Livingstone/Elsevier.

[10] Ramalingam, K., Vuthaluru, S., Srivastava, A., Dinda, A., & Dhar, A. (2017). Ultra structural changes occurring in duct ectasia and periductal mastitis and their significance in etiopathogenesis. *PLoS One, 12*, e0173216.

[11] Rosen, P., Hoda, S., Brogi, E., & Koerner, F. (2014). *Rosen's breast pathology* (4th ed.). Philadelphia: Wolters Kluwer Health/LippincottWilliams&Wilkins.

[12] Sweeney, D., & Wylie, E. (1995). Mammographic appearances of mammary duct ectasia that mimic carcinoma in a screening programme. *Australasian Radiology, 39*, 18–23.

Ductal Adenoma 导管腺瘤

Handan Kaya　著　　薛德彬　译

一、同义词

在 WHO 2012 中硬化性乳头状瘤被用作同义词（Foschini 等，2012）。

二、定义

乳腺导管的实性良性肿瘤，累及中小型导管，由 Azzopardi 和 Salm 首先描述（Azzopardi 和 Salm，1984）。这些病变可能罕见于增大的导管（Lammie 和 Millis，1989）。

三、临床特征

■ **发病率**

这是一种罕见的疾病。

■ **年龄**

最常见于 50 岁以上的女性。

■ **性别**

女性。

■ 部位

多为单侧，呈单发或多发结节。据报道，Carney 综合征患者存在双侧性（Carney 和 Stratakis，1996；Carney 和 Toorkey，1991）。

■ 症状和治疗

导管腺瘤可表现为可触及的肿块，有时伴有乳头溢液。乳腺 X 线检查表现为轮廓清晰的结节，边缘光滑，无粗糙钙化；超声可能显示低回声结构，有时位于囊肿内，MRI 显示边缘光滑清晰（Matsubayashi 等，2016）。切除可治愈。

■ 结局

良性病变，据报道，无复发趋势。

四、大体检查

典型的大体表现为界限清楚的圆形结节。肉眼观，病灶大小为 0.5～4.0cm。切面呈灰白色，可能有沙砾感。

五、显微镜检查

显微镜下，这些病变通常位于导管腔内，表现为单个或多个腺瘤性结节，结节由围绕中心瘢痕的导管上皮和肌上皮细胞构成（图 1）。具有特征性的是，结节外围有一层厚的透明变性纤维化，通常含有来自原先导管的弹性纤维。透明变性纤维化伴小导管埋陷、上皮异型性和假浸润模式可能貌似恶性肿瘤。证实基底膜存在、小管含有上皮和肌上皮两种细胞有助于鉴别诊断。可能发生黏液样改变、钙化和梗死。据报道，50% 以上病例显示大汗腺分化；鳞状化生也有描述。

六、免疫表型

上皮细胞、肌上皮细胞、基底膜标记物的表达模式如同正常结构。

七、分子特征

这些肿瘤的分子基础尚不清楚。对 9 例导管腺瘤进行 50 个癌症相关基因的下一代测序和 Sanger 分析，结果显示，56%（5/9）含有突变基因，其中 30% 显示突变型 AKT1，22%（3/9）还有额外的 GNAS 突变，11%（1/9）含有突变型 PIK3CA。在没有异型增生的乳腺乳头状瘤中显示的 AKT 1 E17 K 突变支持硬化性导管内乳头状瘤和导管腺瘤之间具有相关性（Troxell，2010）。

八、鉴别诊断

可见导管扩张、囊肿、上皮增生，显著的肌上皮细胞增生可导致误诊为腺肌上皮瘤（见"腺肌上皮瘤"）（Azzopardi 和 Salm，1984；Carney

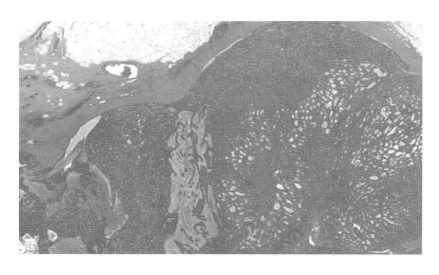

◀ 导管腺瘤，图 1
导管扩张，导管内腺瘤性生长，部分区域为细胞稀少的结缔组织（HE 染色）

和 Toorkey，1991）。导管腺瘤呈现间质增生、纤维化伴小管结构扭曲，这些表现与硬化性腺病（见"硬化性腺病"）和复杂性硬化性病变（见"复杂性硬化病变"）相重叠。尽管有时不可能做出鉴别诊断，但通过检查多个层面切片仅发现小灶乳头状生长方式倾向于诊断导管腺瘤。

推荐阅读

[1] Azzopardi, J. G., & Salm, R. (1984). Ductal adenoma of the breast: A lesion which can mimic carcinoma. *Journal of Pathology, 144*, 15–23. https://doi.org/10.1002/path.1711440103.

[2] Carney, J. A., & Stratakis, C. A. (1996). Ductal adenoma of the breast and the Carney complex. *American Journal of Surgical Pathology, 20*, 1154–1155.

[3] Carney, J. A., & Toorkey, B. C. (1991). Ductal adenoma of the breast with tubular features. A probable component of the complex of myxomas, spotty pigmentation, endocrine overactivity, and schwannomas. *American Journal of Surgical Pathology, 15*, 722–731.

[4] Foschini, M., Simpson, J., & O'Malley, F. (2012). Ductal adenoma. In S. Lakhani, I. Ellis, S. Schnitt, P. Tan, & M. Van de Vijyer (Eds.), *WHO classification of tumors of the breast* (pp. 117–118). Lyon: IARC.

[5] Lammie, G. A., & Millis, R. R. (1989). Ductal adenoma of the breast–Areview of fifteen cases. *Human Pathology, 20*, 903–908.

[6] Matsubayashi, R. N., Momosaki, S., & Muranaka, T. (2016). Ductal adenoma of breast: imaging characteristics and radiologic-pathologic correlation of unique findings which reflect "pseudoinvasion". *Breast Cancer, 23*, 597–606. https://doi.org/10.1007/s12282-015-0608-9.

[7] Troxell, M. L., Levine, J., Beadling, C., Warrick, A., Dunlap, J., Presnell, A., Patterson, J., Shukla, A., Olson, N. R., Heinrich, M. C., & Corless, C. L. (2010). High prevalence of PIK3CA/AKT pathway mutations in papillary neoplasms of the breast. *Modern Pathology, 23*, 27.

Ductal Carcinoma in Situ 导管原位癌

Isabella Castellano   Jasna Metovic   著   薛德彬   译

一、同义词

导管上皮内肿瘤；导管内癌；非浸润性导管性乳腺癌；浸润前乳腺癌。

二、定义

导管原位癌（DCIS）是一种局限于乳腺导管 - 小叶系统的肿瘤性增生，其周围有一层肌上皮和一层基底膜。DCIS 包括一组异质性疾病，以轻微到明显的细胞学异型性为特征，不侵犯间质组织（Lakhani 等，2012）。

三、临床特征

■ 发病率

根据国家癌症研究所的监测、流行病学和最终结果计划（SEER 2014）的数据，DCIS 发病率在过去几十年中不断增加（从 1975 年的 5.8/10 万妇女增加到 2014 年的 34.4/10 万妇女）。DCIS 约占所有乳腺癌症诊断的 20%。

乳腺 X 线检查的广泛应用以及国家乳腺筛查计划（Ernster 和 Barclay，1997）的实施，对早期乳腺癌的诊断做出了贡献。根据不同的研究，约每 1300 例乳腺 X 线筛查中有 1 例诊断为 DCIS

（Ernster 等，2002）。

■ 年龄

DCIS 罕见于 40 岁以下的妇女，发病率在 40—70 岁期间上升，70 岁后出现平台期。

■ 性别

DCIS 在女性中很常见。然而，根据 SEER 数据库，DCIS 占所有男性乳腺癌（Anderson 和 Devesa，2005）的 9.4%，平均年龄为 62 岁。尽管所有的 DCIS 亚型都可见于两性，但一般来说，乳头状原位癌（见"导管内乳头状癌"）更常见于男性（Staerkle 等，2006）。

■ 部位

DCIS 的解剖学部位与浸润癌相似。大多数肿瘤位于外上象限（43.9%），随后依次是内上象限（9.0%）、中央象限（8.5%）和外下象限（8.1%），最后是内下象限（6.9%）（Ernster 等，2000）。

在 Verkooijen 等（2002）的一项研究中，35% 的 DCIS 存在于 2 个不同的象限中。多象限表现常被观察到，特别是微乳头状 DCIS（Bellamy 等，1993）。

■ 治疗

手术：近 20 年来，DCIS 的手术方式由乳腺癌根治术伴前哨淋巴结清扫（见"前哨淋巴结"）改为保守手术，无须对腋窝淋巴结进行任何干预，正如 ASCO（Lyman 等，2014）和 NCCN 指南（2015）所建议。一些研究表明，低级别病变只需要手术切除，不需要放射治疗（EORTC 乳腺癌合作组，2006），而另一些研究报告称，由于低级别 DCIS 通常呈多中心性，可能复发，即使是广泛放疗也可能不敏感（Tot 和 Gere，2008）。

大范围 / 弥漫性 DCIS 采用乳腺切除术加立即乳房重建，适用于对侧乳腺预防性切除术（Rutter 等，2015），尤其是年轻女性，以及 BRCA 突变患者或有卵巢癌阳性家族史的患者（Elsayegh 等，2014）。指导手术方式的主要特征是病灶大小，用乳腺 X 线和 MRI 测量。如

果采用保守方法，手术切缘应无疾病，最小建议距离为 2mm（Pilewskie 和 Morrow，2018）。最近，三项多机构随机Ⅲ期试验提议低级别 DCIS 应避免手术，宜采取积极的监测策略（Elshof 等，2015；COMET trial–https://clinicaltrials.gov/ct2/show/ NCT02926911；Francis 等，2015）。

放疗：不管 DCIS 组织学如何，保守手术通常加用术后放疗。随机试验证明，放疗可降低 50% 的局部复发率（McCormick 等，2015；EORTC 乳腺癌合作组等，2006）；然而，现在许多研究提出低风险 DCIS 应避免放疗。已经用多基因分析法，如 Oncotype DX®（Genentech，Houston，TX），进行了几个试验，能够量化原位癌和浸润性乳腺癌的 10 年局部复发风险。报告结果为一个数值，称为"DCIS 评分"，将患者分为低、中、高危组。有人建议低风险类别应避免放疗（Solin 等，2013）。

激素治疗：75%～80% 的 DCIS 表达雌激素受体（ER）。激素治疗（HT）有争议；然而，对于 ER 阳性的 DCIS 患者，已证实 HT 可减少保守手术患者约 37% 的复发事件（Wapnir 等，2011）。与他莫昔芬和芳香化酶抑制药相比，NSABP B–35 试验显示绝经后 DCIS 患者获得了相似的无病生存率（Margolese 等，2016）。

抗 HER2 治疗：虽然有人提议用曲妥珠单抗（Kuerer 等，2011）或拉帕替尼（Decensi 等，2011）治疗 HER2 阳性 DCIS，但迄今为止，抗 HER2 阻滞剂的临床疗效尚不清楚。一项前瞻性随机Ⅲ期多机构临床试验 – 国家手术辅助乳腺计划（NSABP）– 用曲妥珠单抗联合放射治疗 HER2 阳性 DCIS 患者（Siziopikou 等，2013）目前正在进行中。

■ 结局

诊断时的年龄已被确定为最强预测因子，可预测浸润癌复发或原位癌局部复发。对于诊断时年龄在 45 岁以下的妇女，保乳手术加放疗后 10

年局部无复发生存率和局部无浸润性复发生存率分别为73%和78%（Kong等，2014）。存在粉刺样坏死与肿瘤切除术后同侧复发的风险密切相关，Meta分析表明，这种风险范围为1.3～5.0（Wapnir等，2011；Wai等，2011）。

观察性研究发现，14%～50%的DCIS可能进展为浸润癌（King等，2017；Erbas等，2006；Pluchinotta，2018）。许多证据表明，大多数浸润癌可能起源于DCIS。事实上，浸润癌通常伴有DCIS，并有相似的分子特征。然而，尸检研究中发现了大量的DCIS，这强调并非所有的DCIS都会发展成浸润癌（Pluchinotta，2018）。

四、大体检查

大多数DCIS由于微钙化而被乳腺X线检测到，因此，肉眼检查可能完全阴性。有时，这些病变可能形成结节状增厚或斑点状灰黄色病灶，伴有从切口表面渗出的条状致密物质，尤其是粉刺样坏死的病例。

为了更好地确定病变的范围、边缘状态，并确定与放射学特征（术前乳腺X线和术中影像学学发现钙化）的相关性，鼓励在常规临床实践中使用组织学大切片。然而，并非每例DCIS都有钙化，或仅有部分病例有钙盐沉积，当用乳腺X线测量时，病变的实际大小可能被低估。在10%的病例中，DCIS生长方式呈结节状肿块或结构变形（Giuseppetti等，2018）。超声检查，DCIS钙化表现为乳腺组织内的回声病灶，而非钙化DCIS则可能表现为低回声肿块，边缘有微小分叶。MRI是评价DCIS大小的最敏感检查，主要用于高级别病变（Greenwood等，2013）。DCIS最常见的MRI形态学特征是"非实质性"增强（60%～81%的病例）（Greenwood等，2013）。尽管许多研究已经证明MR高估了疾病范围（Rominger等，2016），但这种方法原则上可以指导手术治疗方式。

五、显微镜检查

（一）核级别

DCIS的分类应主要基于核级别，因为它代表单因素和多因素分析中局部复发的最重要预测因子（Wapnir等，2011）。

根据核异型性程度，一般将DCIS分为低、中、高级别DCIS。低级别DCIS的特征是小的、单形的、极化良好的细胞，具有均匀的大小、规则的染色质模式和罕见的核分裂象（图1A）。微钙化通常为沙粒状/颗粒状/粉尘状。中级别DCIS的组成细胞类似于低级别DCIS，但在细胞大小、形状和分布等方面存在差异，偶有核仁、核分裂象和粗糙染色质（图1B）。最后，高级别DCIS由高度非典型细胞组成，体积大，具有多形性、极化差的不规则核、显著的核仁、大量核分裂象并出现坏死（Tavassoli和Devilee，2003）。

（二）组织生长模式

组织学亚型包括实性、筛状、微乳头状、乳头状、粉刺型（图2）、大汗腺型和混合型（Bellamy，1993）。实性DCIS的特征是拥挤的肿瘤细胞有序增殖，使导管扩张（图2A）。筛状DCIS由充分形成的圆形管腔组成，管腔分布规则，内衬均匀的极化细胞（图2B）。

管腔可能含有无定形物质，包括凋亡细胞、钙化（通常为粉末状/颗粒状）和坏死。微乳头状DCIS由许多缺乏纤维血管轴心的上皮突起组成（图2C）；这些细胞团可能在管腔内脱落并流向乳头（Castellano等，2010）。乳头状DCIS（见导管内乳头状癌）的特征是具有纤维血管轴心的乳头状突起。在某些病例中，乳头过度生长完全充满腔，貌似实性DCIS，但纤维血管轴心仍然可以识别。WHO分类系统将乳头状病变分为一个单独的组，包括导管内（见"导管内乳头状癌"）、包裹性乳头状癌（见"包裹性乳头状癌"）

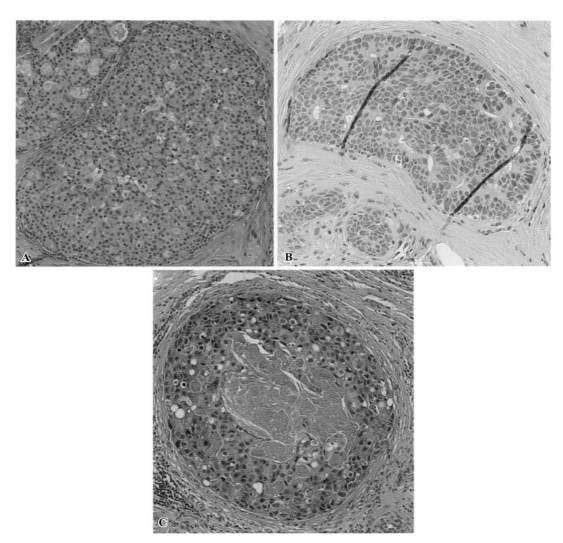

D

▲ 导管原位癌，图 1

A. 低级别 DCIS 的特点是细胞小，形态单一，极化良好，大小均匀。B. 中级别 DCIS 由大小、形状、位置可变的细胞组成，偶见核分裂象和粗糙染色质。高级别 DCIS 由高度非典型细胞组成，体积大，具有多形性、极化差、不规则的细胞核，出现坏死（HE，20×）

和实性乳头状癌（见"实性乳头状癌"）（Lakhani 等，2012）。导管内乳头状癌的特征是病变周围存在肌上皮层，而其他两种实体的病变周围可能缺乏肌上皮层。由于这个原因，如何对乳头状癌进行分期尚无统一意见；但建议包裹性和实性乳头状癌都应当按照 DCIS 的形式进行管理。粉刺型 DCIS 的特征是：显著异型的细胞增殖，使导管扩张并增粗，中央有坏死碎屑和无定形钙化（图 2D）。钙化通常表现为碎石样 / 管型钙化，在乳腺 X 线检查时呈线性或节段型分布。导管

周围间质致密，常表现为轻度炎症反应。粉刺型 DCIS 通常属于高、中组织病理学核级别。

（三）"DIN"分类

2003 年，Tavassoli 提出了一个新的分类系统（Tavassoli 和 Devilee，2003），建议用导管上皮内肿瘤（DIN）取代 DCIS 术语，只有浸润性肿瘤才用"癌"字。

分类为"DIN 1"的病变亚组包括一系列低级别导管内增生，如平坦上皮非典型增生（见"柱状细胞病变"）（DIN 1a）、非典型导管增生（见

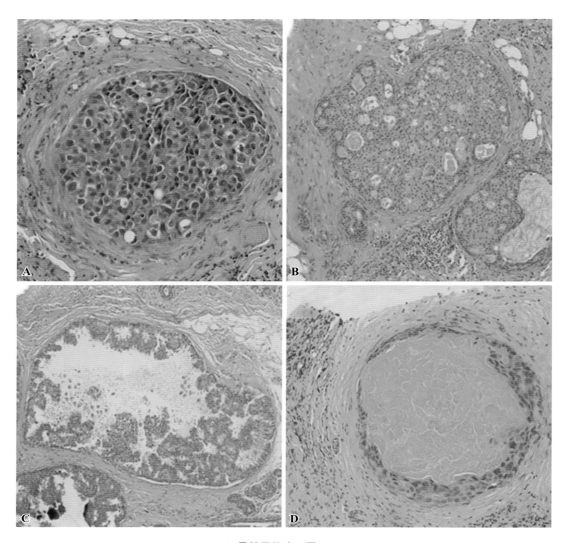

▲ 导管原位癌，图 2

DCIS 的不同组织学亚型。A. 实性 DCIS 的特征是拥挤的肿瘤细胞增殖，充满管腔。B. 筛状 DCIS 表现为规则分布的肿瘤性管腔。管腔含有钙化的无定形物质。C. 微乳头状 DCIS 有许多上皮细胞突入管腔内。无纤维血管轴心的肿瘤细胞团漂浮在管腔内。D. 粉刺型 DCIS 的特征是导管扩张，导管内有坏死的碎片。导管周围间质呈轻度炎症反应（HE，10×）

"非典型导管增生"）（ADH）（DIN 1b）、低级别 DCIS（DIN 1c）。分子研究表明，这些病变具有相似的遗传学改变，为低级别肿瘤的典型分子改变（Reis 和 Filho 等，2005）。

DIN 2 代表中等核级别 DCIS，分化程度介于低级别病变和高级别病变之间。后者称为 DIN 3，其特征是非典型多形性细胞显示高级别肿瘤的遗传学改变（Reis 和 Filho 等，2005）。

DIN 术语没有达成广泛共识。因此，WHO 在 2012 年（Lakhani 等，2012）废弃了 DIN 术语，采用基于核级别的 DCIS 分类。一些学者仍然支持使用 DIN 术语，以减少对患者造成的负面心理影响和在原位病变的医疗管理中造成的混乱（Galimberti 等，2013）。

六、免疫表型

DCIS 周围的肌上皮细胞可以用抗体突出显示，可显示胞质（SMA、calponin、CD10、CK5/6）

或显示核（p63 和 p40）（图 3）。在常规实践中，推荐同时使用显示核和胞质的抗体。NCCN 要求 DCIS 的检查包括 ER 和孕激素受体（PR）。75%～80% 的 DCIS 病灶呈 ER 阳性。其表达一般与低 - 中核级别 DCIS 病例相关（图 4）。常规检测 PR 仍有争议（Lakhani 等，2012）。在核分级高、粉刺样坏死和出现间质微浸润的 DCIS 中，50%～60% 过表达 HER2（图 5）。HER2 可能在浸润癌的进展中起关键作用（Curigliano 等，2015），其表达通常与手术切除后的复发有关，主要是未接受放射治疗的患者（Holmes 等，2011）。

与浸润性乳腺癌相似，ER、PR、HER2 和 Ki-67 的表达可将 DCIS 分为"替代分子亚型"，即管腔 A 型、管腔 B 型、HER2 型和三阴型。然而，这种分类对预后的影响有待澄清。

其他标记物如 TP53、Bcl2、雄激素受体（AR）已作为有前景的预后标记物而研究。具体而言，已经证明 TP53 通常发生在 HER2 阳性的高级别 DCIS 中，而不是在 ER/PR 阳性的低级别病变中（Vincent 和 Salomon 等，2008）。另一方面，Bcl2 在低级别 DCIS 中高度表达（Mustonen 等，1997）。

AR 在 DCIS 中的作用只有很少信息。一些研究建议将其与 ER（AR/ER 比值）结合作为复发性疾病的重要预后标志物（Ravaioli 等，2017）。

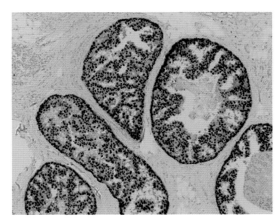

▲ 导管原位癌，图 4
低级微乳头状 DCIS 中 100% 肿瘤细胞核呈一致的 ER 免疫反应（10×）

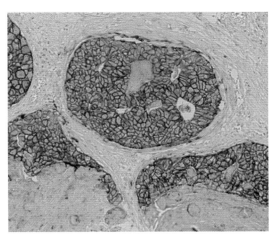

▲ 导管原位癌，图 5
HER2 在高级粉刺型 DCIS 中的过度表达（20×）

七、分子特征

一些研究表明，核分级不仅与预后有关，还与独特的遗传改变和不同的演进途径有关（Bombonati 和 Sgroi，2011）。低级别 DCIS 通常为 ER/PR 阳性和 HER2 阴性，通常与同时发生的染色体改变有关，如，16q 的缺失，1q 和 16p 的获得。另一方面，高级别 DCIS 常为 ER/PR 阴性和 HER2 阳性，特征是具有复杂的核型（Reis 和 Filho 等，2005；Lopez 和 Garcia 等，2010），包括 $1q^+$、$5p^+$、$8q^+$ 和 $17q^+$ 的获得；$8p^-$、

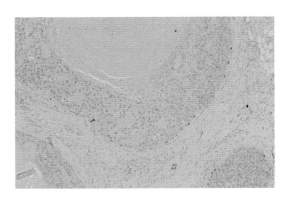

▲ 导管原位癌，图 3
p63 免疫染色显示 DCIS 周围有不连续的肌上皮层（20×）

11q⁻、13⁻ 和 14q⁻ 的缺失；6q22、8q22、11q13、17q12、17q12-24 和 20q13 的局部扩增（Reis、Filho 和 Lakhani，2003；Shackney 和 Silverman，2003）。根据以上结果，可以推测 DCIS 可能沿着低、高级别这两条不同的途径而进展。低级别病变的特征是与 ER 激活和高分化浸润癌［如小管癌（见小管癌）］相关的途径。大多数高级别 DCIS 病变显示与浸润癌相同的基因组特征（Abba 等，2015）。研究表明，TP53（Kim 等，2015）、PTEN（Yates 等，2015）突变及 20、11 和 17 号染色体扩增（Aubele 等，2000）可能发生在正常上皮细胞向原位癌细胞的转化过程中（Casasent 等，2017）。共同因素，如间质环境、细胞介导的免疫机制、血管间隙和肌上皮细胞，有助于 DCIS 向浸润性乳腺癌的发展（Mardekian 等，2016；Adriance 等，2005）。特别是已有充分的研究证实肌上皮层通过维持基底膜和上皮细胞极性的完整性而发挥抑癌功能（Polyak 和 Hu，2005）。Allinen 等（2004）的研究比较了正常乳腺与癌组织的微环境，发现 DCIS 肌上皮层显示了所有微环境细胞类型中最丰富的基因表达变化。实际上，与正常乳腺组织相比，DCIS 周围的肌上皮显示出一些形态学差异，失去了使管腔上皮细胞极化的能力，显示出肌上皮标记物表达的不连续性（Rakha 等，2017）。此外，研究还表明，正常肌上皮细胞特异性基因，CTK14、CTK17、EGFR，在 DCIS 肌上皮细胞中缺失或下调（Polyak 和 Hu，2005）。

除肌上皮外，基底膜是阻止浸润的重要屏障，由Ⅳ型胶原、层粘连蛋白 1 和一些蛋白多糖组成。基质金属蛋白酶（MMP2）等标记物的过度表达参与细胞外基质重塑，可能刺激基底膜退变（Abba 等，2004），使癌发生间质浸润。

近年来，微小 RNA（miRNA）成为研究热点，它是一类 RNA 小分子，控制 mRNA 表达的，调节干细胞分裂、细胞生长、凋亡和癌变。与正常乳腺组织相比，在 DCIS 中，一些 miRNA 呈低表达（Hannafon 等，2011）。miRNA 调控似乎发生在从正常上皮向 DCIS 上皮的转变过程中，如 miR-125b 和 miR-132 的缺失及 miR-182 和 miR-183 的获得（Hannafon 等，2011）。在浸润癌和 DCIS 病变中，特异性 miRNA 信号的表达不同（Volinia 等，2012）。

最后，DNA 甲基化似乎在早期乳腺癌发生中起着关键作用，从正常乳腺向 DCIS 进展的过程中，甲基化基因增多（Mardekian 等，2016）。

八、鉴别诊断

DCIS 的鉴别诊断可能包括：①上皮增生 / 普通导管增生（UDH）；②非典型导管增生（ADH）；③小叶原位癌（LCIS）；④微浸润癌。

1. DCIS 的实性生长模式可能误认为旺炽性上皮增生 /UDH（见"普通导管增生"）。上皮增生的细胞增殖呈现异质性；细胞呈现不同的形状、大小、流水状排列和不规则的周边窗孔。在低级别 DCIS 中，形成细胞桥的细胞为克隆性，杂乱排列或垂直于长轴，不呈现流水状模式。此外，CK5/14⁺ 和 CK5/14⁻ 细胞的免疫组化表达呈嵌合性模式（马赛克样），是上皮增生 /UDH 的特征，而低级别 DCIS 由克隆细胞组成，呈一致的基底型 CK5/14 阴性和 ER 阳性（Bocker，2006）。

2. ADH（见"非典型导管增生"）与 DCIS 之间的鉴别诊断可能很困难，尤其是分化良好的非粉刺型 DCIS。具有 ADH 组织学和细胞学特征的单形性上皮细胞在导管内增殖与低级别 DCIS 中的增殖细胞是完全相同的（Page 和 Rogers，1992）。实际上，ADH 和低级别 DCIS 属于相同的形态学范围，在分子水平上也是如此（Bombonati 和 Sgroi，2011）。要诊断 ADH，细胞增殖应局限于一个或少数几个独立的小叶内，占据 2 个以下导管腔或最大范围＜2mm。因此，含有 ADH 的空芯针穿刺活检样本应诊断为"导管内非典型增生"，只有手术标本才能诊断 ADH。此范围 / 大小标准不适用于中、高级别 DCIS 病变（Bocker，2006）。

3. LCIS（见"小叶原位瘤变"）与实性 DCIS 伴单形性圆形核和深染核的鉴别诊断很重要，也很困难。可能见到小叶 / 导管增生相重叠的混合性病变。细胞黏附性差和胞质内出现空腔倾向于 LCIS，而黏附性生长、缺乏胞质空腔、受累管腔周边细胞有极化、微腺泡形成倾向于低级别 DCIS 的诊断（Bocker，2006）。E-cadherin 通常在 DCIS 表达，而 ALH/LCIS 通常不表达。此外，高分子量 CK（CK34βE12）的表达通常见于 LCIS，而不见于 DCIS（Bratthauer 等，2002）。

4. 微浸润癌（见"乳腺微浸润癌"）。DCIS 周围的浸润癌灶可能 ≤ 1mm，主要位于炎症性导管周围间质内。CK 可显示浸润导管周围间质的单个肿瘤细胞或小簇细胞（图 6）。此外，对肌上皮层的仔细研究有助于诊断微浸润。一种罕见的浸润性筛状癌（见浸润性筛状癌）可能误认为筛状 DCIS（Lakhani 等，2012）。

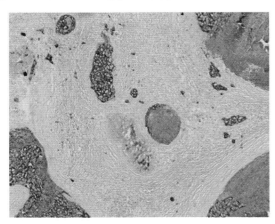

▲ 导管原位癌，图 6

微浸润癌。CK AE1-AE3 免疫反应突出显示单个细胞或成簇细胞浸润至高级别 DCIS 周围的轻度炎症性间质（20×）

推荐阅读

[1] Abba, M. C., Drake, J. A., Hawkins, K. A., et al. (2004). Transcriptomic changes in human breast cancer progression as determined by serial analysis of gene expression. *Breast Cancer Research, 6*, R499–R513.

[2] Abba, M. C., Gong, T., Lu, Y., et al. (2015). A molecular portrait of high-grade ductal carcinoma in situ. *Cancer Research, 75*, 3980–3990.

[3] Adriance, M. C., Inman, J. L., Petersen, O. W., et al. (2005). Myoepithelial cells: Good fences make good neighbors. *Breast Cancer Research, 7*, 190–197.

[4] Allinen, M., Beroukhim, R., Cai, L., et al. (2004). Molecular characterization of the tumor microenvironment in breast cancer. *Cancer Cell, 6*, 17–32.

[5] Anderson, W. F., & Devesa, S. S. (2005). In situ male breast carcinoma in the surveillance, epidemiology, and end results database of the National Cancer Institute. *Cancer, 104*, 1733–1741.

[6] Aubele, M., Cummings, M., Walsch, A., et al. (2000). Heterogeneous chromosomal aberrations in intraductal breast lesions adjacent to invasive carcinoma. *Analytical Cellular Pathology, 20*, 17–24.

[7] Bellamy, C. O., McDonald, C., Salter, D. M., et al. (1993). Noninvasive ductal carcinoma of the breast: The relevance of histologic categorization. *Human Pathology, 24*, 16–23.

[8] Böcker, W. (2006). *Preneoplasia of the breast. A new conceptual approach to proliferative breast disease.* Munich: Elsevier GmbH.

[9] Bombonati, A., & Sgroi, D. C. (2011). The molecular pathology of breast cancer progression. *Journal of Pathology, 223*, 307–317.

[10] Bratthauer, G. L., Moinfar, F., Stamatakos, M. D., et al. (2002). Combined E-cadherin and high molecular weight cytokeratin immunoprofile differentiates lobular, ductal, and hybrid mammary intraepithelial neoplasias. *Human Pathology, 33*, 620–627.

[11] Casasent, A. K., Edgerton, M., & Navin, N. E. (2017). Genome evolution in ductal carcinoma in situ: Invasion of the clones. *Journal of Pathology, 241*, 208–218.

[12] Castellano, I., Marchiò, C., Tomatis, M., et al. (2010). Micropapillary ductal carcinoma in situ of the breast: An inter-institutional study. *Modern Pathology, 23*, 260–269.

[13] Comparison of Operative to Monitoring and Endocrine Therapy (COMET). Trial For Low Risk DCIS (COMET). https://clinicaltrials.gov/ct2/show/NCT029 26911

[14] Curigliano, G., Disalvatore, D., Esposito, A., et al. (2015). Risk of subsequent in situ and invasive breast cancer in human epidermal growth factor receptor 2-positive ductal carcinoma in situ. *Annals of Oncology, 26*, 682–687.

[15] Decensi, A., Puntoni, M., Pruneri, G., et al. (2011). Lapatinib activity in premalignant lesions and HER2-positive cancer of the breast in a randomized, placebocontrolled presurgical trial. *Cancer Prevention Research, 4*, 1181–1189.

[16] Elsayegh, N., Kuerer, H. M., Lin, H., et al. (2014). Predictors that influence contralateral prophylactic mastectomy election among women with ductal carcinoma in situ who were evaluated for BRCA genetic testing. *Annals of Oncology, 21*, 3466–3472.

[17] Elshof, L. E., Tryfonidis, K., Slaets, L., et al. (2015). Feasibility of a prospective, randomised, open-label,

international multicentre, phase III, non-inferiority trial to assess the safety of active surveillance for low risk ductal carcinoma in situ–the LORD study. *European Journal of Cancer, 51*, 1497–1510.

[18] EORTC Breast Cancer Cooperative Group, EORTC Radiotherapy Group, Bijker, N., et al. (2006). Breastconserving treatment with or without radiotherapy in ductal carcinoma-in-situ: Ten-year results of European Organisation for Research and Treatment of Cancer randomized phase III trial 10853–a study by the EORTC Breast Cancer Cooperative Group and EORTC Radiotherapy Group. *Journal of Clinical Oncology, 24*, 3381–3387.

[19] Erbas, B., Provenzano, E., Armes, J., et al. (2006). The natural history of ductal carcinoma in situ of the breast: A review. *Breast Cancer Research and Treatment, 97*, 135–144.

[20] Ernster, V. L., & Barclay, J. (1997). Increases in ductal carcinoma in situ (DCIS) of the breast in relation to mammography: A dilemma. *Journal of the National Cancer Institute Monographs, 22*, 151–156.

[21] Ernster, V. L., Barclay, J., Kerlikowske, K., et al. (2000). Mortality among women with ductal carcinoma in situ of the breast in the population-based surveillance, epidemiology and end results program. *Archives of Internal Medicine, 160*, 953–958.

[22] Ernster, V. L., Ballard-Barbash, R., Barlow, W. E., et al. (2002). Detection of ductal carcinoma in situ in women undergoing screening mammography. *Journal of the National Cancer Institute, 94*, 1546–1554.

[23] Francis, A., Fallowfield, L., & Rea, D. (2015). The LORIS trial: Addressing overtreatment of ductal carcinoma in situ. *Clinical Oncology, 27*, 6–8.

[24] Galimberti, V., Monti, S., & Mastropasqua, M. G. (2013). DCIS and LCIS are confusing and outdated terms. They should be abandoned in favor of ductal intraepithelial neoplasia (DIN) and lobular intraepithelial neoplasia (LIN). *Breast, 22*, 431–435.

[25] Giuseppetti, G. M., Boria, F., & Baldassare, S. (2018). DCIS imaging. In C. Mariotti (Ed.), *Ductal carcinoma in situ* (pp. 39–57). Cham: Springer. Greenwood, H. I., Heller, S. L., Kim, S., et al. (2013).

[26] Ductal carcinoma in situ of the breasts: Review of MR imaging features. *Radiographics, 33*, 1569–1588.

[27] Hannafon, B. N., Sebastiani, P., de las Morenas, A., et al. (2011). Expression of microRNA and their gene targets are dysregulated in preinvasive breast cancer. *Breast Cancer Research, 13*, R24.

[28] Holmes, P., Lloyd, J., Chervoneva, I., et al. (2011). Prognostic markers and long-term outcomes in ductal carcinoma in situ of the breast treated with excision alone. *Cancer, 117*, 3650–3657.

[29] Kim, S. Y., Jung, S. H., Kim, M. S., et al. (2015). Genomic differences between pure ductal carcinoma in situ and synchronous ductal carcinoma in situ with invasive breast cancer. *Oncotarget, 6*, 7597–7607.

[30] King, M. T., Winters, Z. E., Olivotto, I. A., et al. (2017). Patient-reported outcomes in ductal carcinoma in situ: A systematic review. *European Journal of Cancer, 71*, 95–108.

[31] Kong, I., Narod, S. A., Taylor, C., et al. (2014). Age at diagnosis predicts local recurrence in women treated with breast-conserving surgery and postoperative radiation therapy for ductal carcinoma in situ: A population-based outcomes analysis. *Current Oncology, 21*, e96–e104.

[32] Kuerer, H. M., Buzdar, A. U., Mittendorf, E. A., et al. (2011). Biologic and immunologic effects of preoperative trastuzumab for ductal carcinoma in situ of the breast. *Cancer, 117*, 39–47.

[33] Lakhani, S. R., Ellis, I. O., Schnitt, S. J., et al. (2012).WHO classification of tumors of the breast. Lyon: International Agency for Research on Cancer. Lopez-Garcia, M. A., Geyer, F. C., Lacroix-Triki, M., et al. (2010). Breast cancer precursors revisited: Molecular features and progression pathways. *Histopathology, 57*, 171–192.

[34] Lyman, G. H., Temin, S., Edge, S. B., et al. (2014). Sentinel lymph node biopsy for patients with early-stage breast cancer: American Society of Clinical Oncology clinical practice guideline update. *Journal of Clinical Oncology, 32*, 1365–1383.

[35] Mardekian, S. K., Bombonati, A., & Palazzo, J. P. (2016). Ductal carcinoma in situ of the breast: The importance of morphologic and molecular interactions. *Human Pathology, 49*, 114–123.

[36] Margolese, R. G., Cecchini, R. S., Julian, T. B., et al. (2016). Anastrozole versus tamoxifen in postmenopausal women with ductal carcinoma in situ undergoing lumpectomy plus radiotherapy (NSABP B-35): A randomised, double-blind, phase 3 clinical trial. *Lancet, 387*, 849–856.

[37] McCormick, B.,Winter, K., Hudis, C., et al. (2015). RTOG 9804: A prospective randomized trial for good-risk ductal carcinoma in situ comparing radiotherapy with observation. *Journal of Clinical Oncology, 33*, 709–715.

[38] Mustonen, M., Raunio, H., Pääkkö, P., et al. (1997). The extent of apoptosis is inversely associated with Bcl-2 expression in premalignant and malignant breast lesions. *Histopathology, 31*, 347–354.

[39] NCCN. (2015). Guidelines: https://www.nccn.org/profes sionals/physician_gls/default.aspx Page, D. L., & Rogers, L. W. (1992). Combined histologic and cytologic criteria for the diagnosis of mammary atypical ductal hyperplasia. *Human Pathology, 23*, 1095–1097.

[40] Patchefsky, A. S., Schwartz, G. F., Finkelstein, S. D., et al. (1989). Heterogeneity of intraductal carcinoma of the breast. *Cancer, 63*, 731–741.

[41] Pilewskie, M., & Morrow, M. (2018). Margins in breast cancer: How much is enough? *Cancer, 124*, 1335–1341.

[42] Pluchinotta, A. (2018). History of the DCIS of the breast and the evolution of knowledge based on ductal tree anatomy. In C. Mariotti (Ed.), Ductal Carcinoma in situ (pp. 1–23). Cham: Springer. Polyak, K., & Hu, M. (2005). Do myoepithelial cells hold the key for breast tumor

progression? *Journal of Mammary Gland Biology and Neoplasia, 10*, 231–247.

[43] Rakha, E. A., Miligy, I. M., Gorringe, K. L., et al. (2017). Invasion in breast lesions: The role of the epithelial-stroma barrier. *Histopathology, 72*, 1075. https://doi.org/10.1111/his.13446.

[44] Ravaioli, S., Tumedei, M. M., Foca, F., et al. (2017). Androgen and oestrogen receptors as potential prognostic markers for patients with ductal carcinoma in situ treated with surgery and radiotherapy. *International Journal of Experimental Pathology, 98*, 289–295.

[45] Reis-Filho, J. S., & Lakhani, S. R. (2003). The diagnosis and management of pre-invasive breast disease: Genetic alterations in pre-invasive lesions. *Breast Cancer Research, 5*, 313–319.

[46] Reis-Filho, J. S., Simpson, P. T., Gale, T., et al. (2005). The molecular genetics of breast cancer: The contribution of comparative genomic hybridization. *Pathology, Research and Practice, 201*, 713–725.

[47] Rominger, M., Berg, D., Frauenfelder, T., et al. (2016). Which factors influence MRI-pathology concordance of tumour size measurements in breast cancer? *European Radiology, 26*, 1457–1465.

[48] Rutter, C. E., Park, H. S., Killelea, B. K., et al. (2015). Growing use of mastectomy for ductal carcinoma-in situ of the breast among young women in the United States. *Annals of Surgical Oncology, 22*, 2378–2386.

[49] Shackney, S. E., & Silverman, J. F. (2003). Molecular evolutionary patterns in breast cancer. *Advances in Anatomic Pathology, 10*, 278–290.

[50] Siziopikou, K. P., Anderson, S. J., Cobleigh, M. A., et al. (2013). Preliminary results of centralized HER2 testing in ductal carcinoma in situ (DCIS): NSABP B-43. *Breast Cancer Research and Treatment, 142*, 415–421.

[51] Solin, L. J., Gray, R., Baehner, F. L., et al. (2013). A multigene expression assay to predict local recurrence risk for ductal carcinoma in situ of the breast. *Journal of the National Cancer Institute, 105*, 701–710.

[52] Staerkle, R. F., Lenzlinger, P. M., Suter, S. L., et al. (2006). Synchronous bilateral ductal carcinoma in situ of the male breast associated with gynecomastia in a 30-yearold patient following repeated injections of stanozolol. *Breast Cancer Research and Treatment, 97*, 173–176.

[53] Surveillance, Epidemiology, and End Results (SEER) Program. (2014). National Cancer Institute. https://seer.cancer.gov/csr/1975_2014/

[54] Tavassoli, F. A., & Devilee, P. (2003). *World Health Organization classification of tumors of the breast*. Lyon: International Agency for Research on Cancer. Tot, T., & Gere, M. (2008). Radiological-pathological correlation in diagnosing breast carcinoma: The role of pathology in the multimodality era. Pathology & Oncology Research, 14, 173–178.

[55] Verkooijen, H. M., Fioretta, G., De Wolf, C., et al. (2002). Management of women with ductal carcinoma in situ of the breast: A population-based study. *Annals of Oncology, 13*, 1236–1245.

[56] Vincent-Salomon, A., Lucchesi, C., Gruel, N., et al. (2008). Integrated genomic and transcriptomic analysis of ductal carcinoma in situ of the breast. *Clinical Cancer Research, 14*, 1956–1965.

[57] Volinia, S., Galasso, M., Sana, M. E., et al. (2012). Breast cancer signatures for invasiveness and prognosis defined by deep sequencing of microRNA. *Proceedings of the National Academy of Sciences of the United States of America, 109*, 3024–3029.

[58] Wai, E. S., Lesperance, M. L., Alexander, C. S., et al. (2011). Predictors of local recurrence in a populationbased cohort of women with ductal carcinoma in situ treated with breast conserving surgery alone. *Annals of Surgical Oncology, 18*, 119–124.

[59] Wapnir, I. L., Dignam, J. J., Fisher, B., et al. (2011). Longterm outcomes of invasive ipsilateral breast tumor recurrences after lumpectomy in NSABP B-17 and B-24 randomized clinical trials for DCIS. *Journal of the National Cancer Institute, 103*, 478–488.

[60] Yates, L. R., Gerstung, M., Knappskog, S., et al. (2015). Subclonal diversification of primary breast cancer revealed by multiregion sequencing. *Nature Medicine, 21*, 751–759.

D

E

Encapsulated Papillary Carcinoma
包裹性乳头状癌

Eliano Cascardi　Anna Sapino　著　　薛德彬　译

一、同义词

包囊性乳头状癌；囊内乳头状癌。

二、定义

包裹性乳头状癌（EPC）是 1969 年首次描述的一种乳头状实体，起源于导管–小叶系统，在囊肿中形成，被纤维囊包围。

在 WHO 第 4 版中，EPC 是一种恶性非浸润性肿瘤性导管增生，伴有乳头状结构，被纤维包膜所包围（Lakhani 等，2012）。然而，EPC 病例可能表现为浸润。

三、临床特征

■ 发病率

EPC 是一种罕见的乳腺癌类型，占所有乳腺癌症的比例不到 2%（Li 等，2018）。

■ 年龄

一般发生于绝经后妇女；诊断时平均年龄为 65—70 岁（Mogal 等，2016）。

■ 性别

这种恶性肿瘤多发生于女性患者，但在男性也有描述。

■ 部位

EPC 通常是单灶性。它可能出现在较大、较中央位置的导管中，通常位于乳晕下区域，很少出现在乳房外部象限（Solorzano 等，2002）。

■ 临床表现

它可能无症状的，表现为可触及的活动性乳腺肿块，伴有血性乳头溢液。EPC 的放射学表现无特异性，提示良性肿瘤（见"纤维腺瘤"）或髓样癌（见"伴有髓样特征的浸润性癌"）或浸润性黏液癌（见"浸润性黏液癌"）（Costa 等，1998）。超声检查较为特异，表现为囊内生长的不均匀回声结构。

■ 治疗

由于发病率低，EPC 治疗尚未制订明确的指南。保乳手术是治疗单纯型 EPC 的标准方法。除了手术切除外，一些研究报道了辅助放疗、化疗、内分泌治疗在 EPC 治疗中的应用；然而，它们的作用仍未明确（Solorzano 等，2002；Fayanju 等，2007）。

由于腋窝淋巴结转移的发生率较低，仅在伴有浸润性成分的 EPC 中建议前哨淋巴结（见"前哨淋巴结"）评估（Solorzano 等，2002）。

■ 结局

EPC 预后良好，即使伴有浸润也是如此（Rakha 等，2011），局部复发率低，远处转移罕见，生存率高（10 年随访无病生存率 91%）（Lefkowitz 等，1994）。

四、大体检查

肉眼检查，EPC 表现为结节状、脆而易碎的病变，通常界限清楚，或位于含有血性物质的大囊腔内。肿瘤大小不一，据报道肿瘤大小的中位数为 2.25cm（Zhang 等，2018）。

五、显微镜检查

EPC 的组织病理学检查显示界限清楚的病变，围绕着纤维包囊（图 1）。EPC 呈乳头状、筛状或实性模式，有纤维血管轴心，后者被覆单层或多层癌细胞（Hill 和 Yeh，2005）。肌上皮细胞不存在，无论是病变周围还是纤维血管轴心内都没有肌上皮。

癌细胞通常呈单形性，仅有轻微异型性（轻微的核多形性和低核分裂指数）。通常，恶性细胞呈立方形，胞质嗜酸性，有时大涎腺分化（Kovari 等，2018），通常呈深染细胞核，低或中等核级别（Costa 等，1998）。已经描述了罕见的高核级别 EPC 病例。它们表现为高核级别梭形细胞，具有恶性特征和坏死，或伴有浸润性生长，似乎浸润性更强（Costa 等，1998）。EPC 伴真正浸润是罕见事件，相当于纤维包囊外出现浸润癌巢（图 2）。EPC 周围可伴有 DCIS 病灶（见导管原位癌），通常具有相似的核级别和组织学特征（乳头状或实性 DCIS）。

六、免疫表型

由于乳头内和肿瘤周围没有肌上皮层，

calponin、p63、基底型角蛋白（CK5 和 CK14）和 CD10 免疫染色均为阴性（图 3）。然而，据报道，Ⅳ型胶原免疫组化染色呈中或强表达（Esposito 等，2009）。大多数 EPC 病例属于管腔 A 和管腔 B 型，ER 和 PR 呈阳性而 HE 染色，R2 阴性。三阴性 EPC 病例也有个案报道（Zhang 等，2018）。EPC 是一种低增殖肿瘤：Ki-67 增殖指数一般低于 20%。在显示大汗腺分化的 EPC 中，可能表达 GCDFP-15（Kövári 等，2018）。

七、分子特征

EPC 的基因表达谱显示少量的基因组异常、16q 缺失和 PIK3CA 突变。与其他 ER 阳性乳腺

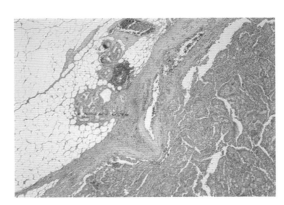

▲ 包裹性乳头状癌，图 2

包裹性乳头状癌伴浸润。浸润癌细胞超出纤维性包膜之外（HE 染色，4×）

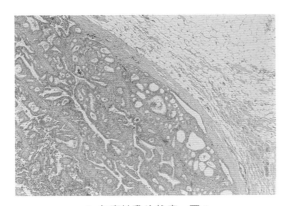

▲ 包裹性乳头状癌，图 1

低倍放大显示纤维包膜包围的清晰病灶，增殖上皮呈乳头状和筛状模式（HE 染色，4×）

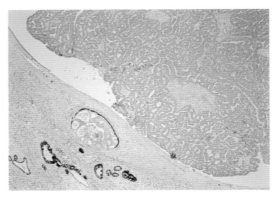

▲ 包裹性乳头状癌，图 3

基底型角蛋白（CK14）的免疫组织化学染色显示，病变周围和乳头状结构内均无肌上皮细胞（IHC 染色，4×）

肿瘤相比，这些基因改变与 EPC 良好的结局相关（Duprez 等，2012）。在最近一项关于特殊类型乳腺癌的研究中，使用 Oncotype DX 试验显示所有 EPC 均为低复发评分（Turahvili 等，2017）。

八、鉴别诊断

在术前空芯针穿刺针活检中很难区分 EPC 和其他乳头状乳腺病变，手术切除是准确病理诊断所必需的（Valdes 等，2006）。

导管内和硬化性乳头状瘤（见"导管内乳头状瘤"）与 EPC 的不同之处在于乳头的纤维血管轴心有一层肌上皮细胞。一般来说，乳头状 DCIS（见"导管原位癌"）累及多个导管，病变周围有肌上皮细胞，而 EPC 的肌上皮标记物染色呈阴性（Collins 等，2006）。

真正浸润必须与移位至纤维包囊外的肿瘤组织碎片相区分，这些碎片可能是术前细针穿刺活检或空芯针穿刺活检取样后形成的。纤维包囊内及其周围的反应性改变和含铁血黄素巨噬细胞倾向于诊断假浸润。

推荐阅读

[1] Collins, L. C., Carlo, V. P., Hwang, H., Barry, T. S., Gown, A. M., & Schnitt, S. J. (2006). Intracystic papillary carcinomas of the breast: A reevaluation using a panel of myoepithelial cell markers. *The American Journal of Surgical Pathology, 30*, 1002–1007.

[2] Costa, I., Fonseca, D., Lopes, P., Bento, M. J., & Lopes, C. (1998). Intracystic (encysted) papillary carcinoma of the breast: A clinical, pathological, and immunohistochemical study. *Human Pathology, 29*, 1097–1104.

[3] Duprez, R.,Wilkerson, P. M., Lacroix-Triki, M., Lambros, M. B., MacKay, A., Hern, R. A., Gauthier, A., Pawar, V., Colombo, P. E., Daley, F., Natrajan, R., Ward, E., MacGrogan, G., Arbion, F., Michenet, P., Weigelt, B., Vincent-Salomon, A., & Reis-Filho, J. S. (2012). Immunophenotypic and genomic characterization of papillary carcinomas of the breast. *The Journal of Pathology, 226*, 427–441.

[4] Esposito, N. N., Dabbs, D. J., & Bhargava, R. (2009). Are encapsulated papillary carcinomas of the breast in situ or invasive? A basement membrane study of 27 cases. *American Journal of Clinical Pathology, 131*, 228–242.

[5] Fayanju, O. M., Ritter, J., Gillanders,W. E., Eberlein, T. J., Dietz, J. R., Aft, R., & Margenthaler, J. A. (2007). Therapeutic management of intracystic papillary carcinoma of the breast: The roles of radiation and endocrine therapy. *The American Journal of Surgery, 194*, 497–500.

[5] Hill, C. B., & Yeh, I. T. (2005). Myoepithelial cell staining patterns of papillary breast lesions: From intraductal papillomas to invasive papillary carcinomas. *American Journal of Clinical Pathology, 123*, 36–44.

[7] Kővári, B., Ormándi, K., Simonka, Z., Vörös, A., & Cserni, G. (2018). Apocrine encapsulated papillary carcinoma of the breast: The first reported case with an infiltrative component. *Journal of Breast Cancer, 21*, 227–230.

[8] Lakhani, S.R., Ellis, I.O., Schnitt, S.J., Tan, P.H., & van de Vijver, M.J.. (2012). *WHO classification of tumors of the breast* (pp. 106–107). World Health Organization. ISBN-10: 9283224337. Lyon, IARC press.

[9] Lefkowitz, M., Lefkowitz, W., & Wargotz, E. S. (1994). Intraductal (intracystic) papillary carcinoma of the breast and its variants: A clinicopathological study of 77 cases. *Human Pathology, 25*, 802–809.

[10] Li, X., Xu, Y., Ye, H., Qin, S., Hou, F., & Liu, W. (2018). Encapsulated papillary carcinoma of the breast: A clinicopathological study of 49 cases. *Current Problems in Cancer, 42*, 291–301.

[11] Mogal, H., Brown, D. R., Isom, S., Griffith, K., & Howard-McNatt, M. (2016). Intracystic papillary carcinoma of the breast: A SEER database analysis of implications for therapy. *The Breast, 27*, 87–92.

[12] Rakha, E. A., Gandhi, N., Climent, F., van Deurzen, C. H., Haider, S. A., Dunk, L., Lee, A. H., Macmillan, D., & Ellis, I. O. (2011). Encapsulated papillary carcinoma of the breast: An invasive tumor with excellent prognosis. *The American Journal of Surgical Pathology, 35*, 1093–1103.

[13] Solorzano, C. C., Middleton, L. P., Hunt, K. K., Mirza, N., Meric, F., Kuerer, H. M., Ross, M. I., Ames, F. C., Feig, B. W., Pollock, R. E., Singletary, S. E., & Babiera, G. (2002). Treatment and outcome of patients with intracystic papillary carcinoma of the breast. *The American Journal of Surgery, 184*, 364–368.

[14] Turahvili, G., Brogi, E., Morrow, M., Hudis, C., Dickler, M., Norton, L., & Wen, H. Y. (2017). The 21-gene recurrence score in special histologic subtypes of breast cancer with favorable prognosis. *Breast Cancer Research and Treatement, 165*(1), 65–76.

[15] Valdes, E. K., Tartter, P. I., Genelus-Dominique, E., Guilbaud, D. A., Rosenbaum-Smith, S., & Estabrook, A. (2006). Significance of papillary lesions at percutaneous breast biopsy. *Annals of Surgical Oncology, 13*, 480–482.

[16] Zhang, J., Zhang, T.,Wu, N., Zhao, X.,Wang, Q., Jiang, Y., Gao, M., & Gu, L. (2018). Intracystic papillary carcinoma of the breast: Experience of a major Chinese cancer center. *Pathology-Research and Practice, 214*, 579–585.

F

Fibroadenoma 纤维腺瘤

Elena Maldi　Anna Sapino　著　　薛德彬　译

一、同义词

良性纤维上皮性病变。

二、定义

纤维腺瘤（FA）是一种常见的乳腺良性肿瘤。经典定义为双相病变，意味着上皮和间质成分均为增生。

三、临床特征

■ 年龄和性别

FA 在任何年龄都有描述，但它主要发生在育龄妇女。幼年性 FA 的发病年龄为 10—18 岁（Wechselberger 等，2002）。

■ 部位

可能为多发性、双侧性，没有好发部位。

■ 影像学

如果存在钙化成分，乳腺 X 线可以检测到 FA，否则无法区分 FA 和囊肿。超声检查，FA 表现为圆形或卵圆形低回声病变。

■ 治疗和结局

FA 是生长缓慢的无痛性病变，不需要任何治疗，但需要影像学随访。10%～40% 的 FA 会自发消退。如果完全切除则不会复发（Song 等，2014）。幼年性 FA 患者（见下文）可能迅速生长，占据大部分乳房，导致因乳房不对称肥大而引起的美观问题。建议将肿瘤完整切除，因为 5 年后 33% 病例可能复发（Song 等，2014）。

与单纯性 FA 相比，如果伴有增殖性疾病并有相关的乳腺癌家族史，则复杂性 FA（见下文）的乳腺癌风险增高（1.89 倍）（Dupont 等，1994）。一般来说，在筛查人群中，FA- 癌的关联度为 0.1%～0.3%（Dupont 等，1994）。

四、大体检查

FA 是质地坚硬的、有纤维弹性、圆形至卵圆形结节，边缘光滑或罕见结节。切面呈现相对均匀的白色组织，有精细的分叶状图案。在许多病例中，还存在裂缝。

五、显微镜检查

FA 是一种双相增生性病变，发生在终末导管小叶单位（TDLU），此处特化性小叶内间质增生导致腺体成分扭曲（Kuijper 等，2001）。

FA 有两种不同的生长模式（无临床意义）。

• 管周型：导管周围间质细胞向外增殖。小叶内间质可能是间质生长的一部分（图 1）。

• 管内型：间质细胞增殖导致导管受挤压（图 2）。

两种成分的核分裂象均少见，但可能存在于年轻或妊娠妇女。FA 的间质细胞可能很丰富并且均匀分布。在老年妇女中，FA 可能硬化，也可能发生营养不良钙化。FA 的上皮成分可能呈现不同程度的增生特征。

• 变异型：包括黏液样 FA、富细胞性 FA、复杂性 FA、幼年性 FA 或巨大型 FA 等。

○ 黏液样 FA 显示间质成分呈显著黏液样改变，可能与 Carney 综合征有关。在冰冻切片或 FNA 标本中，黏液样 FA 可能误诊为黏液癌（见"浸润性黏液癌"）。

○ 富细胞性 FA 表现为间质细胞成分明显丰富。管内型富细胞性 FA 与良性叶状肿瘤（见"叶状肿瘤"）的鉴别诊断具有挑战性（图 3）。

○ 复杂性 FA 至少显示以下特征之一，如囊肿 > 3mm、上皮钙化、硬化性腺病（见"硬化性腺病"）和（乳头状）大汗腺增生（Page 和 Anderson，1987；Dupont 等，1994）。

○ 幼年性 FA 或巨大型 FA 罕见，特征是快速生长，通常发生在青春期。它们显示间质细胞高度丰富、管周型生长模式和普通型增生（Song 等，2014；Calcaterra 等，2009）。管腔上皮层的特征包括胞质顶部突起、男性乳房发育症样微乳头状突起和罕见核分裂象（图 4）。

在 FA 切除后，偶然发现非典型增生的恶性增生，或为导管性或为小叶性。仅在 FA 背景中出现的异型性且不累及周围的正常组织，如果 FA 已切除，则乳腺癌风险不增高。浸润癌或原位癌在 FA 中非常罕见。浸润癌可能发生在 FA

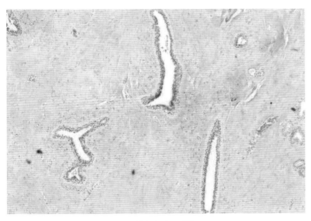

▲ 纤维腺瘤，图 1
管周型纤维腺瘤，间质硬化，部分上皮结构受挤压（HE 染色）

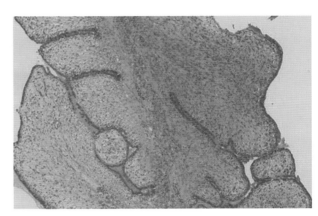

▲ 纤维腺瘤，图 2
管内型纤维腺瘤，黏液样间质挤压并扭曲上皮成分（HE 染色）

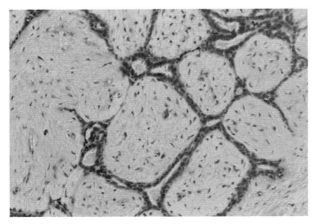

▲ 纤维腺瘤，图 3
在本例管内型纤维腺瘤中，间质细胞丰富，偶见叶状突起，类似于良性叶状肿瘤（HE 染色）

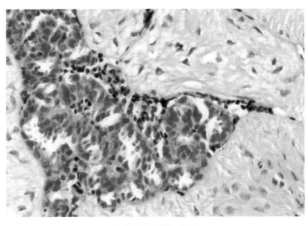

▲ 纤维腺瘤，图 4
幼年性纤维腺瘤，一例幼年性纤维腺瘤内的上皮结构显示增生和顶端胞质突起的迹象

内，而外源性浸润累及 FA 更常见（Hoda 等，2014）。

六、免疫表型

ER 和 PR 阳性局限于上皮细胞。间质细胞可呈不同程度的 CD34 阳性。

七、分子特征

FA 中没有特异性分子改变。据报道，FA 存在细胞遗传学异常，特别是 12q13–15 区域的异常，但没有发现驱动 FA 形成的特异性突变（Loke 等，2018）。最近的一项研究表明，MED12 突变常见，尤其是在管内型 FA（Volckmar 等，2017）。

八、鉴别诊断

主要是管内型 FA 与叶状肿瘤（PT）（见"叶状肿瘤"）之间的鉴别。当肿瘤快速生长或发生皮肤溃疡时，可能怀疑 PT，否则在临床上无法区分 FA 和 PT。超声检查，由于存在导管腔内分泌物，体积大的 PT 可能更不均匀。FA 中的间质细胞通常均匀，细胞密度比 PT 少，没有异型性或过度生长。在 10 倍视野下，出现仅有间质组成的区域，倾向于诊断 PT。组织细胞聚集于扭曲的上皮结构管腔内，这种特征主要见于 PT。核分裂计数可能有助于区分 FA 和 PT，FA 几乎无核分裂象。在空芯针穿刺活检中，FA 和 PT 之间的病变尤其困难（Hoda 等，2014；Yasir 等，2014），此时最好将病变归类为"纤维上皮病变"并建议手术。

推荐阅读

[1] Calcaterra, V., Coscia, D. R., Sgarell, A., Burroni, B., Podetta, M., Andorno, A., Ferrari, A., & Larizza, D. (2009). Recurrence of giant juvenile breast fibroadenoma in a girl with Turner's syndrome. *Journal of Pediatric Endocrinology and Metabolism, 22*, 281–283.

[2] Dupont, W. D., Page, D. L., Parl, F. F., Vnencak-Jones, C. L., Plummer, W. D., Jr., Rados, M. S., & Schuyler, P. A. (1994). Long term risk of bresat cancer in woman with fibroadenoma. *New England Journal of Medicine, 331*, 10–15.

[3] Hoda, S. A., Brogi, E., Koerner, F. C., & Rosen, P. P. (2014). *Rosen's breast pathology* (pp. 213–232). Philadelphia: Lippincott Williams & Wilkins.

[4] Kuijper, A., Mommers, E. C. M., van der Wall, E., & van Diest, P. J. (2001). Histopathology of fibroadenoma of the breast. *American Journal of Clinical Pathology, 115*, 736–742.

[5] Loke, B. N., Nasir, N. D., Thike, A. A., Lee, J. Y. H., Lee, C. S., Teh, B. T., & Tan, P. H. (2018). Genetics and genomics of breast fibroadenomas. *Journal of Clinical Pathology, 71*, 381–387.

[6] Page, D. L., & Anderson, T. J. (1987). *Diagnostic histopathology of the breast* (p. 362). Edinburgh: Churchill Livingstone.

[7] Song, B. S., Kim, E. K., Seol, H., et al. (2014). Giant juvenile fibroadenoma of the breast: A case report and brief literature review. *Annals of Pediatric Endocrinology & Metabolism, 19*, 45–48.

[8] Volckmar, A. L., Leichsenring, J., Flechtenmacher, C., et al. (2017). Tubular, lactating, and ductal adenomas are devoid ofMED12 Exon2mutations, and ductal adenomas show recurrent mutations in GNAS and the PI3K–AKT pathway. *Genes, Chromosomes & Cancer, 56*, 11–17.

[9] Wechselberger, G., Schoeller, T.,& Piza-Katzer, H. (2002). Juvenile fibroadenoma of the breast. *Surgery, 132*, 106–107.

[10] Yasir, S., Gamez, R., Jenkins, S., Visscher, D. W., & Nassar, A. (2014). Significant histological features differentiating cellular fibroadenoma from phyllodes tumor on core needle biopsies. *American Journal of Clinical Pathology, 142*, 362–369.

Fibrocystic Breast Changes 乳腺纤维囊性变

Isabella Castellano　Jasna Metovic　著　　薛德彬　译

一、同义词

纤维囊性疾病；纤维囊性病；纤维囊性乳腺病；乳腺异型增生。

二、定义

术语"纤维囊性改变"（FC）涵盖了从乳房疼痛到实性肿块、多发性囊肿、弥漫性结节等多种临床和病理疾病。这些异常都是非癌性疾病，并不代表一种特殊的疾病，而是乳腺组织对女性生命周期中不同阶段激素水平的反应。由于 FC 是最常见的乳腺异常，因此，在 1985 年在纽约举行的共识会议上（Hutter 等，1986），专家放弃了先前所用的"纤维囊性乳腺疾病"的定义，改称为"纤维囊性改变"。此外，对某些学者来说，这一实体可能只是"乳腺组织正常发育和复旧的异常"，其中，FC 的诊断定义在较大程度上是定量的，而不是定性的（Tot 等，2014）。然而，有必要强调，术语 FC 也包括其他良性乳腺疾病，如纤维腺瘤（见"纤维腺瘤"）、导管增生（见"普通型导管增生"）、乳头状瘤（见"导管内乳头状瘤"）、硬化性腺病（见"硬化性腺病"）。

三、临床特征

■ 发病率

FC 是最常见的乳房改变。其发病率非常高，以致一些作者认为它们是一种亚生理状态（Tot 等，2014）。尸检中，58%～61% 的乳腺组织显示 FC 的显微镜下证据（Bartow 等，1982）。

■ 年龄

FC 罕见于 21 岁以下的妇女。其发病率在生命的第二个 10 年期上升，在绝经前的第四和第五个 10 年期达到高峰。据报道，家族癌症史通常为阳性（Kabat 等，2010；Shaaban 等，2002）。

■ 性别

FC 是女性乳腺的典型疾病，因为它们典型地发生于导管末梢小叶单位（TDLU）；因此，它们只偶见于男性乳腺组织。

■ 部位

FC 往往是双侧性和对称性。它们主要位于外上象限，此处腺体组织较丰富。偶尔，它们可能会产生临床上可触及的结节。

■ 治疗

FC 的发生主要是由于激素相对失衡，特别是高雌激素。这种不平衡可能导致导管逐渐扩张伴间质组织过度生长，血管扩张伴液体潴留，导致肿胀、水肿，有时乳房疼痛。与 FC 相关的症状通常与月经周期有关，随着更年期的到来，症状可能会消退。尽管激素与 FC 发展之间的关系是明确的，但使用黄体酮和他莫昔芬的激素治疗只适用于有严重长期疼痛的患者（Faiz 和 Fentiman，2000）。最常用的合成类固醇是达那唑，它对雄激素受体（AR）具有高亲和力，对孕激素受体（PR）具有中等亲和力，对雌激素受体（ER）具有低亲和力（Mousavi 等，2010）。它的疗效可以解释为在 FC 的囊肿中正常情况下被覆的大汗腺上皮中存在 AR。人们提出了各种各样的非药理学干预措施，如戒烟、饮食改变等。特别是，减少茶、咖啡、巧克力、脂肪的摄入可能导致与囊性形成有关的甲基黄嘌呤的减少（Smith 等，2004）。据报道，在疼痛较明显的病例，维生素 E 对乳痛有治疗效果，且不良反应轻微或无不良反应（Pruthi 等，2010）。不建议手术切除病灶。

■ 结局

Page 等（1978 年）将 FC 分为非增殖型 FC、无异型性的增殖型 FC 和有异型性的增殖型 FC。这里只介绍第一种情况，因为第二种情况包括乳头状瘤、放射状瘢痕或硬化性腺病，而第三种情况包括非典型导管和小叶增生。大多数研究认为，在没有阳性家族史的情况下，患 FC 妇女的致癌风险并不高于女性一般人群（Page 等，1978；Dupont 和 Page，1985），而在其他研究中，相对风险为 1.6（Wang 等，2004），50 岁或更年长妇女的风险增加到 1.95。在一项最大宗研究中，对 9087 名非增殖型 FC 妇女平均随访 15 年，相对风险为 1.27（Hartmann 等，2005）。另一方面，在有强力乳腺癌家族史的妇女中，这种风险可能增加到 1.62（Hartmann 等，2005）。最近，一项研究以绝经后妇女为主进行人群筛查，表明非增殖性良性乳腺疾病具有较高的发生乳腺癌的相对风险（OR=2.23）（Castells 等，2015）。目前的观点是，FC 本身对癌症的发生没有影响。然而，恶性分化的风险可能因年龄、家族史和（或）与其他病变的关系而不同，如导管的非典型增生（见"非典型导管增生"）、乳头状瘤（见"导管内乳头状瘤"）和放射状瘢痕（见"放射状瘢痕"）等。

四、大体检查

FC 可能触及，通常呈结节或斑块。放射学上，FC 可能貌似其他病理情形，形成结节状增厚、微钙化或囊性病变。超声检查是检测囊性病变的最准确方法，囊性病变通常表现为边界清晰的无回声结节。在含有炎症反应组织、血凝块和致密蛋白质的囊肿中可见到低水平回声。MRI 检查，FC 表现为非肿块性增强，主要是由于大汗腺囊肿，与导管原位癌（见"导管原位癌"）具有相同的特征，有时导致不必要活检（Milosevic 等，2017）。

乳腺手术标本（图 1）的切面特征为致密的白色间质组织和许多大小不一的蓝绿色囊肿。

五、显微镜检查

组织学检查，FC 具有四大特征，即纤维化、囊肿、腺病和上皮增生。①纤维化区域伴间质透明变性，导致乳腺腺体组织永久性萎缩。②囊肿是最常见情形，可能是由于强烈纤维化阻塞导管所致，使得终末导管和腺泡扩张。囊肿的大小可能很大，也可能仅在显微镜下可见。常有多个囊肿占据整个小叶，含有蛋白质丰富的无定形分泌物和微钙化（图 2）。微钙化以磷酸钙的形式存在，表现为嗜碱性、非双折光性圆形沉积物，形成沙粒体，在常规染色中很容易识别；或以草酸钙的形式存在，呈双折光性晶体，在形态学评估中有时被忽视。这种类型的晶体在放射学检查时表现为钙化，仅见于良性囊肿，从未见于癌或上皮增生（Radi，1989）。囊肿表面

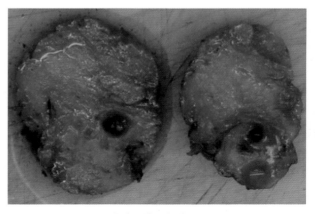

▲ 乳腺纤维囊性变，图 1
乳腺结节中的 FC，切面可见白色间质组织和囊性结构

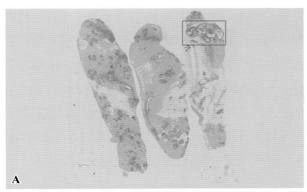

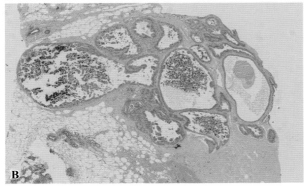

▲ 乳腺纤维囊性变，图 2
A. FC 的真空辅助活检取样；B. 成簇的、不同程度增大的囊性腺泡，内含无定形物质和蓝色钙化（HE 染色）

通常被覆化生性大汗腺上皮，多为单层，但有时形成乳头和（或）微乳头。大汗腺细胞呈立方形，形态一致，胞质丰富，含有嗜酸性颗粒，核圆形，含单个嗜酸性核仁。囊肿周围通常有一层肌上皮细胞，可通过经典的免疫组织化学标记物（如 p63、SMA 和 calponin）检测到。然而，在良性大汗腺病变中，肌上皮细胞可能缺失（Cserni，2012；Tramm 等，2011）。在某些病例中，囊肿破裂会引起囊肿周围炎症反应，以淋巴细胞和中性粒细胞为主。③腺病（见"腺病及其他类型"）特征是小叶大小和数目增加，常表现为硬化性腺病（见"硬化性腺病"）。④普通型上皮增生（见"普通导管增生"）是 TDLU 内上皮细胞的增殖，其特征是细胞形状和大小的异质性，与随后的恶性肿瘤风险无关。FC 可能和任何类型的上皮和间质病变并存（图 3 和图 4）。

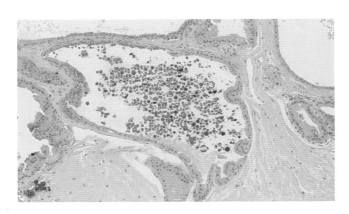

◀ 乳腺纤维囊性变，图 3
单个囊肿含有多个沙粒体（HE 染色）

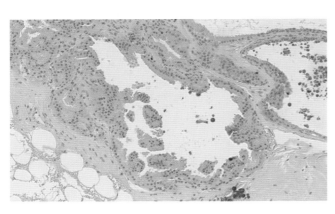

◀ 乳腺纤维囊性变，图 4
大汗腺细胞形成的微乳头突入囊肿内（HE 染色）

六、免疫表型

AR 通常表达于囊性病变的大汗腺上皮，而 ER 和 PR 不表达。大汗腺上皮富含 GCDFP-15。在囊液中 GCDFP-15、GCDFP-24 和 GCDFP-44 以高浓度存在。体外研究表明，GCDFP-15 的存在可能受雄激素的刺激和雌激素抑制（Simard 等，1989）。非大汗腺型正常乳腺上皮通常不表达 GCDFP-15（图 5）。

七、分子特征

FC 分子表达谱的研究很少。高水平的 ER 基因转录（Boyd 等，1996）和 ER 异常启动子甲基化已被描述（Parrella 等，2004）。大汗腺上皮的分子起源仍有争议。Washington 等（2000）发现 FC 大汗腺成分及其相关癌中杂合性缺失（LOH），表明可能存在共同的克隆性前驱病变。根据这些发现，对从良性到恶性的各种大汗腺病变进行 IHC 筛查，显示类似的蛋白特征，其特征是以下蛋白的阳性或阴性表达：15-PGDH、HMGCR、S110A7、S100A9 和 p53（Celis 等，2006）。因此，到目前为止，可用的蛋白质标记物还不足以特异性地区分良性的、无浸润性潜能的大汗腺细胞病变和有癌变风险的病变（Gromov 等，2015）。

八、鉴别诊断

出现纤维化、囊肿伴大汗腺化生、（硬化性）腺病和普通型导管增生是 FC 的病理特征。然而，每个单一的组织学模式本身都与其他病变有关。用于鉴别良性、非典型或肿瘤性非大汗腺细胞病变的有效标准并不能简单地套用于大汗腺细胞病变。例如，伴有大汗腺上皮的硬化性腺病可能貌似大汗腺性浸润癌（见"大汗腺癌"），可能需要使用肌上皮标记物（如 p63、Calponin、SMA、

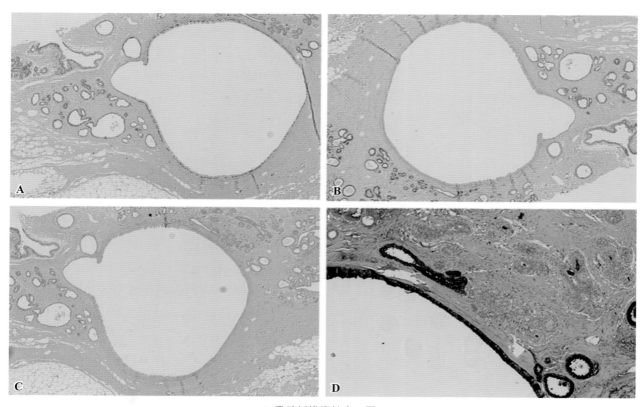

▲ 乳腺纤维囊性变，图 5
囊肿的大汗腺细胞核表达 AR（A），不表达 ER（B）和 PR（C），GCDFP-15 阳性（D）（IHC 染色）

CK5/6）进行鉴别。尽管如此，如上所述，病理医师应该意识到良性大汗腺乳头状病变可能位于硬化性腺病的病灶附近，可能缺乏肌上皮层（Cserni，2012），不应与浸润性病变混淆。大汗腺上皮应当与非典型大汗腺病、非典型大汗腺增生和（或）大汗腺型导管原位癌相区分。存在核异型性（三倍核增大伴大核仁或多个小核仁）似乎是主要的诊断标准。除了核异型性外，还强调大汗腺细胞增殖的范围、结构特征和坏死的存在，以区分无非典型性、非典型大汗腺细胞增殖或原位癌（Tavassoli 和 Norris，1994；O'Malley 和 Bane，2008）。最后，在 FC 中，普通型导管增生（见"普通型导管增生"）应当与非典型增生和低级别导管原位癌相鉴别。简言之，UDH 不是单克隆性增生，填充导管腔的细胞在周边有不规则的窗孔，表达低和高分子量 CK，如 CK8/18、CK5/6 和 CK14。此外，与非典型增生（见"非典型导管增生"）和低级别导管原位癌（见"导管原位癌"）不同，UDH 呈异质性 ER 表达。

推荐阅读

[1] Bartow, S. A., Black, W. C., Waeckerlin, R. W., & Mettler, F. A. (1982). Fibrocystic disease: A continuing enigma. Pathology Annual, 2, 93–111.

[2] Boyd, M., Hildebrandt, R. H., & Bartow, S. A. (1996). Expression of the estrogen receptor gene in developing and adult human breast. Breast Cancer Research and Treatment, 37, 243–251.

[3] Castells, X., Domingo, L., Corominas, J. M., Torá-Rocamora, I., Quintana, M. J., Baré, M., Vidal, C., Natal, C., Sánchez, M., Saladié, F., Ferrer, J.,Vernet, M., Servitja, S., Rodríguez-Arana, A., Roman, M., Espinàs, J. A., & Sala, M. (2015). Breast cancer risk after diagnosis by screening mammography of nonproliferative or proliferative benign breast disease: A study from a population-based screening program. Breast Cancer Research and Treatment, 149, 237–244.

[4] Celis, J. E., Gromova, I., Gromov, P., Moreira, J. M., Cabezón, T., Friis, E., & Rank, F. (2006). Molecular pathology of breast apocrine carcinomas: A protein expression signature specific for benign apocrine metaplasia. FEBS Letters, 580, 2935–2944.

[5] Cserni, G. (2012). Benign apocrine papillary lesions of the breast lacking or virtually lacking myoepithelial cellspotential pitfalls in diagnosing malignancy. Acta Pathologica,

Microbiologica, et Immunologica Scandinavica, 120, 249–252.

[6] Dupont, W. D., & Page, D. L. (1985). Risk factors for breast cancer in women with proliferative breast disease. New England Journal of Medicine, 312, 146–151.

[7] Faiz, O., & Fentiman, I. S. (2000). Management of breast pain. International Journal of Clinical Practice, 54, 228–232.

[8] Gromov, P., Espinoza, J. A., & Gromova, I. (2015). Molecular and diagnostic features of apocrine breast lesions. Expert Review of Molecular Diagnostics, 15, 1011–1022.

[9] Hartmann, L. C., Sellers, T. A., Frost, M. H., Lingle, W. L., Degnim, A. C., Ghosh, K., Vierkant, R. A., Maloney, S. D., Pankratz, V. S., Hillman, D. W., Suman, V. J., Johnson, J., Blake, C., Tlsty, T., Vachon, C. M., Melton, L. J., 3rd, & Visscher, D. W. (2005). Benign breast disease and the risk of breast cancer. The New England Journal of Medicine, 353, 229–237.

[10] Hutter, R. V. P., Albores-Saavedra, J., & Anderson, E. et al. (1986). Is 'fibrocystic disease' of the breast precancerous? Consensus meeting, New York, October 1985. Archives of Pathology & Laboratory Medicine, 110, 121.

[11] Kabat, G. C., Jones, J. G., Olson, N., Negassa, A., Duggan, C., & Ginsberg, M. (2010). A multi-center prospective cohort study of benign breast disease and risk of subsequent breast cancer. Cancer Causes and Control, 21, 821–828.

[12] Milosevic, Z. C., Nadrljanski, M. M., Milovanovic, Z. M., Gusic, N. Z., Vucicevic, S. S., & Radulovic, O. S. (2017). Breast dynamic contrast enhanced MRI: Fibrocystic changes presenting as a non-mass enhancement mimicking malignancy. Radiology and Oncology, 51, 130–136.

[13] Mousavi, S. R., Mousavi, S. M., Samsami, M., & Mahdikhah, Z. (2010). Comparison of tamoxifen with danazol in the management of fibrocystic disease. International Journal of Medicine and Medical Sciences, 2, 329–331.

[14] O'Malley, F. P., & Bane, A. (2008). An update on apocrine lesions of the breast. Histopathology, 52, 3–10.

[15] Page, D. L., Vander Zwaag, R., Rogers, L. W., Williams, L. T., Walker, W. E., & Hartmann, W. H. (1978). Relation between component parts of fibrocystic disease complex and breast cancer. Journal of the National Cancer Institute, 61(4), 1055–1063.

[16] Parrella, P., Poeta, M. L., Gallo, A. P., Prencipe, M., Scintu, M., Apicella, A., Rossiello, R., Liguoro, G., Seripa, D., Gravina, C., Rabitti, C., Rinaldi, M., Nicol, T., Tommasi, S., Paradiso, A., Schittulli, F., Altomare, V., & Fazio, V. M. (2004). Nonrandom distribution of aberrant promoter methylation of cancerrelated genes in sporadic breast tumors. Clinical Cancer Research, 10, 5349–5354.

[17] Pruthi, S., Wahner-Roedler, D. L., Torkelson, C. J., Cha, S. S., Thicke, L. S., Hazelton, J. H., & Bauer, B. A. (2010). Vitamin E and evening primrose oil for management of cyclical mastalgia: A randomized pilot study. Alternative Medicine Review, 15, 59–67.

[18] Radi, M. J. (1989). Calcium oxalate crystals in breast

F

biopsies. An overlooked form of microcalcification associated with benign breast disease. *Archives of Pathology & Laboratory Medicine, 113*(12), 1367–1369.

[19] Shaaban, A. M., Sloane, J. P., West, C. R., Moore, F. R., Jarvis, C., &Williams, E. M. I. (2002). Histopathologic types of benign breast lesions and the risk of breast cancer: case-control study. *American Journal of Surgical Pathology, 26*, 421–430.

[20] Simard, J., Hatton, A. C., Labrie, C., Dauvois, S., Zhao, H. F., Haagensen, D. E., & Labrie, F. (1989). Inhibitory effect of estrogens on GCDFP-15 mRNA levels and secretion in ZR-75-1 human breast cancer cells. *Molecular Endocrinology, 3*, 694–702.

[21] Smith, R. L., Pruthi, S., & Fitzpatrick, L. A. (2004). Evaluation and management of breast pain. *Mayo Clinic Proceedings, 79*, 353–372.

[22] Tavassoli, F. A., & Norris, H. J. (1994). Intraductal apocrine carcinoma: A clinicopathologic study of 37 cases. *Modern Pathology, 7*, 813–818.

[23] Tot, T., Tabàr, L., & Dean, P. B. (2014). *Practical breast pathology. Normal breast tissue or fibrocystic change?* (pp. 2–23). Stuttgart: Thieme Publishing Group.

[24] Tramm, T., Kim, J. Y., & Tavassoli, F. A. (2011). Diminished number or complete loss of myoepithelial cells associated with metaplastic and neoplastic apocrine lesions of the breast. *American Journal of Surgical Pathology, 35*, 202–211.

[25] Wang, J., Costantino, J. P., Tan-Chiu, E., Wickerham, D. L., Paik, S., & Wolmark, N. (2004). Lower-category benign breast disease and the risk of invasive breast cancer. *Journal of the National Cancer Institute, 96*, 616–620.

[26] Washington, C., Dalbègue, F., Abreo, F., Taubenberger, J. K., & Lichy, J. H. (2000). Loss of heterozygosity in fibrocystic change of the breast: Genetic relationship between benign proliferative lesions and associated carcinomas. *American Journal of Pathology*, 157, 323–329.

G

Glycogen–Rich Clear Cell Carcinoma
富糖原透明细胞癌

Noëlle Weingertner　Jean-Pierre Bellocq　著　　罗东兰　译

一、定义

富含糖原的透明细胞癌（GRCCC）发生在许多器官中。乳腺 GRCCC 是一种非常罕见的浸润癌亚型，其中 90% 以上的肿瘤细胞含有富于糖原的透明胞质（Eusebi 等，2012）。在组织处理过程中提取水溶性糖原使细胞质在组织切片上具有透亮的、空泡状外观。赫尔于 1981 年首次对此做了描述（Hull 等，1981），自那时以来，报道的病例不足 200 例。根据 Hull 等的说法，GRCCC 的特征与 13 周胎儿乳腺发育的形态非常相似。

GRCCC 的临床特征与非特殊型浸润性癌（见"非特殊型浸润性癌"）的临床特征相似。

二、临床特征

■ 发病率

根据 2012 年世界卫生组织分类，如果采用严格的标准，估计发病率为乳腺癌病例的 1%～3%（Eusebi 等，2012）。在日常实践中，频率似乎要低得多。

■ 年龄

患者年龄为 37—78 岁（中位年龄 57 岁）。

■ 治疗

对 GRCCC 患者通常根据乳腺癌指南进行治疗。

■ 结局

对 GRCCC 的结局有不同意见。大多数报道提示比 NST 癌更具侵袭性的行为，但 Hayes 等认为，一旦与肿瘤大小、分级和淋巴结状态相匹配，结局没有差别（Hayes 等，1995）。

三、大体检查

肿瘤大小为 1～15cm。

四、显微镜检查

组织学上，GRCCC 表现为成簇的透明细胞（图 1 和图 2，HE 染色），且必须有 90% 以上的细胞含有细胞质内糖原，高碘酸染色（PAS）着色，而消化后 - 高碘酸染色不着色（图 3，PAS 染色）。肿瘤细胞往往具有清楚的胞界和多边形的轮廓。细胞质透亮或纤细的颗粒状。核深染，

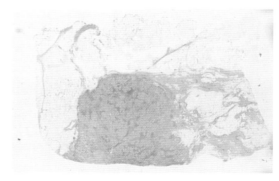

▲ 富糖原透明细胞癌，图 1

GRCCC 显微镜下特点（HE 染色，0.5×）。边界清楚的浸润性癌（图片由 Gaëtan MacGrogan 提供）

有时伴有凝集的染色质和突出的核仁（图2，HE
染色）。病变具有 NST 癌的结构特征，罕见小叶
癌（见"浸润性小叶癌"）、髓样癌（见"伴有髓
样特征的浸润性癌"）或小管癌（见"小管癌"）
的病变。导管内癌成分可能具有相同的细胞学
特性。

五、免疫表型

肿瘤细胞 CK7、GCDFP-15 阳性而 CK20 阴
性。已有 CgA 和 Syn 阳性的报道（Markopoulos
等，2008）。50% 的病例肿瘤细胞表达雌激素受体
（ER）。孕激素受体（PR）通常阴性，偶有表达

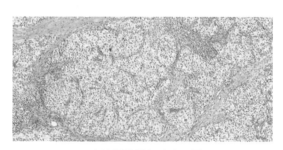

▲ 富糖原透明细胞癌，图 2

同一 GRCCC 病例的显微镜下特点（HE 染色 10×），具有清
晰细胞边界和透亮胞质的多边形细胞的宽巢（图片由 Gaëtan
MacGrogan 提供）

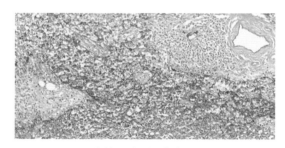

▲ 富糖原透明细胞癌，图 3

同一 GRCCC 病例的显微镜下特点（PAS 染色，20×），糖原在
PAS 染色切片上着色并在消化后 PAS 染色切片中消失（图片由
Gaëtan MacGrogan 提供）

（kim 等，2012）。HER2 阳性且 ER、PR 阴性病例，
以及三阴性病例均有报道（kim 等，2012）。

六、分子特征

这一主题至今尚未在文献中讨论。

七、鉴别诊断

GRCCC 首先必须与转移性透明细胞癌相鉴
别，尤其是肾脏或妇科来源的。其他诊断也应考
虑富脂质的或组织细胞样乳腺癌、腺肌上皮瘤
（见"腺肌上皮瘤"）、透明细胞汗腺瘤、PEComa
和黄色肉芽肿性乳腺炎。

癌的透明细胞外观也可能是组织处理过程
中细胞质内物质丢失的假象，但在这种情况下，
PAS 染色将呈阴性。

推荐阅读

[1] Eusebi, V., Ichihara, S., Vincent-Salomon, A., Sneige, N., & Sapino, A. (2012). Exceptionally rare types and variants. In S. R. Lakhani, I. O. Ellis, S. J. Schnitt, P. H. Tan, & M. J. van de Vijver (Eds.), *WHO classification of tumours of the breast* (pp. 74–75). Lyon: IARC.

[2] Hayes, M. M. M., Seidman, J. D., & Ashton, M. A. (1995). Glycogen rich clear cell carcinoma of the breast. A clinicopathologic study of 21 cases. *American Journal of Surgical Pathology, 19*, 904–911.

[3] Hull, M. T., Priest, J. B., Broadie, T. A., Ransburg, R. C., & Mc Carthy, L. J. (1981). Glycogen-rich clear cell carcinoma of the breast: A light and electron microscopic study. *Cancer, 48*, 2003–2009.

[4] Kim, Z. E., Koo, J. S., & Jung, W. H. (2012). Immunophenotypes of glycogen rich clear cell carcinoma. *Yonsei Medical Journal, 53*(6), 1142–1146.

[5] Markopoulos, C., Mantas, D., Philipidis, T., Kouskos, E., Antonopoulou, Z., Hatzinikolaou, M. L., & Gogas, H. (2008). Glycogen-rich clear cell carcinoma of the breast. *World Journal of Surgical Oncology, 6*, 44.

G

Granular Cell Tumor 颗粒细胞瘤

Maria P. Foschini　Luca Morandi　著　　罗东兰　译

一、同义词

Abrikossoff 瘤；颗粒细胞肌母细胞瘤。

二、定义

颗粒细胞瘤（GCT）是一种罕见的神经源性肿瘤，由苍白和颗粒状胞质的细胞组成。

三、临床特征

■ 发病率

GCT 通常出现在舌头，但所有的器官都可以发生。约 6% 的 GCT 出现在乳腺（Damiani 等，1992；Sanguinetti 等，2016；Rexeena 等，2015）。

■ 年龄

乳腺 GCT 在中年女性中最常见，但年龄可从青春期到 70 岁以上的老年女性不等（Torous 等，2017）。

■ 性别

乳腺 GCT 更常见于女性患者，但在男性也有罕见病例报道（Damiani 等，1992）。非裔美国女性比白种人女性更常见（Torous 等，2017）。

■ 部位

GCT 通常位于乳腺的内上象限，尽管所有乳腺象限都可发病，包括腋尾（Damiani 等，1992 年；Torous 等，2017）。乳腺 GCT 可位于深部间质和皮下组织。位于深部和浸润胸大肌的病例也有报道（Damiani 等，1992）。在乳晕后出现的病例可能导致乳头回缩。皮下病变可导致皮肤皱缩。

■ 治疗

GCT 更常见为良性；因此，通常行肿瘤切除治疗，切缘干净，不需要行前哨淋巴结清扫。正确的治疗很大程度上取决于正确的术前诊断。由于 GCT 在临床上和组织学上经常类似恶性肿瘤（Torous 等，2017），有时会进行错误的激进治疗。对于出现恶性特征的罕见病例，需要积极治疗。

■ 结局

大多数乳腺 GCT 遵循良性的临床过程。当首次手术切除未达到切缘干净时，可能会出现复发。

四、大体检查

在大体上，GCT 表现为质硬结节，切面灰白色。边缘常常是浸润性的，因此酷似乳腺癌。罕见病例报道具有明确的边界，类似纤维腺瘤（Damiani 等，1992）。大小不一，但通常小于 3cm。

五、显微镜检查

在组织学上，乳腺 GCT 类似于身体其他部位发生的 GCT。它的特点是具有宽的、弱嗜酸性颗粒状胞质的细胞增生（图 1 和图 2）。核小、居中，染色质细腻和核仁不明显（图 3）。细胞质内颗粒对消化后 PAS 染色呈阳性。未发现原位癌或

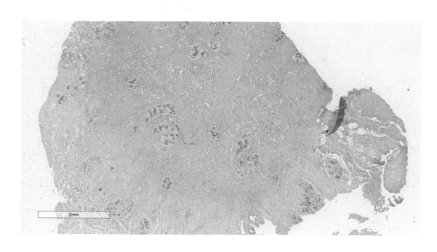

◀ 颗粒细胞瘤，图 1
乳腺 GCT，显示浸润性边界（HE 染色）

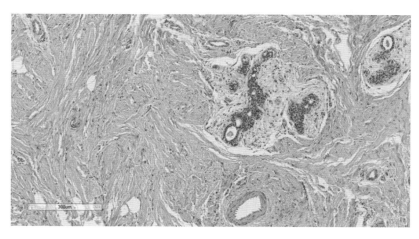

◀ 颗粒细胞瘤，图 2
乳腺 GCT，由颗粒状细胞组成；无原位癌证据（HE 染色）

G

淋巴血管侵犯。

GCT 具有浸润性边界，因此可浸润至周围的乳腺和脂肪组织。

由于大多数 GCT 是良性的，因此通常不存在核分裂、细胞异型性和坏死。后述这些特征可见于罕见的恶性 GCT 病例中（Sanguinetti 等，2016；Rexeena 等，2015）。

六、免疫表型

GCT 细胞通常表达 S-100 蛋白，免疫组化弥漫强阳性。此外，CD68、癌胚抗原（CEA）、vimentin 和 calretinin 也呈阳性（Sanguinetti 等，2016；Rexeena 等，2015）。上皮标记物如低分子量和高分子量细胞角蛋白，上皮膜抗原（EMA）和顶浆分泌标记物 GCDFP-15 是阴性。雌激素、孕激素和雄激素受体为阴性，HER2 无扩增。Ki-67 增殖指数较低。

在电子显微镜上，GCT 细胞显示出许多膜结合的囊泡，大多填充了絮状物和实性电子致密物（Damiani 等，1992）。

七、分子特征

据我们所知，在乳腺的 GCT 上没有报告任何分子数据。一例报道多发 GCT 与 PTPN11 突变引起的 LEOPARD 综合征有关（Schrader 等，2009）。

八、鉴别诊断

乳腺可以出现各种各样以颗粒状和嗜酸性细胞为特征的肿瘤性病变（Eusebi 等，1995 年；

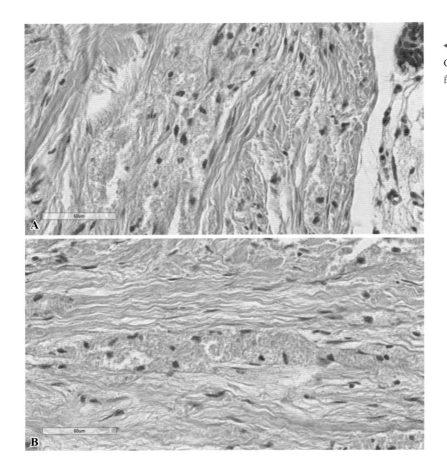

Damiani 等，1999）。更常见和最重要的鉴别诊断是浸润性小叶癌（见"浸润性小叶癌"），尤其是小叶癌的组织细胞样变异型。与 GCT 在临床、放射学和病理特征酷似的恶性肿瘤，有时鉴别诊断可能很困难。在冷冻切片检查或术前诊断过程中，更加困难。

组织学上，GCT 不同于具有温和细胞特征的浸润性癌 NST，没有核异型和核分裂。此外，浸润性癌通常伴有原位癌，而这正是 GCT 病例所缺乏的（Torous 等，2017）。在石蜡切片中，免疫组化可有很大帮助，证实其典型的 S-100 蛋白阳性和上皮标记阴性。

乳腺的良性间质梭形细胞肿瘤（BSST）（Tavassoli 和 Eusebi，2009），具有明显的肌纤维母细胞分化，有时可表现为颗粒状胞质。特征性的免疫表型特点是 CD34、BCL2、SMA、desmin

阳性，有助于鉴别这两种病变。

一旦诊断 GCT 明确，重要的是要区分良性和恶性病变。

当核异型明显（空泡状的细胞核伴有明显的核仁）、存在核分裂（超过 2 个 /10HPF）和坏死时，可诊断恶性 GCT（Rexeena 等，2015）。

推荐阅读

[1] Damiani, S., Koerner, F. C., Dickersin, G. R., Cook, M. G., & Eusebi, V. (1992). Granular cell tumour of the breast. *Virchows Archiv. A, Pathological Anatomy and Histopathology, 42*0(3), 219–226.

[2] Damiani, S., Dina, R., & Eusebi, V. (1999). Eosinophilic and granular cell tumors of the breast. *Seminars in Diagnostic Pathology, 16*(2), 117–125.

[3] Eusebi, V., Foschini, M. P., Bussolati, G., & Rosen, P. P. (1995). Myoblastomatoid (histiocytoid) carcinoma of the breast. A type of apocrine carcinoma. *The American Journal of Surgical Pathology, 19*(5), 553–562.

[4] Rexeena, B., Paul, A., Nitish, R. A., Kurian, C., & Anila, R.

K. (2015). Granular cell tumor of breast: A case report and review of literature. *Indian Journal of Surgical Oncology, 6*(4), 446–448.

[5] Sanguinetti, A., Polistena, A., Lucchini, R., Monacelli, M., Galasse, S., Avenia, S., Bugiantella, W., Triola, R., Cirocchi, R., Rondelli, R., & Avenia, N. (2016). Myoblastoma of the breast: Our experience and review of literature. *International Journal of Surgery Case Reports, 20S*, 5–7.

[6] Schrader, K. A., Nelson, T. N., De Luca, A., Huntsman, D. G., & McGillivray, B. C. (2009). Multiple granular cell tumors are an associated feature of LEOPARD syndrome caused by mutation in PTPN11. *Clinical Genetics, 75*(2), 185–189.

[7] Tavassoli, F. A., & Eusebi, V. (2009). *Benign soft tissue lesions. In Tumors of the mammary gland* (FIP Atlas of tumor pathology, series 4, p. 281). Washington, DC: American Registry of Pathology in collaboration with the Armed Forces Institute of Pathology.

[8] Torous, V., Schnitt, S. J., & Collins, L. C. (2017). Benign breast lesions that mimic malignancy. *Pathology, 49*(2), 181–196.

Granulomatous Mastitis 肉芽肿性乳腺炎

Noëlle Weingertner   Jean-Pierre Bellocq   著   罗东兰   译

G

一、同义词

肉芽肿性小叶性乳腺炎；特发性肉芽肿性乳腺炎（IGM）。

二、定义

肉芽肿性乳腺炎是一种良性疾病，定义为乳腺的肉芽肿性炎症，尤其是由组织细胞、有时是上皮样组织细胞，伴有多核巨细胞组成的炎症性浸润。其他类型的炎症细胞可以并存，如淋巴细胞、浆细胞、中性粒细胞和嗜酸粒细胞。

肉芽肿性乳腺炎是一种异质性疾病，其病因包括感染性、非感染性及未知因素。1972年，Kessler 和 Wolloch 首次使用特发性肉芽肿性乳腺炎（IGM）（Kessler 和 Wolloch，1972）这一专业名词。这是排除性诊断，必须排除其他形成乳腺肉芽肿的原因。一定没有乳腺外病变和生物学炎症性综合征，但与结节性红斑的关联是可能的。目前，关于 IGM 病因的假设包括母乳喂养期间局部分泌物外溢，对局部创伤、代谢或激素过程的反应，以及潜在的自身免疫或无法通过常用技术检测到的感染过程（主要是棒状杆菌感染）（Bani–Hani 等，2004）。特发性肉芽肿性乳腺炎在临床上、放射学及针吸细胞学上可类似乳腺恶性肿瘤（图 1）（Al–Khaffaf 等，2008；Oran 等，2013）。

三、临床特征

■ 发病率

IGM 是罕见的，在乳腺样本中的检出率不足 0.5%（Fazzio 等，2016）。

■ 年龄

IGM 主要影响育龄女性，最常见的是产后或哺乳期女性（Fazzio 等，2016）。诊断年龄一般为 20—50 岁（范围 11—83 岁）（Seo 等，2012）。

■ 性别

主要是女性。男性极少受到影响（Seo 等，2012）。

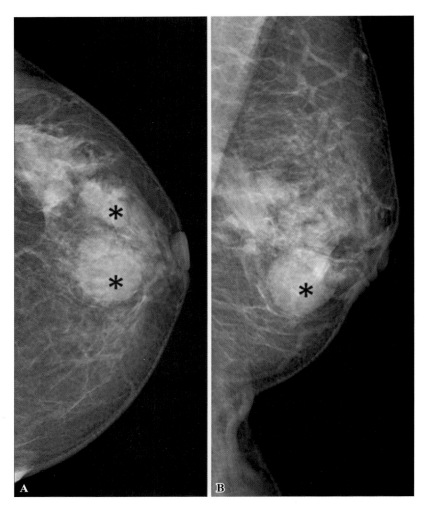

◀ 肉芽肿乳腺炎，图 1
特发性肉芽肿性乳腺炎的乳腺 X 线特征。乳腺 X 线片显示结节状不透光（星状标记）（图片由 Dr Sébastien Molière，Department of Radiology，Strasbourg University Hospital 提供）

■ 部位

IGM 对左、右侧乳腺的影响概率是一样的，但双侧受累非常罕见。Oran 等发现最常见的病变部位是外上象限，其次是外下象限、乳晕、内下象限和内上象限（Oran 等，2013）。

■ 治疗

在平均持续时间 14.5 个月后，50% 的患者发生自愈（Lai 等，2005）。IGM 的治疗无标准化，但皮质类固醇和甲氨蝶呤通常用作主要治疗或手术后治疗，以防止复发。类固醇可在手术前用以缩小肿块（Cheng 等，2015）。局部皮质类固醇可能有效（Tahmasebi 等，2016），并防止全身不良反应。抗生素有时与这些治疗结合使用（D'Alfonso 等，2015）。由于伤口愈合不良、瘘管形成和疾病复发等（Tahmasebi 等，2016），外科手术是有争议的，手术后报告复发率高达 50%（Pereira 等，2012）。它通常被当作潜在复发或侵袭性的病例。建议在进行乳房重建时不要使用植入物（Pereira 等，2012），因为植入物可能充当异物，并引发进一步的肉芽肿性炎症。临床随访也是推荐的。

■ 结局

文献报告复发率不同（5.5%～50%）（Seo 等，2012），并发症包括脓肿形成和需要排空造成的窦道。病人经常要接受多次外科手术。经过处理，常见的后遗症包括瘢痕、皮肤和乳房的皱缩及乳腺组织的收缩（Pereira 等，2012）。因此，IGM 是毁容性的，且很痛苦，但一般不对健康构成威胁。没有证据表明这种情况会增加乳腺癌的发病率（Pereira 等，2012）。

四、大体检查

最常见的临床 / 大体表现是一个或多个质硬的、单侧、可触及的乳腺肿块。"橘皮样"外观是可能的，通常与被覆皮肤的炎症相关。肿块的大小可能为 1～10cm(Pereira 等，2012)，呈灰褐色，不规则形。约 25% 的患者伴有疼痛（Korkut 等，2015 ），约 15% 的患者可出现皮肤溃疡、乳头溢液或乳头回缩、脓肿、窦道形成、瘘管和腋窝淋巴结肿大（Seo 等，2012；Korkut 等，2015 ）。也有累及双侧乳腺的报道。无症状患者罕见，在乳腺 X 线检查中检测到异常（Fazzio 等，2016 ）。

乳腺 X 线检查显示不透光的结节（图 1 ）。

五、显微镜检查

IGM 在细胞学上可类似乳腺恶性肿瘤（Al-Khaffaf 等，2008；Oran 等，2013 ）。因此，组织空芯针活检与组织学评价是最可靠的诊断方法。组织学检查显示非坏死性肉芽肿，伴有多核巨细胞、上皮样组织细胞、浆细胞和淋巴细胞浸润。中性粒细胞浸润可伴有微脓肿的形成（Pereira 等，2012 ）。一种与肉芽肿性炎症相关的微囊腔周围

中性粒细胞聚集的组织学模式被称为"囊性中性粒细胞性肉芽肿性乳腺炎"。据报道，这种肉芽肿性乳腺炎亚型的部分病例与棒状杆菌感染有关（Gautham 等，2019 ）（图 2 和图 3 ）。也可以看到嗜酸粒细胞。炎症以小叶为中心（图 4 ），但广泛的炎症可能会掩盖此特征。

IGM 的诊断应在排除所有其他可能性和特定病因特点（鉴别诊断）后成立。坏死（偶尔除了微脓肿外），不应存在异物、感染原或血管炎。对标本进行适当评估需要特殊染色来寻找分枝杆菌和各种其他生物病原体，并且需要在特定条件下获得微生物检测和培养的样本。

六、免疫表型

IGM 中没有特定的免疫组化特征。广谱角蛋白免疫组化染色可能有助于排除潜在的乳腺癌。

七、分子特征

迄今为止，尚无 IGM 特定分子特征的报道。

八、鉴别诊断

IGM 最重要的临床鉴别诊断之一是乳腺癌。事实上，有超过 50% 的患者初诊时被怀疑为乳腺癌（Seo 等，2012 ）。此外，肉芽肿性炎症可能偶

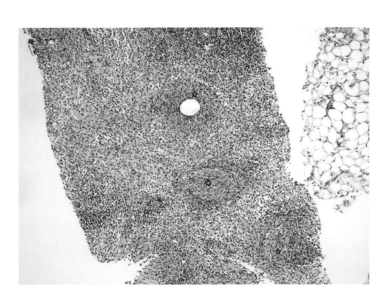

◀ 肉芽肿乳腺炎，图 2
囊性中性粒细胞性肉芽肿性乳腺炎的镜下特征(微活检，HE 染色，10×)，可见上皮样细胞、巨噬细胞和中性粒细胞等炎性浸润形成的非坏死肉芽肿（星状标记）。这种类型的肉芽肿性乳腺炎与棒状杆菌有关

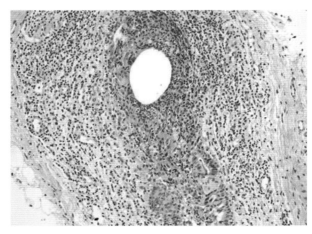

▲ 肉芽肿乳腺炎，图 3

囊性中性粒细胞性肉芽肿性乳腺炎的镜下特征（微活检，HE 染色，20×），炎症浸润与小叶有关，呈囊状的空腔，周围被中性粒细胞包绕

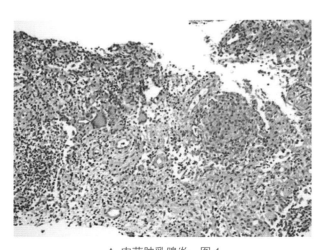

▲ 肉芽肿乳腺炎，图 4

特发性肉芽肿性乳腺炎的镜下特征（微活检，HE 染色，20×），多核巨细胞（箭）

尔伴有浸润性癌，在诊断肉芽肿性乳腺炎之前，必须排除这种情况，特别是在绝经后的女性。

一旦恶性肿瘤被排除，病理医生必须考虑乳腺肉芽肿性炎症的其他原因，然后才能做出 IGM 的诊断。

（一）非结核性感染性肉芽肿性乳腺炎

感染是面对乳腺肉芽肿性炎症时考虑的第一种可能性。感染性肉芽肿性乳腺炎可由分枝杆菌、巴尔通体病（猫抓病）、布鲁菌、棒状杆菌和沙门菌，以及真菌（如组织胞浆菌）和寄生虫（如丝虫病）等引起。这些肉芽肿性炎症常有坏死。因此，特殊染色对于考虑肉芽肿性乳腺炎至关重要，包括 PAS 染色、Grocott 六氨银染色、Ziehl-Neelsen 抗酸染色和革兰染色。在可能的情况下，部分组织应该被送到细菌学、霉菌学和寄生虫学实验室进行检测。

（二）乳腺结核

乳腺结核病在西方国家很少见，占结核病例的不足 1%，在流行区最为常见。其发病率在免疫抑制患者可增加。患者多为女性，20—50 岁。

乳腺结核最常见是继发于全身结核感染（Korkut 等，2015）。不常见的情况下可以是原发乳腺，主要是输乳管病变，与怀孕或哺乳期间的创伤有关。患者一般存在乳房肿块，或脓肿，有时伴有邻近腋窝淋巴结肿大。组织学方面类似于发生于其他器官的结核，上皮样组织细胞、郎格罕多核巨细胞和淋巴细胞构成的炎症性浸润，偶有中性粒细胞。凝固性坏死是特征性的，是区分 IGM 与结核性乳腺炎的主要病理特点（Pereira 等，2012）。与其他器官一样，Ziehl-Neelsen 染色很少能识别抗酸杆菌。

（三）与系统性疾病相关的肉芽肿性乳腺炎

肉芽肿性乳腺炎可以是全身性疾病的一部分，如结节病、肉芽肿性多血管炎（韦格纳肉芽肿）、巨细胞动脉炎（霍顿病）、风湿性关节炎、渐进性坏死性黄色肉芽肿等。乳腺的 Rosai-Dorfman 病也有报道（Chen 等，2016），也可表现为肉芽肿性病变。

与肉芽肿性乳腺炎相关的全身性疾病的组织学特征相当经典，类似于在其他器官中看到的组织学改变。

• 结节病相关性乳腺炎：很罕见（少于结节病的1%），在绝大多数病例中，普遍已存在肺、皮肤、淋巴结、关节和眼等器官的病变基础（Pereira等，2012）。患者存在一个或多个乳腺肿块。组织学的特点是由小的、边界清楚的、由上皮样组织细胞和多核巨细胞构成的非坏死性肉芽肿，其中可能包含星状小体或Schaumann小体。

• 乳腺部位的血管炎：罕见，文献已有报道约40例。常存在有提示性的临床表现。但因患者常表现为乳腺肿块而进行活检，以排除恶性肿瘤。对于微小活检，如果未发现血管炎，诊断则很难确定而通常只能是建议性。因此，病理学家对肉芽肿性乳腺炎的病例必须仔细观察血管情况。

伴有多动脉炎的肉芽肿主要影响呼吸道和肾脏，罕见影响乳腺。患者多为女性，年龄在40—50岁。一般来说，乳腺病变同时伴有呼吸道和肾脏受累，与生物学的炎症反应综合征和ANCA抗体相关。乳腺病变表现为单个或多个乳腺肿块，单侧或双侧性，大小为2～6cm（Pereira等，2012）。皮肤可能皱缩、溃疡，或伴有"橘皮样"改变，可存在邻近淋巴结肿大。

组织学上，边界不清的上皮样和巨细胞肉芽肿，以及大片地图样"蓝色坏死"区域（大量嗜碱性核碎片）、中小血管的血管炎。亦可见嗜酸粒细胞。

• 巨细胞性动脉炎（霍顿病）：见于锁骨下动脉的所有分支。乳腺血管属于乳腺内动脉和外侧胸动脉，它们是锁骨下动脉的分支。

患者为50—80岁。表现为一个或数个、常常是疼痛性的乳房肿块（Pereira等，2012）。约50%的病例双侧受累。通常存在全身症状，伴有关节痛、厌食、乏力、发热、肌肉疼痛、生物性炎症综合征和头痛等。组织学上，以中小型动脉血管为中心，由巨噬细胞和巨细胞组成，伴有淋巴细胞和中性粒细胞的炎症性浸润。炎症浸润为

节段性和局灶性，伴有内弹力层的断裂。

• 坏死性黄色肉芽肿：除了肉芽肿之外，显示胶原纤维变性和泡沫细胞聚集（Cheng等，2015）。80%的病例与良性单克隆性γ病或骨髓瘤相关。

（四）与创伤、手术或异物相关的肉芽肿性乳腺炎

脂肪坏死（见"乳腺脂肪坏死"）一般是继发于创伤或手术（Pereira等，2012），但也可能是自发的，特别是在老年女性中。临床表现可能令人担忧，特别是如果创伤不为人知或遗忘。创伤的形式很多，如日常生活的创伤、按摩、乳腺X线检查时的相关挤压、囊肿吸收、空芯针活检、乳房成形术、植入物切除、放射治疗等。病变可能在创伤后持续几个月或几年。乳房大（肥胖的）的女性特别有风险。脂肪坏死表现为乳房肿块，有时伴有皮肤皱缩。在超声图像上可以看到囊肿区，乳腺X线检查上可能有钙化（D'Alfonso等，2015）。

大体方面是特征性的，呈脂肪组织样淡黄色外观。纤维化、假囊肿和钙化可见于陈旧性病变中。组织学上，炎症浸润以脂肪组织为中心，由泡沫样巨噬细胞、多核巨细胞、淋巴细胞和浆细胞组成。在急性阶段可能看到出血。免疫组织化学可以帮助排除癌（特别是富含脂质的癌或具有"组织细胞样"形态的癌），在脂肪坏死中，组织细胞标记如CD163和CD68阳性，广谱角蛋白阴性（D'Alfonso等，2015）。在陈旧性病变中可见到脂质假囊肿、钙化和骨化。当脂肪坏死是继发于放射治疗时，纤维母细胞、内皮细胞或乳腺上皮细胞可能见到细胞异型性。

• 异物肉芽肿：可与手术缝线（通常在偏振光下折射）相关或继发于大块活检或隆胸（Oran等，2013）。

乳房植入物一般由硅胶组成。围绕植入物

G

形成纤维包膜。植入物形成的裂隙导致临床上出现皮肤固定和皱缩。可出现腋窝淋巴结肿大。假体的包膜可能被送检。炎症性浸润主要由巨噬细胞组成，在包膜的内侧出现"假滑膜样"栅栏状排列。多核异物巨细胞有时可能与光学上呈透明孔状（非折射）的硅胶相关。淋巴细胞可能与此有关。病理医生必须仔细检查这些标本，以排除癌症和乳房植入相关的淋巴瘤（见"隆胸相关性恶性淋巴瘤"），后者最近被报道（Laurent 等，2016）。

罕见情况下，淀粉样物的结节状沉积会导致乳腺的肉芽肿反应，可通过特殊染色明确诊断（Cheng 等，2015）。

（五）其他情况

其他可能与乳腺组织肉芽肿炎症有关的情况，如乳晕下脓肿、导管扩张或化脓性汗腺炎。

• 乳晕下脓肿（SA）：也被称为 Zuska 病、闭塞性乳腺炎或乳状瘘管病（Pereira 等，2012）。它由阻塞、扩张、炎症和乳管破裂引起的。当远端导管的正常上皮发生鳞状化生后，角蛋白阻碍导管腔时，就会发生 SA。然后，导管可能破裂，将角蛋白释放到乳腺间质中，导致炎症反应。肉芽肿性炎症是 SA 慢性期的一个常见的组织学特征。乳头溢液是常见的，通常是非血性的，但它不是 IGM 的常见特征。与 IGM 相比，吸烟是 SA 的主要危险因素，而 IGM 通常与怀孕和哺乳有关。SA 脓肿累及大的输乳管，发生在乳头和乳晕正下方，而 IGM 累及乳房边缘的乳腺小叶。源于 SA 的瘘管累及乳头和乳晕，而 IGM 的瘘管可能发生在乳房的任何部位。从组织学上讲，角化的鳞状上皮可以在 SA 中观察到，炎症局限于导管周围。IGM 中未观察到这些特点。

• 导管扩张：乳晕下导管也扩张，充满牛奶状或黄油状的分泌物，周围是不同程度的纤维化，并伴有不同程度的慢性炎症浸润，有时可能变成肉芽肿（导管周围性乳腺炎、粉刺性乳腺炎）。

• 化脓性汗腺炎：可累及乳腺，但乳腺部位的病变通常伴有腋窝和腹股沟受累（Pereira 等，2012）。肉芽肿性炎症见于慢性期。

总之，在处理乳腺标本中的肉芽肿性炎症时，病理医生必须做到以下几点。

• 排除潜在的乳腺癌。

• 寻找异物。

• 考虑可能的感染，从而查找坏死和使用特殊染色，或更为特别的，如有可能，对新鲜组织进行微生物检测。

• 仔细分析血管，寻找血管炎。

• 当然还要注意临床背景。

推荐阅读

[1] Al-Khaffaf, B., Knox, F., & Bundred, N. J. (2008). Idiopathic granulomatous mastitis: A 25-years experience. *Journal of the American College of Surgeons, 206*, 269–273.

[2] Bani-Hani, K. E., Yaghan, R. J., Matalka, I. I., & Shatnawi, N. J. (2004). Idiopathic granulomatous mastitis: Time to avoid unnecessary mastectomies. *The Breast Journal, 10*, 318–322.

[3] Chen, Y. P., Jiang, X. N., Lu, J. P., Zhang, H., Li, X. Q., & Cheng, G. (2016). Clinicopathologic analysis of extranodal Rosai-Dorfman disease of breast: a report of 12 cases. *Zhonghua Bing Li Xue Za Zhi. 45*, 556–60.

[4] Cheng, L., Reddy, V., Solmos, G., Watkins, L., Cimbaluk, D., Bitterman, P., Ghai, R., & Gattuso, P. (2015). Mastitis, a radiographic, clinical, and Histopathologic review. *The Breast Journal, 21*, 403–409.

[5] D'Alfonso, T. M., Ginter, P. S., & Shin, S. J. (2015). A review of inflammatory processes of the breast with a focus on diagnosis in Core biopsy samples. *Journal of Pathology and Translational Medicine, 49*, 279–287.

[6] Fazzio, R. T., Shah, S. S., Sandhu, N. P., & Glazebrook, K. N. (2016). Idiopathic granulomatous mastitis: Imaging update and review. *Insights Imaging, 7*, 531–539.

[7] Gautham, I., Radford, D. M., Kovacs, C. S., Calhoun, B. C., Procop, G. W., Shepardson, L. B., Dawson, A. E., Downs-Kelly, E. P., Zhang, G. X., Al-Hilli, Z., Fanning, A. A., Wilson, D.A., Sturgis, C. D. (2019) Cystic neutrophilic granulomatous mastitis: The Cleveland Clinic experience with diagnosis and management. *The Breast Journal, 25*, 80–85.

[8] Kessler, E., & Wolloch, Y. (1972). Granulomatous mastitis: A report of seven cases. *American Journal of Clinical*

Pathology, 58, 642–646.

[9] Korkut, E., Akcay, M. N., Karadeniz, E., Subasi, I. D., & Gursan, N. (2015). Granulomatous mastitis: A ten-year experience at a university hospital. *The Eurasian Journal of Medicine, 47,* 165–173.

[10] Lai, E. C., Chan, W. C., Ma, T. K., Tang, A. P., Poon, C. S., & Leong, H. T. (2005). The role of conservative treatment in granulomatous mastitis. *The Breast Journal. 11,* 454–456.

[11] Laurent, C., Delas, A., Gaulard, P., Haioun, C., Moreau, A., Xerri, L., Traverse-Glehen, A., Rousset, T., Quintin-Roue, I., Petrella, T., Emile, J. F., Amara, N., Rochaix, P., Chenard-Neu, M. P., Tasei, A. M., Menet, E., Chomarat, H., Costes, V., Andrac-Meyer, L., Michiels, J. F., Chassagne-Clement, C., De Leval, L., Brousset, P., Delsol, G., & Lamant, L. (2016). Breast implant-associated anaplastic large cell lymphoma: Two distinct clinicopathological variants with different outcomes. *Annals of Oncology, 27,* 306–314.

[12] Oran, E. S., Gürdal, S. Ö., Yankol, Y., Öznur, M., Calay, Z., Tunaci, M., & Soybir, G. R. (2013). Management of idiopathic granulomatous mastitis diagnosed by core biopsy: A retrospective multicenter study. *The Breast Journal, 19,* 411–418.

[13] Pereira, F. A., Mudgil, A. V., Macias, E. S., & Karsif, K. (2012). Idiopathic granulomatous lobular mastitis. *International Journal of Dermatology, 51,* 142–151.

[14] Seo, H. R., Na, K. Y., Yim, H. E., Kim, T. H., Kang, D. K., Oh, K. K., Kang, S. Y., An, Y. S., Chun, M., Kim, W., Park, R. W., Jung, Y. S., & Kim, K. S. (2012). Differential diagnosis in idiopathic granulomatous mastitis and tuberculous mastitis. *Journal of Breast Cancer, 15,* 111–118.

[15] Tahmasebi, S., Karami, M. Y., & Maalhagh, M. (2016). Granulomatous mastitis: Time to introduce new weapons. *World Journal of Surgery, 40,* 2827–2828.

Gynecomastia 男性乳腺发育

Celien Vreuls   Paul J. van Diest   著   罗东兰   译

一、定义

"gynecomastia" 源自希腊语 "gyne"，意思是女性，"masto" 意思是乳房。男性乳腺发育被定义为男性乳房组织增大（肥大）。男性乳腺发育被细分为腺体组织增加的 "真性"，和脂肪增加的 "假性"，或良性肿瘤（假男性乳腺发育）。

二、临床特征

男性乳腺发育表现为单侧或双侧乳房的良性肿大，常出现在新生男婴、青少年和老年男性。男性乳腺发育不是一个单独的疾病实体，而是一种症状。雌激素的刺激和雄激素的抑制之间的激素失衡是男性乳腺发育发病的关键因素，尽管最

常见的原因是特发性的（Braunstein，1993）。潜在的基础疾病，如肥胖、性腺功能减退、肾上腺疾病、甲状腺疾病、肝硬化、肾衰竭和营养不良可能导致这种情况。肾上腺、垂体、肺和睾丸的肿瘤可诱发激素变化，导致失衡，最终导致男性乳腺发育。已被证明导致此情况的药物包括地高辛、噻嗪类利尿药、雌激素、吩噻嗪类和茶碱（Sansone 等，2017）。

■ 发病率

至少有 30% 的男性在一生中会受到影响。男性乳腺发育在高达 90% 的新生儿中出现，青春期为 40%～70%，成年男性为 30%～40%，通常临床表现温和。约 50% 的成年人主要以假男性乳腺发育为主。

■ 年龄

一般来说，男性乳腺发育在一生中有三个高发期，即新生儿、青春期和老年男性乳腺发育。在新生儿中，因为暴露于母体雌激素，故雌激素水平很高；在青春期，有相对增加的雌激素产生；而在老年男性，雌激素增加和睾丸激素水平下降而出现不平衡。

■ 性别和部位

根据定义，男性乳腺发育只发生在男性中。乳房是首要的发病部位，尽管已有描述非常罕见的腋窝发生男性乳腺发育的病例（Vega 等，2015）。

■ 治疗和结局

在新发的男性乳腺发育患者中，应确定和治疗根本原因（如药物、职业性雌激素暴露或甲状腺功能减退）。通常，在几周内男性乳腺发育可有改善。如果几个月后没有改善，可以尝试男性乳腺发育的药物治疗（Narula 和 Carlson，2014）。

药物治疗可能是男性乳腺发育早期阶段（旺炽型）最有效的。因为在后期阶段，由于间质纤维化，使得药物治疗在很大程度上无效。男性乳腺发育的药物治疗是要减少雌激素的产生和（或）增加雄激素的水平。

如果患者对药物治疗没有反应，或者患者出于整容原因喜欢手术，或者希望立即纠正男性乳腺发育（Narula 和 Carlson，2014），则可以考虑手术。手术可包括通过脂肪抽吸术或通过乳晕或腋窝周围切口切除乳腺组织。如果不排除男性乳腺发育的根本原因，手术后有可能复发。

三、大体检查

组织是软的、质实的，切面呈灰色或白色。标本具有头部、体部和尾部的统一形状。头部呈半圆形，靠近胸骨一侧。体部由大多数腺体组织组成，紧邻乳头和乳晕连接处。尾部似乎从身体的侧面逐渐变窄，朝向胸大肌插入肱骨的方向

（Blau 等，2016）。

四、显微镜检查

男性乳房由退化的导管组成，通常无小叶形成。如果暴露于高水平的内源性或外源性雌激素，如在男性到女性的变性者中，含孕激素的化学去势与女性化雌激素治疗相结合下，伴随着激素刺激核心和假哺乳样的改变，完整的腺泡和小叶形成（Kanhai 等，2000）。

男性乳腺发育根据发展阶段可分为三种类型：①旺炽型，反映近期发病；②纤维（静止或非活动）型，可能是男性乳腺发育末期（超过6～12个月）；③中间型，同时具有旺炽型和纤维型的特征。旺炽型显示导管周围间质细胞增加，常常伴有明显的血管增多和水肿（图1A），同心圆状围绕于退化的导管周围，伴导管上皮增生，可以是普通型增生或乳头状突起。在中间型中，单个管道周围同心圆状纤维化可放射状扩大并开始融合（图1B）。纤维（末期）型通常在12个月后，病变是静止的，并且普遍存在的富于纤维胶原的成分占主导地位，水肿和上皮增生不太突出（图1C）。

假血管瘤样间质增生（PASH）（见"假血管瘤样间质增生"）常存在于男性乳腺发育，特别是在旺炽型（Milanezi 等，1998）。PASH 具有一个典型的相互吻合、裂隙状生长模式，顾名思义，衬覆肌纤维母细胞而不是内皮，因此仅对间质标记（如 Vimentin）阳性而不是淋巴管/血管标记阳性。空腔是成角和裂隙状，周围围绕着波浪状、非细胞性的胶原间质。肌纤维母细胞是梭形至卵圆形的，但无异型性（图2）。可见多核巨细胞。

男性乳腺发育的退变导管至少由三层细胞排列构成，即外层的肌上皮细胞和两层上皮细胞。肌上皮细胞可有透亮的胞质。中间层由立方体到柱状、垂直排列的细胞组成，具有规则的卵圆形核和偶见的小核仁。胞质是嗜酸的且边界不清，

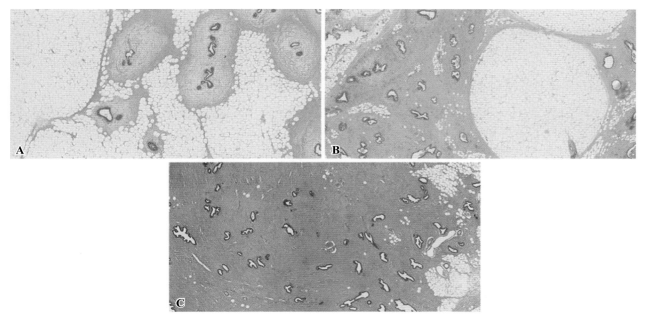

▲ 男性乳腺发育，图1

低倍镜下 HE 染色的三种男性乳腺发育病理切片。A. 旺炽型显示导管周围水肿增加，围绕初级导管呈同心圆状的间质细胞，伴导管上皮增生。B. 中间型显示单个管道周围同心圆状纤维化增加，并开始融合。C. 纤维型显示融合成片的富于胶原的纤维间质和不太突出的上皮增生

G

这些细胞常呈腔面突起。内侧腔面层由稍小且水平排列的细胞组成，通常单层排列，有规则到略不规则的小核和分散的小核仁（Kornegoor 等，2012b）。

也可存在更多层，类似于通常类型女性乳房稀疏的导管增生，具有扁平的外周层或温和的筛状结构，形成在间距、形状和大小方面都不规则的空腔，或中央成片上皮及周围裂隙状残腔。可能存在一些进入腔面的簇状突起，微乳头呈金字塔状，而非克隆性女性乳腺上皮增生的微乳头形成的棒状，通常提示为男性乳腺发育的增生（图3）。微小钙化和分泌物非常罕见。

非典型导管增生（ADH）（见"非典型导管增生"）和导管原位癌（DCIS）（见"导管原位癌"），这是两种已知的罕见女性乳腺癌克隆性前体病变，有报道见于患有男性乳腺发育的乳腺（Hamady 等，2005；Doebar 等，2017）。DCIS 是男性乳腺癌中最常见的前体病变，似乎与较好的结局有关（Doebar 等，2017）。尽管所有在女性

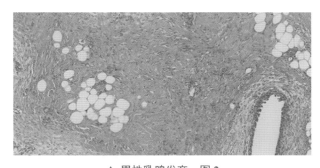

▲ 男性乳腺发育，图2

中倍镜下 HE 染色的假血管瘤样间质增生（PASH）病理切片。相互吻合的裂隙，衬覆肌纤维母细胞，周围是波浪状、非细胞性的胶原间质

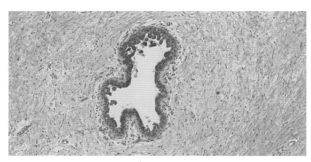

▲ 男性乳腺发育，图3

高倍镜下 HE 染色，男性乳腺发育举例。导管衬覆数层细胞，簇状突向腔面；呈锥形

中描述的亚型都可能发生于男性，但通常以乳头状变异型或低级别 DCIS 多见（见"导管内乳头状癌"）。DCIS 主要与浸润性乳腺癌有关。

小叶原位癌的存在（见"原位小叶瘤变"）也已被描述，但非常罕见，可见于男性浸润性小叶癌（见"浸润性小叶癌"）（Doebar 等，2005）。

五、男性乳腺发育与浸润性癌

男性乳腺发育在男性乳腺癌（见"男性乳腺癌"）的发展中的作用仍然不确定。男性乳腺发育通常与浸润性乳腺癌同时出现，但男性乳腺发育也见于健康男性（Braunstein，1993；Fentiman 等，2006）。然而，其他研究发现男性乳腺发育和男性乳腺癌之间存在显著的相关性（Brinton 等，2010）。

有人认为，男性和女性乳腺癌的致癌机制存在差异。最大的男性乳腺癌系列研究之一表明，管腔 A 型乳腺癌是迄今为止最常见的男性乳腺癌亚型。管腔 B 型乳腺癌不太常见，代表 ER 阳性的高度恶性表型的肿瘤亚型。HER2 驱动、基底样和不可分类的三阴乳腺癌在男性似乎非常罕见。男性乳腺癌亚型的分布与女性不同（Kornegoor，2012a）。

六、免疫表型

（一）上皮

正常的男性乳腺导管上皮细胞往往是 ER 和 Bcl-2 阳性（＞69%），PR 和 AR 表达也很常见（＞39%）。如上所述，男性乳腺发育似乎呈现出一致的三层模式。免疫组化模式是独特的，因为外层肌上皮显示 CK5、CK14 和 p63 的表达。两层上皮细胞彼此不同。中间腔面层，由垂直排列的立方状细胞到柱状细胞组成，是激素受体阳性，表达 Bcl-2 和 CyclinD1。内侧腔面层由表达 CK5 的较小细胞组成，通常为 CK14，但通常激素受体和 Bcl-2 呈阴性。所有上皮细胞都表现出 CK7

和 E-cadherin 强着色。HER2 染色在上皮是完全阴性的，BRST2 和 EGFR 也几乎总是阴性。在导管上皮中只可见到野生型 p53 染色（Kornegoor 等，2012b）。

男性 DCIS 一致为 ER 阳性，CK5/CK14 阴性。Ki-67 阳性细胞很少出现在中间和内侧腔面层（Kornegoor 等，2012a）。

（二）间质

男性乳腺发育的导管周围结缔组织间质的免疫表型似乎与正常乳腺间质的表型平行。在男性乳腺癌中，间质细胞免疫表型与女性的对应物相似，显示肌纤维母细胞分化。但是，α-SMA 染色阳性和 CD34 染色阴性不是恶性的特异性表现，因为在反应性纤维化中也可能会遇到（Kalekou 等，2005）。

在大多数情况下，在间质细胞中可见中度至强的 Bcl-2 染色，尤其是在旺炽型和中间型。p21 显示周围间质中的散在阳性细胞，p53 显示野生型表达模式。EGFR 经常出现明显的间质着色，特别是在 PASH 存在的情况下（Kornegoor 等，2012a）。PASH 区域不会与 D2-40（平足蛋白）、LYVE-1 和 CD31 等（淋巴）血管标记物染色。

七、分子特征

到目前为止，在没有伴随其他乳腺疾病的男性乳腺发育病例中，未发现染色体异常。然而，对于男性 DCIS 和浸润性癌，根据 22 个被检测的乳腺癌相关基因中，21 个出现了类似的拷贝数特征，描述了两者的克隆性关系，提示 DCIS 是男性浸润性乳腺癌（见"男性乳腺癌"）真正的前体病变（Vermeulen 等，2017）。Doebar 等根据二代测序显示相同的基因组畸变，包括 PIK3CA、GATA3、TP53 和 MAP2K4 突变（Doebar 等，2017）。对于男性乳腺癌，有研究表明，X 染色体的获得在男性乳腺上皮细胞的肿瘤转化中起一定的作用，并且将 5 号染色体的获得、Y 染色体的丢失、17 号染色体的丢失和（18）（q21）缺失描述为非随机的异常（Di Oto 等，2015）。

八、鉴别诊断

最重要的鉴别诊断是区分男性乳腺癌（见"男性乳腺癌"），尤其是如果是单侧的、质实的伴有乳头回缩的明显肿块（Johnson 和 Murad，2009）。乳腺 X 线检查和高分辨率超声有助于区分这些乳房病变（Munoz Carrasco 等，2010）。假男性乳腺发育和其他良性病变，如脂肪瘤、血肿、脂肪坏死（见"乳腺脂肪坏死"）、皮肤囊肿、皮脂腺囊肿或淋巴浆细胞性炎症也要考虑。

推荐阅读

[1] Blau, M., Hazani, R., & Hekmat, D. (2016). Anatomy of the gynecomastia tissue and its clinical significance. *Plastic and Reconstructive Surgery–Global Open, 4,* e854.

[2] Braunstein, G. D. (1993). Gynecomastia. *New England Journal of Medicine, 328,* 490–495.

[3] Brinton, L. A., Carreon, J. D., Gierach, G. L., McGlynn, K. A., & Gridley, G. (2010). Etiologic factors for male breast cancer in the U.S. veterans affairs medical care system database. *Breast Cancer Research and Treatment, 119,* 185–192.

[4] Di Oto, E., Monti, V., Cucchi, M. C., Masetti, R., Varga, Z., & Foschini, M. P. (2015). X chromosome gain in male breast cancer. *Human Pathology, 46,* 1908–1912.

[5] Doebar, S. C., Doebar, S. C., Slaets, L., Cardoso, F., Giordano, S. H., Bartlett, J. M., Tryfonidis, K., Dijkstra, N. H., Schröder, C. P., van Asperen, C. J., Linderholm, B., Benstead, K., Dinjens, W. N., van Marion, R., van Diest, P. J., Hamady, Z. Z., Carder, P. J., & Brennan, T. G. (2005). Atypical ductal hyperplasia in male breast tissue with gynaecomastia. *Histopathology, 47,* 111–112.

[6] Doebar, S. C., Slaets, L., Cardoso, F., Giordano, S. H., Bartlett, J. M., Tryfonidis, K., Dijkstra, N. H., Schröder, C. P., van Asperen, C. J., Linderholm, B., Benstead, K., Dinjens, W. N., van Marion, R., van Diest, P. J., Martens, J. W., & van Deurzen, C. H. (2017). Male breast cancer precursor lesions: Analysis of the EORTC 10085/TBCRC/BIG/NABCG International Male Breast Cancer Program. *Modern Pathology, 30,* 509–518.

[7] Fentiman, I. S., Fourquet, A., & Hortobagyi, G. N. (2006). Male breast cancer. *Lancet, 367*(9510), 595–604.

[8] Hamady, Z. Z., Carder, P. J., & Brennan, T. G. (2005). Atypical ductal hyperplasia in male breast tissue with gynaecomastia. *Histopathology, 47,* 111–112.

[9] Johnson, R. E., & Murad, M. H. (2009). Gynecomastia: Pathophysiology, evaluation, and management. *Mayo Clinic Proceedings, 84,* 1010–1015.

[]10 Kalekou, H., Kostopoulos, I., Milias, S., & Papadimitriou, C. S. (2005). Comparative study of CD34, alpha-SMA and h-caldesmon expression in the stroma of gynaecomastia and male breast carcinoma. *Histopathology, 47,* 74–81.

[11] Kanhai, R. C., Hage, J. J., van Diest, P. J., Bloemena, E., & Mulder, J. W. (2000). Short-term and long-term histologic effects of castration and estrogen treatment on breast tissue of 14 male-to-female transsexuals in comparison with two chemically castrated men. *The American Journal of Surgical Pathology, 24,* 74–80.

[12] Kornegoor, R., Verschuur-Maes, A. H., Buerger, H., & van Diest, P. J. (2012a). The 3-layered ductal epithelium in gynecomastia. *The American Journal of Surgical Pathology, 36,* 762–768.

[13] Kornegoor, R., Verschuur-Maes, A. H., Buerger, H., Hogenes, M. C., de Bruin, P. C., Oudejans, J. J., van der Groep, P., Hinrichs, B., & van Diest, P. J. (2012b). Molecular subtyping of male breast cancer by immunohistochemistry. *Modern Pathology, 25,* 398–404.

[14] Milanezi, M. F., Saggioro, F. P., Zanati, S. G., Bazan, R., & Schmitt, F. C. (1998). Pseudoangiomatous hyperplasia of mammary stroma associated with gynecomastia. *Journal of Clinical Pathology, 51,* 204–206.

[15] Munoz Carrasco, R., Alvarez Benito, M., Muñoz Gomariz, E., Raya Povedano, J. L., & Martínez Paredes, M. (2010). Mammography and ultrasound in the evaluation of male breast disease. *European Radiology, 20,* 2797–2805.

[16] Narula, H. S., & Carlson, H. E. (2014). Gynaecomastia–Pathophysiology, diagnosis and treatment. *Nature Reviews Endocrinology, 10,* 684–698.

[17] Sansone, A., Romanelli, F., Sansone, M., Lenzi, A., & Di Luigi, L. (2017). Gynecomastia and hormones. *Endocrine, 55,* 37–44.

[18] Vega, R. M., Pechman, D., Ergonul, B., Gomez, C., & Moller, M. G. (2015). Bilateral pseudoangiomatous stromal hyperplasia tumors in axillary male gynecomastia: Report of a case. *Surgery Today, 45,* 105–109.

[19] Vermeulen, M. A., Doebar, S. C., van Deurzen, C. H. M., Martens, J. W. M., van Diest, P. J., & Moelans, C. B. (2017). Copy number profiling of oncogenes in ductal carcinoma in situ of the male breast. *Endocrine Related Cancer, 25,* 173–184.

H

Hamartoma 错构瘤

Catherine N. Chinyama　著　　罗东兰　译

一、同义词

腺脂肪纤维腺瘤；腺脂肪瘤；纤维腺脂肪瘤；脂肪纤维腺瘤。

二、定义

错构瘤来自希腊语"hamartia"，意思是"故障，缺陷"，"–oma"表示肿瘤或新生物（Seth，2017）。错构瘤的病理定义，无论起源部位，都是器官固有组织的异常增生，形成肿块或肿瘤。在乳腺中，肿块的成分包括脂肪、纤维组织和上皮成分。虽然先前有所描述，但 Arrigoni 及其同事因提高对乳腺错构瘤的存在的认识而得到赞扬（Arrigoni 等，1971）。

三、临床特征

■ 发病率

在乳腺 X 线检查出现之前，乳腺错构瘤基本上不被识别。随着乳房 X 线筛查的引入，错构瘤作为一个独立的病理实体的发现正在上升。据报道，错构瘤的发病率为 0.4%～1.15%，约占所有良性乳腺肿瘤的 4.8%（Wu 等，2003）。在高加索、亚洲和非洲患者中，均有错构瘤报道（Herbert 等，2002）。

■ 年龄

乳腺错构瘤患者年龄为 18—89 岁，平均年龄为 45 岁，中位年龄为 43 岁（Daya 等，1995）；通常出现在 20—50 岁。

■ 性别

虽然报道过 1 例男性患者（Amir 和 Sheikh，2016），但乳腺错构瘤主要累及女性。

■ 临床表现

错构瘤呈无痛性、软到质实的明显肿块，临床上可能诊断为纤维腺瘤，但不像纤维腺瘤那样质硬（Tse 等，2002）。肿块通常存在很长时间，大小很少或没有变化。筛查发现的错构瘤往往很小，无症状。然而，有报道错构瘤病例，由于增长缓慢形成较大的病变，导致乳房不对称和压迫相关症状，如在重达 450 克和 1497 克的巨型错构瘤的病例报道中，出现不适和淋巴水肿（Cazorla 和 Arentz，2015）。大多数患者为单个病变，但也有两个错构瘤患者的报道（Herbert 等，2002）。

■ 部位

错构瘤可影响左、右侧乳腺。但一些报道称右侧乳腺的发生率高于左侧乳腺（Amir 和 Sheikh，2016）。

■ 乳腺 X 线特征

乳腺错构瘤的乳腺 X 线表现被认为是"相当特征性的"。病变边界清楚、椭圆形，由脂肪和纤维腺管组织混合构成，有或没有假包膜（Wu 等，2003）。分叶状的致密影可存在于包膜内的脂肪中，称为"腊肠或香肠片"。这些致密影可能与良性的圆形微钙化有关（Erdem 等，2011）。主要的确诊特征是脂肪的存在，使错构瘤呈异质性的外观。由于错构瘤的成分类似于正常的乳腺组织，病变有时被称为"乳腺中的乳腺"（Erdem 等，2011）。错构瘤可以脂肪为主、脂肪和纤维腺管组织等量混合或较多纤维腺管组织和很少的脂肪。乳腺密度随病变中的脂肪和纤维腺管组织的量而变化；脂肪会增加病变的放射透光性。

图 1 和图 2 说明了不同的乳腺 X 线特征。图 1 是 41 岁女性的乳腺 X 线检查，她右侧乳腺有肿块，临床上怀疑大的纤维腺瘤（见"纤维腺瘤"）或叶状肿瘤（见"叶状肿瘤"）。乳房 X 线图显示一个 10cm 的致密、边界清楚的病变。组织学显示，错构瘤以纤维成分为主，脂肪沉积很少。相比之下，筛查到的错构瘤往往很小，如图 2 所示在一名 50 岁的妇女身上所见。病变直径为 19mm，位于乳头上方，具有典型的脂肪空晕。这是 6 个月后的随访乳腺 X 线检查，病变没有增大。

微小钙化在错构瘤中是罕见的，当存在时，提示恶性肿瘤的可能性。但是，有报道一些错构瘤出现良性营养不良性钙化（Park 等，2003）。

■ **超声图像特点**

错构瘤的特征性超声特点是压力传感器的可压缩性（Park 等，2003；Chao 等，2007）。这给了肿瘤一个比前后径更长的横向尺寸，即"椭圆形"或"透镜形状"的外观。在超声波扫描下，由于可压缩性所致的错构瘤的椭圆形病变如图 3 所示。大多数错构瘤都有边界清楚的平滑边缘。内部回波纹理为强回声、混合异质性回声或等回声性不等。有些肿瘤具有异质性回声，由等回声和强回声混合。回声的变化取决于脂肪和纤维腺管组织在错构瘤中的比例。图 4 举例说明在一位 88 岁女性的有症状的错构瘤中，超声图像的不同回声。以不规则边界和异质性内容物为特征的错构瘤。由于错构瘤和周围乳腺组织之间的压缩，一些错构瘤中存在回声光晕或消声光晕。大多数错构瘤缺乏逆转肿瘤声学现象等恶性病变的

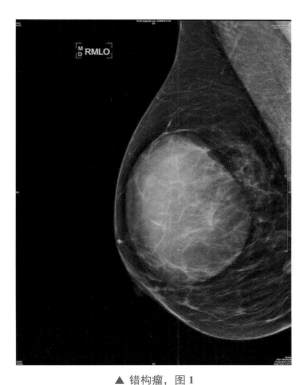

▲ 错构瘤，图 1

一名 41 岁女性的乳腺 X 线照片显示，直径为 100mm 的肿块相对边界清楚。病变随激素改变有少许或没有变化。组织学显示，是一个主要由纤维成分组成、很少脂肪沉积的错构瘤

H

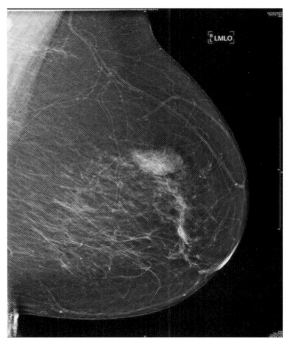

▲ 错构瘤，图 2

在一名 50 岁的女性筛查发现的错构瘤。病变直径为 19mm，具有典型的脂肪空晕。6 个月后乳腺 X 线复查，病变的大小没有增长

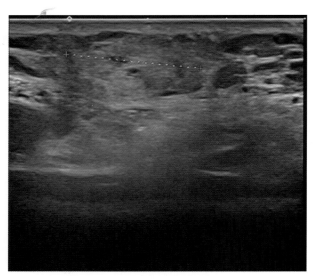

▲ 错构瘤，图 3

在一名 50 岁女性的筛查发现的错构瘤超声特征；典型的椭圆形是由于病变的可压缩性

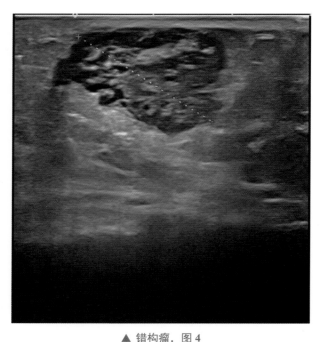

▲ 错构瘤，图 4

一名 88 岁女性的有症状的 20mm 错构瘤，图示在超声图像中的可变回声性；注意不规则的边界

特征。囊性区域在超声图像中频繁出现（Wu 等，2003）。

■ 磁共振成像（MRI）特点

由于错构瘤一般在乳腺 X 线检查和超声波上

表现出良性特征，患者很少被转诊到 MRI。乳腺 X 线和超声已经证实的错构瘤，传统的 T_1 和 T_2 加权 MRI 显示异质性强度，是由于病变中脂肪和纤维腺管的含量不同、加上薄的包膜。在动态对比度增强（DCE）MRI 上，病变的增强是渐进的。虽然 MRI 不常用于错构瘤的诊断中，但 MRI 可以是一个有用的辅助检查，鉴别其中乳腺 X 线和超声特征无法确定且需要排除癌症的病变（Erdem 等，2011）。

■ 诊断

与任何其他乳腺病变类似，在包括临床检查、放射评估和病理评估的三重评估之后，应获得对错构瘤的明确诊断。细针吸入细胞学很少能诊断错构瘤，因为取材通常不足或可能取样为正常乳腺上皮没有诊断价值。空芯针活检如果得到放射学结果的支持，可以进行诊断。由于与正常乳腺组织相似，病理医生很容易忽视这种病变，视为正常的乳腺组织。图 5 显示了乳腺错构瘤的空芯针活检，显示了纤维腺管组织和脂肪的不同比例混合物。在没有局部放射异常的情况下，这可能被错误地报告为非特异性纤维化或正常的乳腺组织。

■ 治疗

无症状的，筛查活检证实的错构瘤可以留在原位，患者接受密切的监测。有症状的患者可手术，因为诊断并不总是确定的。

■ 预后

手术治疗通常使患者有一个很好的预后。但是，有复发性错构瘤患者被报道。复发是由于手术切除不完全（Tse 等，2002）。

四、大体检查

错构瘤往往是单个的、边界清楚的病变，大小为 1～10cm（McGuire 和 Cohn，1991）。切面可以是灰白色的。表面可能有光泽。病变可以是包膜内的。没有出血或坏死。脂肪在肉眼检查中可

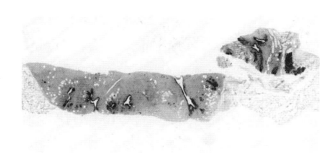

▲ 错构瘤，图 5

一例乳腺 X 线检查到的错构瘤的空芯针活检，显示纤维脂肪组织与良性导管和小叶单位的混合物，类似于正常乳腺组织（HE 染色）

能明显，也可能不明显。没有纤维腺瘤（见"纤维腺瘤"）中通常所见的分叶状。可能存在小囊肿。

五、显微镜检查

当由乳腺 X 线和超声特征支持时，错构瘤的空芯针活检可以诊断，这样可以避免筛查发现病变的患者的手术。如图 5 所示，来自错构瘤的空芯针活检，由含有良性导管和小叶单位的脂肪、纤维组织构成不等的混合物组成。

错构瘤的真正特征在切除的标本中能得到更好的展示。大量纤维间质的增生抹去了正常的小叶间结构。纤维间质可以表现出不同程度的透明变性，可能类似于瘢痕组织。区别错构瘤与其他边界清楚的良性病变的最常见特征是纤维间质中脂肪的存在。脂肪的量是可变的。脂肪可以表现为孤立的脂肪细胞，成簇或大片状。上皮成分也可以是异质性的。导管和小叶单元可以正常，具体取决于患者的年龄，即所谓"乳腺中的乳腺"的概念。上皮成分可以是萎缩或表现出增生，没有异型性，囊性变可伴有或不伴有大汗腺化生。图 6 说明了切除的错构瘤中的异质性显微特征，主要为纤维成分，伴有稀疏分布的良性导管、小叶单位、囊性变、粘蛋白填充导管和间质黏液样变性。罕见的脂肪细胞分散在间质中。

假血管瘤样间质增生（见"假血管瘤样间质增生"）的特点是不规则的裂隙状空腔，类似于

毛细血管，但内皮标记（如因子 Ⅷ 和 CD31）是阴性的。假血管瘤样增生是错构瘤的一个常见特征（Tse 等，2002）。图 7 与图 6 为同一患者，其空芯针活检中显示了假血管瘤样增生。空芯针活检报告怀疑 PASH。然而，在切除时，病变是一种错构瘤，在间质中具有假血管瘤样改变。在显微检查中注意到的其他特征包括微钙化。平滑肌也可以存在于错构瘤中，当存在过量时，病变被称为肌性错构瘤（Amir 和 Sheikh，2016）。

六、发病机制

错构瘤的发病机制尚不清楚，被认为是一种发育异常，而不是一个真正的肿瘤。最初，这种异常被认为与怀孕和哺乳有关（Hogamen 和

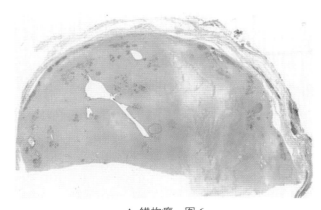

▲ 错构瘤，图 6

有症状的错构瘤，主要由致密的透明变的间质组成，伴有萎缩、稀疏分布的导管和小叶单位（HE 染色）

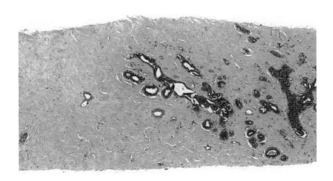

▲ 错构瘤，图 7

与图 6 为同一患者，其空芯针活检报告假血管瘤样增生，这可能导致原发性 PASH 的误诊（HE 染色）

Ostberg，1968）。然而，后来的研究并不支持这一假说，因为错构瘤也出现在未生育过的妇女中。虽然怀孕和哺乳可能影响错构瘤的生长，但没有证据表明有致病关系。

七、免疫表型

错构瘤的一个特征性免疫表型特点是，间质和上皮成分对雌激素受体和孕激素受体，即 ER 和 PR（Herbert 等，2002）都呈阳性。这区分了错构瘤和正常的乳房组织，后者通常是 ER 和 PR 在上皮阳性，但 ER 和 PR 在间质阴性。这表明错构瘤的成分同时对激素刺激有反应（图 8）。正如预期的那样，上皮成分对细胞角蛋白、间质对 Vimentin 蛋白呈阳性，类似于正常的乳房组织。错构瘤不表达 HER2 或 p53，Ki-67 增殖活检通常较低（Herbert 等，2002）。一些标记如 desmin，可突显错构瘤中的平滑肌纤维或支持肌性错构瘤的诊断。

八、遗传学异常

由于乳腺错构瘤不被认为是肿瘤，很少有关于这种病变的基因研究。不同作者独立报道过涉及乳腺错构瘤 12q12-15 的畸变（Dietrich 等，1994 年；Rohen 等，1995）。使用 FISH 研究，作者报道了涉及 12q12-15 的畸变，该偏差被映射到多个畸变区域（MAR）。MAR 是良性实体肿瘤

的 12 号染色体断裂点的主要簇区，如子宫肌瘤、脂肪瘤和唾液腺的多形性腺瘤。作者确定了间质细胞中的畸变，而不是上皮细胞，并得出结论，错构瘤是由于突变的间充质细胞而发生，因此乳腺的腺脂肪瘤或错构瘤的形成不是由于包埋其中的上皮细胞和伴有脂肪细胞增生的间充质细胞，而是突变的间充质细胞能够分化成间质细胞和脂肪细胞。

乳腺错构瘤与 Cowden 病也有关。Cowden 病，又称 Cowden 综合征或多发性错构瘤综合征，是一种常染色体显性疾病，其变异表达与 10q23.3 的 PTEN 抑制基因突变有关（Liaw 等，1997）。Cowden 病导致皮肤、黏膜、胃肠道、骨骼、中枢神经系统、眼睛和泌尿生殖道的错构性肿瘤（Fiala，2016，Medscape）。Cowden 综合征与恶性肿瘤有关，特别是乳腺癌和甲状腺癌。Gomez 等（2012）报道了在钙化的错构瘤中出现乳腺癌。这种情况是不寻常的，虽然 Cowden 综合征是一种多发的错构瘤综合征，乳腺错构瘤甚至不是这个情况的诊断的次要标准，但乳腺癌是一个主要的诊断标准。此外，患者有双侧乳腺微小钙化，在乳腺 X 线检查中累及超过 2/3 的乳腺。大片的钙化不是错构瘤的特征之一。PTEN 突变和乳腺错构瘤的联系证实了同一作者（Sabate 等，2006）早先的研究，该研究报道两名 Cowden 综合征患者患有错构瘤。

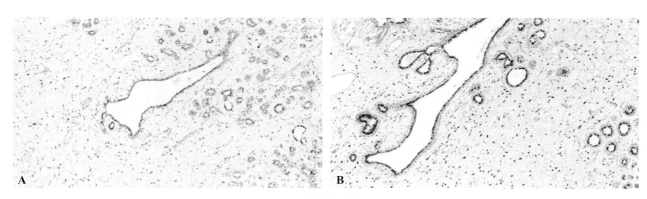

▲ 错构瘤，图 8
与图 6 为同一患者，该错构瘤的间质和上皮成分中表达雌激素受体（A）和孕激素受体（B）。PR 似乎比 ER 强

九、鉴别诊断

临床上类似错构瘤的最常见病变是纤维腺瘤（见"纤维腺瘤"）。纤维腺瘤往往影响 20—30 岁年龄组的年轻女性。虽然临床和影像学上纤维瘤类似于错构瘤，但病理学上这两种病变非常不同，更重要的是，纤维腺瘤缺乏脂肪浸润。此外，纤维腺瘤的上皮成分可以非常异质性，包括硬化性腺病（见"硬化性腺病"）、纤维囊性变化（见"纤维囊性乳腺改变"）伴有大汗腺化生、柱状细胞改变（见"柱状细胞病变"）、没有异型性的普通型上皮增生（见"普通型导管增生"）。纤维腺瘤是分叶状的，上皮增生表现出所谓的管内或管周生长模式。在老年患者中，纤维腺瘤随着细胞的减少而变得透明变，但会保留分叶状结构。纤维腺瘤中的间质也容易发生黏液样变性。如果这些特征存在，错构瘤的诊断将是值得怀疑的。

纤维腺瘤样增生被认为是纤维瘤的预兆，在空芯针活检上很难与错构瘤区分。此病变由透明变性的间质与良性导管和小叶单位混合的小叶组成。在空芯针活检中包含脂肪可能导致误诊为错构瘤。然而，纤维瘤样增生的叶状结构和放射学发现应该排除错构瘤。

管状腺瘤（见"乳腺管状腺瘤"）属于纤维腺瘤同一家族，可以在临床和放射学上类似错构瘤，但组织学上显示通常伴有腔内分泌物的拥挤的小管，之间没有间质，与错构瘤没有相似之处。巧合的是，在同一项研究中报道了两名 PTEN 突变的错构瘤患者，还报道了一名患有乳腺管状腺瘤和 Cowden 病的患者（Sabate 等，2006）。

叶状肿瘤（见"叶状肿瘤"）与错构瘤处于同一年龄组。一个巨大的错构瘤（Cazorla 和 Arentz，2015）在临床上与叶状肿瘤没有区别。然而，组织学上间质细胞增多伴有裂隙，可鉴别叶状肿瘤和错构瘤（见"叶状肿瘤"）。

乳腺纤维瘤病在临床和放射学上可能类似错构瘤，但富细胞的浸润性纤维增生占主导地位、没有上皮成分是这种病变的特征，明显有别于错构瘤。

纤维乳腺病或纤维性肿瘤可以表现为有症状或乳腺 X 线可检测到。边界清楚的病变可能很难在影像学上与错构瘤区分。然而，纤维性肿瘤缺乏超声的可压缩性，可区分这种病变和错构瘤。纤维性肿瘤可临床上触及，但放射学上隐匿，有别于错构瘤的特点。在缺乏适当的放射学检查的情况下，在空芯针活检中很难将纤维性肿瘤与错构瘤区分开来（图 9）。在脂肪存在的情况下，纤维性肿瘤可以类似于以纤维为主要成分的错构瘤。纤维性肿瘤的病因尚不清楚，但转化生长因子 β（TGF-β）与促进梭形细胞增殖有关（Gold，1999）。

糖尿病性乳腺病可以在放射学上类似错构瘤。组织学上诊断应该是明确的，因为在纤维间质的背景中存在小叶性乳腺炎，伴或不伴有成熟脂肪细胞岛（见"糖尿病性乳腺病"）。

假血管瘤样间质增生（见"假血管瘤样间质增生"）可以作为乳腺的主要病变出现，但可以出现在其他乳腺病变的间质中，如男性乳腺发育或错构瘤。PASH 的主要病理外观是间质内存在类似毛细血管的裂隙样结构。如果空芯针活检在错构瘤中取样取到假血管瘤样成分，如图 7 所

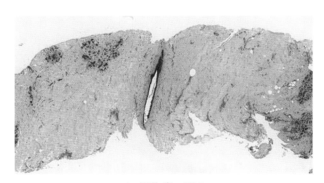

▲ 错构瘤，图 9

来自一个可明显触及但乳腺 X 线和超声隐匿的纤维性肿瘤的空芯针活检。间质透明变，呈瘢痕样外观。脂肪和良性导管和小叶单位的存在类似于错构瘤（HE 染色）

示，几乎不可能排除原发性 PASH，而且因为错构瘤和 PASH 都是 ER 和 PR 阳性的而更难区分（Bowman 等，2012）。

迷芽瘤是不同于器官正常组成的组织异常增生形成。在乳腺，可以包括正常的乳腺组织，密集的纤维间质，成熟的透明软骨、脂肪和平滑肌（Metcalf 和 Ellis，1985）。软骨的存在有助于区分迷芽瘤和错构瘤（图 10）。

十、乳腺癌风险

没有证据提示错构瘤有进展为恶性肿瘤的风险，也不是乳腺癌的标记物。文献综述记录了几例病例报道，是在已知错构瘤患者的监测过程中，在影像学或病理学检查中出现在错构瘤中的乳腺癌（Choi 和 Ko，2010）。这个综述提示的重要信息是，临床医生在监测活检证明的错构瘤时，注意放射学特征的变化，特别是新的钙化的存在。本章描述了 Cowden 病患者钙化性错构瘤中产生的乳腺癌（Gomez 等，2012）。在这种情况下，Cowden 病是乳腺癌的主要危险因素，而不是错构瘤。

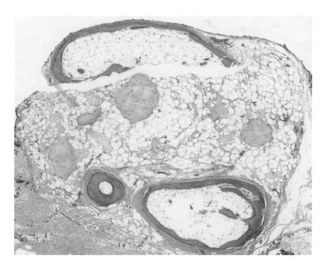

▲ 错构瘤，图 10
从一名 31 岁女性身上切除的一个有症状的迷芽瘤，直径 6mm；一个边界清楚的病变，显示成熟脂肪细胞，软骨岛伴灶性骨化的混合。乳腺组织存在于背景中（HE 染色）

推荐阅读

[1] Amir, R. A., & Sheikh, S. S. (2016). Breast hamartoma: A report of 14 cases of an under-recognised and underreported entity. *International Journal of Surgery Case Reports, 22*, 1–4.

[2] Anani, P. A., & Hessler, C. (1996). Breast hamartoma with invasive ductal carcinoma: Report of two cases and review of the literature. *Pathology, Research and Practice, 192*, 1187–1194.

[3] Arrigoni, M. G., Dockerty, M. B., & Judd, E. S. (1971). The identification and treatment of mammary hamartomas. *Surgery, Gynecology & Obstetrics, 133*, 577–582.

[4] Bowman, E., Gabriela, O., Okolı, J., Gundry, K., Rizzo, M., Gabram-Mendola, S., Manne, U., Smith, G., Pambuccian, S., & Bumpers, H. L. (2012). Pseudoangiomatous stromal hyperplasia (PASH) of the breast: Aseries of 24 patients. *The Breast Journal, 18*, 242–247.

[5] Cazorla, S., & Arentz, C. (2015). Breast hamartomasdifferential consideration in slow developing breast asymmetry. *JPRAS Open, 3*, 17–21. www.jprasopen. com/article/S2352-5878(14) 00009-6/pdf . Accessed 11/11/17.

[6] Chao, T., Chao, H., & Chen, M. (2007). Sonographic features of breast hamartomas. *Journal of Ultrasound in Medicine, 26*, 447–452.

[7] Choi, N., & Ko, E. S. (2010). Invasive ductal carcinoma in a mammary hamartoma: Case report and review of the literature. *Korean Journal of Radiology, 11*, 687–691.

[8] Daya, D., Trus, T., D'Souza, T. J., Minuk, T., & Yemen, B. (1995). Hamartoma of the breast, an underrecognized breast lesion: A clinicopathologic and radiographic study of 25 cases. *American Journal of Clinical Pathology, 103*, 685–689.

[9] Dietrich, C. U., Pandis, N., Andersen, J. A., & Heim, S. (1994). Chromosome abnormalities in adenolipomas of the breast: Karyotypic evidence that the mesenchymal component constitutes the neoplastic parenchyma. *Cancer Genetics and Cytogenetics, 72*, 146–150.

[10] Erdem, G., Karakas, H. M., Isik, B., & Firat, A. K. (2011). Advanced MRI findings in patients with breast hamartomas. *Diagnostic and Interventional Radiology, 17*, 33–37.

[11] Fiala, K. H. (2016) Cowden disease (multiple hamartoma syndrome). *emedicine*.medscape.com/article/1093383-overview. Accessed 18 Nov 2017.

[12] Gold, L. I. (1999). The role for transforming growth factorbeta (TGF-beta) in human cancer. *Critical Reviews in Oncogenesis, 10*, 303–360.

[13] Gómez García, E. B., Lobbes, M. B., van de Vijver, K., Keymeulen, K., van der Ent, F., Yntema, H. G., et al. (2012). Occult breast cancer due to multiple calcified hamartomas in a patient with Cowden syndrome. *Case Reports Radiology*, 638725.

[14] Herbert, M., Sandbank, J., Liokumovich, P., Yanai, O., Pappo, I., Karni, T., et al. (2002). Breast hamartomas: Clinicopathological and immunohistochemical studies of 24

cases. *Histopathology*, 41, 30–34.

[15] Hogamen, K., & Ostberg, G. (1968). Three cases of postlactational breast tumour of peculiar type. *Acta Pathologica et Microbiologica Scandinavica, 73*, 169–176.

[16] Liaw, D., Marsh, D. J., Li, J., Dahia, P. L., Wang, S. I., Zheng, Z., et al. (1997). Germline mutations of the PTEN gene in Cowden disease, an inherited breast and thyroid cancer syndrome. *Nature Genetics, 16*, 64–67.

[17] McGuire, L.I., & Cohn, D. (1991). Hamartoma of the breast. *Aust NZ J Surg, 61*, 713–716.

[18] Metcalf, J. S., & Ellis, B. (1985). Choristoma of the breast. *Human Pathology, 16*, 739–740.

[19] Park, S. Y., Oh, K. K., Kim, E. K., Son, E. J., & Chung, W. H. (2003). Sonographic findings of breast hamartoma: Emphasis on compressibility. *Yonsei Medical Journal, 44*, 847–854.

[20] Rohen, C., Caselitz, J., Stern, C., et al. (1995). A hamartoma of the breast with an aberration of 12q mapped to the MAR region by fluorescence in situ hybridization. *Cancer Genetics and Cytogenetics, 84*, 82–84.

[21] Sabaté, J. M., Gómez, A., Torrubia, S., Blancas, C., Sánchez, G., Alonso, M. C., et al. (2006). Evaluation of breast involvement in relation to Cowden syndrome: A radiological and clinicopathological study of patients with PTEN germ-line mutations. *European Radiology, 16*, 702–706.

[22] Seth, R. Hamartoma. *emedicine*.medscape.com/article/1254012-overview. Accessed 27 Oct 2017.

[23] Tse, G. M. K., Law, B. K. B., Ma, T. K. F., Chan, A. B.W., Pang, L. M., Chu, W. C. W., & Cheung, H. S. (2002). Hamartoma of the breast: A clinicopathological review. *Journal of Clinical Pathology, 55*, 951–954.

[24] Wu, C. Y., Lin, S. H., Tu, S. H., Huang, C. S., & Jeng, C. M. (2003). Hamartoma of the breast. *Chinese Journal of Radiology, 28*, 143–148.

Hemangioma of the Breast 乳腺血管瘤

Anikó Kovács　Ute Krüger　著　　罗东兰　译

H

一、同义词

血管瘤。

二、定义

血管瘤是内皮细胞的良性增生，倾向于血管形成，这是包含血管组织的各种错构瘤样病变的通用术语。乳房血管瘤是具有广泛形态谱的良性病变组（表1）。

三、临床特征

■ 发病率

乳腺血管瘤是罕见的实体，占所有乳腺肿瘤的0.4%，并且更常发生于乳腺皮肤。它们必须与非典型血管病变鉴别（见"非典型血管病变"）。血管瘤与其他乳腺病变（见"纤维腺瘤"）可共同存在。

■ 年龄

在任何年龄，从出生到晚年。年轻患者主要是乳腺皮肤的毛细血管瘤。

■ 性别

轻微的女性偏好。雌激素可能与它的发生有关。

■ 部位

最常见的是在乳腺皮肤，其次是在皮下脂肪组织的血管瘤。它们也可以发生在乳腺间质，包括小叶内和导管周围结缔组织。小叶周围血管瘤可以是双侧性的（Tavassoli 和 Eusebi，2009）。

乳腺血管瘤，表 1　乳腺血管瘤分类

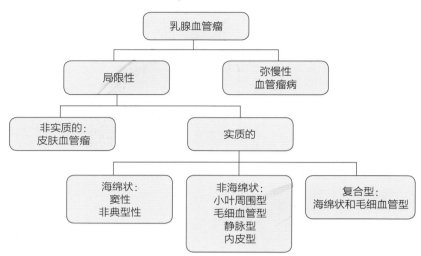

■ 大小

大小从显微镜下可见到重量超过 1000g 的 18cm 大肿块。血管瘤可以 9～22cm。显微镜下可见的血管瘤为偶然发现，表现为在乳腺任何部位的毛细血管瘤，甚至在小叶周围和导管周围间质中。这些病变可以是单灶或多灶，临床上通常隐匿和不明显。肉眼可见的血管瘤大多是海绵状血管瘤，可以达到一个明显的大小，可以通过乳腺 X 线检查显示（图 1 海绵状血管瘤的 X 线、超声和组织学特征）。较大的血管瘤可能导致乳腺类似于炎症性乳癌的肿胀和变形。

■ 诊断

由于乳腺血管瘤缺乏特异性特征，难以在术前使用传统的影像学进行诊断。在影像学检查中顺带诊断血管瘤的诊断率很高。血管瘤的诊断应在超声和乳腺 X 线检查及磁共振成像（MRI）得出临床诊断后，通过组织病理学检查进行验证。在小的空芯针活检中，诊断血管瘤有挑战性（Howitt 和 Nascimento，2012）。乳腺间质中的血管瘤在乳腺 X 线上呈圆形且不透明和小叶形状的有边界的肿块，微小分叶状，分界清楚，密度高或等于乳腺间质的密度。在超声图像中，血管瘤表现为低回声、椭圆形、分叶状肿瘤，具有清楚

和锐利的边界。乳腺血管瘤的 MRI 可能显示病变有内部缓慢流动和排出的血管、出血区域、血栓形成和静脉湖。与血管肉瘤（见乳腺血管肉瘤）的鉴别可能是困难的。少数血管肿瘤含有微钙化、静脉石和血栓形成。乳腺有照射的既往史是重要的。

■ 治疗

局部切除或影像学检查随访。建议行血管瘤切除术进行完全切除，因为它有局部复发的可能。在儿童，乳腺皮肤血管瘤的手术和放射治疗都可能导致乳腺发育不良（Tavassoli 和 Eusebi，2009）。空芯针活检上具有非典型形态的任何血管病变应完全切除，无论 Ki-67 的程度如何，以排除潜在的血管肉瘤。血管瘤的治疗应避免血流动力学不稳定或溃疡，并应防止或纠正畸形。

■ 结局

良好，但血管瘤可以随着时间的推移增大。恶性转化很少；作为血管肉瘤前兆的可能性很小。

四、大体检查

血管瘤通常是软的，分叶状的，尽管没有包膜边界清楚的病变，切面红色或深棕色，海绵状

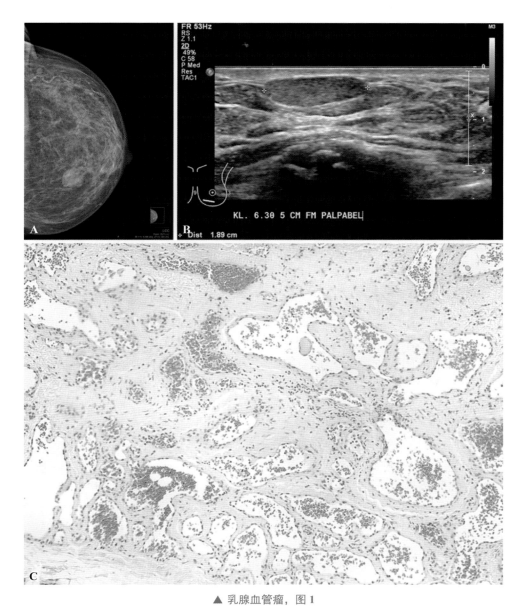

▲ 乳腺血管瘤，图 1

发生于 52 岁女性患者乳腺的 10mm 海绵状血管瘤。肿瘤由扩张的、不同大小和形状的有薄纤维分隔的空腔构成（C，HE 染色，100×）。乳腺 X 线（A）和超声摄影图片（B）由 Dr. Eva Molnar, Department of Radiology, Sahlgrenska University Hospital, Gothenburg, Sweden 提供

和出血的外观。如果病变靠近皮肤表面或位于乳晕下，则可能发生皮肤变色。

五、显微镜检查

所有皮肤和软组织的血管病变都可以在乳腺中诊断。乳腺血管瘤代表良性血管病变，边界清楚，缺乏内皮增生和异型性，没有如血管肉瘤那样的血管间相互交通吻合。在 Kasabach-Merritt 综合征（血管瘤 - 血小板减少综合征）患者中，血管瘤可以是多发的，大小可变。此外，随着时间的推移，它们可能会逐渐变大。

小叶周围血管瘤是最常见的乳腺血管病变，包括小于 5mm 的显微镜下意外发现，报道的发生率为 1%～12%。这些毛细血管性血管瘤在小叶内或小叶外间质形成纤细的毛细管样空腔（图 2A 和 B，HE 染色）。罕见情况下，小叶周围血

管瘤与小叶原位癌（LCIS）（图 2C 和 D）相关。腔内衬覆的内皮细胞是扁平的，没有染色加深或异型性。血管瘤没有包膜，有时显示小血管的吻合。这些特点可能会导致诊断陷阱。此外，一些血管瘤可能显示分割性生长模式（Howitt 和 Nascimento，2012）。血管瘤可能是多发和双侧性的，不需要治疗（Tavassoli 和 Eusebi，2009；Howitt 和 Nascimento，2012）。

毛细血管瘤由增生的毛细管大小的血管组成，通常临床上是隐匿的。它们的特点是小血管的紧凑或小叶状聚集，类似于化脓性肉芽肿。

海绵状血管瘤由不同大小和形状的扩张、充满血液的空腔组成，它们之间有薄的纤维隔膜（图 3 海绵状血管瘤，A 为超声图，B 为 HE 染色切片）。可能存在血栓形成、梗死和血管再生区域。在这些区域内，核分裂和钙化数量可能增加。微乳头结构与再通一致。这些发现影像血管瘤的诊断，可能诊断为血管内乳头状内皮增生（Masson 肿瘤）（Howitt 和 Nascimento，2012）。

复合型血管瘤由扩张的血管和小血管混合组成，分别类似于海绵状血管瘤和毛细血管瘤所见。

窦性血管瘤是获得性海绵状血管瘤的独特变异型（Calonje 和 Fletcher，1991）。它是真皮深层和皮下组织中边界清楚的肿瘤，表现为内部相互吻合的血管腔呈窦性及背靠背排列，没有太多的间质，伴有假乳头状生长。血管壁衬覆扁平内皮细胞伴局灶多形性和染色质增粗的核。相互连接的血管伴假乳头状结构不仅见于窦性血管瘤，也局灶存在于梭形细胞血管瘤和幼年性血管瘤。

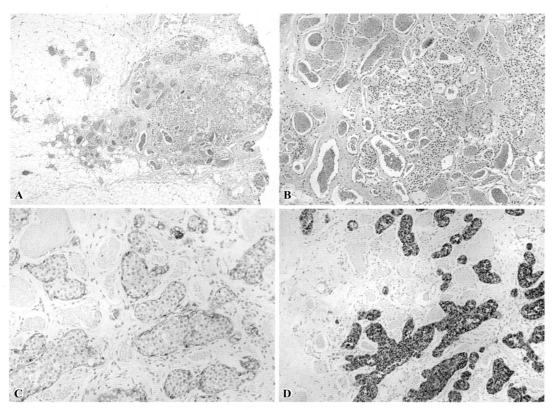

▲ 乳腺血管瘤，图 2

A 和 B. 小叶周围血管瘤，偶然发现于一名 57 岁女性患者。小叶周围血管瘤和小叶原位癌原位（LCIS）的共存（HE 染色，40× 和 100×）。C.LCIS 中 E-cadherin 免疫染色阴性（200×）。D.LCIS 中 34bE12 免疫染色阳性（100×）

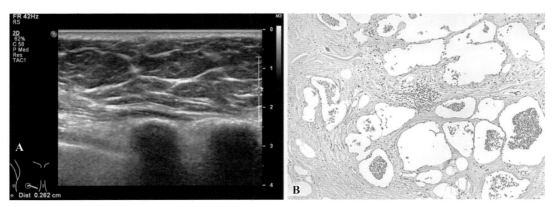

▲ 乳腺血管瘤，图 3

一名 64 岁的女性患者乳腺切除术瘢痕处发生一个 3mm 的海绵状血管瘤（B，HE 染色，100×）。超声摄影图片（A）由 Dr. Bronislava Vályová，Department of Radiology，Sahlgrenska University Hospital，Gothenburg，Sweden 提供

静脉型血管瘤由大的静脉腔组成，有不同厚度的肌性管壁，内衬扁平的内皮，无异型性（Rosen 等，1985）。

上皮样血管瘤（血管淋巴样增生伴嗜酸性粒细胞增多）显示血管增生，被不同数量的炎症细胞包绕，但不破坏原有的乳腺上皮。内皮细胞可以是立方形或圆顶形伴有乳头状细胞簇（Brodie 和 Provenzano，2008）。

非典型血管瘤表现出明显的血管吻合、乳头状内皮增生、边界不清、细胞学异常、轻度多形性、偶见核分裂和微血栓。它们可根据其生长模式分为四组：①海绵状；②致密的毛细血管；③毛细血管出芽型；④与海绵状（①）和致密的毛细血管（②）组合的非典型血管瘤。没有破坏性浸润、实性区域、出血或坏死的迹象。非典型血管瘤没有发展成血管肉瘤更大的风险。

血管瘤病是年轻女性的一种广泛、后天或先天性血管病变，可能大范围（9～22mm）累及乳腺，呈非吻合性的囊性空腔，位于小叶之间但不浸润乳腺的腺管结构。血管腔衬覆扁平的内皮细胞，无异型性和核分裂活性。可通过 α 肌动蛋白（α-SMA）的阳性来检测周细胞的存在。由于缺乏与大部分其他良性血管病变特征的明确界限，与低级别血管肉瘤的鉴别可能很困难。然而，血管瘤病包绕导管和小叶，而不会破坏它们。使用外源性雌激素的激素替代疗法可能易患血管瘤病。

六、免疫表型

CD31、CD34、Ⅷ 因子和 Fli-1 的内皮标记可过度表达。然而，Fli-1 是良性和恶性血管肿瘤的标记。Ki-67 增殖标志物在乳腺血管瘤中很少 > 5%，而在血管肉瘤中通常 > 20%。Ki-67 可能有助于凸显交界性血管病变的增殖活性。然而，在之前进行过空芯针活检和伴有血栓的血管瘤中可以见到 Ki-67 表达增强；因此，在评估 Ki-67 指数时应避开这些反应性病变。细胞周期调节蛋白 Skp2 的失表达可与 Ki-67 结合使用，用于血管瘤诊断。雄激素受体的表达可见于血管瘤中。

血管瘤的所有阶段都表达红细胞型葡萄糖输送蛋白 1（GLUT1），有助于鉴别诊断。周细胞 SMA 阳性，而大多数血管肉瘤缺乏这个标记。

七、鉴别诊断

血管瘤应区别于血管肉瘤、非典型血管病变（AVL）、假血管瘤样间质增生（PASH）、Mondor 病、血管脂肪瘤、乳头状内皮增生（Masson 肿

H

瘤）、卡波西样血管内皮瘤、血管周细胞瘤、上皮样血管内皮瘤、良性淋巴血管内皮瘤和淋巴管瘤。

皮肤血管瘤应与乳腺辐射后的低级别皮肤血管肉瘤（见"乳房血管肉瘤"）鉴别。血管肉瘤通常位于乳腺实质，通常大于3mm（Howitt和Nascimento，2012）。它们表现为出血性肿块，既累及乳腺实质，也累及被覆的皮肤。血管肉瘤通常缺乏α-SMA。在继发性、辐射后血管肉瘤中检测到MYC基因扩增，但在AVL中未检测到。FLT4基因的扩增（编码VEGFR-3，属于酪氨酸激酶受体家族）在25%的继发性血管造影瘤中被发现，但在AVL中未发现。

非典型血管病变（见"非典型血管病变"）仅限于先前暴露于放射治疗患者的真皮浅层。存在两种不同的形态模式：淋巴型和血管型。有时，两种类型可能在同一病变内同时出现。血管型病变显示圆形到线性、毛细管大小的血管，在真皮浅层或深层不规则地生长。可能见到中度核异型，但没有核分裂象。病变常常显示内皮钉突样和血管腔的吻合。

假血管瘤样间质增生（见"假血管瘤样间质增生"）经常是类似血管病变的显微镜下偶然发现。在密集的胶原蛋白间质中，有裂隙样、细长和不规则的相互吻合的空腔，没有红细胞。这些空腔的边缘是类似于内皮细胞的纤维母细胞。它们可以是扁平的或肥胖的，有时是多核的，或可聚集成束状。通常，PASH显示Vimentin和CD34免疫组化染色，孕激素受体的核染色，但不显示雌激素受体、Ⅷ因子和CD31的免疫组化染色。在富于细胞的束状病变中，间质细胞α-SMA和desmin阳性。PASH可见于男性乳腺发育患者。

Mondor病表现为一种条索状的痛性皮下肿块，包括胸腹部的静脉炎合并静脉周围炎和血栓形成（图4，A和B为HE染色，C至E为Masson三色染色）。

血管脂肪瘤是皮肤痛性和多发性病变中最多被诊断的（Tavassoli和Eusebi，2009）。组织学上，它们由成熟脂肪组织和毛细血管瘤混合组成，通常伴有透明血栓。作为血管瘤，它们也缺乏细胞异型性和显示低的核分裂活性。血管为主的细胞性血管脂肪瘤可能被误认为血管瘤，但血管瘤显示不同口径的血管，没有纤维素性微血栓（Howitt和Nascimento，2012）。

乳头状内皮增生（Masson瘤）由衬覆内皮细胞的血管腔组成，无异型性、坏死或核分裂活性，围绕透明变的中心可见机化和再通的血栓，通常直径小于2cm，边界清楚。乳头状外观是由大量细长和分支的、有致密且相对无细胞的胶原间质的乳头组成。发生于乳腺辐射的乳头状内皮增生之前已经描述。

卡波西样血管内皮瘤是一种局部侵袭性的血管肿瘤，具有"交界恶性"行为，通常与儿童Kasabach-Merritt综合征有关。病变显示内皮来源的梭形细胞增生伴有致密的透明间质反应，形成不规则结节，其中含有具有大量嗜酸性胞质的圆形或上皮样内皮细胞的肾小球样巢。VEGFR-3和D2-40的表达证明其淋巴管来源。

血管周细胞瘤显示不规则的鹿角状和裂隙状管腔，伴有由轻度多形性的圆形、椭圆形或细长的梭形细胞组成的细胞性间质，核分裂不常见。病变可以有部分包膜（Brodie和Provenzano，2008）。

上皮样血管内皮瘤由上皮样多形细胞组成，在黏液样基质中呈簇状、条索状，具有浸润性的边缘。存在胞质内管腔，偶尔含有红细胞。这些肿瘤不仅表达血管抗原，如CD31、CD34和Ⅷ因子，还表达细胞角蛋白CK7和CK18，但不表达细胞角蛋白CK14（Brodie和Provenzano，2008）。上皮样血管内皮瘤的皮肤型表现为溃疡性乳晕肿块，手术后1年复发。CAMTA1可用于

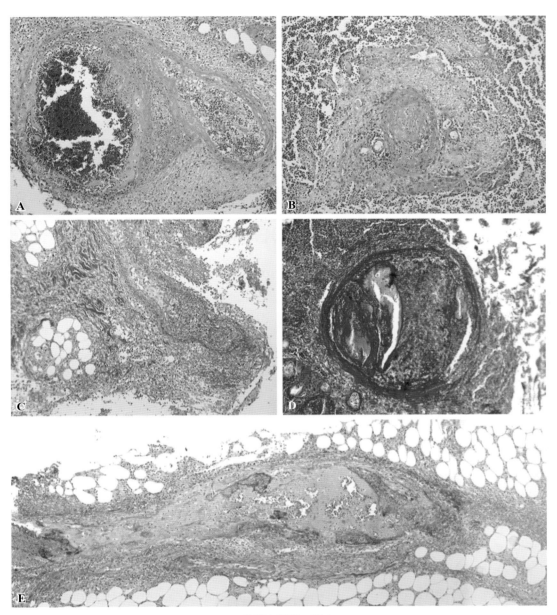

▲ 乳腺血管瘤，图 4

Mondor 病。一名 48 岁女性患者右侧乳腺脓肿，病变边缘有血栓性静脉炎。A 和 B.HE 染色（200 ×）。C 至 E.Masson 三色染色（100 ×、200 × 和 100 ×）

诊断上皮样血管内皮瘤。

　　良性淋巴血管内皮瘤显示间质胶原和脂肪组织内较大的不规则空腔，空腔周围有淋巴细胞聚集（Tavassoli 和 Eusebi，2009）。

　　乳腺淋巴管瘤并不常见，它们可发生在儿童和成人中，最常见的是乳房的外上象限或腋尾。淋巴管瘤构成畸形与淋巴血管壁的先天性发育不

良有关，导致淋巴通道堵塞，无法与静脉网相通。它们是乳腺间质内边界不清的脉管病变，含有淋巴液和淋巴细胞的不规则空腔。管腔衬覆单层 D2–40 阳性的扁平内皮细胞。

推荐阅读

[1] Brodie, C., & Provenzano, E. (2008). Vascular proliferations

of the breast. *Histopathology, 52*, 30–44.

[2] Calonje, E., & Fletcher, C. D. M. (1991). Sinusoidal hemangioma. A distinctive benign vascular neoplasm within the group of cavernous hemangiomas. *The American Journal of Surgical Pathology, 15*, 1130–1135.

[3] Howitt, B., & Nascimento, A. F. (2012). Vascular lesions of the breast. *Surgical Pathology, 5*, 645–659.

[4] Rosen, P. P., Jozefczyk, M. A., & Boram, L. H. (1985). Vascular tumors of the breast. IV. The venous hemangioma. The American *Journal of Surgical Pathology, 9*, 659–665.

[5] Tavassoli, F. A.,&Eusebi,V. (2009). *Tumors of themammary gland* (AFIP atlas of tumor pathology, series 4, fascicles 10, pp. 283–290). Silver Spring, Maryland, USA.

HER2 in Breast Cancer 乳腺癌中的 HER2

Laura Annaratone　Ivana Sarotto　Caterina Marchiò　著　　罗东兰　译

一、同义词

ERBB2。

二、定义

HER2 的正式名称是 "erb-b2 酪氨酸激酶受体 2"，属于人类表皮生长因子受体家族的酪氨酸激酶受体。它代表这个家族的第二个成员（因此称为 HER2），它是一个孤儿受体，这意味着这个受体没有已知的特定配体。

三、特征

约有 15% 的浸润性乳腺癌存在 HER2 过度表达和（或）*HER2* 基因扩增，从而识别了可靶向治疗乳腺癌的亚群。已经表明，HER2 阳性乳腺癌往往分化差且非特殊类型（NST）（见"非特殊型浸润性癌"）。

伴有粉刺样坏死的高核级别的导管原位癌（见"导管原位癌"）经常是 HER2 阳性，可能与浸润性癌有关。然而，DCIS 中的 HER2 过度表达不被视为抗 HER2 治疗的依据。乳头 Paget 病（见"乳头 Paget 病"）的细胞是典型的 HER2 阳性。

针对 HER2 的曲妥珠单克隆抗体（Herceptin®）目前在新辅助性、辅助性和转移性浸润性癌患者中与化疗一起使用。其他制剂已经开发多年，并用于转移性病例或随机临床试验中。

经过 15 年的 HER2 阳性乳腺癌转化研究，已发现几种具有预后价值的标记物；然而，抗 HER2 制剂反应可能性的最佳预测因子仍然是 HER2 过度表达 / 扩增。最近，NRG 试验 B-47（Clinical Trials.gov 认证码：NCT01275677）已经证实，对于肿瘤在免疫组织化学中得分为 1+ 或 2+ 且缺乏基因扩增的患者，辅助性使用曲妥珠单抗缺乏获益（Fehrenbacher 等，2018）。因此，正如美国临床肿瘤学会（ASCO）和美国病理学家学院（CAP）2018 年建议（Wolff 等，2018）所述，通过原位杂交（ISH）评估 *HER2* 基因扩增，通过免疫组织化学（IHC）评估蛋白质过度表达，仍然是乳腺癌中对 HER2 靶向疗法反应的主要预测因素。

最近，基于大规模平行测序的研究揭示了激活突变的存在，这些突变影响酪氨酸激酶域结构或跨膜区域的编码。更常见的是，这些突变是在缺乏 HER2 过度表达和（或）扩增的乳腺癌中发现的。目前，探讨其对靶向抗 HER2 疗法潜在获益的临床试验正在进行中（Hyman 等，2018；Ma 等，2017）。

四、应用

（一）目前的 HER2 检测

1. 方法

每个新诊断的浸润性乳腺癌都要检测 HER2，复发和转移的情况也是如此。HER2 阳性肿瘤患者的鉴定依赖于通过直接使用原位杂交（ISH），或先免疫组化（IHC）对靶点（HER2）识别，随

后在交界病例中进行 ISH 的两步法。

在应用两步法时，先应用 IHC，并根据 ASCO/CAP 2018 准则（评分 0/1+、评分 2+、评分 3+；分别参见图 1A 至 C）根据三级评分系统进行评分（Wolff 等，2018）。每当遇到不确定的表达（评分 2+），必须对样品进行 ISH 检查，以验证 *HER2* 基因扩增的存在。

2. 确认方法

在乳腺病理学中引入了三种 ISH 方法，并经 FDA 批准用于乳腺癌的 *HER2* 基因评估：荧光 ISH（FISH）、显色 ISH（CISH）和银染 ISH（SISH）。ISH 检测，无论是在暗视野或明视野，都可以使用单色探针（*HER2* 基因探针）或双色

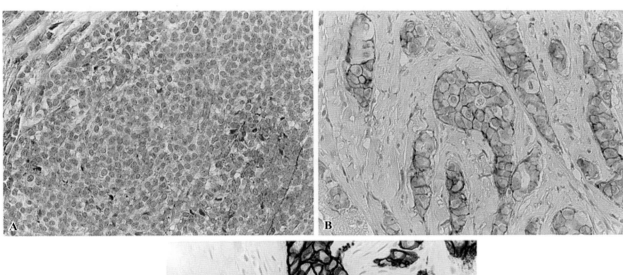

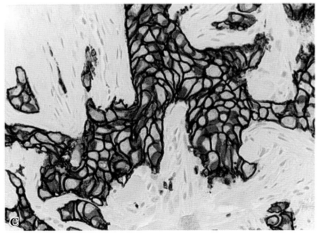

▲ 乳腺癌中的 HER2，图 1

HER2 免疫组化。A. > 10% 的肿瘤细胞弱、不完整的膜染色（评分 1+）；B. > 10% 的肿瘤细胞中等强度、完整的膜染色（评分 2+）；C. 绝大多数肿瘤细胞强的、完整的膜染色（评分 3+）

探针［*HER2* 基因和染色体 17（CEP17）着丝粒探针］。

一些研究组已经使用并提出了与 17 号染色体有关联的替代探针；然而，必须注意的是，17 号染色体在乳腺癌中是高度反复改变的（Ariola 等，2008；Isola 等，2004；Marchio 等，2009；Rondon–Lagos 等，2014）；因此，强烈不建议这种做法。

评估 HER2 状态的替代技术，如 mRNA 测定（如 RT–PCR），至少在面对未经选择的患者时，还没有获得足够的证据来证明可以采纳（Wolff 等，2018）。

3. ISH 评分方法

通过免疫组织化学对 HER2 表达或 ISH 对 HER2 基因状态的评价不是单一的。根据美国和欧洲的建议，应用上可有细微的差别。然而，大多数国家都同意由 ASCO/CAP 发布的指南。2013 年 ASCO/CAP 指南引入了 ISH 法（表 1），最近又更新了建议（Wolff 等，2013、2018）。按照该方法，先计算 *HER2*/CEP17 比值，然后检查 *HER2* 拷贝数值。对于每一类别的 ISH 结果，可能需要进行额外的工作来判定最终结果。下面，将按照 ASCO/CAP 2018 建议，说明阳性和阴性测试结果的类别。

4. HER2 阳性

- 通过 IHC：评分 3+，＞ 10% 的肿瘤细胞膜完整的强染色（这是使用低倍镜就很容易识别的，并在同质和连续的浸润性细胞群中观察到）。

- 通过 ISH

○ 双探针测定：*HER2*/CEP17 比值 ≥ 2.0 和平均 *HER2* 拷贝数 ≥ 4.0 信号 / 细胞（图 2A）。

○ 双探针测定：HER2/CEP17 比率 ≥ 2.0 和

乳腺癌中的 HER2，表 1　通过 ISH 对 HER2 评估的 ASCO/CAP 指南更新摘要（2007、2013、2018），FDA 推荐的阈值也包含在内

指南	方法	扩增 / 阳性	不确定	无扩增 / 阴性
FDA/EMA	*HER2*/CEP17 比值	≥ 2	//	＜ 2
	HER2 拷贝数	＞ 4		≤ 4
ASCO/CAP 2007	*HER2*/CEP17 比值	＞ 2.2	1.8～2.2	＜ 1.8
	HER2 拷贝数	＞ 6	4～6	＜ 4
ASCO/CAP 2013，双色	ISH 算法	① *HER2*/CEP17 比值 ≥ 2，不管 *HER2* 拷贝数 ② *HER2*/CEP17 比值＜ 2 但 *HER2* 拷贝数 ≥ 6	*HER2*/CEP17 比值 ≥ 2 和 *HER2* 拷贝数 ≥ 4 和＜ 6	*HER2*/CEP17 比值 ＜ 2 和 *HER2* 拷贝数 ＜ 4
ASCO/CAP 2013 单色	*HER2* 拷贝数	≥ 6	≥ 4 和＜ 6	＜ 4
ASCO/CAP 2018，双色	ISH 算法	① *HER2*/CEP17 比值 ≥ 2，不管 *HER2* 拷贝数（但如果 *HER2* 拷贝数平均值＜ 4 需要进一步检查） ② *HER2*/CEP17 比值＜ 2 但 *HER2* 拷贝数 ≥ 6（但需要进一步检查）	*HER2*/CEP17 比值 ≥ 2 和 *HER2* 拷贝数 ≥ 4 和＜ 6（需进一步检查）	*HER2*/CEP17 比值 ＜ 2 和 *HER2* 拷贝数 ＜ 4
ASCO/CAP 2018，单色	*HER2* 拷贝数	≥ 6	≥ 4 和＜ 6（需进一步检查）	＜ 4

ASCO. 美国临床肿瘤学会；CAP. 美国病理学家学院；EMA. 欧洲药物管理局；FDA. 美国食品药品管理局

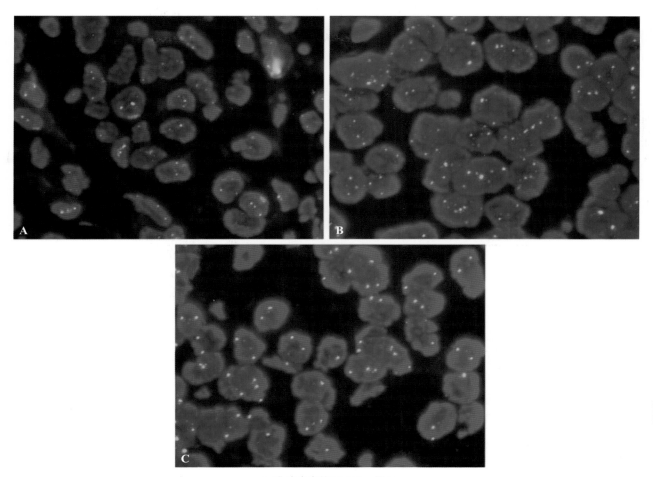

▲ 乳腺癌中的 HER2，图 2

双探针 HER2 荧光原位杂交（FISH）。A. 肿瘤细胞核同质性显示多个红色信号（HER2 信号）聚集在一起。B. 肿瘤细胞显示平均 HER2 拷贝数 4.1（红色信号）和 CEP17 拷贝数 3（绿色信号），导致 HER2/CEP17 比值为 1.4。C. 肿瘤细胞的平均 HER2 拷贝数为 2（红色信号），CEP17 拷贝数为 1.9，HER2/CEP17 比值为 1.05

平均 HER2 拷贝数＜ 4.0 信号 / 细胞，需要进一步检查。

　○ 双探针测定：HER2/CEP17 比率＜ 2.0 和平均 HER2 拷贝数≥ 6 信号 / 细胞，需要进一步检查。

　○ 单探针测定：平均 HER2 拷贝数≥ 6.0 信号 / 细胞，同时 IHC 中的评分 3+ 应记录，否则应进行双色 ISH。

　对于肿瘤细胞群显示 HER2/CEP17 比值≥ 2.0 和平均 HER2 拷贝数＜ 4.0 信号 / 细胞的情况，需要进一步检查，这是一个具有挑战性，如携带 17 号染色体单体的肿瘤，尽管绝对 HER2 拷贝数（平均值为 2 或 3）不高，但很容易导

致比值＞ 2。重要的是，Press 及其同事最近表明，这些患者似乎没有从曲妥珠单抗治疗中获益（Press 等，2016）。

　更新后的指南建议，如果执行 ISH 检测的机构或实验室尚未评估，则应对 HER2 进行 IHC 检测（使用用于 ISH 的相同组织样本的切片），并且将 ISH 和 IHC 切片一起复阅，以指导选择由 ISH 评分的区域。

　① IHC 结果为 3+：诊断为 HER2 阳性。

　② 如果 IHC 结果为 0 或 1+：诊断为 HER2 阴性[*]。

　③ 如果 IHC 结果为 2+，则通过另一个观察

者（不告知之前的 ISH 结果）对 ISH 进行重新计数，并计算至少 20 个包含 IHC 2+ 染色的浸润性癌区域细胞：

○ 如果由其他观察者审查计数将结果更改为另一个 ISH 类别，则应根据内部程序对最终结果进行裁决。

○ 如果计数仍为平均值＜ 4.0 HER2 信号 / 细胞和 HER2/CEP17 比值＞ 2.0，建议诊断 HER2 阴性[*]。

对于肿瘤细胞群显示 HER2/CEP17 比值＜ 2.0 和平均 HER2 拷贝数≥ 6.0 信号 / 细胞的情况，需要进一步检查。

在这种情况下，进一步检测使具有高 HER2 拷贝数肿瘤亚群中不低估 HER2 基因的扩增，因为伴随 CEP17 的获得或扩增，即使存在高 HER2 拷贝数，也会导致 HER2/CEP17 比值＜ 2。CEP17 的获得 / 扩增现象通过基于微阵列的比较基因组杂交（阵列 CGH）的研究得到了证明（Marchio 等，2009；Moelans 等，2010；Yeh 等，2009），并通过其他间接方法进一步确认（Ercolani 等，2017；Sapino 等，2014）。虽然这些肿瘤占少数病例，但它们也是诊断实践中最具挑战性的。

在 2018 年更新的建议中，建议的进一步工作如下：如果进行 ISH 检测的机构或实验室尚未评估，则应对 HER2 进行 IHC 检测（使用与 ISH 相同的组织切片），应同时评估 ISH 和 IHC 切片，以指导 ISH 评分区域的选择。

① IHC 结果为 3+：诊断为 HER2 阳性。

② 如果 IHC 结果为 0 或 1+，则诊断为 HER2 阴性[**]。

③ 如果 IHC 结果为 2+，则通过另一个观察者（不告知之前的 ISH 结果）来重新评估 ISH，并计算至少 20 个包含 IHC 染色 2+ 的浸润癌区域的细胞。

○ 如果由其他观察者查看计数将结果更改为另一个 ISH 类别，则应根据内部程序对最终结果进行裁决。

○ 如果 HER2/CEP17 比值＜ 2.0 且每个细胞＞ 6.0 个 HER2 信号，则诊断为 HER2 阳性。

必须对于 HER2 的异质性，再作说明。争论的问题主要是异质性的模式，应将有临床意义的肿瘤细胞群异质性 ISH 阳性报告给临床。目前，ASCO/CAP 准则（Wolff 等，2013 年，2018）的专家认为，只有空间聚集的异质性才重要，应当报告（Wolff 等，2013 年，2018）；然而，散在的 HER2 扩增细胞，虽然临床相关性不明确，但更为常见（Sapino 等，2014），通常是观察者间发生分歧的根源。关于异质性，我们提请读者注意在 ISH 测试中可能出现的陷阱，在基于紫杉醇的新辅助化疗后，在残留的癌中可能遇到存在合体样多核瘤巨细胞中含有大量 HER2 信号，这些信号分散在无 HER2 扩增的肿瘤细胞背景中。这是由于化疗引起的多倍体状态，而不是局部肿瘤细胞 HER2 基因扩增，因为同时有 CEP17 和染色体其他区域的多倍体（Valent 等，2013）。应该提出一个警告，以免将这种现象误解为异质性 HER2 扩增。

5. HER2 不确定

• 通过 IHC：评分 2+，观察到＞ 10% 的肿

---

[*]. 专家小组建议：“对于 HER2/CEP17 比值≥ 2.0 且每个细胞的平均 HER2 拷贝数＜ 4.0 的小部分病例，HER2 靶向治疗的疗效证据有限。在第一代辅助曲妥珠单抗试验中，随机分配到曲妥珠单抗组的这一亚组患者似乎没有获得无病或总生存率的改善，但此类病例太少，无法得出明确结论。HER2 的 IHC 表达应用于补充 ISH 和确定 HER2 状态。如果 IHC 结果不是 3+ 阳性，建议将标本视为 HER2 阴性，因为 ISH 的 HER2 拷贝数较低，并且缺乏蛋白质过度表达。”（类型，基于证据；证据质量，中等；推荐强度，强）

[**]. 专家小组建议：“在没有蛋白质过度表达的情况下，HER2 比率＜ 2.0 的病例中，HER2 靶向治疗的疗效数据不足，因为这些患者没有资格参加第一代辅助曲妥珠单抗临床试验。如果同时的 IHC 结果为阴性（0 或 1+），建议将样本视为 HER2 阴性。”（类型，基于证据；证据质量，中等；推荐强度，强）

瘤细胞弱到中等强度完整的膜染色。在这种情况下，必须进行另外的检测（使用同一个标本进行ISH）或新的检测（如果可能，使用新的标本进行IHC或ISH）。

- 通过ISH

○ 单探针检测：平均 *HER2* 拷贝数≥4.0 和 < 6.0 信号 / 细胞，如果 IHC 结果得分 2+（不确定），建议也进行双探针 ISH（并遵循相关建议）。

○ 双探针测定：*HER2*/CEP17 比值 < 2.0 和平均 *HER2* 拷贝数≥4.0 和 < 6.0 信号 / 细胞（图 2B），需要加做工作。

对于肿瘤细胞群显示 *HER2*/CEP17 比值 < 2.0 和 *HER2* 拷贝数≥4.0 和 < 6.0 信号 / 细胞的情况加做工作。

如果尚未评估，则应对 *HER2* 进行 IHC 检测（使用与 ISH 相同的组织样本），并且应同时复阅 ISH 和 IHC 玻片，以指导选择进行 ISH 评分的区域。

① IHC 结果为 3+：诊断为 *HER2* 阳性。

② IHC 结果为 0 或 1+：诊断为 *HER2* 阴性[***]。

③ 如果 IHC 结果仍为 2+，则通过另一个观察者（不告知之前的 ISH 结果）重新评价 ISH，并计算至少 20 个包含 IHC 2+ 染色的浸润癌区域的细胞。

○ 如果由其他观察者查看计数将结果更改为另一个 ISH 类别，则应根据内部程序对最终结果进行裁决。

○ 如果计数仍为 *HER2*/CEP17 比值 < 2.0 且平均 *HER2* 拷贝数≥4.0 和 < 6.0 信号 / 细胞，则诊断为 *HER2* 阴性[***]。

专家们还建议，在特定的病例结合其他因素（如分级和特殊组织学亚型）与临床的相关性或

对患者其他组织样本的重复测试也是合适的。在特别具有挑战性的病例，或者结果有问题，专家会诊是合适的，可包括更换探针或其他遗传方法进行检测。但是，由于关于这一亚组患者的结果数据有限，更换探针不应用作标准做法。关于后者，专家承认，针对这组肿瘤已经频繁使用多重染色体 17 探针进行 ISH 检测，其中许多未经分析或临床验证。这种不加选择的检测通常会导致在单个测试报告中描述四个或更多 ISH 比值，而只要一个比值为 > 2.0，最终 *HER2* 基因扩增的结果就会被签发。在仔细考虑了这种做法和现有数据之后，专家组强烈建议不要将这种做法作为例行测试策略。

根据以上所做的工作，不确定的结果在某种程度上是"列入"为阴性；但是，专家们承认，关于这个亚组患者的数据很少。此类病例将定义为 *HER2* 双重不确定的乳腺癌，即具有 *HER2* 蛋白质表达模棱两可（IHC 评分 2+）和平均 *HER2* 拷贝数（即 ISH 检测 *HER2*/CEP17 比值 < 2.0 和平均 *HER2* 拷贝数≥4 且 < 6）不确定的乳腺癌。这些乳腺癌在使用圣加仑共识提出的 IHC 替代分类（见"非特殊类型的浸润性癌"）中属于管腔 B 亚型，因为它们通常是雌激素受体阳性（见乳腺癌中的激素受体），通常显示 Ki–67 指数相对较高的平均值（Ballard 等，2017；Ragazzi 等，2017；Sapino 等，2014）。如果与 HER2 阴性肿瘤相比，这些肿瘤显示 3 级癌的患病率明显较高，增殖指数明显较高，在就诊时淋巴结转移的比例明显较高（Ballard 等，2017；Ragazzi 等，2017；Sapino 等，2014）。如果与 HER2 阳性疾病相比，HER2 双重不确定的癌显示 ER 阳性率明显较高，组织学 3 级癌的患病率明显较低

[***]. 专家小组建议的意见："在没有蛋白质过表达（IHC 3+）的情况下，平均每细胞 HER2 信号≥4.0 且 < 6.0, HER2/CEP17 比值 < 2.0 的患者是否受益于 HER2 靶向治疗尚不确定。如果样本测试结果接近阳性的 ISH 比率阈值，则重复测试很可能仅凭偶然性就产生不同的结果。因此，当 IHC 结果不是 3+ 阳性时，建议将样品视为 HER2 阴性无须对同一样本进行额外测试。"（类型，基于证据；证据质量，中等；推荐强度，强）

（Ballard 等，2017；Ragazzi 等，2017；Sapino 等，2014）。目前没有关于抗 HER2 治疗反应疗效的数据，我们只知道这些癌不会比使用基于蒽环类和紫杉醇化疗的 HER2 阴性乳腺癌更严重（Press 等，2016）。最近，一项广泛的基因组分析表明，双重 HER2 不确定的癌在转录组水平上也优于管腔 B 型。此外，在这些情况下，HER2 mRNA 水平与 HER2 阴性乳腺癌的重叠，比与 HER2 阳性乳腺癌的重叠更广泛。但是，即使它们具有良好的预后特征（单灶，＜2cm，淋巴结阴性/微转移性癌），它们仍显示出 Prosigna® 分析的复发高风险（Marchio 等，2018）。有趣的是，不管其双重 HER2 不确定状态，基因表达分析将这组病例归类为 HER2 富集型，为探索抗 HER2 制剂在该亚组患者中的获益效果提供了可能（Marchio 等，2018）。此外，在突变水平上，双重 HER2 不确定癌显示 PIK3CA 和 TP53 突变率更类似于 ER 阳性/HER2 阳性，而不是 ER 阳性/HER2 阴性的癌，支持这些病例代表了 ER 阳性浸润性癌亚群的理论（Marchio 等，2018）。

这类患者对化疗和曲妥珠单抗的反应仍不清楚。在一组接受含曲妥珠单抗的新辅助化疗的肿瘤患者中，双重 HER2 不确定乳腺癌患者病理完全缓解率（pCR）较低，但很大一部分患者达到接近 pCR：当对这两类患者进行分组时，双重 HER2 不确定乳腺癌和 HER2 阳性癌之间的反应率在统计学上无显著性差异（Marchio 等，2018）。但是有必要进行更大规模的研究，以确定化疗和抗 HER2 疗法在乳腺癌这一特定亚型中的真正影响。

6. HER2 阴性结果

- 通过 IHC：

○ 评分 1+：在＞10% 的肿瘤细胞呈微弱的/勉强察觉的不完整的膜染色。

○ 评分 0：未观察到染色或≤10% 的肿瘤细胞膜染色不完整且模糊/难以察觉。

- 通过 ISH

○ 单探针测定：平均 HER2 拷贝数＜4.0 信号/细胞：仔细检查是否同时 IHC 0、1+ 和（或）同时双探针 ISH，结果为 HER2 拷贝数＜4.0 信号/细胞。

○ 双探针测定：HER2/CEP17 比率＜2.0 且平均 HER2 拷贝数＜4.0 信号/细胞（图 2C）。

（二）HER2 突变

基于大规模平行测序的研究揭示了存在一个含有 HER2 突变的乳腺癌亚群（Bose 等，2013；Lee 等，2006）。这些病例约占所有乳腺癌的 1.3%～4%，取决于分子亚型和组织学类型。它们代表了 HER2 激活癌症的重要亚群，标准 HER2 阳性评估（IHC 或 ISH）可能会忽略这些癌症。事实上，这些突变在乳腺癌中被发现，而不管是否存在 HER2 扩增，都发生在 ER 阳性/HER2 阴性疾病和 HER2 富集的癌症中（表 2）（Petrelli 等，2017）。因此，它们代表被视为 HER2 阴性的肿瘤（根据目前常用的方法和算法），但具有活化的 HER2 信号，可用抗 HER2 制剂靶向治疗。

乳腺癌中的 HER2，表 2　PAM50 定义的各个分子亚型中的 HER2 突变发生率（TCGA 数据引自 www.cbioportal.org）

	HER2 突变频率	
	病例数	%
管腔 A/B 型	5/321	1.6
管腔 A 型	3/235	1.3
浸润性小叶癌管腔 A 型	4/106	4
管腔 B 型	2/133	1.5
HER2 富集型	2/58	3
基底样型	0/81	0

数据源于 Curtis 等（2012）和 Ciriello 等（2015）对 TCGA 的研究

在乳腺癌中，*HER2* 突变主要集中在两个不同的区域，即外显子 8 的细胞外域和外显子 19 和 20 的激酶结构域。到目前为止，在乳腺癌背景下描述的大多数 *HER2* 突变都影响属于激酶结构域的密码子。

最常见的 *HER2* 突变是 L755S、V777L 和 D769H 或 D769Y：它们都是激活突变，可能驱动肿瘤发生。在临床前研究中，L755S 与可逆 *HER2* 抑制药拉帕替尼的耐药性有关，但它对不可逆的 *HER2* 抑制药来那替尼敏感（Bose 等，2013；Kancha 等，2011），而另外两个突变（V777L 和 D769H 或 D769Y）与对曲妥珠单抗、拉帕替尼和来那替尼的敏感度有关（Bose 等，2013；Petrelli 等，2017）。

不同的研究表明，浸润性小叶癌（见"浸润性小叶癌"）富于 *HER2* 突变（Ciriello 等，2015；Lien 等，2015；Ross 等，2013）。据报道，转移性乳腺癌也有很高的 *HER2* 突变率。有趣的是，在这个肿瘤的亚群中，突变在使用曲妥珠单抗后的患者中更常见（Fang 等，2014）。此外，*HER2* 突变可以作为该亚群患者对抗 *HER2* 治疗耐药的标志（Park 等，2015）。

Hyman 等（2018）使用篮子试验方法，测试了来那替尼对许多 *HER2* 突变患者的影响。测序分析表明，所有肿瘤细胞都存在 *HER2* 突变的大多数患者对来那替尼有反应，而那些只有部分肿瘤细胞有 *HER2* 突变的患者没有反应。对于累及细胞外和激酶结构域的错义突变及激酶结构域插入突变的乳腺癌患者，来那替尼表现出最大限度的活性（总计 *n* = 25，客观反映率，第 8 周为 32%）。这些肿瘤在按照既定准则登记时都被归类为 *HER2* 阴性（缺乏扩增）（Wolff 等，2013）。

最近，临床前数据表明，共同发生 *HER2* 突变和扩增降低了通常用于治疗 *HER2* 阳性乳腺癌疗法的疗效，特别是在转移和之前使用 *HER2* 抑制药治疗及拟计划使用 *HER2* 抑制药进行一线治疗的患者（Coco 等，2018）。这些数据可能表明，需要进行临床研究来测试来那替尼在肿瘤同时携带 *HER2* 基因扩增和突变的乳腺癌患者的疗效（Coco 等，2018）。

推荐阅读

[1] Arriola, E., Marchio, C., Tan, D. S., Drury, S. C., Lambros, M. B., Natrajan, R., Rodriguez-Pinilla, S. M., Mackay, A., Tamber, N., Fenwick, K., Jones, C., Dowsett, M., Ashworth, A., & Reis-Filho, J. S. (2008). Genomic analysis of the HER2/TOP2A amplicon in breast cancer and breast cancer cell lines. *Laboratory Investigation, 88*, 491–503.

[2] Ballard, M., Jalikis, F., Krings, G., Schmidt, R. A., Chen, Y. Y., Rendi, M. H., Dintzis, S. M., Jensen, K. C., West, R. B., Sibley, R. K., Troxell, M. L., & Allison, K. H. (2017). 'Non-classical' HER2 FISH results in breast cancer: A multi-institutional study. *Modern Pathology, 30*, 227–235.

[3] Bose, R., Kavuri, S. M., Searleman, A. C., Shen, W., Shen, D., Koboldt, D. C., Monsey, J., Goel, N., Aronson, A. B., Li, S., Ma, C. X., Ding, L., Mardis, E. R., & Ellis, M. J. (2013). Activating HER2 mutations in HER2 gene amplification negative breast cancer. *Cancer Discovery, 3*, 224–237.

[4] Ciriello, G., Gatza, M. L., Beck, A. H., Wilkerson, M. D., Rhie, S. K., Pastore, A., Zhang, H., McLellan, M., Yau, C., Kandoth, C., Bowlby, R., Shen, H., Hayat, S., Fieldhouse, R., Lester, S. C., Tse, G. M., Factor, R. E., Collins, L. C., Allison, K. H., Chen, Y.Y., Jensen, K., Johnson, N. B., Oesterreich, S., Mills, G. B., Cherniack, A. D., Robertson, G., Benz, C., Sander, C., Laird, P.W., Hoadley, K. A., King, T. A., Network, T. R., & Perou, C. M. (2015). Comprehensive molecular portraits of invasive lobular breast cancer. *Cell, 163*, 506–519.

[5] Cocco, E., Javier Carmona, F., Razavi, P., Won, H. H., Cai, Y., Rossi, V., Chan, C., Cownie, J., Soong, J., Toska, E., Shifman, S. G., Sarotto, I., Savas, P., Wick, M. J., Papadopoulos, K. P., Moriarty, A., Cutler, R. E., Jr., Avogadri-Connors, F., Lalani, A. S., Bryce, R. P., Chandarlapaty, S., Hyman, D. M., Solit, D. B., Boni, V., Loi, S., Baselga, J., Berger, M. F., Montemurro, F., & Scaltriti, M. (2018). Neratinib is effective in breast tumors bearing both amplification and mutation of ERBB2 (HER2). *Science Signaling, 11*, pii: eaat9773.

[6] Curtis, C., Shah, S. P., Chin, S. F., Turashvili, G., Rueda, O. M., Dunning, M. J., Speed, D., Lynch, A. G., Samarajiwa, S., Yuan, Y., Graf, S., Ha, G., Haffari, G., Bashashati, A., Russell, R., McKinney, S., METABRIC Group, Langerod, A., Green, A., Provenzano, E., Wishart, G., Pinder, S., Watson, P., Markowetz, F., Murphy, L., Ellis, I., Purushotham, A., Borresen-Dale, A. L., Brenton, J. D., Tavare, S., Caldas, C., & Aparicio, S. (2012). The genomic and transcriptomic architecture of 2,000 breast tumours reveals novel subgroups. *Nature, 486*, 346–352.

[7] Ercolani, C., Marchio, C., Di Benedetto, A., Fabi, A., Perracchio, L., Vici, P., Sperati, F., Buglioni, S., Arena, V., Pescarmona, E., Sapino, A., Terrenato, I., & Mottolese, M.

H

(2017). Breast carcinomas with low amplified/equivocal HER2 by Ish: Potential supporting role of multiplex ligation-dependent probe amplification. *Journal of Experimental & Clinical Cancer Research, 36*, 143.

[8] Fang, Y., Jiang, Y., Wang, X., Yang, X., Gao, Y., & Wang, J. (2014). Somatic mutations of the HER2 in metastatic breast cancer. *Tumour Biology, 35*, 11851–11854.

[9] Fehrenbacher, L., Cecchini, R., Geyer, C., Rastogi, P., Costantino, J., Atkins, J., Polikoff, J., Boileau, J.-F., Provencher, L., Stokoe, C., Moore, T., Robidoux, A., Borges, V., Albain, K., Swain, S., Paik, S., Mamounas, E., & Wolmark, N. (2018). Abstract GS1-02: NSABP B-47 (NRG oncology): Phase III randomized trial comparing adjuvant chemotherapy with adriamycin (A) and cyclophosphamide (C)! weekly paclitaxel (WP), or docetaxel (T) and C with or without a year of trastuzumab (H) in women with node-positive or high-risk node-negative invasive breast cancer (IBC) expressing HER2 staining intensity of IHC 1+ or 2+ with negative FISH (HER2-Low IBC). *Cancer Research, 78*(4 Supplement), GS1-02-GS01-02.

[10] Hyman, D. M., Piha-Paul, S. A.,Won, H., Rodon, J., Saura, C., Shapiro, G. I., Juric, D., Quinn, D. I., Moreno, V., Doger, B., Mayer, I. A., Boni, V., Calvo, E., Loi, S., Lockhart, A. C., Erinjeri, J. P., Scaltriti, M., Ulaner, G. A., Patel, J., Tang, J., Beer, H., Selcuklu, S. D., Hanrahan, A. J., Bouvier, N., Melcer, M., Murali, R., Schram, A. M., Smyth, L. M., Jhaveri, K., Li, B. T., Drilon, A., Harding, J. J., Iyer, G., Taylor, B. S., Berger, M. F., Cutler, R. E., Jr., Xu, F., Butturini, A., Eli, L. D., Mann, G., Farrell, C., Lalani, A. S., Bryce, R. P., Arteaga, C. L., Meric-Bernstam, F., Baselga, J., & Solit, D. B. (2018). HER kinase inhibition in patients with HER2- and HER3-mutant cancers. *Nature, 554*, 189–194.

[11] Isola, J., Tanner, M., Forsyth, A., Cooke, T. G., Watters, A. D., & Bartlett, J. M. (2004). Interlaboratory comparison of HER2 oncogene amplification as detected by chromogenic and fluorescence in situ hybridization. *Clinical Cancer Research, 10*, 4793–4798.

[12] Kancha, R. K., von Bubnoff, N., Bartosch, N., Peschel, C., Engh, R. A., & Duyster, J. (2011). Differential sensitivity of ERBB2 kinase domain mutations towards lapatinib. *PLoS One, 6*, e26760.

[13] Lee, J.W., Soung, Y. H., Seo, S. H., Kim, S. Y., Park, C. H., Wang, Y. P., Park, K., Nam, S. W., Park, W. S., Kim, S. H., Lee, J. Y., Yoo, N. J., & Lee, S. H. (2006). Somatic mutations of ERBB2 kinase domain in gastric, colorectal, and breast carcinomas. *Clinical Cancer Research, 12*, 57–61.

[14] Lien, H. C., Chen, Y. L., Juang, Y. L.,&Jeng, Y. M. (2015). Frequent alterations of HER2 through mutation, amplification, or overexpression in pleomorphic lobular carcinoma of the breast. *Breast Cancer Research and Treatment, 150*, 447–455.

[15] Ma, C. X., Bose, R., Gao, F., Freedman, R. A., Telli, M. L., Kimmick, G., Winer, E., Naughton, M., Goetz, M. P., Russell, C., Tripathy, D., Cobleigh, M., Forero, A., Pluard, T. J., Anders, C., Niravath, P. A., Thomas, S., Anderson, J.,

Bumb, C., Banks, K. C., Lanman, R. B., Bryce, R., Lalani, A. S., Pfeifer, J., Hayes, D. F., Pegram, M., Blackwell, K., Bedard, P. L., Al-Kateb, H., & Ellis, M. J. C. (2017). Neratinib efficacy and circulating tumor DNA detection of HER2 mutations in HER2 nonamplified metastatic breast cancer. *Clinical Cancer Research, 23*, 5687–5695.

[16] Marchio, C., Lambros, M. B., Gugliotta, P., Di Cantogno, L. V., Botta, C., Pasini, B., Tan, D. S., Mackay, A., Fenwick, K., Tamber, N., Bussolati, G., Ashworth, A., Reis-Filho, J. S., & Sapino, A. (2009). Does chromosome 17 centromere copy number predict polysomy in breast cancer? A fluorescence in situ hybridization and microarray-based CGH analysis. *Journal of Pathology, 219*, 16–24.

[17] Marchio, C., Dell'Orto, P., Annaratone, L., Geyer, F. C., Venesio, T., Berrino, E., Verdun di Cantogno, L., Garofoli, A., Rangel, N., Casorzo, L., dell'Aglio, C., Gugliotta, P., Trisolini, E., Beano, A., Pietribiasi, F., Orlassino, R., Cassoni, P., Pich, A., Montemurro, F., Mottolese, M., Vincent-Salomon, A., Penault-Llorca, F., Medico, E., Ng, C. K. Y., Viale, G., & Sapino, A. (2018). The dilemma of HER2 double-equivocal breast carcinomas: Genomic profiling and implications for treatment. *American Journal of Surgical Pathology, 42*, 1190–1200.

[18] Moelans, C. B., deWeger, R. A., & van Diest, P. J. (2010). Absence of chromosome 17 polysomy in breast cancer: Analysis by CEP17 chromogenic in situ hybridization and multiplex ligation-dependent probe amplification. *Breast Cancer Research and Treatment, 120*, 1–7.

[19] Park, Y. H., Shin, H. T., Jung, H. H., Choi, Y. L., Ahn, T., Park, K., Lee, A., Do, I. G., Kim, J. Y., Ahn, J. S., Park, W. Y., & Im, Y. H. (2015). Role of HER2 mutations in refractory metastatic breast cancers: Targeted sequencing results in patients with refractory breast cancer. *Oncotarget, 6*, 32027–32038.

[20] Petrelli, F., Tomasello, G., Barni, S., Lonati, V., Passalacqua, R., & Ghidini, M. (2017). Clinical and pathological characterization of HER2 mutations in human breast cancer: A systematic review of the literature. *Breast Cancer Research and Treatment, 166*, 339–349.

[21] Press, M. F., Sauter, G., Buyse, M., Fourmanoir, H., Quinaux, E., Tsao-Wei, D. D., Eiermann, W., Robert, N., Pienkowski, T., Crown, J., Martin, M., Valero, V., Mackey, J. R., Bee, V., Ma, Y., Villalobos, I., Campeau, A., Mirlacher, M., Lindsay, M. A., & Slamon, D. J. (2016). HER2 gene amplification testing by fluorescent in situ hybridization (FISH): Comparison of the ASCOCollege of American pathologists guidelines with FISH scores used for enrollment in Breast Cancer International Research Group Clinical Trials. *Journal of Clinical Oncology, 34*, 3518–3528.

[22] Ragazzi, M., Bisagni, A., Gasparini, E., Kuhn, E., Bassano, C., Tamagnini, I., Foroni, M., Bortesi, M., Falco, G., Ferrari, G., Braglia, L., Savoldi, L., Bologna, A., Di Cicilia, R., Bisagni, G., & Gardini, G. (2017). Impact of 2013 ASCO/CAP guidelines on HER2 determination of invasive breast cancer: A single institution experience using frontline dual-color FISH. *Breast, 34*, 65–72.

[23] Rondon-Lagos, M., Verdun Di Cantogno, L., Rangel, N., Mele, T., Ramirez-Clavijo, S. R., Scagliotti, G., Marchio, C., & Sapino, A. (2014). Unraveling the chromosome 17 patterns of FISH in interphase nuclei: An in-depth analysis of the HER2 amplicon and chromosome 17 centromere by karyotyping, FISH and M-FISH in breast cancer cells. *BMC Cancer, 14*, 922.

[24] Ross, J. S.,Wang, K., Sheehan, C. E., Boguniewicz, A. B., Otto, G., Downing, S. R., Sun, J., He, J., Curran, J. A., Ali, S., Yelensky, R., Lipson, D., Palmer, G., Miller, V. A., & Stephens, P. J. (2013). Relapsed classic E-cadherin (CDH1)-mutated invasive lobular breast cancer shows a high frequency of HER2 (ERBB2) gene mutations. *Clinical Cancer Research, 19*, 2668–2676.

[25] Sapino, A., Maletta, F., Verdun di Cantogno, L., Macri, L., Botta, C., Gugliotta, P., Scalzo, M. S., Annaratone, L., Balmativola, D., Pietribiasi, F., Bernardi, P., Arisio, R., Viberti, L., Guzzetti, S., Orlassino, R., Ercolani, C., Mottolese, M., Viale, G., & Marchio, C. (2014). Gene status in HER2 equivocal breast carcinomas: Impact of distinct recommendations and contribution of a polymerase chain reaction-based method. *The Oncologist, 19*, 1118–1126.

[26] Valent, A., Penault-Llorca, F., Cayre, A., & Kroemer, G. (2013). Change in HER2 (ERBB2) gene status after taxane-based chemotherapy for breast cancer: Polyploidization can lead to diagnostic pitfalls with potential impact for clinical

management. *Cancer Genetics, 206*, 37–41.

[27] Wolff, A. C., Hammond, M. E., Hicks, D. G., Dowsett, M., McShane, L. M., Allison, K. H., Allred, D. C., Bartlett, J. M., Bilous, M., Fitzgibbons, P., Hanna, W., Jenkins, R. B., Mangu, P. B., Paik, S., Perez, E. A., Press, M. F., Spears, P. A., Vance, G. H., Viale, G., Hayes, D. F., American Society of Clinical Oncology, & College of American Pathologists. (2013). Recommendations for human epidermal growth factor receptor 2 testing in breast cancer: American Society of Clinical Oncology/College of American Pathologists clinical practice guideline update. *Journal of Clinical Oncology, 31*, 3997–4013.

[28] Wolff, A. C., Hammond,M. E. H., Allison, K. H., Harvey, B. E., Mangu, P. B., Bartlett, J. M. S., Bilous, M., Ellis, I. O., Fitzgibbons, P., Hanna,W., Jenkins, R. B., Press, M. F., Spears, P. A., Vance, G. H., Viale, G., McShane, L. M., & Dowsett, M. (2018). Human epidermal growth Factor receptor 2 testing in breast cancer: American Society of Clinical Oncology/College of American Pathologists Clinical Practice Guideline Focused Update. *Journal of Clinical Oncology, 36*, 2105–2122.

[29] Yeh, I. T., Martin, M. A., Robetorye, R. S., Bolla, A. R., McCaskill, C., Shah, R. K., Gorre, M. E., Mohammed, M. S., & Gunn, S. R. (2009). Clinical validation of an array CGH test for HER2 status in breast cancer reveals that polysomy 17 is a rare event. *Modern Pathology, 22*, 1169–1175.

H

Hormone Receptors in Breast Cancer
乳腺癌激素受体

Abeer M. Shaaban　Valerie Speirs　著　　罗东兰　译

一、同义词

AR；ER；ERβ；PR。

二、定义

包括雌激素受体 α、孕激素受体、雄激素受体、雌激素受体 β。

三、描述

激素受体是类固醇受体家族的成员，包括雌激素受体（ERα）、孕激素受体（PR）、雄激素受体（AR）和雌激素受体 β（ERβ）。

PR 受体存在 2 种亚型，即 PRA 和 PRB。两种亚型水平在正常乳腺中平均分布，但在乳腺癌形成中，往往不平衡（PRA 增加）。

ERβ 是在 ERα 描述 10 年后确定的。已经描述了 5 个 ERβ 亚型，其中 3 个（ERβ1、ERβ2 和 ERβ5）在乳腺中表达。

四、临床特征

■ ER/PR 阳性癌的发病率

总体而言，超过 2/3 的乳腺癌是 ER 阳性的。低级别非特殊类型的癌（见"非特殊型浸润性癌"）和特殊组织类型，包括小管癌（见"小管癌"）、黏液癌（见"浸润性黏液癌"）和经典型小叶癌（见"浸润性小叶癌"）通常呈阳性。英国国家生物标志物对 4 万多例癌症的核查数据显示，83.7% 的原发性乳腺癌和 69.7% 的转移性乳腺癌 ER 阳性。PR 在原发性乳腺癌和转移性乳腺癌中的阳性率分别为 68.8% 和 44.6%（英国国家乳腺病理学协作委员会指南工作组，2016）。

■ 年龄的影响

在女性乳腺中，正常乳腺上皮细胞中 ER 的表达随着年龄的增长而增加。这种年龄效应在男性乳腺中看不到。

■ 性别的影响

绝大多数男性乳腺癌是激素受体阳性，ER 阳性率为 82%～84%，PR 为 71%～74%（Shaaban 等，2012；Humphries 等，2017）（见男性乳腺癌）。

■ 治疗对激素受体表达的影响

新辅助化疗后，在一小部分病例中观察到表达水平和激素受体状态的变化（ER 为 2.5%～17%，PR 为 5.9%～51.7%）。这包括从阳性到阴性状态的转变，反之亦然（van den Ven 等，2011；Gahlaut 等，2016）。对治疗管理的影响尚不清楚，但对治疗前激素受体阴性转变为阳性状态的肿瘤，可能提供新的选择。

五、作用机制与功能

激素受体是配体激活的转录因子。有两种

主要的激活模式，在图 1 中以 ER 为例，以原理图的形式进行了总结。传统的作用机制是配体依赖性转录。激素进入细胞后与细胞质中的同源受体结合。结合后，它们脱离其抑制性伴合物，然后转位到细胞核。在经典操作模式中，基因激活是通过绑定到 ER 共反应元件（ERE）来完成的；或通过 Fos 和 Jun（AP-1 转录因子的成分）与其他 DNA 结合转录因子如 AP-1（活化蛋白 -1）和 SP1（特异性蛋白 1）结合完成（非经典通路）。激素受体也可以通过生长因子结合间接激活，通过激活 MAP 激酶（有丝分裂原激活蛋白激酶）信号触发非经典通路。这通常涉及表皮生长因子、胰岛素生长因子 -1 或转化生长因子 α（Lee 等，2001）。虽然大多数处于活跃状态的激素受体位于细胞核中，但有证据表明有一小部分（约 5%）位于细胞膜（Levin 和 Hammes，2016）。这最初被描述为非基因组 ER 活性，但现在更普遍地称为膜启动类固醇信号（MISS）（Nemere 等，2003）。MISS 也如图 1 所示。在这里，在细胞膜上的配体受体结合启动非经典信号通路的快速激活，通常在几分钟内发生。核外激素受体信号通过 MISS 的影响仍处于试验阶段，尚未转化为临床。

六、免疫组化解读

激素受体在癌细胞核中表达。细胞质和（或）膜染色不应评估。正常的乳腺组织显示在大多数阴性细胞中散在的腺上皮细胞阳性。这些是阳性的内部对照。

所有提供免疫组织化学染色和报告 ER/PR 作为预测 / 预后标记的实验室，都应参与适当的外部质量保证项目，如英国免疫细胞化学和原位杂交国家外部质量评估项目（英国 NEQAS ICC 和 ISH）。

七、评分

ER/PR 评分有几个公认的系统，国际上 ER/

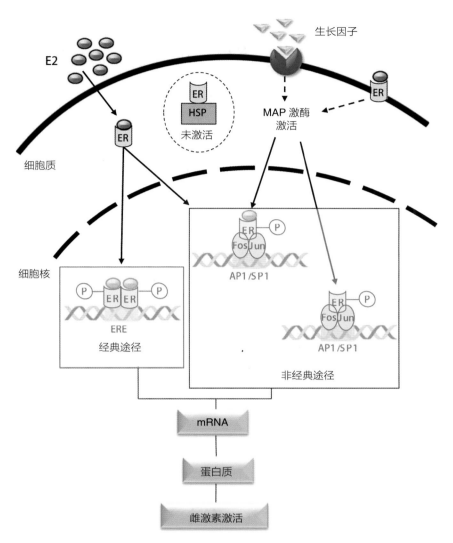

▲ 乳腺癌中的激素受体，图 1

雌激素受体的作用机制。受体可以通过两种机制激活；传统的配体依赖转录途径和通过生长因子结合间接激活

PR 阳性的阈值也存在差异。目前由美国病理学家学院、美国临床肿瘤学会和英国皇家病理学家学院联合制定的 CAP/ASCO/RCPath 指南分别建议将 1% 任何强度阳性视为阈值（英国全国乳腺病理学协调委员会准则工作组，2016；Hammond 等，2010）。

最广泛使用的评分系统是 Allred（快速）评分。分数是强度（0、1、2、3）和百分比（分数 0、1、2、3、4、5）的总和，最终得分为 0（阴性）～8/8（强阳性）（Harvey 等，1999）。另一个常用的系统是 H 评分，通过百分比乘以强度分数相加得出总分（包括肿瘤内不同的染色强度，从而考虑异质性）。最终分数为 0～300。另一种可能性是评估任何核染色的百分比，独立于强度。

八、与乳腺病理学的相关性

对所有新诊断的原发性乳腺癌定期进行 ER 评估，这是病理学和管理指南授权的（英国国家乳腺病理学协作委员会指南工作组，2016；国家健康与护理卓越研究所，2009）。根据指南，PR 评估是可选的或强制性的（美国临床肿瘤学会/

美国病理学家学院指南，2010）。两种受体越来越多地在复发和转移性乳腺癌中进行检测，以帮助做出治疗决定。在常规工作中不分析 AR 和 ERβ。

传统上，ER/PR 的检测是在手术切除标本上进行的。随着对早期结果的需求不断增加，以帮助选择患者进行新辅助治疗和术前试验，目前大多数病例都进行空芯针活检。研究表明，空芯针和切除样本之间的受体结果非常一致（Hodi 等，2007）。

建议在存在多个肿瘤、肿瘤异质性、空芯针活检上的肿瘤细胞不足，或者空芯针切片上的染色技术上不理想/失败的情况下，对手术标本进行重复检测。

（一）ER/PR 作为预测和预后标记

ER/PR 状态是内分泌治疗反应的预测变量。ER 表达最高的肿瘤最有可能对抗激素治疗有反应，如他莫昔芬（Harvey 等，1999）。

芳香化酶抑制药阿那曲唑已被证明在治疗绝经后乳腺癌方面优于他莫昔芬（Howell 等，2005；Riemsma 等，2010）。此外，内分泌疗法的保护作用已被证明远远超过 5 年的标准治疗。激素受体阳性乳腺癌往往惰性和复发较晚。但是，这些肿瘤的其中一部分在治疗过程中对内分泌治疗产生耐药性。

（二）其他激素受体的预后意义

最近显示，高 PRA/PRB 比值与 ATAC 试验组中他莫昔芬的早期复发有关（Mote 等，2015）。

ERβ 蛋白和 mRNA 表达在乳腺癌中的预后意义一直相互矛盾。最近对 6769 例 ERβ1 患者、2295 例 ERβ2 患者和 2271 例 ERβ5 患者的 21 项研究进行了荟萃分析，得出的结论是，ERβ1 蛋白表达与较好的存活率（DFS、OS）有关，ERβ2 仅与提高 DFS 相关，而 ERβ5 与 DFS 无关（Liu 等，2016）。

AR 已被证明不仅仅在 ER 阳性乳腺癌是一个独立的预后有利因素（当肿瘤大小、分级和淋巴结状态包括在模型中时），在 ER 阴性肿瘤同样如此（Aleskandarany 等，2016）。

使用 AR 状态（阳性或阴性）及肿瘤大小、淋巴结状态创建预后指数（ERPI），可将管腔 A 型和管腔 B 型乳腺癌患者明确分为预后良好和预后较差组（Castellano 等，2013）。

推荐阅读

[1] Aleskandarany, M. A., Abduljabbar, R., Ashankyty, I., Elmouna, A., Jerjees, D., Ali, S., Buluwela, L., Diez-Rodriguez, M., Caldas, C., Green, A. R., Ellis, I. O., & Rakha, E. A. (2016). Prognostic significance of androgen receptor expression in invasive breast cancer: Transcriptomic and protein expression analysis. *Breast Cancer Research and Treatment, 159*, 215–227.

[2] Castellano, I., Chiusa, L., Vandone, A. M., Beatrice, S., Goia, M., Donadio, M., Arisio, R., Muscara, F., Durando, A., Viale, G., Cassoni, P., & Sapino, A. (2013). A simple and reproducible prognostic index in luminal ER-positive breast cancers. *Annals of Oncology, 24*, 2292–2297.

[3] Gahlaut, R., Bennett, A., Fatayer, H., Dall, B. J., Sharma, N., Velikova, G., Perren, T., Dodwell, D., Lansdown, M., & Shaaban, A. M. (2016). Effect of neoadjuvant chemotherapy on breast cancer phenotype, ER/PR and HER2 expression–Implications for the practising oncologist. *European Journal of Cancer, 60*, 40–48.

[4] Guidelines Working Group of the UK National Coordinating Committee for Breast Pathology. (2016). *Pathology reporting of breast disease in surgical excision specimens incorporating the dataset for histological reporting of breast cancer.* London: The Royal College of Pathologists.

[5] Hammond ME, Hayes DF, Wolff AC, Mangu PB, Temin S. American Society of Clinical Oncology/College of American Pathologists Guideline Recommendations for Immunohistochemical testing of estrogen and progesterone receptors in breast cancer. J Oncol Pract. 2010 Jul;6(4):195–7. https://doi.org/10.1200/JOP. 777003

[6] Harvey, J. M., Clark, G. M., Osborne, C. K., & Allred, D. C. (1999). Estrogen receptor status by immunohistochemistry is superior to the ligand-binding assay for predicting response to adjuvant endocrine therapy in breast cancer. *Journal of Clinical Oncology, 17*, 1474–1481.

[7] Hodi, Z., Chakrabarti, J., Lee, A. H., Ronan, J. E., Elston, C. W., Cheung, K. L., Robertson, J. F., & Ellis, I. O. (2007). The reliability of assessment of oestrogen receptor expression on needle core biopsy specimens of invasive carcinomas of the breast. *Journal of Clinical Pathology, 60*, 299–302.

[8] Howell, A., Cuzick, J., Baum, M., Buzdar, A., Dowsett, M.,

Forbes, J. F., Hoctin-Boes, G., Houghton, J., Locker, G. Y., Tobias, J. S., & A. T. Group. (2005). Results of the ATAC (Arimidex, tamoxifen, alone or in combination) trial after completion of 5 years' adjuvant treatment for breast cancer. *Lancet, 365*, 60–62.

[9] Humphries, M. P., Sundara Rajan, S., Honarpisheh, H., Cserni, G., Dent, J., Fulford, L., Jordan, L. B., Jones, J. L., Kanthan, R., Litwiniuk, M., Di Benedetto, A., Mottolese, M., Provenzano, E., Shousha, S., Stephens, M., Kulka, J., Ellis, I. O., Titloye, A. N., Hanby, A. M., Shaaban, A. M., & Speirs, V. (2017). Characterisation of male breast cancer: A descriptive biomarker study from a large patient series. *Scientific Reports, 7*, 45293.

[10] Lee, A. V., Cui, X., & Oesterreich, S. (2001). Cross-talk among estrogen receptor, epidermal growth factor, and insulin-like growth factor signaling in breast cancer. *Clinical Cancer Research, 7*(12 Suppl), 4429s–4435s; discussion 4411s–4412s.

[11] Levin, E. R., & Hammes, S. R. (2016). Nuclear receptors outside the nucleus: Extranuclear signalling by steroid receptors. *Nature Reviews Molecular Cell Biology, 17*, 783–797.

[12] Liu, J., Guo, H., Mao, K., Zhang, K., Deng, H., & Liu, Q. (2016). Impact of estrogen receptor-beta expression on breast cancer prognosis: A meta-analysis. *Breast Cancer Research and Treatment, 156*, 149–162.

[13] Mote, P. A., Gompel, A., Howe, C., Hilton, H. N., Sestak, I., Cuzick, J., Dowsett, M., Hugol, D., Forgez, P., Byth, K., Graham, J. D., & Clarke, C. L. (2015). Progesterone receptor A predominance is a discriminator of benefit from endocrine therapy in the ATAC trial. *Breast Cancer Research and Treatment, 151*, 309–318.

[14] National Institute for Health and Care Excellence. (2009). Early and locally advanced breast cancer: Diagnosis and treatment, NICE guidelines [CG80]. Accessed 29 Dec 2017, from http://www.nice.org.uk/guidance/cg80.

[15] Nemere, I., Pietras, R. J., & Blackmore, P. F. (2003). Membrane receptors for steroid hormones: Signal transduction and physiological significance. *Journal of Cellular Biochemistry, 88*, 438–445.

[16] Riemsma, R., Forbes, C. A., Kessels, A., Lykopoulos, K., Amonkar, M. M., Rea, D. W., & Kleijnen, J. (2010). Systematic review of aromatase inhibitors in the firstline treatment for hormone sensitive advanced or metastatic breast cancer. *Breast Cancer Research and Treatment, 123*, 9–24.

[17] Shaaban, A. M., Ball, G. R., Brannan, R. A., Cserni, G., Di Benedetto, A., Dent, J., Fulford, L., Honarpisheh, H., Jordan, L., Jones, J. L., Kanthan, R., Maraqa, L., Litwiniuk, M., Mottolese, M., Pollock, S., Provenzano, E., Quinlan, P. R., Reall, G., Shousha, S., Stephens, M., Verghese, E. T., Walker, R. A., Hanby, A. M., & Speirs, V. (2012). A comparative biomarker study of 514 matched cases of male and female breast cancer reveals gender-specific biological differences. *Breast Cancer Research and Treatment, 133*, 949–958.

[18] van de Ven, S., Smit, V. T., Dekker, T. J., Nortier, J. W., & Kroep, J. R. (2011). Discordances in ER, PR and HER2 receptors after neoadjuvant chemotherapy in breast cancer. *Cancer Treatment Reviews, 37*, 422–430.

H

I

Infarct of Breast Tissue 乳腺组织梗死

Peter Regitnig 著　　马怡晖 译

一、定义

梗死是指（乳腺）因缺血而发生的凝固性坏死。多数情况下，乳腺梗死并不是原发性病变，而是继发于侵入性手术操作等之后，或者并存于原有的乳腺病变中，如纤维腺瘤、乳头状瘤或其他体积较大的肿瘤。极少数情况下，乳腺梗死可以发生在妊娠晚期或哺乳期。

二、临床特征

■ 发生率

原发性乳腺梗死较少见。仅有少数报道乳腺梗死发生在妊娠晚期或泌乳期（Han 等，2015；Hasson 和 Pope，1961）。

继发性乳腺梗死有时作为并发症发生于空芯针穿刺活检、细针抽吸活检（FNAB）或改变乳腺病变血管的外科手术操作后，继而引发梗死。

■ 年龄

根据潜在病变的不同，患者发病年龄较广。原发性乳腺梗死更多见于妊娠期女性。

■ 性别

仅见于女性，尚未有男性患者的报道。

■ 部位

未显示好发部位。

■ 治疗

由于梗死的临床表现，最常进行空芯针穿刺活检。大多数情况下，因为疼痛及潜在的原发病变，需要局部切除梗死灶。

■ 结局

依赖于梗死病变本身及原发病变。

三、大体检查

典型的梗死病变表现为可触及的疼痛性肿块，质地从软到硬。有时会因肿块质地硬而被误诊为癌。梗死灶多为单发性，局限于原发病变处或哺乳期增生的乳腺组织。梗死区域界限清楚（Han 等，2015）。多数梗死可见出血，有时在梗死的边缘还可以看到充血带。

四、显微镜检查

在常规 HE 染色切片中，乳腺梗死与身体其他部位发生的梗死一样，典型的组织学特征表现为，早期核染色丢失，仅保存轮廓，而无组织结构。上皮结构比间质更容易受影响。大多数情况下，乳腺潜在的原发病变的完整结构仍可保留，可见局部出血及小灶粒细胞和淋巴细胞浸润，并可见小血管栓塞。

在随后的几天到几周内，根据周围残存组织及周围组织修复梗死病变的情况不同，梗死灶可发生不同的变化。这主要依赖于梗死的原因，以及周围组织血供是否良好。如果周围组织血供良好，梗死灶会被含有巨噬细胞、纤维母细胞及毛细血管的肉芽组织机化，最终形成纤维瘢痕，其中残存或多或少的巨噬细胞或含铁血黄素细胞。相反地，如果周围组织缺氧，梗死灶就会发生缺乏细胞参与的更长期的降解过程，最终形成含有巨或微小钙化的假性囊肿。

在慢性缺血愈合过程中，上皮成分可以陷入其中，并被显著的纤维化扭曲，此时易误诊为癌。以往还有鳞状上皮化生的报道（Flint 和 Oberman，1984）。

乳腺发生梗死时，最重要的要首先考虑到会不会是一种肿瘤性梗死，这一点仅通过观察梗死灶的轮廓就可以辨认。因此，完整的临床病史或其他信息也很重要。在每一个梗死区域，评价梗死灶的整体结构及梗死灶边缘未受累区域的情况也非常关键。这两个步骤可能会分别发现潜在的病变或肿瘤。如果空芯针穿刺标本量少且仅穿刺到病变中央区域时，诊断结果应谨慎对待。最终应实施外科手术来明确乳腺潜在的原发病变。

在乳腺纤维腺瘤、乳头状瘤、腺病及高增殖性乳腺癌（最常见基底样癌）中，多发生部分性梗死。

与梗死相似的是抗凝治疗中发生的皮肤和皮下组织的出血性坏死。这种情况更常见于华法林治疗血栓性静脉炎。其病因可能是小血管的过敏反应。另一种解释可能是，杂合蛋白 C 缺乏在华法林作用下促进了反常凝血（Isenberg 等，1996）。

五、免疫表型

尽管免疫组化不适用于梗死的诊断，但是可以帮助辨认梗死处乳腺原发病变。有时即使是在组织保存较少的区域，肌上皮标记仍可以有帮助。

六、分子特征

不适用。

七、鉴别诊断

乳腺梗死在临床上可以类似乳腺癌，表现为压痛及腋窝淋巴结肿大，后者多是因梗死引发的反应性炎症所致。乳头状瘤梗死后可以发生乳头溢血而引起怀疑。在细针抽吸活检中，因梗死灶过度反应而导致细胞不典型改变，可能会导致误诊。

HE 染色切片上，乳腺组织中富含胶原并缺乏细胞成分的纤维化区域会被误诊为梗死，但是仍可看到一些形态温和的纤维母细胞和典型的胶原束。

有时，背景中存在高增殖性癌或其他乳腺病变发生的完全彻底性坏死，会给诊断带来困难。

推荐阅读

[1] Flint, A., & Oberman, H. A. (1984). Infarction and squamous metaplasia of intraductal papilloma: A benign breast lesion that may simulate carcinoma. *Human Pathology, 15*, 764–767.

[2] Han, B., Zhang, H., Jiang, P., Zheng, C., Bi, L., Lu, L. U., & Fan, Z. (2015). Breast infarction during pregnancy and lactation: A case report. *Experimental and Therapeutic Medicine, 10*, 1888–1892.

[3] Hasson, J., & Pope, C. H. (1961). Mammary infarcts associated with pregnancy presenting as breast tumors. *Surgery, 49*, 313–316.

[4] Isenberg, J. S., Tu, Q., & Rainey, W. (1996). Mammary gangrene associated with warfarin ingestion. *Annals of Plastic Surgery, 37*, 553–555.

I

Inflammatory Myofibroblastic Tumor of the Breast 乳腺炎性肌纤维母细胞肿瘤

Gaetano Magro　Lucia Salvatorelli　著　　马怡晖　译

一、同义词

炎性假瘤；浆细胞肉芽肿。

二、定义

现阶段，WHO 将炎性肌纤维母细胞肿瘤（IMT）归类为一种软组织肿瘤，肿瘤由梭形肌纤维母细胞构成，肿瘤内有浆细胞、淋巴细胞及嗜酸粒细胞等炎症细胞浸润（Coffin 和 Fletcher，2013）。IMT 可以发生在成人乳腺。最初认为该病是机体局部对不同刺激产生的过度炎症反应而被命名为"炎性假瘤（IP）或浆细胞肉芽肿"，但越来越多的证据表明，这类病变的一部分本质上是肿瘤，高达 25% 的患者可以复发，甚至出现远处转移，尤其见于发生在儿童 / 青少年的肺和腹腔者（Coffin 和 Fletcher，2013）。由于需要更进一步的研究来更好地界定反应性和肿瘤性病变的界限，"炎性假瘤 / 炎性肌纤维母细胞肿瘤"的联合诊断，明确 ALK-1 是否阳性表达，似乎更适合这些病变。

三、临床特征

■ 发生率

随着时间的推移，乳腺 IMP 或 IP 两个名称在交替使用，目前仅有 24 例英文文献报道（Haj 等，2003；Vecchio 等，2011；Zhao 等，2013；Bosse 等，2014；Choi 等，2015；Markopoulos 等，2015；Talu 等，2016）。

■ 年龄

IMP/IP 可以发生在包括青少年在内的任何年龄阶段（16—86 岁），但更常见于 30—60 岁。

■ 性别

大多数病例发生于女性。仅有极少数的 IMT 发生在存在局部机械性损伤的男性患者中。

■ 临床表现

患者通常表现有直径 1.0～8cm 不等的无痛性结节，而缺乏相关的全身症状（发热、不适、体重减轻），后者常见于发生在儿童肺和腹腔的患者。

■ 影像学检查

影像学特征（超声和钼靶）不典型，通常为局部界限清或不清的圆到卵圆形实性占位，少数情况下可为多灶性，当病变界限不清时，易误诊为恶性病变。

■ 治疗

彻底的外科手术切除是最合适的治疗方法。大多数情况下，IMP 临床表现为惰性（Vecchio 等，2011），文献报道少数病例可以局部复发（15%～20%）（Zhao 等，2013；Choi 等，2015）。仅有很少的乳腺 IMT 可能具有转移潜能（Zhao 等，2013；Choi 等，2015）。然而，根据图片展示，一些文献中提到的"炎性肌纤维母细胞肿瘤"并不可信，这部分肿瘤可能是低到中级别的肌纤维母细胞肉瘤（Choi 等，2015）。乳腺 IMT/IP 患者需要长期的临床随访。

四、大体检查

大体检查可见，IMT/IP 为圆到卵圆形肿块，有时可呈分叶状，边界清或不清。肿瘤大小不等，1.5～8.0cm（平均 3.1cm）。切面质地硬，灰白色，无坏死和出血。

五、显微镜检查

乳腺 IMT/IP 的形态学和免疫表型特征与发生在其他部位的相似（表 1）。低倍镜下，肿瘤组织具有浸润性边界，生长入周围的纤维脂肪。增生的肿瘤细胞类似肌纤维母细胞，呈淡染的肥胖梭形，胞质浅染至弱嗜酸性，核呈泡状，卵圆形到纤细，核仁不明显（图 1，HE 染色）。肿瘤细胞通常排列呈相互交织的短束状，局部可呈旋涡或席纹状（图 1，HE 染色）。核分裂象变化显著，可少至 1～2 个 /10 HPF 到多至 10 个 /10 HPF。典

乳腺炎性肌纤维母细胞肿瘤，表 1　临床特征

炎性肌纤维母细胞肿瘤 / 炎性假瘤	
临床特征	女性（少见于男性） 年龄：16—86 岁 自发性无痛性结节（1～8cm）
影像学	边界清或不清的结节
大体检查	边界不清的肿块 质地硬 灰白色
组织学特点	边界：清或不清 细胞：肥胖淡染的梭形细胞，混有淋巴细胞、浆细胞和嗜酸粒细胞 生长方式：相互交织的短束状；局部呈席纹或旋涡状 核分裂象：0～3 个 /10HPF 间质：纤维性到局部水肿
免疫表型	阳性指标：Vimentin 和 α–SMA 不定表达：Desmin、ALK–1（40%～50% 病例） 阴性指标：CK、EMA、CD34、S–100、β –catenin、STAT6
细胞遗传学	FISH 检测：ALK 基因重排 / 扩增

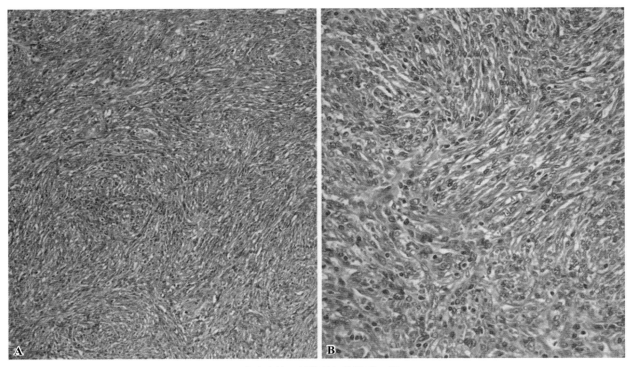

▲ 乳腺炎性肌纤维母细胞肿瘤，图 1
A. 形态温和的梭形细胞呈束状或旋涡状增生排列；B. 高倍镜显示细胞学细节

型的特征是，梭形肿瘤细胞与炎症细胞紧密混杂，以淋巴细胞（图 2A，HE 染色）、浆细胞（图 2B，HE 染色）及嗜酸粒细胞尤为常见。细胞密度变化大，肿瘤间质纤维化到疏松。少数病例可以表现为广泛的无细胞及玻璃样变，类似瘢痕组织。更少见的情况，肿瘤细胞呈现中至重度不典型性，具有大的泡状或深染核。缺乏坏死和不典型核分裂象。偶尔可见巨噬细胞和少量的多核巨细胞。

六、免疫表型

IMP/IP 具有肌纤维母细胞的免疫表型，阳性表达 vimentin、α-SMA（图 2D，α-SMA 免疫组化），不同程度表达 desmin。已有 3 例报道可以表达 ALK-1（Zhou 等，2013；Bosse 等，2014）。至少说明这种病变的一部分应该是真正的 IMT。偶可表达细胞角蛋白。不表达 CD34、CD21、CD35、S-100 和 ER/PR（表 1）。

七、分子特征

ALK 基因在 IMT 中的发病机制仍不清。对于 IMT 和 IP 之间差异的认识也很主观，尤其是在缺乏证据性 ALK-1 阳性表达或 FISH 检测 ALK 基因有重排时。对发生在少见部位包括成人乳腺并且 ALK 阴性的病例，一些学者更倾向诊断 IP（Vecchio 等，2011）。在用 FISH 检测的乳

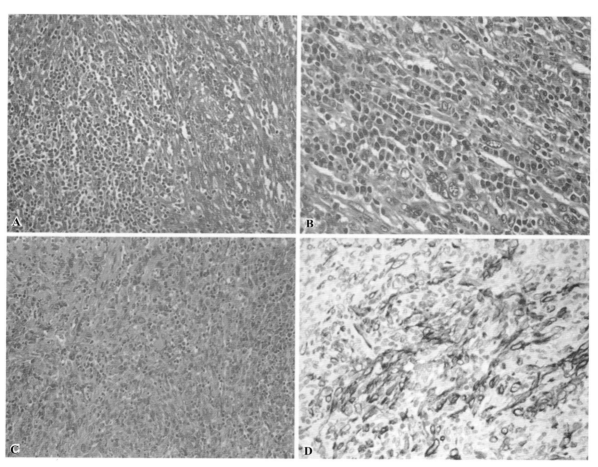

▲ 乳腺炎性肌纤维母细胞肿瘤，图 2

增生的梭形细胞与淋巴细胞（A，HE 染色）和浆细胞紧密混合（B，HE 染色）；有些区域的梭形细胞可以显示中度的核不典型性（C）。常见 α-SMA 免疫组化染色阳性（D）

腺 IMT/IP 病变中，仅有 4 例发现了 *ALK* 基因的重排。尤其需要注意，ALK1 表达和（或）*ALK* 重排似乎都无法预测临床进展。在这方面，不考虑 ALK-1 是否表达和（或）存在基因重排，仅有少数病例出现了局部复发或更为少见的远处转移（Zhao 等，2013；Bosse 等，2014；Choi 等，2015；Markopoulos 等，2015；Talu 等，2016）。

八、鉴别诊断

对乳腺 IMT/IP 的诊断，尤其是空芯针穿刺标本的诊断，具有挑战性。在诊断发生在乳腺的形态温和的梭形细胞病变时，病理学家应该牢记多种良恶性病变，其中包括反应性梭形细胞结节、结节性筋膜炎、IgG$_4$ 相关硬化性乳腺炎、肌纤维母细胞瘤、孤立性纤维性肿瘤、韧带样型纤维瘤病、低级别（纤维瘤病样）梭形细胞癌、低级别肌纤维母细胞肉瘤及隆突性皮肤纤维肉瘤（表 2）。支持反应性梭形细胞结节的诊断依据包括既往有活检或细针抽吸活检（FNA）病史，组织中存在陷入 / 异位的乳腺上皮结构，间质内含铁血黄素沉积、泡沫细胞及吞噬有含铁血黄素的巨噬细胞、淋巴浆细胞、脂肪坏死、异物巨细胞反应等。

结节性筋膜炎与 IMT/IP 相似，至少在局部具有不规则的边界，不同程度的间质黏液样变、核分裂及炎症细胞浸润。然而，IMT/IP 中的淋巴细胞和浆细胞浸润更为突出，并且同梭形细胞紧密混杂。与结节性筋膜炎不同的是，IMT/IP 缺乏典型的组织培养 / 肉芽组织样形态。

到目前为止，IgG$_4$ 相关硬化性乳腺炎仅有极少数的文献报道（Cheuk 等，2009）。组织学上，IgG$_4$ 相关硬化性乳腺炎通常有显著的间质硬化，其中掺杂数量不等的梭形纤维母细胞样细胞，显著的淋巴浆细胞浸润，乳腺小叶结构消失（Cheuk 等，2009）。该病不同于 IMT/IP，在梭形细胞背景上出现纤维化及炎症细胞的显著浸润。诊断线索是大量表达 IgG$_4$ 的浆细胞（272～495 个 / HPF）浸润（Cheuk 等，2009）。

肌纤维母细胞瘤是一种乳腺间叶发生的良性肿瘤，通常表现为界限清楚的结节，肿瘤细胞呈梭形，胞质嗜酸性，排列呈短而杂乱无章的束状结构，其间穿插有瘢痕样胶原纤维。与 IMT/IP 不同，肌纤维母细胞瘤间质内有肥大细胞浸润，而不是淋巴细胞、浆细胞或嗜酸粒细胞。除了可以弥漫表达 CD34、desmin 和 α-SMA，肌纤维母细胞瘤不表达 ALK1。

与 IMT/IP 相比，孤立性纤维性肿瘤特征性的形态学表现为短梭形纤维母细胞样细胞杂乱无章的排列，间质内中型血管呈分枝状，管壁玻璃样变。瘤细胞弥漫表达 CD34 和 STAT6，而这些在 IMT/IP 中不表达。

韧带样型纤维瘤病通常具有广泛的浸润边缘，呈指状突入周围纤维脂肪组织和乳腺间质内。韧带样型纤维瘤病的诊断依赖于在数量不等的纤维间质背景上出现长而广泛的束状结构。梭形肿瘤细胞平行排列，细胞核之间存在间隙，互不重叠。韧带样型纤维瘤病缺乏炎症细胞同增生的梭形细胞相互密切混杂的形态特点。尽管韧带样型纤维瘤病和 IMT/IP 都可以表达 α-SMA，但前者 80% 的病例可以出现特征性 β-catenin 阳性表达。

低级别（纤维瘤病样）梭形细胞癌（见"浸润性化生性癌"）因肿瘤细胞呈梭形，因此也需要同 IMT/IP 进行鉴别。除了梭形细胞成分，该肿瘤中还可以观察到上皮样 - 多边形细胞排列成小的黏附性细胞簇，免疫组化表达细胞角蛋白和肌上皮的标记，尤其是 p63 阳性表达，支持癌的诊断。低级别纤维母细胞肉瘤和 IMT/IP 一样，可以表达 α-SMA，但是其临床表现（界限清楚的结节）、至少出现局灶性中度核不典型性、高核分裂象（7～35 个 /10HPF）及缺乏炎症细胞浸润，支持低级别肌纤维母细胞肉瘤的诊断。

乳腺炎性肌纤维母细胞肿瘤，表2　鉴别诊断

炎性肌纤维母细胞肿瘤/炎性假瘤的鉴别诊断	
炎性肌纤维母细胞肿瘤/炎性假瘤	影像学：边界清或不清的结节 组织学：相互交织的短梭形细胞，与浸润的淋巴细胞、浆细胞以及嗜酸粒细胞紧密混杂 免疫组化：阳性表达 vimentin 和 α–SMA；不定表达 desmin、ALK–1；不表达 CD34、CD21、CD35、β –catenin 和 STAT6
反应性梭形细胞结节	影像学：边界清楚的结节，有活检或细针穿刺病史 组织学：短束状排列；局部车辐状；含铁血黄素沉积；泡沫细胞，吞噬含铁血黄素的巨噬细胞，淋巴细胞和浆细胞；脂肪坏死和异物巨细胞反应 免疫组化：阳性表达 α–SMA，不表达 CD34、desmin、β –catenin 和广谱 CK
结节性筋膜炎	影像学：至少局部边界不清 组织学：短束状排列，局部相互交织；局灶性红细胞和淋巴细胞外渗；组织培养样形态 免疫组化：阳性表达 α–SMA；不表达 CD34、desmin、β –catenin 和广谱 CK
IgG4 相关硬化性乳腺炎	影像学：边界清或不清的多发性肿块 组织学：纤维硬化背景上有显著的淋巴细胞（淋巴细胞结节性聚集，淋巴滤泡形成）、浆细胞浸润；数量不等的纤维母细胞样细胞
肌纤维母细胞瘤	影像学：边界清楚的结节 组织学：短而杂乱交错排列的束状结构，其中混有瘢痕样胶原纤维 免疫组化：阳性表达 CD34、ER 和 PR；不定表达 α–SMA、Bcl–2、CD10、CD99；不表达广谱CK、S–100、β –catenin 和 STAT6
孤立性纤维性肿瘤	影像学：边界清楚的结节 组织学：短梭到圆/卵圆形纤维母细胞样细胞，杂乱排列；局部呈车辐状 免疫组化：阳性表达 CD34 和 STAT6；不表达 desmin、α–SMA 和广谱 CK
韧带样纤维瘤病	影像学：边界不清，常有浸润性边界 组织学：长束状，局部相互交织；纤维性间质 免疫组化：阳性表达 α–SMA 和 β –catenin；不表达 CD34、desmin、广谱 CK 和 STAT6
低级别（纤维瘤病样）梭形细胞癌	影像学：边界不清或广泛的浸润性边界 组织学：增生的梭形细胞，至少局部有轻到中度的核不典型性；散在上皮样 – 多边形细胞簇；偶可见少量鳞化的腺体结构和（或）灶性原位癌或浸润性癌
低级别肌纤维母细胞肉瘤	影像学：边界不清 组织学：增生的梭形细胞呈束状排列；低到局灶中度核多形性；偶可见重度核多形性 免疫组化：阳性表达 α–SMA；不表达 desmin、广谱 CK、β –catenin、CD34 和 STAT6
隆突性皮肤纤维肉瘤	影像学：边界不清 组织学：增生的梭形细胞排列呈车辐状；肿瘤边缘呈"蜂窝样"浸润周围脂肪组织 免疫组化：阳性表达 CD34 和 STAT6；不表达 desmin、α–SMA、β –catenin 和广谱 CK

最后，隆突性皮肤纤维肉瘤可以出现类似 IMT/IP 车辐状/旋涡状的生长方式，也需要同 IMT/IP 鉴别。与 IMT/IP 不同，隆突性皮肤纤维肉瘤中，肿瘤细胞排列呈弥漫的车辐状结构，并且弥漫表达 CD34，而不表达肌源性标记（desmin、α–SMA）。

推荐阅读

[1] Bosse, K., Ott, C., Biegner, T., Fend, F., Siegmann-Luz, K., Wallwiener, D., & Hahn, M. (2014). 23-year-old female with an inflammatory Myofibroblastic tumour of the breast: A case report and a review of the literature. *Geburtshilfe und Frauenheilkunde, 74*, 167–170.

[2] Cheuk, W., Chan, A. C., Lam, W. L., Chow, S. M., Crowley,

P., Lloydd, R., Campbell, I., Thorburn, M., & Chan, J. K. (2009). IgG4-related sclerosing mastitis: Description of a new member of the IgG4-related sclerosing diseases. *The American Journal of Surgical Pathology, 33*, 1058–1064.

[3] Choi, E. J., Jin, G. Y., Chung, M. J., Moon, W. S., & Youn, H. J. (2015). Primary inflammatory myofibroblastic tumors of the breast with metastasis: Radiographic and histopathologic predictive factors. *Journal of Breast Cancer, 18*, 200–205.

[4] Coffin, C. M., & Fletcher, J. A. (2013). Inflammatory myofibroblastic tumour. In C. D. M. Fletcher, J. A. Bridge, P. C. W. Hogendoorn, & F. Mertens (Eds.), *WHO classification of tumours of soft tissue and bone* (4th ed., pp. 83–84). Lyon: WHO Press.

[5] Haj, M., Weiss, M., Loberant, N., & Cohen, I. (2003). Inflammatory pseudotumor of the breast: Case report and literature review. *The Breast Journal, 9*, 423–425.

[6] Markopoulos, C., Charalampoudis, P., Karagiannis, E., Antonopoulou, Z., & Mantas, D. (2015). Inflammatory myofibroblastic tumor of the breast. *Case Reports in Surgery, 2015*, 705127.

[7] Talu, C. K., Çakır, Y., Hacıhasanoğlu, E., Leblebici, C., Aksoy, Ş., & Nazlı, M. A. (2016). Inflammatory myofibroblastic tumor of the breast coexisting with pseudoangiomatous stromal hyperplasia. *The Journal of Breast Health, 12*, 171–173.

[8] Vecchio, G. M., Amico, P., Grasso, G., Vasquez, E., La Greca, G., & Magro, G. (2011). Post-traumatic inflammatory pseudotumor of the breast with atypical morphological features: A potential diagnostic pitfall. Report of a case and a critical review of the literature. *Pathology, Research and Practice, 207*, 322–326.

[9] Zhao, H. D., Wu, T., Wang, J. Q., Zhang, W. D., He, X. L., Bao, G. Q., Li, Y., Gong, L., & Wang, Q. (2013). Primary inflammatory myofibroblastic tumor of the breast with rapid recurrence and metastasis: A case report. *Oncology Letters, 5*, 97–100.

[10] Zhou, Y., Zhu, J., Zhang, Y., Jiang, J., & Jia, M. (2013). An inflammatory myofibroblastic tumour of the breast with ALK overexpression. *BMJ Case Reports, 2013*. https://doi.org/10.1136/bcr-07-2011-4474, pii: bcr0720114474.

Intraductal Papillary Carcinoma
导管内乳头状癌

Emma Josephine Groen Jelle Wesseling 著 马怡晖 译

I

一、同义词

非浸润性乳头状癌；乳头状导管原位癌。

二、定义

文献中尚缺乏对导管内乳头状癌明确的定义和统一的诊断标准。通常导管内乳头状癌被描述为局限于乳腺导管和小叶内的呈乳头状增生的上皮性肿瘤（见"导管原位癌"）。它被认为是乳腺癌潜在的前驱病变。目前还不清楚这种肿瘤是一种独立的恶性上皮性乳头状增生性病变，还是由良性乳头状肿瘤（见"导管内乳头状瘤"）进展而来的。

三、临床特征

作为导管原位癌（DCIS）的一种形态学亚型，其特征来自基于 DCIS 的文献，并结合专门针对导管内乳头状癌的数据（也被称为乳头状导管原位癌）。

■ 发病率

自从应用基于人群的乳腺癌筛查以来，DCIS 的发病率显著增加。现在，DCIS 占所有乳腺肿瘤的 20%～25%。然而，单纯的或主要以乳头状生长模式为主者罕见。

■ 年龄

文献中报道的恶性乳头状肿瘤总体发病年龄范围是 27—89 岁，平均 60 岁（Tse，2005）。

■ 性别

女性多见。

■ 部位

绝大多数患者没有症状，因乳腺检查被发现。有时可出现乳头溢液、乳头 Paget 病或可触及的肿块。导管内乳头状癌没有特别的好发部位。

■ 治疗

总体而言，治疗与 DCIS 相似。目前，几乎所有的病变都应接受治疗以预防进一步向乳腺癌进展。通常情况下推荐保乳治疗后放疗，或者如果病变范围较大立即或不立即行乳房重建的乳腺切除术。对联合激素治疗的价值尚无定论。

■ 结局

因为几乎所有的患者都接受了治疗，所以尚不清楚多数导管内乳头状癌或乳头状 DCIS 的自然病程。在确定 DCIS 诊断 15 年后，所有 DCIS 亚型行乳腺切除术的患者，同侧乳腺癌累积发病率是 1.9%，行乳腺保守切除术（BCS）联合放疗者为 8.8%，行单纯 BCS 者 15.4%（Elshof 等，2016）。

尽管对这些乳腺癌潜在的前驱病变的检测和治疗有所增加，乳腺癌的发病率并没有下降，这提示可能是过度诊断导致了过度治疗。可惜的是，我们目前无法区分单纯性和侵袭性 DCIS 病变进展为侵袭性乳腺癌的能力。因此，为了使风险分层和前瞻性试验成为可能，已经出现了研究低风险导管原位癌观望策略安全性的生物标记物研究。

四、大体检查

一般来说，导管内乳头状癌是一种节段性病变，可能与乳腺完美的实质有关。少见情况下，扩张的乳腺导管内充满坏死碎片和钙化物，伴或不伴纤维化。

五、显微镜检查

导管内乳头状癌具有特征性的阶段性分布。累及的导管内显示呈树枝状增生的被覆肿瘤性上皮的纤维血管轴心（图 1A，图 2A1）。1962 年，纤细且相对不明显的纤维血管轴心被描述为恶性病变的特征，如导管内乳头状癌（Kraus 和 Neubecker，1962）。然而最近以来，有人驳斥了这一说法，因为他们在恶性乳头状病变中发现更广泛的纤维血管轴心，并得出结论认为，这种形态学特征对鉴别良恶性病变没有帮助（Kraus 和 Neubecker，1962；Yamaguchi 等，2014）。肿瘤通常由一层或多层形态一致的立方到柱状上皮细

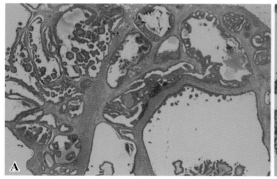
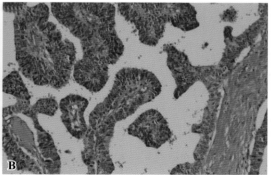

▲ 导管内乳头状癌，图 1

导管内乳头状癌，HE 染色（A，25×；B，200×）

胞组成，细胞核深染，低到中度不典型（图1B，图2A2）。纤维血管轴心的肌上皮细胞缺如，但在受累管腔周围可见肌上皮细胞，与原位病变表现一致。需要注意的是，单纯的乳头状生长模式罕见，通常多和其他生长模式混合存在，如微乳头、筛状或实性DCIS。

教训

在一些病例中，导管内乳头状癌含有一种双相上皮细胞群，其中常见第二种细胞的胞质丰富淡染，位于基底部（"球状细胞"）。这类细胞可能会被误认为肌上皮细胞（Collins 和 Schnitt，2007）。上皮和肌上皮免疫组化染色能够识别这

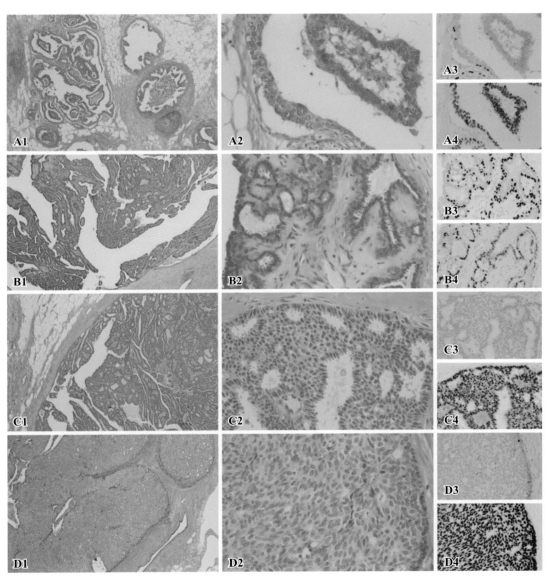

▲ 导管内乳头状癌，图 2

A. 导管内乳头状癌（A1，HE 染色，50×；A2，HE 染色，400×；A3，p63 染色，400×），显示在受累空隙周围存在肌上皮细胞，但内部的纤维血管轴心缺乏肌上皮细胞；A4，ER 染色，400×，弥漫一致强阳性表达 ER。B. 导管内良性乳头状瘤（B1，HE 染色，50×；B2，HE 染色，400×；B3，p63 染色，400×），显示在受累空隙周围及内部的纤维血管轴心均存在肌上皮细胞；B4，ER 染色，400×，异质性表达 ER（马赛克样）。C. 包裹性乳头状癌（C1，HE 染色，50×；C2，HE 染色，400×；C3，p63 染色，400×），显示无肌上皮细胞；C4，ER 染色，400×，弥漫一致强阳性表达 ER。D. 实性乳头状癌（D1，HE 染色，50×；D2，HE 染色，400×；D3染色，p63 染色，400×），在结节周围显示散在肌上皮细胞；D4，ER 染色，400×，弥漫一致强阳性表达 ER

类细胞并明确其上皮性本质。

众所周知，乳头状病变的碎片可以移位和取代到周围的乳腺间质中，甚至到淋巴管内，这种情况尤其见于活检后，应谨慎解释（Collins 和 Schnitt，2007；Kraus 和 Neubecker，1962；Ni 和 Tse，2015）。如果上皮成分移位到周围的乳腺间质中，活检针道范围内的上皮成分会有一定程度的退行性变，并伴随反应性改变，如间质的反应性纤维化、相关出血的迹象、脂肪坏死及一定程度的炎症反应。只有当上皮结构远离活检部位且具有浸润性癌的特征时，才应该考虑浸润癌的可能。同样地，如果在乳腺其他部位不存在肯定的浸润性癌的成分，而在淋巴管或者甚至在淋巴结内出现上皮性成分时，则应该怀疑是否为真正的浸润性癌。

应用免疫组化标记确定是否存在肌上皮细胞是辨认真性浸润和上皮移位的唯一有用的方法，因为通常仅有腔面的上皮细胞发生移位。尤其在肌上皮细胞仅存在于导管内乳头状癌周边时，免疫组化的应用价值有限（Collins 和 Schnitt，2007；Ni 和 Tse，2015）。

六、免疫表型

肿瘤性上皮成分通常一致强表达 ER。当需要确认乳头状纤维血管结构以及病变周围区域是否存在肌上皮细胞时，建议应用 p63 染色（图 2 A3 和 B3）。（译者注：原文有误，已改正）

七、分子特征

很少有专门评估导管内乳头状癌分子改变的研究，这与它的罕见性及病变本质的不确定性有关。此外，大多数研究只关注小的不均匀系列，包括非典型乳头状瘤、乳头状瘤伴 DCIS、导管内乳头状癌，甚至浸润性乳头状癌等。考虑到这一点，17 号染色体的数量或结构改变以及 3 号、7 号和 X 号染色体数量变化的累积，在较低比率的乳头状癌中被检测到，但未在乳头状瘤中发现

（Tsuda 等，1997）。

与乳头状癌相比，乳头状瘤中 *PIK3CA* 和 *AKT1* 的突变频率更高，这可能说明至少在一部分乳头状癌中存在不同的分子起源（Troxell 等，2009）。

16p13 和 16q21 位点的 LOH 可在恶性成分以及与恶性相邻的配对良性乳头状病变中检测到，而 16q23 位点和 TP53 位点的 LOH 仅局限于恶性成分，这说明后两者在乳头状病变的恶性转化过程中发挥重要作用（Di Cristofano 等，2005；Lininger 等，1998）。16q12.2 和 16q21 位点的 LOH 仅在空芯针活检的恶性导管内乳头状病变中发现。因此这些位点的 LOH 可能是良性病变鉴别诊断的潜在生物标志物（Yoshida 等，2012）。

八、鉴别诊断

（一）导管内癌的其他类型（见"导管原位癌"）

到目前为止，还没有证据表明导管内乳头状癌的乳头状生长模式同包含其他生长模式的 DCIS 相比，在临床或影像学特征及预后方面存在相关差异。值得注意的是，如上所述，很少见到纯乳头状生长模式的 DCIS，但什么情况下将 DCIS 称为"导管内乳头状癌"整体上缺乏明确的定义（如这种病变应包含多少比例的乳头状生长成分）。最后，考虑到与其他乳头状病变的鉴别诊断，将具有乳头状生长模式的 DCIS 归为导管内乳头状癌可能是有意义的；当显示其他生长模式的 DCIS 被简单地诊断为 DCIS 时，这也可能令人困惑。

（二）良性乳头状瘤（见"导管内乳头状瘤"）

良性乳头状瘤可以位于乳腺中央（单发）或周围（多发），呈现不同增生程度的类似乳头状生长的模式。然而，在良性乳头状瘤中，不仅可以观察到管腔周围存在肌上皮细胞，也可以观察到纤维血管结构内也存在肌上皮细胞。在增生

区，也可见与增生过程一致的管腔上皮细胞和肌上皮细胞混合存在（图 2B1 至 B3）。通常可以看到异质性表达的 ER（图 2B4），但 ER 均匀一致表达并不能排除良性病变，尤其是当遇到柱状细胞变时（Ni 和 Tse，2015）。其他有用的发现有，乳头状病变内有大汗腺化生、普通型导管增生及邻近乳腺组织的硬化性腺病，这些均提示良性乳头状瘤（Collins 和 Schnitt，2007；Kraus 和 Neubecker，1962）。

当一个毫无疑问的乳头状生长模式肿瘤被发现时，我们应该记住以下几点。在一些病变中，存在可识别的良性乳头状瘤结构时，应排除导管内乳头状癌的诊断，根据分类，应被认为是非典型乳头状瘤或伴有 DCIS 的乳头状瘤。

（三）包裹性乳头状癌和实性乳头状癌

包裹性乳头状癌（见"包裹性乳头状癌"）常有临床症状，表现为老年女性乳晕下肿块和（或）乳头溢液。显微镜下可见一个或多个低至中级别的乳头状肿瘤结节，位于被厚纤维被膜包围的囊性扩张的导管内（Collins 和 Schnitt，2007；Ni 和 Tse，2015）。与导管内乳头状癌形成鲜明对比的是，这种肿瘤的周围缺乏肌上皮细胞，并且一致强阳性表达 ER（图 2C1 至 C4）。

实性乳头状癌（见"实性乳头状癌"）也常发生于老年女性，表现为局限性的肿块。与导管内乳头状癌一样，实性乳头状癌的乳头状结构也很明显。不过在实性乳头状癌中，纤维血管轴心完全被实性增生的上皮细胞包绕。这些上皮细胞通常为卵圆形或梭形扁平，并且在形态学和免疫组化标记上具有神经内分泌特征，可以表达诸如 Syn 和 CgA 在内的神经内分泌标记。这种肿瘤中可以看到黏液性成分，甚至是浸润性黏液癌成分。在病变的周围，肌上皮细胞可有可无，上皮细胞一致强阳性表达 ER（图 2D1 至 D4）。

这些病变的本质还不明确。过去，这些病变被认为是 DCIS 的变异型，但通常由于缺乏肌上皮细胞，将这些病变归为低级别浸润性癌或许更合适，它们可能是原位癌进展为浸润性癌过程中的中间状态。因为缺乏直接浸润生长的成分或高级别形态学特征，这些病变预后很好。

如上所述，在周围（DD 包裹性/实性乳头状癌）以及纤维血管结构和（或）细胞增殖（DD 良性乳头状瘤）中的存在肌上皮细胞是一个重要的区别特征。应谨慎解释肌上皮细胞的免疫组化结果，因为间质纤维母细胞和周皮细胞（pericytes）均有交叉反应，而且所有免疫组化染色都有其固有的敏感性和特异性。推荐使用一种以上的免疫组化标记。在对乳头状病变进行分类时，p63 因其核着色，交叉反应低以及敏感性高，而优于其他肌上皮标记。在评估乳头状病变中常见的实性增生的上皮本质时，推荐使用 CK5/6，因为在高分子量角蛋白中（HMWCK），它的敏感性和特异性最高（Ni 和 Tse，2015；Tse 等，2009）。

细针抽吸活检对乳头状病变进行分类具有挑战性，鉴于不仅要看到肌上皮细胞的存在，而且要看到它们在病变内的确切位置，因此通常不推荐这种方法。

（四）免疫组化生物标志物

有研究评估了新的免疫组化标志物对鉴别乳头状病变良恶性的有效性。干细胞标志物 CD44 和 CD133 染色的缺失可能有助于鉴别恶性乳头状病变。CD44 阳性表达被推荐作为鉴别乳头状病变良恶性的标志物，其敏感性为 45%，特异性为 92%（Tse，2005）；CD133 在乳头状癌中的表达明显降低于良性或不典型乳头状瘤（$P < 0.001$）（Lin 等，2014）。

细胞周期标志物 cyclin B1 和 cyclin D1 已被证明与乳头状病变中的恶性肿瘤独立相关。Cyclin B1 和 cyclin D1 阳性表达有助于明确恶性

乳头状病变，cyclin B1 的敏感性 80%，特异性
72.7%，而 cyclin D1 的敏感性 86.4%，特异性仅
32.6%（Loh 等，2015）。然而，这些表达常常是
异质性的且局灶性的，这限制了它们在临床实践
中的应用。

推荐阅读

[1] Collins, L. C., & Schnitt, S. J. (2007). Papillary lesions of the breast: Selected diagnostic and management issues. *Histopathology, 52*, 20–29. https://doi.org/10.1111/j.1365-2559.2007.02898.x.

[2] Di Cristofano, C., Mrad, K., Zavaglia, K., Bertacca, G., Aretini, P., Cipollini, G., et al. (2005). Papillary lesions of the breast: A molecular progression? *Breast Cancer Research and Treatment, 90*, 71–76. https://doi.org/10.1007/s10549-004-3003-3.

[3] Elshof, L. E., Schaapveld, M., Schmidt, M. K., Rutgers, E. J., Leeuwen, F. E., & Wesseling, J. (2016). Subsequent risk of ipsilateral and contralateral invasive breast cancer after treatment for ductal carcinoma in situ: Incidence and the effect of radiotherapy in a population-based cohort of 10,090 women. *Breast Cancer Research and Treatment, 159*, 553–563. https://doi.org/10.1007/s10549-016-3973-y.

[4] Kraus, F. T., & Neubecker, R. D. (1962). The differential diagnosis of papillary tumors of the breast. *Cancer, 15*, 444–455.

[5] Lin, C.-H., Liu, C.-H., Wen, C.-H., Ko, P.-L., & Chai, C.-Y. (2014). Differential CD133 expression distinguishes malignant from benign papillary lesions of the breast. *Virchows Archiv, 466*, 177–184. https://doi.org/10.1007/s00428-014-1695-2.

[6] Lininger, R. A., Park, W. S., Man, Y. G., Pham, T., MacGrogan, G., Zhuang, Z., & Tavassoli, F. A. (1998). LOH at 16p13 is a novel chromosomal alteration detected in benign and malignant microdissected papillary neoplasms of the breast. *Human Pathology, 29*, 1113–1118.

[7] Loh, S. F., Cooper, C., Selinger, C. I., Barnes, E. H., Chan, C., Carmalt, H., et al. (2015). Cell cycle marker expression in benign and malignant intraductal papillary lesions of the breast. *Journal of Clinical Pathology, 68*, 187–191. https://doi.org/10.1136/jclinpath-2014-202331.

[8] Ni, Y.-B., & Tse, G. M. (2015). Pathological criteria and practical issues in papillary lesions of the breast–A review. *Histopathology, 68*, 22–32. https://doi.org/10.1111/his.12866.

[9] Troxell, M. L., Levine, J., Beadling, C., Warrick, A., Dunlap, J., Presnell, A., et al. (2009). High prevalence of PIK3CA/AKT pathway mutations in papillary neoplasms of the breast. *Modern Pathology, 23*, 27–37. https://doi.org/10.1038/modpathol.2009.142.

[10] Tse, G. M. K. (2005). CD44s is useful in the differentiation of benign and malignant papillary lesions of the breast. *Journal of Clinical Pathology, 58*, 1185–1188. https://doi.org/10.1136/jcp.2005.026906.

[11] Tse, G. M., Tan, P. H., & Moriya, T. (2009). The role of immunohistochemistry in the differential diagnosis of papillary lesions of the breast. *Journal of Clinical Pathology, 62*, 407–413. https://doi.org/10.1136/jcp.2008.063016.

[12] Tsuda, H., Takarabe, T., Inazawa, J., & Hirohashi, S. (1997). Detection of numerical alterations of chromosomes 3, 7, 17 and X in low-grade intracystic papillary tumors of the breast by multi-color fluorescence in situ hybridization. *Breast Cancer, 4*, 247–252.

[13] Yamaguchi, R., Tanaka, M., Tse, G. M., Yamaguchi, M., Terasaki, H., Nomura, Y., et al. (2014). Broad fibrovascular cores may not be an exclusively benign feature in papillary lesions of the breast: A cautionary note. *Journal of Clinical Pathology, 67*, 258–262. https://doi.org/10.1136/jclinpath-2013-201749.

[14] Yoshida, M., Tsuda, H., Yamamoto, S., Kinoshita, T., Akashi-Tanaka, S., Hojo, T., & Fukutomi, T. (2012). Loss of heterozygosity on chromosome 16q suggests malignancy in core needle biopsy specimens of intraductal papillary breast lesions. *Virchows Archiv, 460*, 497–504. https://doi.org/10.1007/s00428-012-1200-8.

Intraductal Papilloma 导管内乳头状瘤

Ales Ryska   Folakemi A. Torgersen   著   马怡晖   译

一、同义词

导管腺瘤；大导管乳头状瘤；主导管乳头状瘤；显微镜下乳头状瘤；小导管乳头状瘤。

二、定义

导管内乳头状瘤是一种良性的管腔内肿瘤性增生，其特征是表面衬有双层细胞，即基底层细胞（肌上皮）和管腔细胞（上皮）的树枝状纤维血管轴心（O'Malley 等，2012）。乳头状瘤可以位于乳腺中央或周围。中央型乳头状瘤具有显著的腺管样分化，也被称为导管腺瘤。含有囊性成分的大的复杂乳头状瘤有时被称为乳头状囊腺瘤（Wei，2016）。

三、临床特征

■ 发生率

导管内乳头状瘤占所有乳腺良性肿瘤的不到10%。不过，它们是乳腺最常见的乳头状病变。

■ 年龄

尽管发病年龄跨度大，多数导管内乳头状瘤发生于 30—50 岁。而中央型病变更长见于围绝经期女性，外周型乳头状瘤则主要影响稍年轻患者。

■ 性别

绝大多数发生在女性。男性乳腺的导管内乳头状瘤极为罕见。极少数文献报道的发生在男性的导管内乳头状瘤发病年龄为 11—73 岁。

■ 部位

中央型乳头状瘤更常见（约占所有乳头状瘤的 75%），发生于乳晕下的大输乳管。它们通常是单发的，很少情况下也可以多发。外周型或小导管乳头状瘤发生在较小的导管分支，甚至发生在乳腺终末导管小叶单位，通常多发。一些乳头状瘤生长在囊性扩张的导管内（囊内乳头状瘤）。

■ 临床表现

中央乳头状瘤患者常伴有浆液性或血性乳头溢液（Wei，2016）。乳晕后小乳头状瘤可于钼靶检查时隐匿，因为这一区域的乳腺组织致密。另一方面，较大的病变表现为界限清楚的圆或卵圆形包块。多达 1/4 的中央型乳头状瘤伴有良性钙化。在超声检查中，可以观察到伴有实性成分的囊性病变。乳腺造影（导管造影）表现为明确的充盈缺损，在手术前可能有助于确定受累的导管（MacGrogan 和 Tavassoli，2003）。

硬化性乳头状瘤在临床和影像学上可能类似于恶性病变。患者可能出现与皮肤固定的肿块。影像学上这些病变可能表现为星状软组织密度影，有时伴有微钙化。

外周型乳头状瘤通常临床表现不明显，乳头溢液也很少见。患者可能会有可触摸到的包块。

■ 治疗

乳头状病变可能是异质性的；因此，在空芯针穿刺活检中诊断为非典型乳头状瘤（局灶性非典型上皮增生，通常伴有低级别细胞核）通常推荐手术切除，因为切除后发现恶性病变的可能性高达 67%。对于没有非典型性的乳头状瘤，也建议手术切除，因为在检查整个病变时，没有发现任何可预测升级的特征（Shiino 等，2015）。影像引导下大容量真空辅助经皮穿刺活检被认为可能是手术切除的一种替代方法（Bianchi 等，2015）。当应用真空活检的方法诊断一个没有异型性的乳头状瘤时，病变很有可能是良性的；但是，如果不进行手术切除，仍然需要对患者进行长期随访。

多发性乳头状瘤患者进一步进展为恶性的风险会升高，因此需进行长期的随访。对于单发性乳头状瘤患者，由于其没有显著进展为恶性的风险，因此对他们进行定期随访是不合理的。

■ 结局

周围乳腺组织不伴有其他改变的导管内乳头状瘤，发生浸润性癌的相对危险性轻微增加，与旺炽型导管增生相当。

Cyr 等报道的一项包括 193 例空芯针穿刺活检的乳头状瘤的研究，有 12% 的病例在肿瘤切除后进展为恶性；这些癌都处于临床早期，通常阳性表达激素受体，因此可能预后良好（Cyr 等，2011）。

四、大体检查

从大体上看，中央型乳头状瘤可能表现为附着在扩张导管内壁上的外生型肿块。乳头状瘤体积大小不一，从几个毫米至几厘米不等。外周型乳头状瘤大体上不容易被发现。

五、显微镜检查

细胞学上，乳头状瘤的细胞涂片表现为中等细胞量。导管内乳头状瘤显示清晰的分叶轮廓，脱落的细胞具有较明显的黏附性。乳头的特征是纤维血管轴心被覆柱状细胞。通常，上皮细胞呈蜂窝状排列。或者，柱状细胞可以呈小乳头状排列和（或）可以看到分离。经常可以看到大汗腺

化生和双极裸核（Gomez Aracil 等，2002）。

组织学上，导管内乳头状瘤的特征是被覆肌上皮（位于基底部）和上皮（位于腔面）的纤维血管轴心构成的复杂分枝状结构（图 1，HE 染色）（图 2，HE 染色）。上皮细胞核的形态和大小变化很大，但是缺乏核深染（O' Malley 等，2012）。退行性改变常见于乳头状瘤，当仅能获得有限的组织量用于诊断时，诊断就变得很困难（见"乳腺组织梗死"）。这样的改变包括出血和梗死。这些特征常见于大的中央型病变中，可能由于纤维血管轴心扭转或先前的活检所致。当没有残留的

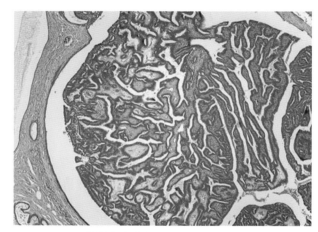

▲ 导管内乳头状瘤，图 1（HE 染色）
导管内乳头状瘤的分枝状结构

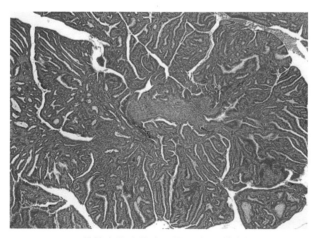

▲ 导管内乳头状瘤，图 2（HE 染色）
导管内乳头状瘤的复杂结构伴出血

活组织存在时，病变应简单地称为梗死性乳头状病变（Wei，2016）。

间质纤维化或硬化是与导管内乳头状瘤相关的另一个常见特征。硬化可以扭曲组织导致假浸润的组织学改变（图 3，HE 染色）。在这些硬化性导管内乳头状瘤中，免疫组化可以用于判定是否存在肌上皮（Tse 等，2009）。导管腺瘤非常少见，表现为围绕中央瘢痕的上皮增生。它们被认为是硬化性导管内乳头状瘤。一些导管腺瘤可以出现在 Carney 综合征中。

在导管内乳头状瘤中可以观察到炎症细胞浸润和上皮及肌上皮细胞的增生。化生性改变也很常见，尤其是大汗腺化生。鳞化、透明细胞变、皮脂腺化生、骨化、软骨化生及黏液化生也可发生。鳞化更多见于梗死灶周围区。

同中央型乳头状瘤相比，外周型乳头状瘤（图 4，HE 染色）更常合并其他乳腺增生性病变，如普通型和非典型性导管增生及导管原位癌。

六、免疫表型

通过检测乳头状分叶结构和导管壁周围是否存在连续的肌上皮细胞，可以鉴别区分良性和恶性乳头状病变。不过，这层肌上皮细胞可能会减弱和分布不均匀。在高倍镜下可以看到肌上皮，但有些情况需要应用免疫组化标记肌上皮（图 5，p63 染色）。可应用 SMA、p63、p40、CD10、calponin 和 CK5/6、CK14 及 HMW–CK 的高分子量角蛋（Tse 等，2009）。在这些标志物中，由于 SMA 和 CD10 可以在一些间质细胞中表达，因此特异性最低，在鉴别假浸润生长时的应用价值有限。

CK5/6 呈斑驳状染色时，也有助于确认良性病变中细胞群的异质性（图 6，CK5/6 免疫组化染色）（Tse 等，2009）。缺乏 CyclinB1 表达被描述为是乳头状瘤的特征，而缺乏 CD133 表达几

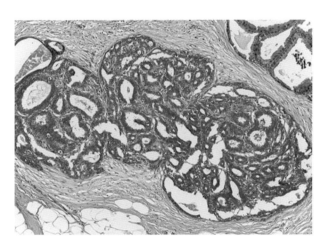

▲ 导管内乳头状瘤，图 4（HE 染色）
周围型乳头状瘤周围 TDLU 伴发大汗腺化生和微钙化

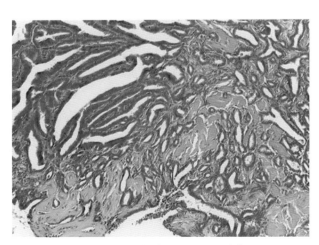

▲ 导管内乳头状瘤，图 3（HE 染色）
导管内乳头状瘤硬化间质内的假浸润

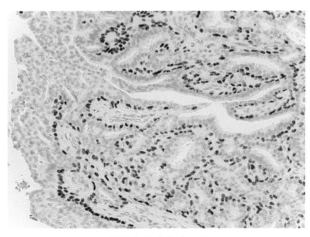

▲ 导管内乳头状瘤，图 5
p63 染色显示乳头轴心有肌上皮细胞

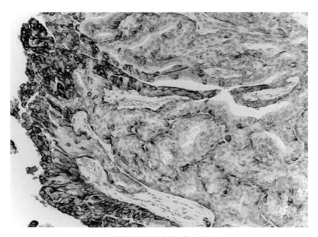

▲ 导管内乳头状瘤，图6

CK5/6 染色显示乳头轴心存在肌上皮细胞及在良性增生的管腔上皮中呈马赛克样着色

乎只见于恶性乳头状病变（Ni 和 Tse，2016）。

七、分子特征

分子研究在乳头状病变的常规诊断和评估中意义不大。然而，Volckmar 等描述了发生在导管腺瘤中 *ALK1*、*GNAS* 和 *PIK3CA* 基因的重复性错义突变（Volckmar 等，2017）。他们认为，所谓肿瘤相关基因发生突变并不一定提示恶性生物学行为，它们也可以出现在良性肿瘤中。

八、鉴别诊断

乳头状瘤通常都会包含有局灶性普通型增生（UDH）的良性上皮增生［见"普通型导管增生（UDH）"］。包括细胞核形态不一，通常为拉长或梭形，但无细胞的非典型性。细胞呈花边状生长，管腔形状不规则。细胞表现出核的流水征（Bianchi 等，2015）。免疫组化显示低分子量（如 CK18）和高分子量（如 CK5/6）角蛋白在单个细胞中呈现"马赛克"样不同染色强度的共表达（Wei，2016）。

导管内乳头状瘤可以出现上皮非典型增生（见"非典型导管增生"和"导管原位癌"），通常是低级别的。它们的典型特征是有小而均匀分布的细胞，细胞核圆形、温和一致。应用定量标准区分导管内乳头状瘤伴 ADH 和导管内乳头状瘤伴 DCIS；当非典型增生 ≤ 3mm 时，归为乳头状瘤伴 ADH。非典型增生区域 > 3mm 时，归为伴低级别 DCIS 的导管内乳头状瘤（O'Malley 等，2012）。

导管内乳头状癌是导管原位癌的一种组织学类型。它与导管内乳头状瘤无关。导管内乳头状癌的导管内肿瘤性增生表现为纤细的纤维血管轴心，被覆复层柱状上皮细胞，其栅栏状核垂直于纤维血管轴心排列。在细胞学上，恶性乳头状病变的涂片通常比乳头状瘤涂片中的细胞量更多（Gomez-Aracil 等，2002）。

肌上皮细胞是判断乳头状病变性质的有用指标。非典型乳头状瘤显示肌上皮细胞数量减少，而在导管内乳头状癌中，乳头状轴心中的肌上皮细胞缺乏或完全缺失。然而应该记住，仅显示肌上皮细胞的缺失并不都是恶性肿瘤表现，因为在伴有大汗腺化生的乳头状瘤中，这些肌上皮细胞可能完全或几乎完全缺失（Cserni，2012）。

导管内乳头状瘤的不同诊断方法（如细针抽吸细胞学检查、空芯针穿刺活检、放线等）可以发生所谓的上皮移位（Nagi 等，2005）。众所周知，尽管这种情况相对少见，但却是一个重要的诊断陷阱。移位的良性上皮结构通常表现为位于乳腺间质或淋巴管腔内的小的孤立的细胞簇。与肿瘤细胞的真性浸润不同，移位的上皮细胞簇总是位于穿刺针道内，缺乏间质的促纤维组织反应（Ueng 等，2009）。尽管上皮移位的生物学意义尚不明确，初步研究表明，移位的上皮细胞很可能无法在先前的创伤中存活，或者最终随着时间的推移死亡（Nagi 等，2005）。

推荐阅读

[1] Bianchi, S., Bendinelli, B., Saladino, V., Vezzosi, V., Brancato, B., Nori, J., & Palli, D. (2015). Nonmalignant breast papillary lesions–b3 diagnosed on ultrasound–guided

14-gauge needle core biopsy: Analysis of 114 cases from a single institution and review of the literature. *Pathology and Oncology Research, 21*, 535–546.

[2] Cserni, G. (2012). Benign apocrine papillary lesions of the breast lacking or virtually lacking myoepithelial cellspotential pitfalls in diagnosing malignancy. *Acta Pathologica, Microbiologica, et Immunologica Scandinavica, 120*, 249–252.

[3] Cyr, A. E., Novack, D., Trinkaus, K., Margenthaler, J. A., Gillanders, W. E., Eberlein, T. J., Eberlein, T. J., Ritter, J., & Aft, R. L. (2011). Are we overtreating papillomas diagnosed on core needle biopsy? *Annals of Surgical Oncology, 18*, 946–951.

[4] Gomez-Aracil, V., Mayayo, E., Azua, J., & Arraiza, A. (2002). Papillary neoplasms of the breast: Clues in fine needle aspiration cytology. *Cytopathology, 13*, 22–30.

[5] MacGrogan, G.,&Tavassoli, F. A. (2003). Central atypical papillomas of the breast: A clinicopathological study of 119 cases. *Virchows Archiv, 443*, 609–617.

[6] Nagi, C., Bleiweiss, I., & Jaffer, S. (2005). Epithelial displacement in breast lesions: A papillary phenomenon. *The Archives of Pathology and Laboratory Medicine, 129*, 1465–1469.

[7] Ni, Y. B., & Tse, G. M. (2016). Pathological criteria and practical issues in papillary lesions of the breast–a review. *Histopathology, 68*(1), 22–32. https://doi.org/10.1111/his.12866.

[8] O'Malley, F., Visscher, D., MacGrogan, G., & Tan, P. H.

(2012). Intraductal papilloma. In S. R. Lakhani, I. O. Ellis, S. J. Schnitt, P. H. Tan, & M. J. van de Vijver (Eds.), *WHO classification of tumours of the breast* (pp. 100–102). Lyon: IARC Press.

[9] Shiino, S., Tsuda, H., Yoshida, M., Jimbo, K., Asaga, S., Hojo, T., & Kinoshita, T. (2015). Intraductal papillomas on core biopsy can be upgraded to malignancy on subsequent excisional biopsy regardless of the presence of atypical features. *Pathology International, 65*, 293–300.

[10] Tse, G. M., Tan, P. H., & Moriya, T. (2009). The role of immunohistochemistry in the differential diagnosis of papillary lesions of the breast. *Journal of Clinical Pathology, 62*, 407–413.

[11] Ueng, S. H., Mezzetti, T., & Tavassoli, F. A. (2009). Papillary neoplasms of the breast: A review. *The Archives of Pathology and Laboratory Medicine, 133*, 893–907.

[12] Volckmar, A. L., Leichsenring, J., Flechtenmacher, C., Pfarr, N., Siebolts, U., Kirchner, M., Budczies, J., Bockmayr, M., Ridinger, K., Lorenz, K., Herpel, E., Noske, A., Weichert, W., Klauschen, F., Schirmacher, P., Penzel, R., Endris, V., & Stenzinger, A. (2017). Tubular, lactating, and ductal adenomas are devoid of MED12 Exon2 mutations, and ductal adenomas show recurrent mutations in GNAS and the PI3K-AKT pathway. *Genes, Chromosomes & Cancer, 56*, 11–17.

[13] Wei, S. (2016). Papillary lesions of the breast: An update. *The Archives of Pathology and Laboratory Medicine, 140*, 628–643.

I

Invasive Carcinoma NST 非特殊型浸润性癌

Ian Ellis 著　　马怡晖 译

一、同义词

单纯性癌；非特殊型导管癌；浸润性导管癌；非特殊型浸润性癌（NST）；非特殊型浸润性导管癌（导管 NOS）；硬癌；球状细胞癌。

二、定义

乳腺非特殊型浸润性癌通常也称为非特殊型浸润性导管癌，包括了最大部分的乳腺浸润性癌。它是一种形态学异质的肿瘤，不具有特殊类型乳腺癌的特征或纯粹，如典型的浸润性小叶癌（见"浸润性小叶癌"）或小管癌（见"小管癌"）。

三、临床特征

■ 发生率

非特殊型浸润性癌在乳腺癌中占很大比例，其流行病学与乳腺癌总体特征相似。世卫组织现在确认乳腺癌是女性最常见的癌症，每年影响210万女性，是导致女性癌症相关死亡最多的癌症。2018年，据估计有627 000名女性死于乳腺癌，约占女性癌症死亡人数的15%。虽然较发达地区女性乳腺癌发病率较高，但全球几乎每个地区的发病率都在上升。

■ 年龄

少见于40岁以下，但在年轻乳腺癌患者中，这种类型的肿瘤所占的比例大体上与老年女性相似。

■ 性别

非特殊型乳腺癌主要发生在女性患者，男性患者非常罕见。不到1%患者为男性，只有1/1000男性诊断为乳腺癌。

■ 部位

非特殊型乳腺癌发生在乳腺实质内，或者更罕见者发生在乳腺外异位乳腺组织。约50%的乳腺癌发生于乳腺的外上象限，15%发生于内上象限，不到10%分别发生在内下和外下象限。

■ 治疗

非特殊型乳腺癌的治疗取决于肿瘤的预后特征，包括肿瘤组织学分级（或生长分数）、大小、淋巴结分期、血管侵犯、激素受体及HER2受体状态。当预后更差或存在较高的治疗后复发风险时，治疗应更积极。在病变早期初始治疗时，常采用手术联合或不联合放疗；随后依据情况辅以全身治疗，比如如果情况适合，加用内分泌治疗、化疗和抗HER2靶向治疗。70%～80%的非特殊型乳腺癌阳性表达ER，12%～20%表达HER2。

新辅助化疗（NACT）已被证明能有效降低乳腺癌分期，目前已被广泛作为首选治疗（早期乳腺癌试验者协作小组，2018）。NACT治疗早期乳腺癌可以使保乳手术更加可行。激素受体阴性的高级别肿瘤患者在NACT后最有可能获得原发肿瘤完全性临床缓解。在接受NACT治疗的HER2阳性或三阴性乳腺癌患者中，41%～75%的患者腋窝可获得完全病理性缓解（pCR）。

■ 结局

乳腺癌的预后取决于病变程度、预后特征以及对治疗的反应。近年来，由于早期发现、筛查和有效治疗选择范围的增加，乳腺癌患者生存率显著提高。发达国家目前的生存率很高，欧洲和美国5年生存率为80%～90%。发展中国家的生存率较低。

预测患者预后并帮助决策乳腺癌临床治疗方案的工具和方法已经开发。这些方法包括诸如诺丁汉预后指数（NPI）（Blambey等，2007）、St Gallen共识标准、国家综合癌症网络（NCCN）指南和预测（https://www.predict.nhs.uk）。

NPI是一个根据肿瘤大小、淋巴结分期和肿瘤分级的组织病理学检查组合而成的预后指数公式。随着NPI数值的增加，预后恶化，根据临界点，患者可分为好、中、差预后组。NPI经过长期随访而被肯定，并在大型多中心研究中得到独立性验证，为方便将患者分为5个预后组进行了修订（Blamey等，2010）。

四、大体检查

由于其形态、生物学和行为的多样性，这类肿瘤没有特殊的大体特征。它们的大小从不足10mm至超过100mm。它们可以是圆形、不规则形、星状、弥漫或结节状。浸润性边界在大体上变化多样，但通常中等或边界不清，缺乏清晰的范围。NST癌的经典特征是形成一个肿块，触诊很硬，用刀片切时可能有"沙砾"感。切面外观多种多样，但通常为浅灰色至乳白色。

五、显微镜检查

诊断 NST 乳腺癌，实质上是排除特殊类型乳腺癌的过程。因此，每个病例的形态学特征差异很大。所有类型的肿瘤边界均可以被观察到，包括从侵犯非特化乳腺间质及破坏正常乳腺小叶的高度浸润，到连续性推挤性边界。结构上，肿瘤细胞可以排列成条索状、簇状和小梁状，而一些肿瘤的特征主要以实性或合体性浸润为主，伴极少量相关间质（图 1；本章中的所有图片都是 NST 组织学类型的例子，请注意非特异性表现的范围）。多数情况下，腺样分化可能表现为由肿瘤细胞群形成中央具有管腔的明显的管状或腺泡样结构。偶尔，可以出现类似浸润性小叶癌的单列浸润或靶环样区域，但缺乏明显的细胞特征。NST 乳腺癌细胞有不同的形态。它们胞质丰富并嗜酸性。细胞核可以规则、一致或高度多形，具有突出的、通常是多个的核仁。核分裂象可少可多。在 80% 的病例中可伴有灶性导管原位癌的成分。伴发的 DCIS 通常拥有同浸润性癌一样的核级别。偶尔可见小叶性肿瘤，ALH 或 LCIS。间质成分变化显著。可以富含纤维母细胞，或细胞成分减少的结缔组织以及明显的玻璃样变。也可以在导管周围或静脉周围出现弹力纤维变性。可见局灶性坏死，当继发囊性变时，坏死更加明显。少数病例中，可以看到显著的淋巴浆细胞浸

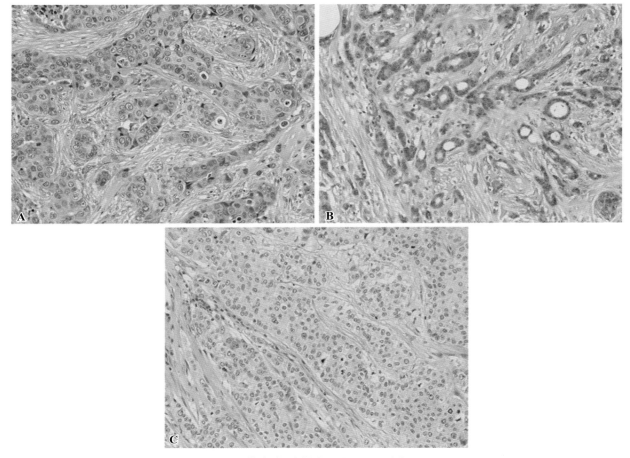

▲ 非特殊型浸润性癌，图 1（HE 染色）

3 个例子显示非特殊型浸润性癌的没有特定的特征以及所表现出的一系列形态学改变。注意每一例展示的肿瘤均缺乏特定的特征，而且这类非特殊型浸润性癌表现出了一系列形态学改变。请注意本章节所有的图片都是非特殊型癌，除图 2 展示的是 1 例混合型非特殊型癌和小管癌

润。在肿瘤内或肿瘤周边可见脉管癌栓。

（一）混合组织型癌

目前，英国（Ellis，2016）、欧洲（Perry，2006）和 WHO（Lakhani，2012）分类系统提倡对缺乏特定特殊类型纯度但表现为突出非纯粹特征的肿瘤使用混合型肿瘤分类。诊断乳腺 NST 癌时，必须对所有肿瘤成分进行彻底观察，整个瘤体内非特殊结构超过 50%。如果非特殊结构为 10%～49%，其余为特殊成分，则将其归入混合型，包括混合性非特殊型 - 特殊型浸润性癌（图 2）或混合性非特殊型浸润性癌和小叶癌。除了这些情况，很少有病变能与非特殊型癌混淆。

（二）NST 癌的少见形态学变异型

2012 年 WHO 乳腺肿瘤分类（Lakhani，2012）确认了一些乳腺癌的形态学类型，目前并不认为这些乳腺癌是单独的特殊类型的浸润性乳腺癌，而是 NST 乳腺癌的变异型，包括含破骨巨细胞样的多形性癌和伴黑变特征的癌。将富含淋巴间质的髓样癌纳入 NST，还是将其单独列为一种具有特殊形态学特征的癌尚有争议。

1. 多形性癌

2012 年 WHO 分类将多形性癌定义为高级别 NST 乳腺癌的一种少见变异型，其肿瘤细胞的特点呈多形性和奇异形，有时为多核瘤巨细胞，占整个肿瘤 50% 以上，背景是腺癌或者伴有梭形细胞化生 / 鳞状细胞分化的腺癌。该类肿瘤是典型的组织学 3 级，核分裂指数高，具有中心性坏死。

2. 破骨样基质巨细胞癌

2012 年 WHO 分类定义这种类型的癌为间质内出现破骨样巨细胞。这种破骨样巨细胞通常与炎症、纤维母细胞和富于血管的间质有关，伴有外渗的红细胞，淋巴细胞、单核细胞、单叶和双叶核组织细胞浸润，有时会有含铁血黄素沉积。破骨样巨细胞大小不一，含有数量不等的无不典型特征的细胞核。病变中的癌性成分最常见的是高到中分化 NST 浸润性乳腺癌，但其他所有组织学类型也都可观察到，尤其是浸润性筛状癌，还有小管癌、黏液癌、乳头状癌、小叶癌、鳞状化生和其他化生及多形性癌。

3. 具有绒癌特征的癌

2012 年 WHO 分类将其定义为伴高水平血清

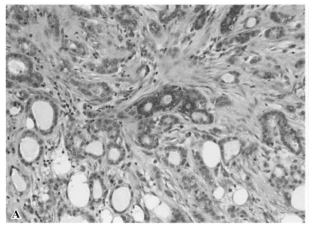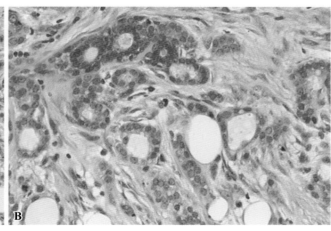

▲ 非特殊型浸润性癌，图 2（HE 染色）

1 例混合型癌，局部为小管癌（＞ 50% 并＜ 90%），背景为非特殊型浸润性癌。请注意这个肿瘤显示 1 级组织学特征。注意存在的正常小叶单位（B）可用于对比肿瘤细胞核的大小。癌细胞核大小相似，核多形性评分 1；有显著的小管 / 腺腔形成，评分 1；无核分裂，评分 1；最终得分 3（1 级）

人绒毛膜促性腺激素的癌。高达 60% 的 NST 癌中可发现含有 HCG 阳性的细胞。不过，绒毛膜癌分化的组织学证据非常罕见，仅有少数病例报道。

4. 伴有黑色素的癌

2012 年，WHO 分类将其定义为一种非常罕见的类型，它似乎是 NST 癌和恶性黑色素瘤的组合，一些病例表现出从一种细胞类型向另一种细胞类型的转变。仅仅在乳腺癌细胞中存在黑色素不应被认为是黑色素细胞分化的证据，因为当乳腺癌侵犯皮肤并累及真皮交界处时，癌细胞内会有黑色素沉着。此外，必须注意区分有黑色素细胞分化的肿瘤和有明显脂褐素沉积的乳腺癌。还应注意的是，大多数乳腺黑色素瘤是起源于乳腺外恶性黑色素瘤的转移。原发性恶性黑色素瘤可以发生在乳房皮肤的任何地方，但起源于乳头乳晕复合体极罕见。

六、其他分类系统

（一）组织学分级

肿瘤病理学无疑能够经受住时间的考验，最基本的一个方面就是认识到肿瘤细微的形态学结构与其恶性程度相关。1928 年，Greenhough 在美国波士顿进行了第一次乳腺癌分级的研究。伦敦 Middlesex 医院的 Scarff 和他的同事重新检查了 Greenhough 的方法，并认为只有三个因素最重要，即小管形成、核多形性和核深染。Scaff 方法是奠定后续所有分级系统的基础。通过使用半客观评分系统和遵循书面标准，很大程度上解决了重复性和一致性差的问题。这些研究强调了组织病理学家需要经过培训并按照制订的方案进行分级。

表 1 和表 2 列出的 Nottingham 法应用最广泛。通过半定量标准对肿瘤的 3 个特征进行评估，包括腺样分化过程中的小管形成、核多形性和核分裂象。通过对大量患者的长期随访，证实了组织

学分级与预后之间的显著相关性，随着级别的升高，患者预后变差（Elston 和 Ellis，1991）。该方法在其他中心被证明具有良好的重复性，并已用于英国 NHS BSP 和美国及欧洲的病理数据集（Rakha 等，2010）。图 2 至图 5 是组织学 1、2、3 级的癌举例。

（二）肿瘤浸润淋巴细胞

人们已经认识到，某些类型的乳腺癌，如髓样、非特殊型、三阴和 HER2 阳性，与肿瘤浸润

非特殊型非浸润性癌，表 1
半定量法评估乳腺癌的组织学分级

特征		分数（分）
小管形成	大部分肿瘤（＞75%）	1
	中等程度（10%～75%）	2
	少或无（＜10%）	3
核多形性	小而规则一致的细胞	1
	大小和异型性适度增加	2
	显著异型性	3
核分裂	依据显微镜下面积（见表 2）	1～3

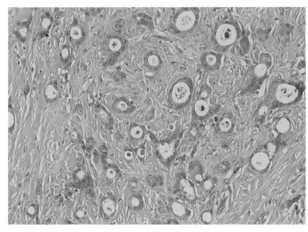

▲ 非特殊型浸润性癌，图 3

1 级浸润性癌。肿瘤具有显著的小管 / 腺腔形成（1 分）、中至高级别核多形性（3 分）、无核分裂象（1 分）。最终评分为 5 分，归入 1 级浸润性癌。应当与单纯性小管癌进行鉴别诊断，但是核多形性的程度排除了单纯性小管癌的诊断，归为 1 级非特殊型癌是合适的（HE 染色）

非特殊型浸润性癌，表 2　根据显微镜视野评估核分裂

视野直径（mm）	对应的核分裂数		
	1分	2分	3分
0.40	≤ 4	5～8	≥ 9
0.41	≤ 4	5～9	≥ 10
0.42	≤ 4	5～9	≥ 10
0.43	≤ 4	5～10	≥ 11
0.44	≤ 5	6～10	≥ 11
0.45	≤ 5	6～11	≥ 12
0.46	≤ 5	6～11	≥ 12
0.47	≤ 5	6～12	≥ 13
0.48	≤ 6	7～12	≥ 13
0.49	≤ 6	7～13	≥ 14
0.50	≤ 6	7～13	≥ 14
0.51	≤ 6	7～14	≥ 15
0.52	≤ 7	8～14	≥ 15
0.53	≤ 7	8～15	≥ 16
0.54	≤ 7	8～16	≥ 17
0.55	≤ 8	9～16	≥ 17
0.56	≤ 8	9～17	≥ 18
0.57	≤ 8	9～17	≥ 18
0.58	≤ 9	10～18	≥ 19
0.59	≤ 9	10～19	≥ 20
0.60	≤ 9	10～19	≥ 20
0.61	≤ 9	10～20	≥ 21
0.62	≤ 10	11～21	≥ 22
0.63	≤ 10	11～21	≥ 22
0.64	≤ 11	12～22	≥ 23
0.65	≤ 11	12～23	≥ 24
0.66	≤ 11	12～24	≥ 25
0.67	≤ 12	13～25	≥ 26
0.68	≤ 12	13～25	≥ 26
0.69	≤ 12	13～26	≥ 27
0.70	≤ 13	14～27	≥ 28

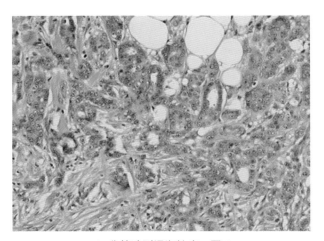

▲ 非特殊型浸润性癌，图 4

2 级浸润性癌。超过 10% 的成分有小管 / 腺腔形成，评分 2 分；中度核多形性，评分 2 分；10 个校正高倍视野的核分裂计数评分 2 分，总分 6 分，归为 2 级（HE 染色）

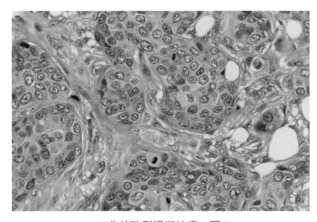

▲ 非特殊型浸润性癌，图 5

3 级浸润性癌。没有显著的小管 / 腺腔形成，评分 3 分；高度核多形性及核增大，评分 3 分；10 个校正高倍视野的核分裂计数，评分 3 分。总分 9 分，提示归为 3 级（HE 染色）

淋巴细胞有关（TIL）（图 6）。随着对免疫生物标志物临床相关性认识的加强，TIL 的正规评估正取得进展。肿瘤组织中淋巴细胞浸润的程度可以通过 HE 染色切片评估，并已被证明具有评估预后及潜在的预测价值，特别是在三阴性和 HER2 阳性的情况下。国际 TIL 工作协作组已制定出 TIL 的标准化评估方法，以用于 HE 染色切片的目测评估（Salgado 等，2015）。他们的主要建议如下。

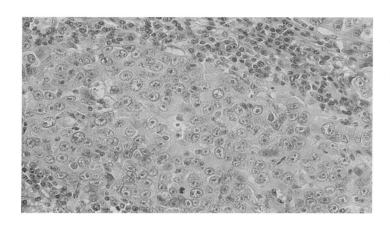

◀ 非特殊型浸润性癌，图 6
伴髓样特征的高级别浸润性癌，间质内具有显著的淋巴浆细胞浸润（TIL）（HE 染色）

1. 间质中 TIL 的比例（=% 间质性 TIL）。

2. 应评估浸润性肿瘤内的 TIL。

3. 不包括肿瘤外部以及周围 DCIS 和正常小叶内的 TIL。

4. 不包括有挤压、坏死、退行性玻璃样变以及先前有空芯针穿刺活检的肿瘤区域的 TIL。

5. 所有的单个核细胞（包括淋巴细胞和浆细胞）均应被计数，但分叶核白细胞不包括在内。

6. 每个患者一张切片（4～5μm，200×～400×），目前认为是足够的。

7. 如果可能，完整的切片比活检组织更可取。

8. 病理学家应完整评估肿瘤区域内的平均 TIL，不能只关注热点区。

9. TIL 应作为一个连续参数进行评估。

10. 现阶段不能给出临床相关 TIL 阈值的正式建议。

七、免疫表型

非特殊型乳腺癌是一类具有异质性的肿瘤，其免疫表型特征不明显。绝大多数非特殊型乳腺癌表达 GCDFP-15 和包括 CK7、CK8 及 CK18 在内的低分子量角蛋白。所有主要基因表达分子类型（管腔型、基底样型 / 三阴性和 HER2 型）在 NST 组中均有表达，ER 阳性的管腔型占优势，70%～80% 的非特殊型乳腺癌 ER 阳性（见乳腺癌激素受体）。基底样型 /ER、PR 及 HER2 三阴性组出现频率较低（10%～20%），HER2 阳性 /ER 阳性及阴性组出现频率也较低，其中 12%～20% 的病例 HER2 阳性（见乳腺癌中的 HER2）。

八、分子特征

与整个乳腺癌相比，非特殊型乳腺癌显示出高度的遗传变异。以往认为乳腺癌是一种具有不同组织学和临床特征的单一病变。最近，应用高通量分子生物学分析方法，如 cDNA 微阵列，对所有乳腺癌和非特殊型乳腺癌分析显示，ER 阳性癌和 ER 阴性癌之间存在着大量意想不到的分子差异（图 7）（Allison，2012；Rakha 和 Green，2017）。此外，这些分子生物学研究还显示了与某些组织学特殊类型或级别相关的特定遗传损伤或区域改变，如低级别核肿瘤，包括浸润性小叶癌和小管癌集中在管腔 A 型，1 号和 16 号染色体存在显著的相似改变。相比之下，非特殊型乳腺癌具有所有的分子分型，其基因改变贯穿整个基因组。这些研究结果说明，整个乳腺癌和非特殊型乳腺癌似乎是经过多种不同的遗传途径进展而来的。因此，非特殊型乳腺癌不应被视为一种独立的病变，而是起源于乳腺上皮的具有不同生物学特性的一组肿瘤。

乳腺癌的 4 种不同分子分型都能够在非特殊

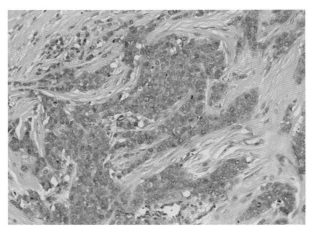

▲ 非特殊型浸润性癌，图 7

三阴性乳腺癌，ER、PR 和 HER2 均为阴性的 3 级非特殊型浸润性乳腺癌显示未分化基底样特征（HE 染色）

型乳腺癌中观察到。

- 管腔 A 型——低增殖 ER 阳性。

- 管腔 B 型——高增殖 ER 阳性，PR 低表达或阴性。

- 基底样型 / 三阴性——ER/PR 阴性和 HER2 阴性。

- HER2 扩增型乳腺癌。

然而，为了临床目的，St Gallen 共识会议进一步完善了这些标准（Curigliano 等，2017）。

九、鉴别诊断

主要与明确的单纯型特殊类型浸润性乳腺癌进行鉴别诊断，如浸润性小叶癌（见"浸润性小叶癌"）、小管癌（见"小管癌"）/ 浸润性筛状癌（见"浸润性筛状癌"）、黏液癌（见"浸润性黏液癌"），髓样癌（见"伴有髓样特征的浸润性癌"）以及其他罕见的特殊类型。这种鉴别需要认识和应用每种类型乳腺癌特征，这些特征主要是形态学特征，在相关章节均有详细说明。然而，相当高比例的浸润性小叶癌（见"浸润性小叶癌"）有 E-cadherin 基因的改变，导致 E-cadherin 蛋白表达丢失。E-cadherin 免疫组化染色可以作为一种有用的检测方法对小叶癌和非特殊型乳腺癌进行鉴别。

英国、欧盟和 WHO 的分类系统强调，肿瘤中需存在超过 90% 特殊类型组织学成分来定义大多数特殊类型乳腺癌，以确保其独特的预后特征。肿瘤中包含 50%～90% 特殊类型组织学成分者，推荐使用特殊型和非特殊型混合性乳腺癌的诊断名称（详见前述）。

具有异常形态学特征的肿瘤，特别是 ER 阴

St Gallen，2017 年版亚型分类

临床分组	备注 [a]
三阴性	ER、PR 和 HER2 阴性
激素受体阴性和 HER2 阳性	国际准则
激素受体阳性和 HER2 阳性	国际准则
激素受体阳性和 HER2 阴性	ER 和（或）PgR 阳性 ≥ 1%
——ER+/HER2 阴性谱	
高受体、低增殖、低级别（Luminal A 样）	如果可用，多参数分子标记"好"[b]。高 ER/PR 和明确的低 Ki-67 或低级别
中间型	如果可用，多参数分子标记"中间型"。对风险的分级和对内分泌及细胞毒性治疗存在不确定性
低受体、高增殖、高级别（Luminal B 样）	如果可用，多参数分子标记"坏"。低 ER/PR 伴明确的高 Ki-67 和组织学 3 级

a. 基底样型乳腺癌和 HER2 富集亚型仅能够依据基因组分析确定

b. 基因检测在临床病理低危病例中没有作用（pT_{1a}、pT_{1b}、G_1、高 ER、pN_0）

性且缺乏 DCIS 等原位成分者，可能是乳腺转移性肿瘤，而不是原发性非特殊型乳腺癌。其他部位有恶性肿瘤的既往病史、临床检查和肿瘤的免疫表型等临床相关信息，有助于区分原发性和转移性肿瘤（Lee，2007）。

推荐阅读

[1] Allison, K. H. (2012). Molecular pathology of breast cancer: What a pathologist needs to know. *American Journal of Clinical Pathology, 138*, 770–780.

[2] Blamey, R. W., Ellis, I. O., Pinder, S. E., Lee, A. H., Macmillan, R. D., Morgan, D. A., Robertson, J. F., Mitchell, M. J., Ball, G. R., Haybittle, J. L., & Elston, C.W. (2007). Survival of invasive breast cancer according to the Nottingham Prognostic Index in cases diagnosed in 1990–1999. *European Journal of Cancer, 43*, 1548–1555.

[3] Blamey, R.W., Hornmark-Stenstam, B., Ball, G., Blichert-Toft, M., Cataliotti, L., Fourquet, A., Gee, J., Holli, K., Jakesz, R., Kerin, M., Mansel, R., Nicholson, R., Pienkowski, T., Pinder, S., Sundquist, M., van de Vijver, M., & Ellis, I. (2010). ONCOPOOL–A European database for 16,944 cases of breast cancer. *European Journal of Cancer, 46*, 56–71.

[4] Carlson, R.W., Brown, E., Burstein, H. J., Gradishar,W. J., Hudis, C. A., Loprinzi, C., Mamounas, E. P., Perez, E. A., Pritchard, K., Ravdin, P., Recht, A., Somlo, G., Theriault, R. L., Winer, E. P., & Wolff, A. C. (2006). NCCN Task Force report: Adjuvant therapy for breast cancer. *Journal of the National Comprehensive Cancer Network, 4*(Suppl 1), S1–S26.

[5] Curigliano, G., Burstein, H. J., Winer, E. P., Gnant, M., Dubsky, P., Loibl, S., Colleoni, M., Regan, M. M., Piccart-Gebhart, M., Senn, H.-J., Thürlimann, B., André, F., Baselga, J., Bergh, J., Bonnefoi, H., Brucker, S. Y., Cardoso, F., Carey, L., Ciruelos, E., Cuzick, J., Denkert, C., Di Leo, A., Ejlertsen, B., Francis, B., Galimberti, V., Garber, J., Gulluoglu, B., Goodwin, P., Harbeck, N., Hayes, D. F., Huang, C. S., Huober, J., Khaled, H., Jassem, J., Jiang, Z., Karlsson, P., Morrow, M., Orecchia, R., Osborne, K. C., Pagani, O., Partridge, A. H., Pritchard, K., Ro, J., Rutgers, E. J. T., Sedlmayer, F., Semiglazov, V., Shao, Z., Smith, I., Toi, M., Tutt, A., Viale, G.,Watanabe, T., Whelan, T. J., & Xu, B. (2017). De-escalating and escalating treatments for early-stage breast cancer: The St. Gallen International Expert Consensus Conference on the Primary Therapy of Early Breast Cancer 2017. *Annals of Oncology, 28*, 1700–1712.

[6] Early Breast Cancer Trialists' Collaborative Group (EBCTCG). (2018). Long-term outcomes for neoadjuvant versus adjuvant chemotherapy in early breast cancer: Meta-analysis of individual patient data from ten randomised trials. *Lancet Oncology, 19*, 27–39.

[7] Ellis, I. O., Al-Sam, S., Anderson, N., Carder, P., Deb, R., Girling, A., Hales, S., Hanby, A., Ibrahim, M., Lee, A. S. H., Liebmann, R., Mallon, E., Pinder, S. E., Provenzano, E., Quinn, C., Rakha, E., Rowlands, D., Stephenson, T., & Wells, C. A. (2016). Pathology reporting of breast disease in surgical excision specimens incorporating the dataset for histological reporting of breast cancer. The Royal College of Pathologists, London. file:https://www.rcpath.org/profession/guidelines/cancer-datasets-and-tissue-pathways.html#

[8] Elston, C.W., &Ellis, I. O. (1991). Pathological prognostic factors in breast cancer. I. The value of histological grade in breast cancer: Experience from a large study with long-term follow-up. *Histopathology, 19*, 403–410.

[9] Lakhani, S. R., Ellis, I. O., Schnitt, S. J., Tan, P. H., & van de Vijver, M. J. (2012). *WHO classification of tumours of the breast* (4th ed.). Lyon: IARC Press.

[10] Lee, A. H. (2007). The histological diagnosis of metastases to the breast from extramammary malignancies. *Journal of Clinical Pathology, 60*, 1333–1341.

[11] Perry, N., Broeders, M., de Wolf, C., Törnberg, S., Holland, R., & von Karsa, L. (2006). *European guidelines for quality assurance in breast cancer screening and diagnosis* (4th ed.). Luxembourg: Office for Official Publications of the European Communities.

[12] Rakha, E. A., & Green, A. R. (2017). Molecular classification of breast cancer: What the pathologist needs to know. *Pathology, 49*, 111–119.

[13] Rakha, E. A., Reis-Filho, J. S., Baehner, F., Dabbs, D. J., Decker, T., Eusebi, V., Fox, S. B., Ichihara, S., Jacquemier, J., Lakhani, S. R., Palacios, J., Richardson, A. L., Schnitt, S. J., Schmitt, F. C., Tan, P. H., Tse, G. M., Badve, S., & Ellis, I. O. (2010). Breast cancer prognostic classification in the molecular era: The role of histological grade. *Breast Cancer Research, 12*, 207.

[14] Salgado, R., Denkert, C., Demaria, S., Sirtaine, N., Klauschen, F., Pruneri, G., Wienert, S., Van den Eynden, G., Baehner, F. L., Penault-Llorca, F., Perez, E. A., Thompson, E. A., Symmans, W. F., Richardson, A. L., Brock, J., Criscitiello, C., Bailey, H., Ignatiadis, M., Floris, G., Sparano, J., Kos, Z., Nielsen, T., Rimm, D. L., Allison, K. H., Reis-Filho, J. S., Loibl, S., Sotiriou, C., Viale, G., Badve, S., Adams, S., Willard-Gallo, K., Loi, S., & International TILs Working Group 2014. (2015). The evaluation of tumor-infiltrating lymphocytes (TILs) in breast cancer: Recommendations by an International TILs Working Group 2014. *Annals of Oncology, 26*, 259–271.

I

Invasive Carcinoma with Medullary Features 伴有髓样特征的浸润性癌

Cecily Quinn　Clare D'Arcy　**著**　　马怡晖　**译**

一、同义词

不典型髓样癌（不典型 MC）；具有髓样特征的癌（CMF）；经典型髓样癌（经典型 MC）；具有髓样特征的非特殊类型的浸润性癌。

二、定义

2012 年 WHO 乳腺肿瘤分类推荐使用"具有髓样特征的癌"来包括以往诊断为经典型髓样癌（经典型 MC）、不典型髓样癌（不典型 MC）和具有髓样特征的非特殊类型的浸润性癌（Lakhani 等，2012）。

这些肿瘤具有以下组织学特点。

1. 膨胀性或推挤性边界。

2. 合体性生长模式。

3. 高级别核。

4. 显著的淋巴浆细胞浸润。

这些诊断标准没有 Ridolfi 等之前提出的标准严格，Ridolfi 等定义的典型 MC 诊断标准包括，至少 75% 的肿瘤细胞呈合体样生长，中等至明显的单个核细胞间质浸润，高级别核，无导管质位癌成分，无微腺样特征（Ridolfi 等，1977）。

不典型 MC 具有部分而不是所有典型 MC 的形态学特征，允许缺乏完整的边界，淋巴样浸润不太明显，可以伴随导管质位癌和局灶性的腺样分化。75% 的肿瘤有典型的 MC 形态，其余为非特殊型浸润性癌，也属于非典型 MC。

非特殊型浸润性癌的一小部分也可以表现出髓样特征，包括界限清楚、高级别核及显著的间质内淋巴浆细胞浸润，特别见于具有遗传性 *BRCA1* 基因突变的女性患者。

鉴于认识后一种肿瘤亚群的必要性，以及经典和非典型 MC 的诊断缺乏可重复性，WHO 采取了务实的方法，将这三组强调共同特征的肿瘤放在一起，提出了一个共同的诊断术语"伴髓样特征的癌"，本章其余部分缩写为 CMF（Lakhani 等，2012）。

三、临床特征

■ 发生率

最初在 1977 年由 Ridolfi 等定义的经典型 MC 一般被认为是一种罕见的类型，占所有乳腺癌的不足 1%（Ridolfi 等，1977）。也有报道其发生率高达 7%，这可能是由于观察者之间和不同机构之间采用的组织学诊断标准不同。

在已报道的研究中，典型 MC 没有非典型 MC 常见，但由于定义的差异及缺乏统一的编码，其发病率在很大程度上是未知的。

CMF 有一个更广泛更具包容性的定义，包括一部分具有髓样特征的肿瘤，这些肿瘤以前被归类为非特殊型浸润性癌。很难获得精确的总发病率数字，但是据估计，CMF 占所有乳腺浸润癌的 10%～20%（Hicks 和 Lester，2017）。

■ 年龄

CMF 女性患者的年龄为 21—95 岁，平均 45—50 岁，比患其他类型浸润性乳腺癌的女性平均年龄低 10 岁左右。1/4 的女性 CMF 发生在 35 岁以下。这可能是由于 CMF 与遗传学乳腺易感基因（BRCA1）胚系突变有关（Eisinger 等，1998）。

■ 性别

同其他类型乳腺癌一样，CMF 主要发生于女性。文献报道发生于男性患者很少。绝大多数男性乳腺癌是管腔 A 型或三阴乳腺癌。也有报道男性发生 MC。携带有 BRCA1 基因突变 的男性发生乳腺癌的风险也会升高。BRCA2 突变使男性患乳腺癌的风险高于女性。

■ 部位和临床表现

患者可表现出能触及的乳腺肿块，或者可进行乳腺钼靶筛查，与基于人群或高风险监测程序进行诊断。典型的 CMF 界限清楚，由于缺乏间质的促纤维反应质地较软。鉴于这些特征和患者发病年龄相对较轻，这些肿瘤可能在临床和影像学上与良性病变相似。肿块表面被覆的皮肤可以是红色的。已有双侧同时发生 MC 的报道，更多见于有阳性家族史的患者。

CMF 可因肿瘤生长快速被发现，也可能在行乳腺癌筛查时发现。

与非特殊型浸润性癌相比，CMF 腋窝淋巴结受累相对少见（见"非特殊型浸润性癌"）。伴发淋巴结肿大更有可能是反应性而不是转移性 CMF 累及，因为 CMF 转移至腋窝淋巴结少见（Hicks 和 Lester，2017）。发生远处转移也很少见。

■ 外科治疗

治疗的主要目的是手术完整切除边界清楚的肿瘤。保乳手术显然是可取的，而且由于大多数病例缺乏导管原位癌成分而具有可行性。乳腺切除对于治疗较大的和位于乳腺中心位置的肿瘤可能是必需的。

在一些国家，CMF 诊断的确立将导致对未经检测的女性进行基因检测。这一结果可能会考虑额外的乳腺和其他预防性手术。这需要患者同其临床团队咨询时仔细评估。

■ 化疗

CMF 通常是三阴乳腺癌，尽管激素受体阳性的 MC 病例已被报道。鉴于 CMF 预后相对较好，不伴淋巴结转移的患者或许可以避免化疗。通常这种肿瘤倾向于发生在较年轻的女性，其一系列形态学特征通常和三阴状态有关。目前，对 CMF 患者应用辅助或新辅助化疗时，建议考虑同所有浸润性乳腺癌一样的临床、病理和生物学特征。已有报道，PARP 抑制剂和铂类药物治疗 BRCA1 相关肿瘤更有效。

■ 免疫治疗

一些临床试验正在研究免疫治疗在三阴性乳腺癌（TNBC）中的疗效（Dua 和 Tan，2017）。研究发现，约 25% 的 TNBCD 表达 T 细胞抑制分子 PD-L1，尤其在有高淋巴计数的肿瘤内。PD-L1 在癌细胞、肿瘤浸润淋巴细胞（TIL）和免疫细胞中表达（Tung 等，2016）。PD-L1 与 T 细胞表面的调控点受体 PD-1 结合，是肿瘤细胞逃避免疫反应的机制之一。在下文中会有详细描述，CMF 的特征是明显的炎症细胞浸润，高 TIL 计数。CMF 也和高水平的基因组不稳定性相关，导致新抗原产生增加和免疫原性增强（Weigelt 等，2010）。这些特点说明 CMF 可能是靶向免疫治疗的候选肿瘤类型。

联合放疗：术后放射治疗的建议应与其他原发浸润性乳腺癌一致。

■ 结局

在 Ridolfi 等最初的报道中，根据他们严格的诊断标准，经典型 MC 的 10 年生存率比非髓样浸润性乳腺癌显著升高，前者约为 84%，而后者为 63%（Ridolfi 等，1977）。当两组进行比较时，也适用于腋窝淋巴结阳性的患者。除了纳入 57

I

例经典型 MC 患者外，这项研究还包括了 79 例 AMC 以及 56 例非髓样癌（用现在的命名，就是非特殊型浸润性癌）患者。AMC 患者的预后也有所提高，10 年生存率为 74%。有趣的是，伴少量淋巴浸润的 AMC 与预后相对较差有关。除此之外，作者无法就 AMC 的其他形态学特征对预后的影响得出任何确切结论。

在最新的一项研究中，Mateo 等总结了 2004 年至 2013 年美国国家癌症数据库（NCDB）中注册的 MC（n=3688）和 AMC（n=288）患者预后的情况。向 NCDB 报告的病例使用的是国际肿瘤学疾病分类代码（ICD-O-3）。在研究期间，918 870 例非髓样乳腺癌被注册。超过 20% 的 MC 或 AMC 阳性表达激素受体。这项研究没有进行组织病理学的复片，并且 AMC 的数量也相对较少。尽管有这些限制，作者发现 MC 和 AMC 在临床病理特征和临床预后方面不存在显著差异。

后续的一些研究也报道了 MC 患者与相同级别的非特殊型浸润性癌相比预后较好。在一项来自 13 个国际乳腺癌研究小组（IBCSG）试验数据汇编中，Huober 等发现，仅依据形态学诊断 MC 的患者，其无病生存率和 14 年整体生存率有提高（Huober 等，2012）。 如果将诊断局限于激素受体阴性者，这些患者的预后更好。

过去的 10 年中，TIL 在调节各亚型乳腺癌的化疗反应和改善临床预后中的作用已得到公认。同管腔型肿瘤相比，TNBC 中具有显著的淋巴样浸润，TIL 每增加 10%，生存率就会增加（Stanton 和 Disis，2016）。TNBC 同 TIL 相关的生存优势比 HER2 阳性肿瘤中更明显，后者也可能以淋巴浸润为特征。鉴于显著的淋巴样浸润是诊断 CMF 的重要形态学指标之一，CMF 预后的改善可能与宿主免疫应答有关，尤其在三阴性乳腺癌中。基因表达谱研究（GEP）也证明，在高增殖性乳腺癌中，免疫反应基因的表达水平是预测预后的独立因子。如上所述，高 TIL 计数也是对靶向免疫治疗有意义。

在预后和治疗方面，WHO 做出了拓宽 CMF 定义和创建 CMF 命名（包括具有特定组织学表现的 MC、AMC 和 NST 浸润性癌）的决定，考虑了包括与特定 MC 形态相关以及与 TNBC 中高 TIL 计数相关的良好预后这些令人信服的数据。

四、大体检查

根据定义，CMF 是具有膨胀性或推挤性边缘的界限清楚的肿瘤，在大体上可能与纤维腺瘤相似。因为缺乏间质的促纤维反应，切面肉质状，质软。颜色从棕色到灰白不一。

局灶可见明显的出血和坏死，但并不广泛。

Ridolfi 等报道的平均直径是 2.9cm（Ridolfi 等，1977）。一些研究报道的平均直径可高达 4cm，多数报道的平均直径范围在 2～3cm。

CMF 的影像学特征，包括乳腺钼靶和超声检查，可能类似于纤维腺瘤。MRI 不能区分 CMF 和其他乳腺肿瘤。

因为缺乏间质纤维化及不伴或仅伴有少量 DCIS，CMF 中罕见钙化。

五、显微镜检查

最初诊断经典型 MC 的标准包括肿瘤界限清楚，具有推挤性边界，缺乏肿瘤细胞向周围间质浸润，至少在肿瘤内存在 75% 的合体样生长方式，中等到显著的单个核细胞间质浸润，高级别核，没有腺管形成以及没有导管原位癌（DCIS）。其中最后一个标准被证明并不重要，因为 DCIS 成分对预后没有影响。

具备大部分这些特征的肿瘤可以被诊断为 CMF。这种方法应该可以帮助识别和确认 CMF。然而，由于诊断标准应用的固有灵活性（"一些而不是所有 MC 特征"），观察者间的可变性和诊断的可重复性仍然是一个挑战。

尽管存在这些局限性，但被归类为 CMF 的肿瘤具有以下形态学特征。

总体：CMF 是一个轮廓清楚的肿瘤，具有显著的推挤式或膨胀性生长的边缘（图 1 和图 2）。

合体样生长模式：是指肿瘤细胞排列呈实性、伴有少量间质的宽大融合网状结构。在经典型 MC 中，这种结构至少要占肿瘤的 75%。尽管后者不是诊断的必需条件，CMF 表现为伴有少量间质的显著的实性生长模式。间质的相对缺乏以及缺少促纤维反应，使得肿瘤质地较软，再加上典型的推挤性边缘，在大体检查上，这类肿瘤易被误认为良性病变。

高级别核：CMF 的肿瘤细胞核呈高级别，并且有多个显著核仁。容易见到包括不典型在内的核分裂象（图 3）。

淋巴浆细胞浸润：这通常是 CMF 的显著特征（图 4）。这种浸润在肿瘤的边缘更为显著，包括 CD3$^+$ 的 T 淋巴细胞、细胞毒性 CD8$^+$ 的 T 淋巴细胞及浆细胞。

显著的淋巴浆细胞浸润同与宿主淋巴细胞反应相关的良好预后有关。

腺管形成：完全缺乏腺管形成是诊断经典型 MC 严格的必需条件。尽管 CMF 可以有一些腺管形成，但必须是少量的。

DCIS：CMF 中通常无或伴有极少量的 DCIS。

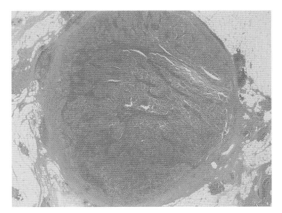

▲ 伴有髓样特征的浸润性癌，图 1
低倍镜下 CMF 显示典型的界限清楚的膨胀性边界（HE，4×）

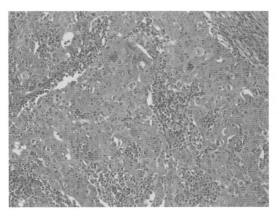

▲ 伴有髓样特征的浸润性癌，图 3
CMF 的肿瘤细胞显示合体样生长方式，高级别核及核分裂（HE，20×）

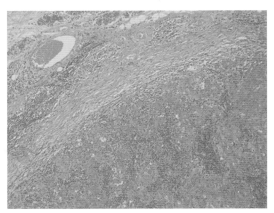

▲ 伴有髓样特征的浸润性癌，图 2
高倍镜下 CMF 显示典型的界限清楚的膨胀性边界（HE，10×）

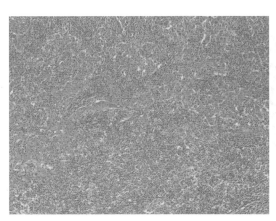

▲ 伴有髓样特征的浸润性癌，图 4
CMF 显示显著的淋巴浆细胞浸润（HE，10×）

其他特征：肿瘤内可以出现出血和坏死。CMF 周围的乳腺组织可以看到淋巴细胞性小叶炎。

组织学分级：关于 CMF 组织学分级的意义说法不一。一些专家不建议分级，因为 CMF 的形态学特征符合 3 级癌，但预后好于同其一级别的非特殊型浸润性癌。英国 RCPath 指南建议除了非特殊型浸润性癌，应对所有特殊类型的癌进行分级（Ellis 等，2016）。引用的理由包括将特殊类型的癌与非特殊型浸润性癌进行鉴别诊断时可能会有困难，在这种情况下，组织学分级可能会为进一步治疗方案的制订提供信息。

六、免疫表型

目前，CMF 的定义依据上文所述的一系列形态学特征。虽然 CMF 有相关的典型免疫组织化学特征，但这些并不是该类肿瘤的明确特征，这些蛋白的表达会有一些变化。

CMF 是浸润性乳腺癌的一种形态学亚型，其免疫表型与特殊的所谓基底样型肿瘤基因表达谱相关（Flucke 等，2010；Jacquemier 等，2005；Rakha 和 Green，2017）。目前国际上还没有对基底样型肿瘤进行定义。用来定义基底样型乳腺癌表达谱的免疫学指标包括：① ER、PR 和 HER2 三阴；②表达一个或多个高分子量 / 基底细胞角蛋白（CK5/6、CK14 和 CK17）；③ 三阴（ER、PR、HER2 阴性）免疫表型联合 CK5/6 和（或）EGFR 表达（Badve 等，2010）。

绝大多数 CMF 不表达 ER、PR 和 HER2。然而，有文献报道，这些生物学标志物在少量 CMF 中表达，提示这类具有显微镜下形态的肿瘤在分子水平具有异质性（Matkovic 等，2008；Mateo 等，2016）。尽管如此，如果这些生物标志物中有任何一个是阳性的，那么在鉴别诊断时至少应该考虑到其他的肿瘤类型。

除了三阴性表型，CMF 可以表达基底型细胞角蛋白，尤其是 CK5/6，显著高于非 CMF 乳腺肿瘤表达率。文献报道的 CK5/6 阳性表达率不一，这归因于在这些研究中使用了不同型号的抗体以及包括有具有典型 CMF/MC 形态但激素受体阳性表达的肿瘤。CK14 表达也有报道，但其阳性率似乎低于 CK5/6。高达 70% 的 CMF 可以表达 EGFR。

CMF 还可以表达其他与基底样肿瘤相关的免疫学标记，包括 P-cadherin、p63、SMA、S-100 和 caveolin。

绝大多数 CMF 因为存在高频 p53 基因的突变而表达 p53（见分子特征）（Silwal Pandit 等，2014）。

与其形态学一致，CMF 是一类具有高 Ki-67 指数的高增殖活性肿瘤。

TIL 被认为在介导化疗反应及改善浸润性癌，尤其是 TNBC 的临床预后中发挥重要作用。密集的淋巴浸润是诊断 CMF 的一个重要标准，通常含有高比例的 CD8$^+$ 细胞毒性 T 淋巴细胞，这可能是这种形态乳腺癌预后较好的原因。

尽管 CMF 与 EBV 相关淋巴上皮样癌在形态学上相似，但是 CMF 几乎不表达 EBV。

七、分子特征

（一）分子分类

利用非监督聚类分析法的基因表达谱（GEP）研究，生成了依据分子特征的乳腺癌分类（Perou 等，2000）。绝大多数 CMF 归为基底样型，其典型特征是 ER、PR 和 HER2 不表达，而阳性表达与正常乳腺基底样细胞及高增殖活性相关的基因。对基底样型 TNBC 组进行进一步的转录分析发现，该组肿瘤存在异质性，并确定了基底样 TNBC 分子亚型（Lehmann 和 Pietenpol，2013）。

CMF 肿瘤有独特的基因表达谱（Bertucci 等，2006）。在 CMF 肿瘤中，那些涉及免疫反应的基因表达上调，包括调控白介素、干扰素和细胞因子产生的基因。与非 CMF 基底样型肿瘤相比，涉及凋亡通路活化的基因也有过表达。相反地，涉及细胞骨架重建和调控细胞浸润的基因在 CMF 中表达下调（Weigelt 等，2010）。这一特征与 TNBC 肿瘤的免疫调节亚型有关，与化疗反应的改善、较好的预后以及免疫治疗的潜在应用相关。

（二）遗传学改变

BRCA1 位于 17 号染色体的 q12-21，是一个肿瘤抑制基因。30%～40% 遗传性乳腺癌发生 *BRCA1* 胚系突变。大多数携带有 BRCA1 胚系突变的乳腺癌都是 CMF 型。因此，诊断 CMF 可能意味着 *BRCA1* 突变，并要考虑对患者进行基因检测。然而，并不是所有的 CMF 患者都有 *BRCA1* 突变。估计约有 20% 的 CMF 患者可以检测到 *BRCA1* 突变。携带有 *BRCA2* 突变的 CMF 患者不常见。

体细胞 *BRCA1* 突变和启动子甲基化在 CMF 中也有报道。启动子甲基化可以导致 *BRCA1* 基因的失活从而促进了乳腺癌的发生。

CMF 中最常见的体细胞突变是 *TP53*，其在非 CMF 肿瘤中的发生率更高。*TP53* 突变常见于所有类型的乳腺癌中，与不良预后相关。然而，对预后的影响似乎随着分子亚型的不同而不同，可能仅限于 ER 阳性肿瘤。

与 CMF 中 *TP53* 高频突变一致，高密度阵列比较基因组杂交（CGH）研究显示，在这些肿瘤中存在高水平的基因组不稳定性。1q 和 8q 染色体增加在所有基底样癌中较为常见，可以在 CMF 中观察到。CMF 也展现出特定的遗传学改变，包括 3p、9p、10p 和 16q 的重复增加及 4p 的丢失，还有 1q、8p 和 10p 的扩增（Vincent-Salomon 等，2007）。

八、鉴别诊断

当遇到一个边界清楚的不伴有 DCIS 的浸润性乳腺肿瘤，并且同时不表达 ER、PR 和 HER2，进行广泛的鉴别诊断总是明智的。

认识 CMF 很重要，因为它与 BRCA1 基因胚系突变有关。一旦确诊 CMF，尤其是年轻患者，就需要考虑对患者及她／他的家族进行遗传学检查。CMF 比同级别（3 级）的非特殊型浸润性癌预后好。这些特征强调了仔细评估乳腺肿瘤形态学的重要性和价值，即使是在这个复杂的基因方法时代。

最主要的鉴别诊断是非特殊型浸润性癌（见"非特殊型浸润癌"）。迄今为止，在 MC 和 AMC 的诊断上，观察者之间仍存在着相当大的差异。应用 WHO 推荐和上述提到的更为宽松的组织学标准应该可以提高诊断 CMF 的一致性，并将其与非特殊型乳腺癌进行鉴别。鉴于临床相关性，确定 CMF 的诊断比将这些肿瘤归入非特殊型乳腺癌更重要。基底样型免疫组化标记物的表达可能有助于 CMF 的诊断。

应考虑到从其他原发灶转移至乳腺或乳腺内淋巴结被转移性肿瘤取代的可能。对于单发性肿瘤，这种转移的可能性比较小。转移到乳腺的肿瘤包括有黑色素瘤、肺癌、肉瘤样癌、肉瘤以及原发性肉瘤。对肿瘤形态学的全面评估和参考临床病史及影像学表现，是正确诊断的关键。对于被肿瘤取代的乳腺内淋巴结，仔细寻找淋巴结被膜及任何残存的正常淋巴结结构，均有助于正确诊断。与之前的病史进行比较，并应用免疫组织化学，也有助于正确诊断乳腺内的转移性病变。

乳腺淋巴瘤虽然罕见，但在鉴别诊断时也应该考虑到。乳腺淋巴瘤（大部分是弥漫大 B 细胞淋巴瘤）可能是原发性或者系统性淋巴瘤累及乳腺。它通常会形成一个实性的肿块，在影像学

I

和组织学上很像癌。但仔细观察会发现，它缺乏CMF 合体样的生长方式。考虑到这些鉴别诊断，并应用免疫组化，可以帮助最终的正确诊断。

推荐阅读

[1] Badve, S., Dabbs, D., Schnitt, S., Baehner, F., Decker, T., Eusebi, V., et al. (2010). Basal-like and triple-negative breast cancers: A critical review with an emphasis on the implications for pathologists and oncologists. *Modern Pathology, 24*, 157–167.

[2] Bertucci, F., Finetti, P., Cervera, N., Charafe-Jauffret, E., Mamessier, E., Adélaïde, J., et al. (2006). Gene expression profiling shows medullary breast cancer is a subgroup of basal breast cancers. *Cancer Research, 66*, 4636–4644.

[3] Dua, I., & Tan, A. R. (2017). Immunotherapy for triplenegative breast cancer: A focus on immune checkpoint inhibitors. *American Journal of Haematology and Oncology, 13*, 20–27.

[4] Eisinger, F., Noguès, C., Birnbaum, D., Jacquemier, J., & Sobol, H. (1998). BRCA1 and medullary breast cancer. *Journal of the American Medical Association, 280*, 1227–1228.

[5] Ellis, I. O., Al-Sam, S., Anderson, N., Carder, P., Deb, R., Girling, A., et al. (2016). Pathology reporting of breast disease in surgical excision specimens incorporating the dataset for histological reporting of breast cancer. (2016). Rcpath.org. Available from: http://www.rcpath. org. Accessed Sept 2017.

[6] Flucke, U., Flucke, M., Hoy, L., Breuer, E., Goebbels, R., Rhiem, K., et al. (2010). Distinguishing medullary carcinoma of the breast from high-grade hormone receptornegative invasive ductal carcinoma: An immunohistochemical approach. *Histopathology, 56*, 852–859.

[7] Hicks, D. G., & Lester, S. C. (2017). Carcinoma with medullary features. Available from: https://app.expertpath.com. Accessed Sept 2014.

[8] Huober, J., Gelber, S., Coates, A. S., Viale, G., Ohlschlegel, C., et al. (2012). Prognosis of medullary breast cancer: Analyses of 13 international breast cancer study group (IBCSG) trials. *Journal of Clinical Oncology, 11*, 2843–2851.

[9] Jacquemier, J., Padovani, L., Rabayrol, L., Lakhani, S., Penault-Llorca, F., Denoux, Y., et al. (2005). Typical medullary breast carcinomas have a basal/myoepithelial phenotype. *The Journal of Pathology, 207*, 260–268.

[10] Lakhani, S., Ellis, I. O., Schnitt, S. J., Tan, P. H., & van de Vijver, M. J. (2012). *WHO classification of tumours of the breast* (pp. 46–47). Lyon: International Agency for Research on Cancer.

[11] Lehmann, B., & Pietenpol, J. (2013). Identification and use of biomarkers in treatment strategies for triple-negative breast cancer subtypes. *The Journal of Pathology, 232*, 142–150.

[12] Mateo, A., Pezzi, T., Sundermeyer, M., Kelley, C., Klimberg, V., & Pezzi, C. (2016). Chemotherapy significantly improves survival for patients with T1c-T2N0M0 medullary breast cancer: 3739 cases from the National Cancer Data Base. *Annals of Surgical Oncology, 24*, 1050–1056.

[13] Matkovic, B., Juretic, A., Separovic, V., Novosel, I., Separovic, R., Gamulin, M., et al. (2008). Immunohistochemical analysis of ER, PR, HER2, CK 5/6, p 63 and EGFR antigen expression in medullary breast cancer. *Tumori, 94*, 838–844.

[14] Perou, C. M., Sorlie, T., Eisen, M. B., van de Rijn, M., Jeffrey, S. S., Rees, C. A., et al. (2000). Molecular portraits of human breast tumors. *Nature, 406*, 474–452.

[15] Rakha, E., & Green, A. (2017). Molecular classification of breast cancer: What the pathologist needs to know. *Pathology, 49*, 111–119.

[16] Ridolfi, R., Rosen, P., Port, A., Kinne, D., & Miké, V. (1977). Medullary carcinoma of the breast. A clinicopathologic study with 10 year follow-up. *Cancer, 40*, 1365–1385.

[17] Silwal-Pandit, L., Vollan, H., Chin, S., Rueda, O., McKinney, S., Osako, T., et al. (2014). TP53 mutation Spectrum in breast cancer is subtype specific and has distinct prognostic relevance. *Clinical Cancer Research, 20*, 3569–3580.

[18] Stanton, S., & Disis, M. (2016). Clinical significance of tumor-infiltrating lymphocytes in breast cancer. *Journal for Immunotherapy of Cancer, 4*, 59.

[19] Tung, N., Garber, J., Hacker, M., Torous, V., Freeman, G., Poles, E., et al. (2016). Prevalence and predictors of androgen receptor and programmed death-ligand 1 in BRCA1-associated and sporadic triple-negative breast cancer. *Breast Cancer, 2*, 16002.

[20] Vincent-Salomon, A., Gruel, N., Lucchesi, C., MacGrogan, G., Dendale, R., Sigal-Zafrani, B., et al. (2007). Identification of typical medullary breast carcinoma as a genomic sub-group of basal-like carcinomas, a heterogeneous new molecular entity. *Breast Cancer Research, 9*, R24.

[21] Weigelt, B., Geyer, F.,&Reis-Filho, J. (2010). Histological types of breast cancer: How special are they? *Molecular Oncology, 4*, 192–208.

Invasive Carcinoma with Neuroendocrine Differentiation
伴神经内分泌特征的浸润性癌

Ewa Chmielik　著　　马怡晖　译

一、同义词

乳腺类癌；神经内分泌癌。

二、定义

伴神经内分泌特征的乳腺浸润性癌与其他器官的神经内分泌肿瘤有相似的镜下特征。

Bussolati 和 Badve（2012）将伴神经内分泌特征的浸润性癌分为 3 类，即高分化神经内分泌肿瘤、差分化神经内分泌癌 / 小细胞癌、伴神经内分泌分化的浸润性癌。

三、临床特征

■ 发生率

伴神经内分泌特征的浸润性乳腺癌罕见，占所有乳腺癌的不到 5%（Wang 等，2014）。

■ 年龄

多数患者发病年龄 50—70 岁。

■ 性别

女性好发，个别发生在男性患者的伴神经内分泌特征的浸润性癌也有报道。

■ 部位

伴有神经内分泌特征的浸润性乳腺癌通常为单侧，但有 1 例年轻女性的双侧原发性乳腺癌报道（Zhang 和 Chen，2011）。乳腺中央区和乳晕下或外上象限是这类乳腺癌最常见的发生部位。极为罕见者也有多中心起源病例的报道。

■ 治疗

外科手术是早期伴神经内分泌特征乳腺癌的标准首先治疗方法。对伴有局灶浸润或无法手术切除的患者采用新辅助治疗。管腔 A 型或 B 型的患者可以辅助内分泌治疗。对于激素受体阳性伴高 Ki-67 增殖指数的病例，内分泌治疗联合化疗可能有用。HER2 阳性的伴神经内分泌特征的乳腺浸润性癌患者可以选择抗 HER2 治疗，但这种情况相对罕见。已有报道，肽受体放射性核素治疗（PPRT）用于表达生长抑素受体的患者（Inno 等，2016）。

乳腺神经内分泌癌甚至可以在原发肿瘤治疗后数年转移到多个脏器，因此建议对患者长期随诊（Inno 等，2016）。

■ 结局

高分化神经内分泌肿瘤预后较好，与伴部分神经内分泌分化的癌相比，较少发生淋巴结转移（Sapino 等，2001a）。

黏液分化、ER 和 PR 表达都是伴神经内分泌特征浸润性乳腺癌预后良好的重要指标（Sapino 等，2001a）。

不过，也有一组报道认为，伴神经内分泌特征的乳腺癌患者总体生存率（OS）和无病生存率

I

（DFS）要差于那些不伴神经内分泌特征者（Kwon等，2014）。

低分化 / 小细胞癌预后尤其差（Sapino 等，2001a）。乳腺神经内分泌癌最常见的转移部位是骨、肺、骨髓、肝、胸膜、皮肤、肾上腺和胰腺（Lavigne 等，2017），其他器官相对少见。

四、大体检查

伴神经内分泌特征的浸润性乳腺癌大体上可以有清楚的界限或有浸润性边界（图 1，伴神经内分泌特征的浸润性乳腺癌影像学）。

五、显微镜检查

和其他器官发生的神经内分泌肿瘤相似，乳腺的高分化神经内分泌肿瘤由胞质嗜酸性的多角形、浆细胞样或梭形细胞构成。核有多形性，从卵圆形到圆形，居中或偏位，染色质细。核仁不明显。核分裂象少见。

可以呈现以下生长方式。即实性黏附性、实性乳头状、腺泡样和含细胞内黏液（Sapino 等，2000）。

在实性黏附性或类癌样生长方式中，肿瘤细胞排列呈腺样或菊形团样结构（图 2 和图 3），周围形成与典型类癌相似的栅栏样结构。

实性乳头状（见"实性乳头状癌"）生长方式显示浆细胞样、梭形或印戒样细胞。常见细胞内黏液（印戒样）或细胞外黏液。因此，据此推测这种形态变异型可能是伴神经内分泌特征的黏液癌的前驱病变。

神经内分泌癌的黏液变异型有黏液湖，与非神经内分泌黏液性癌不同，黏液湖由大量细胞簇构成（见"浸润性黏液癌"）。

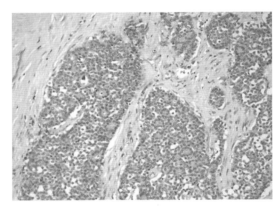

▲ 伴神经内分泌特征的浸润性癌，图 2
类癌的菊形团样生长模式（HE 染色，20×）

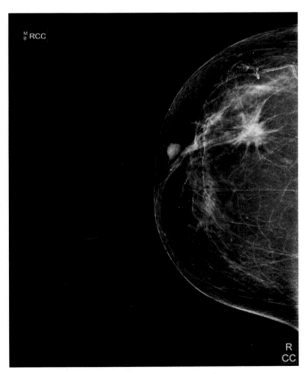

▲ 伴神经内分泌特征的浸润性癌，图 1
乳腺钼靶显示星状病变，组织学上为乳腺高分化神经内分泌肿瘤伴微钙化，BI-RADS 5，ACR2

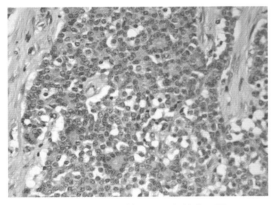

▲ 伴神经内分泌特征的浸润性癌，图 3
类癌的菊形团样生长模式（HE 染色，40×）

在腺泡样生长模式中，大的透明细胞被稀疏的致密间质隔开。核分裂象比其他组织学类型多见。

在低分化神经内分泌癌中，小细胞亚型细胞核浆比高，染色质深染，核仁不明显及含少量嗜酸性胞质。核分裂象活跃（约 10 个 /10HPF）。坏死或出血常见。导管内小细胞癌成分的存在支持乳腺起源。

六、免疫表型

所有伴神经内分泌特征的浸润性癌均表达神经内分泌标记。synaptophysin（图 4）和 chromogranin A（图 5）被认为是最敏感和最特异性的神经内分泌标记。70% 的神经内分泌癌表达

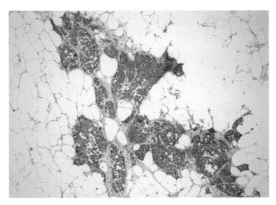

▲ 伴神经内分泌特征的浸润性癌，图 4
强而弥漫地阳性表达 synaptophysin（10×）

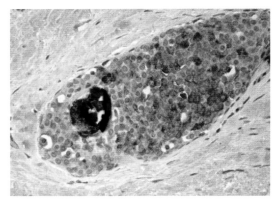

▲ 伴神经内分泌特征的浸润性癌，图 5
乳腺神经内分泌癌肿的原位癌阳性表达 Chromogranin A（40×）

chromogranin A，96% 表达 synaptophysin，66% 同时表达以上两种标记（Lavigne 等，2017）。应用免疫组化可以在高达 30% 的非特殊型浸润性癌（见"非特殊型浸润性癌"）或其他特殊类型的癌中检测到神经内分泌分化。CD56 和 TTF-1（20% 的病例）被报道可以在原发性乳腺小细胞癌中表达。

ER 在所有（Lavigne 等，2017）或几乎所有（95%）高分化神经内分泌肿瘤（Bogina 等，2016）中表达。大多数病例（89%）表达 PR（Lavigne 等，2017）。

仅有少量病例的免疫表型为 ER+/HER2+、ER–/HER2+ 或者 ER–/HER2–（Bogina 等，2016）。

根据分子分型，伴神经内分泌特征的癌属于管腔 A 型或管腔 B 型。

AR 在 45% 伴神经内分泌特征的浸润性癌中表达，高到 35% 的癌表达生长抑素受体（Righi 等，2010）。高分化神经内分泌癌可以共表达神经内分泌标记和大汗腺标记（GCDFP–15），以及联合表达 AR、ER 和 PR（Sapino 等，2001b）。

七、分子特征

（一）细胞遗传学

乳腺神经内分泌癌具有特征性的染色体拷贝数异常和（或）结构异常。近年来在乳腺神经内分泌癌中检测发现了 7 号染色体三体和 12 号染色体三体等染色体数目异常，这些异常同样也见于肺和胃肠道类癌。1、3、6q 和 17q 染色体存在克隆性结构染色体畸变。每个细胞中存在的包括数量和结构异常的复杂核型在 57.1% 的中级别和高级别神经内分泌癌中发现。8 号染色体的染色体碎裂很少观察到（Xiang 等，2014）。

（二）分子遗传学

伴神经内分泌特征的乳腺癌携带有同管腔

B 型相同数量的体细胞突变，但显著高于管腔 A 型 乳 腺 癌。*GATA3*、*FOXA1*、*TBX3* 和 *ARID1A* 在 17% 的病例中存在突变（Marchiò 等，2017）。*PIK3CA* 突变在管腔 A 型和浸润性小叶癌中少见。与肺、结肠的神经内分泌癌相似，乳腺神经内分泌癌缺乏 *TP53* 突变。Marchiò 等（2017）进行的比较研究提示，浸润性黏液癌和浸润性小叶癌在获得这些经典组织学类型的遗传/表观遗传学改变后，可能会进展为伴神经内分泌分化。

八、鉴别诊断

鉴别诊断包括浸润性小叶癌的腺泡亚型（见"浸润性小叶癌"）、乳腺腺样囊性癌的实性亚型（见"腺样囊性癌"），以及转移性神经内分泌癌。

腺泡型浸润性小叶癌由成团的形态单一的细胞构成，细胞团之间是纤维性间质。典型者是小叶性肿瘤和经典型浸润性小叶癌共存。Chromogranin 可以局灶弱阳性。对于所有小叶癌的亚型，ER 通常阳性，E-cadherin 阴性。

大约 50% 的乳腺实性腺样囊性癌通常表现为位于乳晕下/乳晕周围的孤立、可触及的分叶状肿块。腺样囊性癌包含上皮和肌上皮细胞。高倍镜下，腺样囊性癌显示中等到显著的核不典型性和高核分裂象。肿瘤内假腺样结构偶尔可见。腺样囊性癌不表达神经内分泌标记，通常 c-kit 阳性表达。

乳腺转移性神经内分泌肿瘤具有典型的结构特征（小梁、腺泡等）和细胞学特征（"椒盐样"染色质）（图 6，HE 染色）。肿瘤细胞明确表达神经内分泌标记；不过，像 CDX2（胃肠道的）和甲状腺球蛋白（甲状腺）的标记可以帮助鉴定原发部位。小肠、肺和卵巢的神经内分泌癌最常转移至乳腺。有时，乳腺肿块可能会首先被确诊，因为胃肠道的肿瘤会非常小而不易被检查到。ER 和 PR 通常在转移性神经内分泌癌中阴性表达。乳腺转移性肿瘤最重要的特征就是缺乏原位癌成

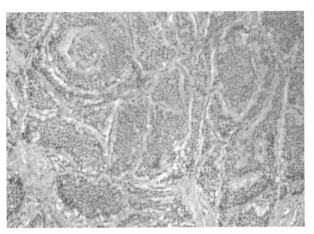

▲ 伴神经内分泌特征的浸润性癌，图 6
胃肠道神经内分泌肿瘤转移至乳腺

分。鉴于治疗和预后的差异，需要将原发性乳腺神经内分泌癌和乳腺转移性神经内分泌癌进行鉴别。单纯转移至乳腺的神经内分泌肿瘤应行广泛的局部切除术，无须进行腋窝淋巴结清扫。

推荐阅读

[1] Bogina, G., Munari, E., Brunelli, M., Bortesi, L., Marconi, M., Sommaggio, M., Lunardi, G., Gori, S., Massocco, A., Pegoraro, M. C., & Zamboni, G. (2016). Neuroendocrine differentiation in breast carcinoma: Clinicopathological features and outcome. *Histopathology, 68*, 422–432.

[2] Bussolati, G., & Badve, S. (2012). Carcinoma with neuroendocrine features. In S.R. Lakhani, I.O. Ellis, S. J. Schnitt, P. H. Tan, M. J. van de Vijver (Eds). *WHO Classification of Tumours of the Breast* (pp 62–63) Lyon: IARC

[3] Inno, A., Bogina, G., Turazza, M., Bortesi, L., Duranti, S., Massocco, A., Zamboni, G., Carbognin, G., Alongi, F., Salgarello, M., & Gori, S. (2016). Neuroendocrine carcinoma of the breast: Current evidence and future perspectives. *The Oncologist, 21*, 28–32.

[4] Kwon, S. Y., Bae, Y. K., Gu, M. J., Choi, J. E., Kang, S. H., Lee, S. J., Kim, A., Jung, H. R., Kang, S. H., Oh, H. K., & Park, J. Y. (2014). Neuroendocrine differentiation correlates with hormone receptor expression and decreased survival in patients with invasive breast carcinoma. *Histopathology, 64*, 647–659.

[5] Lavigne, M., Menet, E., Tille, J. C., Lae, M., Fuhrmann, L., Bonneau, C., Deniziaut, G., Melaabi, S., Ng, C. C. K., Marchiò, C., Rouzier, R., Bièche, I., & Vincent-Salomon, A. (2017). Comprehensive clinical and molecular analyses of neuroendocrine carcinomas of the breast. *Modern Pathology*. https://doi.org/10.1038/modpathol.2017.107. [Epub ahead of print].

[6] Marchiò, C., Geyer, F. C., Ng, C. K., Piscuoglio, S., De Filippo, M. R., Cupo, M., Schultheis, A. M., Lim, R. S., Burke, K. A.,Guerini-Rocco, E., Papotti, M., Norton, L., Sapino, A., Weigelt, B., & Reis-Filho, J. S. (2017). The genetic landscape of breast carcinomas with neuroendocrine differentiation. *The Journal of Pathology, 241*, 405–419.

[7] Righi, L., Sapino, A., Marchiò, C., Papotti, M., & Bussolati, G. (2010). Neuroendocrine differentiation in cancer: Established facts and unresolved problems. *Seminars in Diagnostic Pathology, 27*, 69–76.

[8] Sapino, A., Righi, L., Cassoni, P., Papotti,M., Pietribiasi, F., & Bussolati, G. (2000). Expression of the neuroendocrine phenotype in carcinomas of the breast. *Seminars in Diagnostic Pathology, 17*, 127–137.

[9] Sapino, A., Papotti, M., Righi, L., Cassoni, P., Chiusa, L., & Bussolati, G. (2001a). Clinical significance of neuroendocrine carcinoma of the breast. *Annals of Oncology, 12*(Suppl 2), S115–S117.

[10] Sapino, A., Righi, L., Cassoni, P., Papotti, M., Gugliotta, P., & Bussolati, G. (2001b). Expression of apocrine differentiation markers in neuroendocrine breast carcinomas of aged women. *Modern Pathology, 14*, 768–776.

[11] Wang, J.,Wei, B., Albarracin, C. T., Hu, J., Abraham, S. C., & Wu, Y. (2014). Invasive neuroendocrine carcinoma of the breast: A population-based study from the surveillance, epidemiology and end results (SEER) database. *BMC Cancer, 4*(14), 147–156.

[12] Xiang, D. B., Wei, B., Abraham, S. C., Huo, L., Albarracin, C. T., Zhang, H., Babiera, G., Caudle, A. S., Akay, C. L., Rao, P., Zhao, Y. J., Lu, X., & Wu, Y. (2014). Molecular cytogenetic characterization of mammary neuroendocrine carcinoma. *Human Pathology, 45*, 1951–1956.

[13] Zhang, J.Y., & Chen, W.J. (2011). Bilateral primary breast neuroendocrine carcinoma in a young woman: Report a case. *Surgery Today, 41*, 1575–1578.

Invasive Carcinoma with Signet Ring Cell Differentiation
伴印戒细胞分化的浸润性癌

Ian Ellis **著**　马怡晖 **译**

I

一、同义词

黏液癌；印戒细胞癌；起源于非特殊型浸润性（导管）癌的印戒细胞癌；浸润性小叶癌印戒细胞变异型。

二、定义

到目前为止，原发性乳腺浸润性印戒细胞癌的定义在有限的已出版的论著中都不一样。一些人将其定义限定在小叶癌中（Merino 和 Livolsi，1981），指有大量印戒细胞存在，排除浸润性导管癌 / 非特殊型癌的印戒细胞变异型，反之亦然。其他人认识到浸润性导管癌、小叶癌和黏液癌中印戒细胞的形态，最近一项研究显示这些类型之间没有差异（Ohashi 等，2016）。2012 年 WHO乳腺肿瘤分类（Lakhani 等，2012）将 SRCC 作为浸润性黏液癌的一个亚类（见"浸润性黏液癌"），并且使用以下定义，"伴有印戒样细胞分化的癌是指癌细胞具有丰富的细胞内黏液，将细胞核推挤到细胞一侧，产生特征性印戒样细胞形态"。已发表的一系列文章在诊断 SRCC 时要求的印戒细胞数量有所不同，但通常要求至少有

10%～20% 的印戒细胞成分。

三、临床特征

■ 发生率

乳腺原发 SRCC 癌是一种非常罕见的肿瘤类型，迄今为止很少有报道。它极少表现为单纯型，但有报道称 SRCC 细胞可出现在 1%～4% 的原发性乳腺癌中。然而，目前还没有详细的流行病学或比较研究。

■ 年龄

尚无大宗病例报道，但是发病平均年龄要大于乳腺癌整体发病年龄。

■ 性别

女性显著高发。

■ 部位

需排除远隔部位转移至乳腺，尤其是消化道的印戒细胞癌。

■ 治疗

这类肿瘤通常被认为具有侵袭性生物学行为，血管侵犯和淋巴结受累的频率较高。治疗除了存在个体差异，还需依据肿瘤的大小、分级、淋巴结转移、激素受体（见"乳腺癌激素受体"）及 HER2 状态。

■ 结局

多数但不是全部已发表的数据认为，SRCC 比乳腺黏液癌、非特殊型浸润性导管癌以及经典型浸润性小叶癌更具侵袭性，常见区域淋巴结转移和远处转移至肺、肝和骨，也可转移至胃、子宫内膜、宫颈、浆膜、胃肠道、泌尿道及脾等少见部位。

四、大体检查

没有特殊的大体表现。

五、显微镜检查

SRCC 被定义为一种含有黏液成分的印戒样

细胞在间质中弥漫浸润性生长的病变，黏液充满整个细胞，将细胞核推挤至一边。显著的印戒样细胞分化在浸润性小叶癌最常见，但是也可见于非特殊型浸润性癌和其他特殊类型的癌，尤其是黏液癌。单纯的 SRCC 非常罕见，有人认为伴有印戒细胞分化的癌并不代表一种独立的病变。2012 年，WHO 乳腺肿瘤分类（Bussolati 和 Sapino，2012）描述了两种伴印戒样细胞分化的细胞学类型。一种类型以大的胞质内空泡为特征，由于存在大的胞质内管腔而呈现"靶"状，包含有一个位于中央的 PAS/AB 和 HMGF2 阳性小球。这种细胞类型在经典型小叶肿瘤中可以观察到，也和多形性小叶癌相关。另一种细胞学类型与弥漫型胃癌的癌细胞相似（图 1），胞质内充满嗜酸性黏液样物质，并将细胞核推挤至细胞一侧。这种印戒样细胞类型也被描述为导管原位癌的变异型。

六、免疫表型

原发性乳腺 SRCC 通常 GCDFP-15 阳性表达，大约 80% 的病例阳性表达 ER。HER2 阳性情况尚不清楚，但 HER2 阳性病例的发生率低于乳腺癌的总体发生率。这些肿瘤典型地表达腔型细胞角蛋白，低分子量角蛋白 CK8/18 和 CK7 阳性。小叶变异型通常 E-cadherin 阴性。

七、分子特征

没有特殊的遗传学或分子特征。

八、鉴别诊断

鉴别诊断包括黏液癌、透明细胞癌和其他地方的转移癌。因为这些肿瘤治疗方案的选择和预后相差很大，所以对它们进行鉴别诊断具有重要意义。转移性肿瘤缺乏伴发的原位癌成分（DCIS 或 LCIS）。一系列免疫组化标记物可用来将 SRCC 同不同器官的转移癌进行鉴别。乳腺

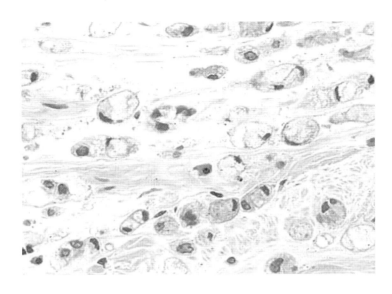

◀ 伴印戒细胞分化的浸润性癌，图 1
乳腺印戒细胞癌显示癌细胞内黏液将细胞核推挤至一侧，黏液充满整个胞质（HE 染色，高倍视野）

SRCC 阳性表达 GCDFP-15，而在胃肠道 SRCC 阴性。ER 在乳腺原发 SRCC 中常阳性表达，但是在胃和结肠 SRCC 中通常阴性。乳腺、胃和结肠腺癌也可表现出不同的 CK7 和 CK20 表达模式（Tot，2000）。乳腺原发性 SRCC 对 CK7 呈典型阳性，而 CK20 呈阴性；胃肠道 SRCC 对 CK20 通常呈阳性，而 CK7 则呈阴性。联合 ER 染色和 CK7 及 CK20 的表达模式，可以对胃肠道 SRCC 和乳腺原发 SRCC 进行鉴别诊断，但需要牢记，约 20% 的乳腺原发 SRCC 的 ER 阴性（Tot，2000）。黏液分泌类型也有帮助（Chu 和 Weiss，2004）。乳腺癌通常表达 MUC1 不表达 MUC2，而胃肠道腺癌经常表达 MUC2 而较少表达 MUC1。联合应用免疫学标记能够最大程度的提高诊断这些器官 SRCC 的敏感性和特异性。如果 ER 和 MUC1 被用作乳腺 SRCC 的标记物，MUC2 和 CDX2 被用作胃和结肠 SRCC 的标记物，则能够将乳腺 SRCC 同胃肠道 SRCC 进行鉴别。鉴别胃还是结肠来源的 SRCC，Hep Par1 和 CDX2 阳性强烈支持胃原发性，而 Hep Par1 阴性和 MUC2 阳性强烈支持结肠原发性（Fan 等，2003）。E-cadherin 作用不大，缺乏敏感性。

推荐阅读

[1] Bussolati, G., & Sapino, A. (2012). Carcinomas with signet ring cell differentiation. In S. R. Lakhani, I. O. Ellis, S. J. Schnitt, P. H. Tan, & M. J. van de Vijver (Eds.), *WHO classification of tumours of the breast* (4th ed., p. 61). Lyon: IARC Press.

[2] Chu, P. G., & Weiss, L. M. (2004). Immunohistochemical characterization of signet-ring cell carcinomas of the stomach, breast, and colon. *American Journal of Clinical Pathology, 11*, 884–892.

[3] Fan, Z., van de Rijn, M., Montgomery, K., & Rouse, R. V. (2003). Hep par 1 antibody stain for the differential diagnosis of hepatocellular carcinoma: 676 tumors tested using tissue microarrays and conventional tissue sections. *Modern Pathology, 16*, 137–144.

[4] Lakhani, S. R., Ellis, I. O., Schnitt, S. J., Tan, P. H., & van de Vijver, M. J. (2012). *WHO classification of tumours of the breast* (4th ed.). Lyon: IARC Press.

[5] Merino, M. J., & Livolsi, V. A. (1981). Signet ring carcinoma of the female breast: A clinicopathologic analysis of 24 cases. *Cancer, 48*, 830–837.

[6] Ohashi, R., Hayama, A., Yanagihara, K., Yamashita, K., Sakatani, T., Takei, H., & Naito, Z. (2016). Prognostic significance of mucin expression profiles in breast carcinoma with signet ring cells: A clinicopathological study. *Diagnostic Pathology, 11*, 131.

[7] Tot, T. (2000). The role of cytokeratins 20 and 7 and estrogen receptor analysis in separation of metastatic lobular carcinoma of the breast and metastatic signet ring cell carcinoma of the gastrointestinal tract. *APMIS, 11*, 467–472.

I

Invasive Cribriform Carcinoma 浸润性筛状癌

Emad Rakha　著　　马怡晖　译

一、同义词

浸润性筛状癌；单纯性浸润性筛状癌。

二、定义

一种特殊类型的浸润性癌，预后良好，其生长模式与导管内筛状癌相似。

三、临床特征

■ 发生率

浸润性筛状癌占乳腺癌的 0.3%～0.8%（Venable 等，1990；Li 等，2005；Louwman 等，2007）；不过也有些报道说可高达 4%（Page 等，1983；Venable 等，1990）。

■ 年龄
平均年龄 53—58 岁（Venable 等，1990）。

■ 性别
女性；与其他类型乳腺癌一样，男性罕见。

■ 部位
与其他类型乳腺癌一样，可发生于乳腺任何部位，但是最常见于乳腺外上象限。

■ 治疗
局部治疗和激素治疗是主要的治疗方法。即使患者有单纯性浸润性筛状癌的腋窝淋巴结转移，预后也良好。单纯的早期浸润性筛状癌一般不需要全身辅助化疗。

■ 结局
与小管癌（见"小管癌"）相似，浸润性筛状癌预后良好，10 年总体生存率为 90%（Ellis 等，1992）～100%（Page 等，1983；Louwman 等，2007）。混合性浸润性筛状癌的预后差于单纯性浸润性筛状癌，但要好于其他非特殊类型（Page 等，1983）。腋窝淋巴结转移发生在 14% 的患者（Page 等，1983），很少超过 1 个或 2 个腋窝淋巴结。

四、大体检查

在大体上，浸润性筛状癌与非特殊类型癌或混合性癌之间缺乏特有的差别。肿瘤平均 < 3cm（Page 等，1983）。质地通常较硬，但可见局灶出血。坏死不是筛状癌的特点。钙化常见，在乳腺钼靶中可以成像。

五、显微镜检查

单纯性浸润性筛状癌中，浸润性筛状结构需占整个病变的 90% 以上（图 1）。肿瘤细胞呈浸润性岛状排列，通常成角，细胞弓形成清晰的筛孔状结构（筛状图案）。顶浆突起常见。管腔内可出现黏蛋白阳性的分泌物并伴有微钙化（Page 等，1983；Wells 和 Ferguson，1988）。肿瘤细胞小到中等大小，具有轻至中度多形性。核分裂象罕见。常见显著的间质纤维化；偶尔可见组织细胞起源的破骨细胞样巨细胞。

排列成筛状结构的 DCIS 经常出现（80%）（Page 等，1983）。如果腋窝淋巴结有转移，则仍保留典型的筛状结构。在 50% 的浸润性筛状癌

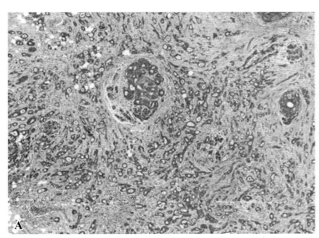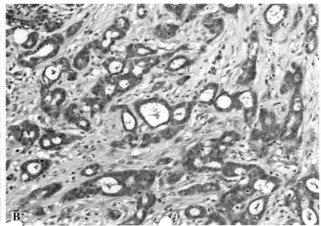

▲ 浸润性筛状癌，图 1（HE 染色）

A.1 例浸润性筛状癌显示低级别核的恶性肿瘤细胞不规则浸润，在促纤维反应的间质中排列呈筛状；B. 显示高倍镜

中，可出现类似小管癌的显著小管样结构（Page 等，1983）。病变中含有 10%～40% 其他形态类型的癌成分（小管癌除外），被视为是混合型（Page 等，1983；Venable 等，1990）。

六、免疫表型

典型的浸润性筛状癌具有管腔 A 型免疫表型、高表达激素受体、腔型角蛋白和 E-cadherin。单纯性浸润性筛状癌不表达基底型细胞角蛋白，缺乏 HER2 扩增和 p53 表达。

七、分子特征

浸润性筛状癌和小管癌有相似的基因组和转录组特征。

八、鉴别诊断

浸润性筛状癌应当同筛状 DCIS（见"导管原位癌"）、腺样囊性癌及其他具有筛状结构的乳腺癌进行鉴别。在浸润性筛状癌中，浸润的癌巢周围缺乏肌上皮细胞、癌巢分布不均及形态结构不规则，可以借助这些特征与 DCIS 进行鉴别。腺样囊性癌（见"腺样囊性癌"）有第二群细胞

及腔内分泌物和基底膜样（如层粘连蛋白阳性）物质（Wells 和 Ferguson，1988）。浸润性筛状癌的间质中经常可以见到破骨细胞样巨细胞，但是这种巨细胞也可以出现在其他类型浸润性乳腺癌中，不是浸润性筛状癌的鉴别要点。

推荐阅读

[1] Ellis, I. O., Galea, M., Broughton, N., Locker, A., Blamey, R. W., & Elston, C. W. (1992). Pathological prognostic factors in breast cancer. II. Histological type. Relationship with survival in a large study with long-term follow-up. *Histopathology, 20*, 479–489.

[2] Li, C. I., Uribe, D. J., & Daling, J. R. (2005). Clinical characteristics of different histologic types of breast cancer. *British Journal of Cancer, 93*, 1046–1052.

[3] Louwman, M. W., Vriezen, M., van Beek, M. W., Nolthenius-Puylaert, M. C., van der Sangen, M. J., Roumen, R. M., Kiemeney, L. A., & Coebergh, J. W. (2007). Uncommon breast tumors in perspective: Incidence, treatment and survival in the Netherlands. *International Journal of Cancer, 121*, 127–135.

[4] Page, D. L., Dixon, J. M., Anderson, T. J., Lee, D., & Stewart, H. J. (1983). Invasive cribriform carcinoma of the breast. *Histopathology, 7*, 525–536.

[5] Venable, J. G., Schwartz, A. M., & Silverberg, S. G. (1990). Infiltrating cribriform carcinoma of the breast: A distinctive clinicopathologic entity. *Human Pathology, 21*, 333–338.

[6] Wells, C. A., & Ferguson, D. J. (1988). Ultrastructural and immunocytochemical study of a case of invasive cribriform breast carcinoma. *Journal of Clinical Pathology, 41*, 17–20.

I

Invasive Lobular Carcinoma 浸润性小叶癌

Maria P. Foschini　Luca Morandi　著　　马怡晖　译

一、定义

浸润性小叶癌（ILC）的特征是非黏附性细胞，通常 E-cadherin 阴性，呈单列线形分布或排列，也可表现出其他的结构模式（Tavassoli 和 Eusebi，2009；Lakhani 等，2012）。ILC 通常伴有小叶原位癌（LCIS）。

二、临床特征

■ 发生率

ILC 是乳腺癌中第二常见组织学类型，占所有浸润性乳腺癌的 5%~15%（Lakhani 等，2012），尽管发病率因所应用的诊断标准不同而有不同。ILC 发病率一直在上升，尤其是在绝经后妇女中，可能是激素替代治疗和酗酒的结果（Rakha 和 Ellis，2010）。

■ 年龄

ILC 通常影响 50 岁及以上的围绝经期和绝经后妇女，但是 ILC 的发病年龄很广，从 20 多岁的年轻女性至 80 岁以上的老年女性患者（Tavassoli 和 Eusebi，2009）。

■ 性别

ILC 多发生于女性患者，罕见于男性患者。

■ 部位

ILC 起源于乳腺实质，可发生于乳腺的任何象限。双侧性和多发性在 ILC 中比其他类型乳腺癌更常见（Rakha 和 Ellis，2010）。Paget 病（见"乳头 Paget 病"）与 ILC 无关。

ILC 表现为可触及的大小不等的乳腺肿块。乳腺钼靶常常难以发现，以至于影响其早期诊断。ILC 是乳腺钼靶检查漏诊肿瘤中最常见的类型（Tavassoli 和 Eusebi，2009）。此外，MRI 在估计 ILC 大小和双侧性上比乳腺钼靶更有效。由于 ILC 肿瘤细胞偏少，术前依靠细针抽吸活检细胞学诊断会导致低诊。

■ 治疗

外科手术联合内分泌治疗是可手术切除患者的可选治疗方法，然而，联合化疗对进展期患者有用。

■ 结局

ILC 通常预后良好（低或中级别核、高表达 ER 和 PR、低增殖指数）。另一方面，与其他类型相比，ILC 代表更晚期阶段。对 ILC 预后的研究有相互矛盾的结果，当 ILC 与非特殊型浸润性癌相比时，无法显示 ILC 更好的预后。远处转移可能发生在确诊后多年，这提示 ILC 的长期预后比非特殊型乳腺癌差（Rakha 和 Ellis，2010；Lakhani 等，2012）。ILC 的转移模式显示更倾向腹膜播散（包括转移到胃肠道、子宫和卵巢）。此外，脑、脑膜、骨、胸膜和腹膜浆膜层也可受累（Tavassoli 和 Eusebi，2009；Lakhani 等，2012）。

ILC 可以有不同的形态学亚型，对这些亚型的预后影响研究不多。根据 Orvieto 等（2008）的数据显示，经典亚型因较低的复发和转移率，预后要好于 ILC 其他形态学亚型。

组织学分级与 ILC 预后相关（Rakha 和 Ellis，2010）。3 级 ILC 显示更频繁的侵袭性预后参数，包括晚期 T 期、血管浸润和淋巴结转移。与所预料的一样，同 2 级 ILC 相比，这些特征与不良预后相关。

三、大体检查

大体特征根据乳腺钼靶和临床表现而有不同。超过 50% 的病例表现为界限不清的质硬肿块。除此之外，ILC 可以表现为多发性微小结节。约 30% 的病例可出现弥漫性生长方式，因此很难发现有结节型改变，而乳腺实质表现为纤维性和质硬（Tavassoli 和 Eusebi，2009）。

四、显微镜检查

ILC 表现出广泛不同的结构和组织学特征（Tavassoli 和 Eusebi，2009），为了能做出正确诊断，应该认识这些特征。

（一）结构变异型

各组织学亚型常常混合，其主要的结构模式（超过 80%）决定肿瘤的特定亚型（Tavassoli 和 Eusebi，2009）。

人们认识经典亚型的 ILC（ILC-C）已经很长时间，这类肿瘤具有弥漫性生长模式，偶尔可形成结节。癌细胞排列分散，相互分离，排列成单排细胞条索在间质中浸润（图 1A，HE 染色），由于侵犯 Hartveit 前淋巴管可以围绕残存的导管和小叶形成靶环样结构（图 1B，角蛋白免疫组化）（Tavassoli 和 Eusebi，2009）。间质无炎症反应。癌细胞形态单一，核圆形居中，染色质细腻，胞质稀少。胞质内空泡并不少见，可以经阿尔新蓝 pH 2.5 / 消化 PAS 染色显示出来。电镜下，细胞内管腔被覆微绒毛（Tavassoli 和 Eusebi，2009）。

ILC-C 癌细胞可以像"蜘蛛网"样在乳腺组织中弥漫性浸润（Tot，2016）。这种生长方式提示不良预后。这种变异型中核分裂少，坏死罕见。

伴实性结构的实性亚型 ILC（ILC-S）形成大小不等的实性团片状，通常 > 2cm。ILC-S 包含与 ILC-C 相似的肿瘤细胞，但是经常具有更高的核级别（图 2A，HE 染色）。不典型核分裂象和坏死区域经常能在 ILC-S 中发现。E-cadherin 阴性有助于同非特殊型浸润性癌进行鉴别诊断

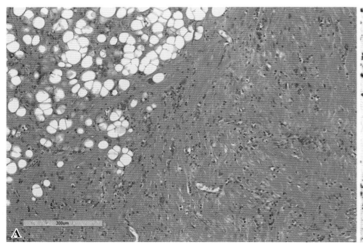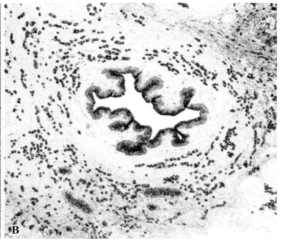

▲ 浸润性小叶癌，图 1

A.ILC-C 的癌细胞在间质中呈特征性的弥漫性浸润生长（HE 染色）；B. 肿瘤细胞（此处用低分子量细胞角蛋白抗体染色）围绕导管排列呈靶环样

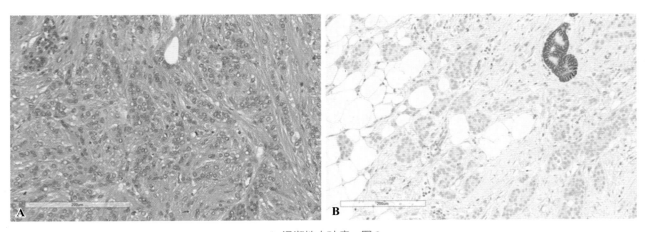

▲ 浸润性小叶癌，图 2

ILC-C 中有时可见实性结构（A）（HE 染色）；免疫组化不表达 E-cadherin 可用于同非特殊型浸润癌进行鉴别诊断（B）

（见"非特殊型浸润性癌"）（图 2B，免疫组化 E-cadherin 显示残存导管的上皮细胞。ILC 巢阴性）。

黏液样亚型（ILC-Muc）是 ILC 的罕见亚型，具有较多的细胞外黏液沉积（Cserni 等，2017）。黏液沉积可以局灶或者弥漫。ILC-Muc 癌细胞与 ILC-C 中相似。

疏松的腺泡亚型 ILC（ILC-LA）中，癌细胞排列成被纤维间隔分开的腺泡样结构（图 3，HE 染色）。癌细胞的形态与 ILC-C 相同。

小管小叶亚型 ILC（ILC-TL）以管状癌和 ILC 混合存在为特征（Tavassoli 和 Eusebi，2009）。

（二）细胞学亚型

所有这些特点都可以在每一类组织学亚型中表现出来。

组织细胞样亚型（ILC-H）（Tan 等，2011）中癌细胞类似组织细胞，胞质透亮且细腻泡沫样（图 4，HE 染色）。电镜下，肿瘤性组织细胞样细胞显示大而透亮的囊泡，具有典型的大汗腺细胞特征。这些肿瘤细胞的大汗腺本质可以通过大汗腺标记 GCDFP-15 免疫组化染色阳性来证明。

▲ 浸润性小叶癌，图 3

ILC-LA 显示肿瘤细胞排列呈腺泡样结构，被纤维间隔分离（HE 染色）

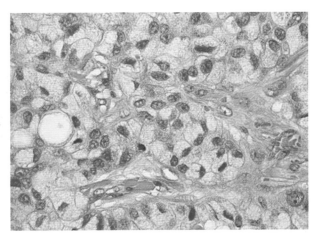

▲ 浸润性小叶癌，图 4

ILC-H，由胞质呈泡沫样的肿瘤细胞组成，核中度不典型（HE 染色）

大汗腺亚型（ILC-A）：肿瘤细胞胞质嗜酸性颗粒样，核居中，核仁明显。通常弥漫阳性表达 GCDFP-15。ILC-A 与伴大汗腺特征的 LCIS 相关。

印戒细胞亚型（ILC-SR）：具有印戒细胞样特征的肿瘤细胞是本亚型主要的肿瘤细胞群（图 5，HE 染色）。在 ILC-SR 中，可以看到两种类型的印戒样细胞（Tavassoli 和 Eusebi，2009）。第一种，也是最常见的类型，胞质内充满黏液空泡，电镜下可见微绒毛。第二种显示扩张的内质网池，充满 PAS 或 Alcian blue 阳性黏蛋白，类似胃的印戒样细胞。

肌上皮样细胞亚型（ILC-M）：极少病例报道显示肌上皮细胞分化（Del Vecchio 等，2005；Tavassoli 和 Eusebi，2009）。由 Del Vecchio 等（2005）描述的病例中，肿瘤细胞具有介于分泌型上皮和肌上皮之间的中间特点（因此曾命名"肌分泌"）（DelVecchio 等，2005）。肌分泌的特征存在于浸润性癌和原位癌成分中。

多形性亚型（ILC-P）：该型在专门的章节中描述（见"多形性小叶癌"）。

所有 ILC 亚型经常伴发小叶原位癌（LCIS）（见"小叶原位瘤变"）或者具有低级别核的导管原位癌（见"导管原位癌"）（DCIS）。LCIS 常为

多灶性，可以位于浸润性成分中或位于周围乳腺实质内，也可以位于其他乳腺象限或者对侧乳腺（Foschini 等，2006）。

ILC 分级：通常根据所有乳腺癌应用的 Nottingham 分级系统对 ILC 进行分级（Rakha 和 Ellis，2010）。因为缺乏小管形成及核分裂指数低，ILC 分级可能很难评估。在特殊亚型中，尤其是 ILC-S 和 ILC-P 中，3 级 ILC 更多见。

不过，基于大宗随访病例的研究结果显示，ILC 分级可以预测预后。

肿瘤浸润淋巴细胞（TIL）在 ILC 中稀少。显著的 TIL 可以在那些显示更具侵袭特征的亚型中观察到，如 ILC-P、ILC-S 及 3 级 ILC。极罕见情况下，TIL 可以很明显，以至于 ILC 表现出淋巴上皮瘤样癌的特征（Cristina 等，2000）。

淋巴结转移灶反映了 ILC 的结构特征，包括肿瘤细胞在淋巴结内弥漫分布或呈线性及小巢状排列（图 6，ILC 淋巴结转移灶的角蛋白免疫组化染色）。具体来说，孤立肿瘤细胞（ITC）微转移和宏转移之间的鉴别诊断有主观性。为了能够得到一种能够提供进一步腋窝淋巴结转移风险准确信息的可靠解释，已经提出了几种方法（2010）。Van Deurzen（2010）等证明，由欧洲乳腺筛查病理学工作协作组（EWGBSP）

I

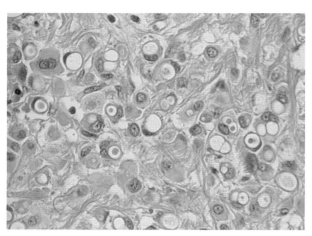

▲ 浸润性小叶癌，图 5
ILC-SR 显示大量的肿瘤细胞内有胞质内空泡（HE 染色）

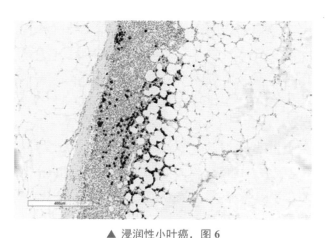

▲ 浸润性小叶癌，图 6
ILC-C 淋巴结转移表现为单个或小簇肿瘤，有时很难识别这样的转移灶（细胞角蛋白 IHC 反应）

提出的确定患者进一步腋窝淋巴结转移负荷高或低风险的方法最为准确。

冰冻切片诊断 ILC 前哨淋巴结转移是困难的，因为单个癌细胞和淋巴细胞混合存在可能在术中快速评估中漏诊。为此，应用快速角蛋白免疫组化染色可以帮助标记癌细胞。

五、免疫表型

E-cadherin 表达丢失是 ILC 肿瘤细胞最典型的免疫组化特征（Dabbs 等，2013），可用于鉴别诊断 ILC 和其他组织学类型乳腺癌。在 ILC-C 中，E-cadherin 几乎完全丢失；肿瘤细胞膜看不到染色。在一些 ILC 亚型中，E-cadherin 丢失可能是部分的，肿瘤细胞可以显示部分残留的膜阳性表达（Canas-Marques 和 Schnitt，2016）。

ILC，除了 E-cadherin 表达丢失，P120 连环素可以从胞膜表达变为胞质表达（Canas-Marques 和 Schnitt，2016）。联合应用免疫组化检测 E-cadherin 丢失和 P120 胞质表达可以帮助正确诊断 ILC。另外，ILC 细胞还可以表达低分子量角蛋白、CK34βE12、GATA3、mammaglobin、GCDFP-15、EMA、cathepsin D 和 cyclin D1（Rakha 和 Ellis，2010）。肌上皮细胞标记通常阴性，除了"混合"亚型（Del Vecchio 等，2005）。

ER（图 7，免疫组化 ER 核呈红色阳性表达）和 PR 在绝大多数 ILC 及大部分肿瘤细胞（80%）中高表达，而阳性细胞的密度和百分比在 ILC 亚型中会降低，尤其是在侵袭性亚型中。AR 在多数 ILC 中高表达（Riva 等，2005）。

HER2 过表达或扩增在 ILC 中很少见，几乎只见于 ILC 的多形性亚型（见"多形性小叶癌"）。

用 Ki-67 抗体进行免疫组化评估肿瘤细胞增殖活性，ILC 要低于非特殊型浸润性癌（见"非特殊型浸润性癌"）。高增殖指数见于 3 级 ILC 或者具有侵袭性生物学行为的特殊亚型。

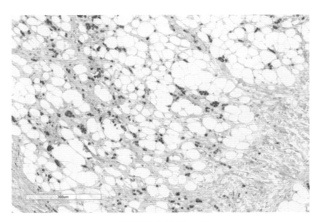

▲ 浸润性小叶癌，图 7
多数 ILC 肿瘤细胞 ER 阳性（IHC，ER 显示红色）

六、分子特征

在 ILC 中检测到的主要分子改变是位于 16q22.1 影响 CDH1 的基因，其蛋白产物是 E-cadherin（Dabbs 等，2013）。

较大范围的遗传学或表观遗传学改变可以影响 CDH1 基因，如缺失、突变和甲基化。在 ILC 中检测到的最常见改变是 16q 丢失、1q 和 16p 增加。此外，也发现了几个其他的遗传学改变，如 8q 增加和 8p23-p21、11q14.1q25、13q 及 Xq 丢失（Rakha 和 Ellis，2010）。

E-cadherin 转录调控可以被大量不同的转录因子改变，如 TGFβ 通路活化、SNAIL 和 SLUG 上调及 ZEB1 表达（Dabbs 等，2013）。

应用免疫组化检测 E-cadherin 表达的不同模式可以反映 E-cadherin 失活的不同遗传学机制（Dabbs 等，2013；Canas-Marques 和 Schnitt，2016）。

CDH1 突变在多灶性而非单灶性肿瘤中更常见，提示这些异常可能与 ILC 在乳腺间质内扩散有关。由于 E-cadherin 在细胞黏附中的关键作用，它们可能与 ILC 转移到胃肠道、卵巢和腹膜等器官的特殊转移播散方式有关。

文献报道的 ILC 中经常突变的其他 4 个关键基因有 PIK3CA（大约 45%）、PTEN（通常为 LOH 或在约 13% 的病例中突变）、AKT1（大约 13%）和 HER2（大约 5.1%）（Desmedt 等，2016）。

基于标准化分子分析法对 141 例 ILC 进行转录组特征分析显示，84% 的标本被归类于管腔 A 或管腔 B 型（Ciriello 等，2015）。最近一项使用免疫组织化学替代物评估 981 例原发性 ILC 的研究（Iorfida 等，2012）证实了那些数据，有 41% 和 57% 的 ILC 样本分布属于管腔 A 和管腔 B 型。

基于克隆分析的遗传学研究显示 LCIS 和 ILC 之间存在联系（Morandi 等，2006）。这些数据近来被一项独立研究证实（Sakr 等，2016），表明 LCIS 和 ILC 有相似的体细胞突变，最常见的突变基因是 PIK3CA 和 CDH1。

七、鉴别诊断

根据 ILC 亚型不同，ILC 应考虑的鉴别诊断也有所不同。

最常见的鉴别诊断是非特殊型浸润性癌（见"非特殊型浸润性癌"），尤其是和 ILC-S 的鉴别。在鉴别诊断中，除了上述描述的形态学特征，E-cadherin 表达缺失或减弱有助于鉴别诊断。在鉴别诊断较为困难的病例中，可以加入胞质 P120 表达。

ILC-C 和多形性（低级别）腺癌（PLGA）之间的鉴别诊断在专门章节描述（见"多形性癌"）。简而言之，当形态学难以解释时，PLGA 中 E-cadherin 碎片样表达和 CK7 表达减少有助于鉴别诊断。此外，BCL2 阳性和 ER/AR 阴性常在 PLGA 中见到。上皮样肌纤维母细胞瘤极为罕见（见"乳腺肌纤维母细胞瘤"），但可与 ILC-C 形态相似，因为前者的上皮样肿瘤细胞可以单个、单排或巢状排列。这些肿瘤细胞 ER 和 PR 阳性表达，但与 ILC-C 不同的是也可以不同程度的阳性表达 vimentin、desmin、α-SMA、CD34、

CD99 和 CD10。

ILC-H 应该同几种反应性和肿瘤性病变鉴别（Eusebi 等，1995；Tan 等，2011）。术中快速冰冻时鉴别诊断可能有困难。需要考虑到的最常见的鉴别诊断是富含组织细胞的局灶性炎症。当 ILC-H 伴有显著 TIL 时，鉴别诊断尤其困难。ILC-H 通常显示核的不典型性，经常伴有原位癌。在常规切片上，上皮性标志物 CK7 和 GATA3 免疫组化强阳性，ER、PR 和 AR 高表达有助于鉴别诊断。

ILC-H 和颗粒细胞瘤的鉴别诊断将在专门章节进行讨论（见"颗粒细胞瘤"）。简而言之，那些缺乏核不典型性和原位癌的病例应考虑颗粒细胞瘤的诊断；在常规切片上，颗粒细胞瘤有特异性的免疫组化标记（S-100 阳性），不表达细胞角蛋白。

ILC-H 和 ILC-A 应该与伴有大汗腺改变（见"大汗腺癌"）的浸润性癌进行鉴别。因此，E-cadherin 不表达或表达减弱，同时伴有 P120 胞质表达，是 ILC 的主要特征。

ILC-SR 与不同器官起源的印戒细胞癌很难鉴别，尤其是以胃肠道转移为表现的 ILC-SR。乳腺 ILC-SR 中 ER、PR、AR 和 GATA3 强阳性表达，而在非乳腺起源的相似的癌中缺乏这一特点。

ILC-Mu 可以借助 E-cadherin 表达缺失和 P120 细胞质表达同黏液癌（见"浸润性黏液癌"）进行鉴别（Cserni 等，2017）。

ILC-M 是一种罕见亚型，主要应同非特殊型浸润性癌鉴别（见"非特殊型浸润性癌"）。它的细胞学特征与 ILC-C 相似，E-cadherin 部分丢失，同时表达上皮和肌上皮标记（Del Vecchio 等，2005）。

ILC-P 将在专门的章节详细讨论（见"多形性小叶癌"）。

I

推荐阅读

[1] Canas-Marques, R., & Schnitt, S. J. (2016). E-cadherin immunohistochemistry in breast pathology: uses and pitfalls. *Histopathology, 68*(1), 57–69.

[2] Ciriello, G., Gatza, M. L., Beck, A. H., Wilkerson, M. D., Rhie, S. K., Pastore, A., Zhang, H., McLellan, M., Yau, C., Kandoth, C., Bowlby, R., Shen, H., Hayat, S., Fieldhouse, R., Lester, S. C., Tse, G. M.K., Factor, R. E., Collins, L. C., Allison, K. H., Chen, Y. Y., Jensen, K., Johnson, N. B., Oesterreich, S., Mills, G. B., Cherniack, A. D., Robertson, G., Benz, C., Sander, C., Laird, P.W., Hoadley, K. A., King, T. A., Research Network, T. C. G. A., & Perou, C. M. (2015). *Comprehensive molecular portraits of invasive lobular breast cancer. Cell, 163*(2), 506–519.

[3] Cristina, S., Boldorini, R., Brustia, F.,&Monga, G. (2000). Lymphoepithelioma-like carcinoma of the breast. An unusual pattern of infiltrating lobular carcinoma. *Virchows Arch, 437*(2), 198–202.

[4] Cserni, G., Floris, G., Koufopoulos, N., Kovács, A., Nonni, A., Regitnig, P., Stahls, A., & Varga, Z. (2017). Invasive lobular carcinoma with extracellular mucin production—a novel pattern of lobular carcinomas of the breast. Clinico-pathological description of eight cases. *Virchows Arch, 471*(1), 3–12.

[5] Dabbs, D. J., Schnitt, S. J., Geyer, F. C.,Weigelt, B., Baehner, F. L., Decker, T., Eusebi, V., Fox, S. B., Ichihara, S., Lakhani, S. R., Palacios, J., Rakha, E., Richardson, A. L., Schmitt, F. C., Tan, P. H., Tse, G. M., Vincent-Salomon, A., Ellis, I. O., Badve, S., & Reis-Filho, J. S. (2013). Lobular neoplasia of the breast revisited with emphasis on the role of E-cadherin immunohistochemistry. *Am J Surg Pathol, 37*(7), e1–11.

[6] Del Vecchio, M., Foschini, M. P., Peterse, J. L., & Eusebi, V. (2005). Lobular carcinoma of the breast with hybrid myoepithelial and secretory ("myosecretory") cell differentiation. *Am J Surg Pathol, 29*(11), 1530–1536.

[7] Desmedt, C., Zoppoli, G., Gundem, G., Pruneri, G., Larsimont, D., Fornili, M., Fumagalli, D., Brown, D., Rothé, F., Vincent, D., Kheddoumi,N., Rouas, G.,Majjaj, S., Brohée, S., Van Loo, P.,Maisonneuve, P., Salgado, R., Van Brussel, T., Lambrechts, D., Bose, R.,Metzger, O., Galant, C., Bertucci, F., Piccart-Gebhart, M., Viale, G., Biganzoli, E., Campbell, P. J., & Sotiriou, C. (2016). Genomic characterization of primary invasive lobular breast cancer. *J Clin Oncol, 34*(16), 1872–1881.

[8] Eusebi, V., Foschini, M. P., Bussolati, G., Rosen, P. P. (1995). Myoblastomatoid (histiocytoid) carcinoma of the breast. A type of apocrine carcinoma. *Am J Surg Pathol, 19*(5), 553–62.

[9] Foschini, M. P., Righi, A., Cucchi, M. C., Ragazzini, T., Merelli, S., Santeramo, B., & Eusebi, V. (2006). The impact of large sections and 3D technique on the study of lobular in situ and invasive carcinoma of the breast. *Virchows Arch, 448*(3), 256–261.

[10] Iorfida, M., Maiorano, E., Orvieto, E., Maisonneuve, P., Bottiglieri, L., Rotmensz, N., Montagna, E., Dellapasqua, S., Veronesi, P., Galimberti, V., Luini, A., Goldhirsch, A., Colléoni, M., & Viale, G. (2012). Invasive lobular breast cancer: subtypes and outcome. *Breast Cancer Res Treat, 133*(2), 713–723.

[11] Lakhani, S. R., Rakha, E. A., & Simpson, P. T. (2012). Invasive lobular carcinoma. In S. R. Lakhani, I. O. Ellis, S. J. Schnitt, P. H. Tan, & M. van de Vijver (Eds.), *WHO classification of tumors of the breast* (4th ed., pp. 40–42). Lyon: IARC Press.

[12] Morandi, L., Marucci, G., Foschini, M. P., Cattani, M. G., Pession, A., Riva, C., & Eusebi, V. (2006). Genetic similarities and differences between lobular in situ neoplasia (LN) and invasive lobular carcinoma of the breast. *Virchows Arch, 449*(1), 14–23.

[13] Orvieto, E., Maiorano, E., Bottiglieri, L., Maisonneuve, P., Rotmensz, N., Galimberti, V., Luini, A., Brenelli, F., Gatti, G., & Viale, G. (2008). Clinicopathological characteristics of invasive lobular carcinoma of the breast: results of an analysis of 530 cases from a single institution. *Cancer, 113*(7), 1511–1520.

[14] Rakha, E. A.,&Ellis, I. O. (2010). Lobular breast carcinoma and its variants. *Semin Diagn Pathol, 27*(1), 49–61.

[15] Riva, C., Dainese, E., Caprara, G., Rocca, P. C., Massarelli, G., Tot, T., Capella, C., & Eusebi, V. (2005). Immunohistochemical study of androgen receptors in breast carcinoma. Evidence of their frequent expression in lobular carcinoma. *Virchows Arch, 447*(4), 695–700.

[16] Sakr, R. A., Schizas, M., Carniello, J. V., Ng, C. K., Piscuoglio, S., Giri, D., Andrade, V. P., De Brot, M., Lim, R. S., Towers, R.,Weigelt, B., Reis-Filho, J. S., & King, T. A. (2016). Targeted capture massively parallel sequencing analysis of LCIS and invasive lobular cancer: Repertoire of somatic genetic alterations and clonal relationships. *Mol Oncol, 10*(2), 360–370.

[17] Tan, P. H., Harada, O., Thike, A. A., & Tse, G. M. (2011). Histiocytoid breast carcinoma: an enigmatic lobular entity. *J Clin Pathol, 64*(8), 654–659.

[18] Tavassoli, F. A., & Eusebi, V. (2009). Invasive lobular carcinoma. *In Tumors of the mammary gland, AFIP Atlas of tumor pathology, series 4* (pp. 156–168).

[19] Washington, DC: American Registry of Pathology. Tot, T. (2016). Diffuse invasive breast carcinoma of no special type. *Virchows Arch, 468*(2), 199–206.

[20] vanDeurzen, C.H., Cserni,G., Bianchi, S.,Vezzosi,V., Arisio, R.,Wesseling, J., Asslaber,M., Foschini,M. P., Sapino, A., Castellano, I., Callagy, G., Faverly, D., Martin-Martinez, M. D., Quinn, C., Amendoeira, I., Kulka, J., Reiner-Concin, A., Cordoba, A., Seldenrijk, C. A., van Diest, P. J. (2010). Nodal-stage classification in invasive lobular breast carcinoma: influence of different interpretations of the pTNM classification. *J Clin Oncol, 28*(6), 999–1004.

Invasive Metaplastic Carcinoma
浸润性化生性癌

Caterina Marchiò　Suzanne Chartier　Guillaume Bataillon　Anne Vincent-Salomon　**著**　　马怡晖　**译**

一、同义词

假肉瘤样化生性癌；癌肉瘤；产基质的癌；肉瘤样癌；梭形细胞化生性肿瘤。

二、定义

化生性癌代表了一类形态学异质的乳腺浸润性癌，其中显示不同比例的鳞状细胞和（或）间叶分化的特征，如梭形、软骨、骨或横纹肌样细胞（Lakhani 等，2012）。

三、临床特征

■ 发生率

化生性癌是一种不常见的乳腺癌组织学类型，占所有乳腺癌的 0.2%～5%（Lakhani 等，2012）。

■ 年龄

尽管发病年龄范围与非特殊型浸润性癌（IC-NST）相似（见"非特殊型浸润性癌"），但 2 项研究报道化生性癌的发病年龄要大于 IC-NST 患者（Lai 等，2013；Pezzi 等，2007）。

■ 性别

多数患者是女性，然而也有男性发生化生癌的报道。

■ 部位

乳腺化生性癌发生部位与任何 IC-NST 相似。

■ 治疗

治疗是基于前哨淋巴结活检的外科手术方法。值得注意的是，在这些患者中，乳腺切除术比保乳手术更常见，很大可能是因为就诊时肿块体积较大。此外，腋窝淋巴结累及没有 IC-NST 常见。不过，腋窝前哨淋巴结活检是一个值得推荐的好方法。依据临床病理学参数，患者在外科手术后可进行辅助化疗和放疗。

当考虑应用新辅助化疗时，应当牢记这类癌同其他传统的三阴性乳腺癌（TNBC）（Jung 等，2010）相比，通常对化疗反应较差。最近的一项研究表明，与其他类型的 TNBC 相比，在新辅助治疗中，接受新辅助化疗的乳腺化生性癌患者更有可能发生临床进展，也显示更差的无病生存（Tanabe 等，2017）。不同的转录组亚型间似乎存在对化疗反应的差异（见分子特征）：这类肿瘤中，被归类为间质样、基底样 2 型和腔型雄激素受体型的那些病例比基底样 1 型的病例对新辅助化疗的反应要差（Lehmann 等，2016）。

■ 结局

与传统型 TNBC 不同，化生型癌对化疗不敏感，预后较差（Jung 等，2010）。尽管化生性癌多数是高级别，具有侵袭性生物学行为，但应当知道，还有两种低级别形式的化生性癌，即纤维瘤病样化生性癌和低级别腺鳞癌（Marchiò 等，2016）。纤维瘤病样化生性癌具有远期转移的潜能，尽管转移率低于高级别化生性癌，也必须行外科手术切除（Gobbi 等，2003；Sneige 等，2001）。低级别腺鳞癌倾向局部复发；尽管如此，它的转移潜能很小，因此应尽量避免化疗（Marchiò 等，2016）。

四、大体检查

这些肿瘤的大体表现不具有特征：与其他类型的乳腺癌相似，边界可以清楚或模糊、不规则（Collins 和 Schnitt，2013）。然而应当注意到，它们偶尔会表现为囊性病变，尤其是鳞状细胞癌的病例；除此之外，当异源性成分丰富且显著时，其大体观可能更为独特。如在组织切面上，鳞状细胞或软骨样区域可表现为珍珠白到灰色闪光区域。

最后，在确诊时，它们平均直径要比 IC-NST 更大（见"非特殊型浸润性癌"），文献报道的平均大小为 3.9cm（Collins 和 Schnitt，2013）。

五、显微镜检查

组织学上，这些肿瘤大多数为高级别，具有明显的核多形性和核分裂象；然而，它们包括了一组异质性病变（图 1）。2012 年，WHO 乳腺肿瘤学分类采用描述性分类，如下。

- 鳞状细胞癌。
- 伴间叶分化的化生性癌。
- 梭形细胞癌。
- 纤维瘤病样化生性癌。
- 低级别腺鳞癌。

当诊断一个化生性癌时，应该清楚地描述病变中存在的不同形态学成分，因为它们代表了不同的临床意义。

（一）鳞状细胞癌

化生性鳞状细胞癌可以是单纯性或者和 IC-NST 混合（Lakhani 等，2012；Collins 和 Schnitt，2013）。乳腺单纯性鳞状细胞癌罕见。重要的是

要牢记，一些非特殊型浸润性癌可以观察到一定程度的鳞状分化（见"非特殊型浸润性癌"），最常见于伴髓样特征的乳腺癌中（见"伴有髓样特征的浸润性癌"）（Lakhani 等，2012；Collins 和 Schnitt，2013）。最好的做法是排除从其他器官转移而来的可能性，如皮肤，而当遇到男性患者时，不管患者是否有肺癌病史或嗜烟，肺也应该包括在排除范围内（见鉴别诊断）。

乳腺鳞状细胞癌典型者表现为一个囊性病变，腔内被覆鳞状上皮，细胞核有不同程度的异型性，周围的间质内有肿瘤浸润的证据，通常有显著的炎性浸润（Lakhani 等，2012）。

肿瘤细胞的鳞状分化可以从高分化到差分化（图 1A 和 B，HE 染色），也可以见到梭形细胞形态，在肿瘤浸润的边缘尤为典型（Lakhani 等，2012）。

鳞状细胞癌的棘层松解亚型也已被描述，表现为不规则腔隙被覆鳞状细胞。这些腔隙可被误认为是血管腔隙，导致血管肉瘤的错误诊断（Lakhani 等，2012；Collins 和 Schnitt，2013）。

（二）伴间叶分化的化生性癌

这类病变的定义是肿瘤内存在不同程度的间叶来源的异源性分化（Collins 和 Schnitt，2013），也可以被称为"产基质的癌"。乳腺化生性癌中最常见的异源性成分是骨或软骨化生（图 1E 和 F，HE 染色）（Collins 和 Schnitt，2013）。

一般来说，异源性成分可表现为良性或恶性，后一种情况类似于肉瘤。基于此，当间叶成分显著时，应与以下病变鉴别：①伴异源性分化的恶性叶状肿瘤（见"叶状肿瘤"）；②肉瘤（原发或转移性）（Collins 和 Schnitt，2013；Rakha 等，2016）。

这些情况下，需要对病灶进行广泛取材以寻找明确的上皮性成分或局灶性导管原位癌（见"导管原位癌"）（Collins 和 Schnitt，2013；Rakha 等，2016）。正如在鉴别诊断中讨论的，在典型的病

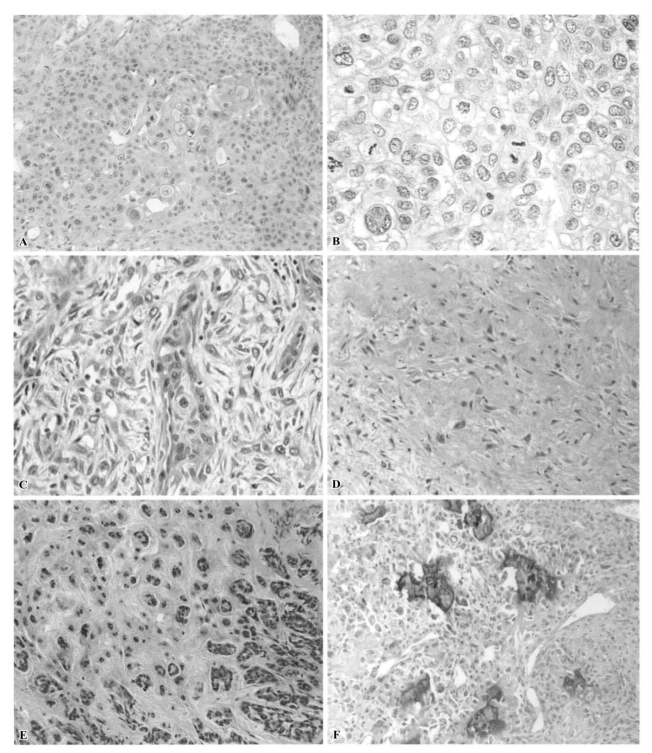

▲ 浸润性化生性癌，图 1（HE 染色）

化生性癌的代表性形态学。A. 鳞状细胞癌。B. 高倍镜下，伴有上皮样特征的化生癌显示高核分裂计数。C. 梭形细胞癌。D. 纤维瘤病样化生性癌。E 和 F. 2 例伴有间叶分化的化生性癌，1 例显示软骨样分化（E）另一例显示骨组织形成（F）

例中，用一组细胞角蛋白进行标记，即使是局灶性表达。必须强调，并不是所有化生性癌均表达细胞角蛋白，在叶状肿瘤中也可以观察到局灶性细胞角蛋白表达（见"叶状肿瘤"），因此鉴别诊断尤其充满挑战，有些情况下无法进行鉴别诊断（Collins 和 Schnitt，2013）。

（三）梭形细胞癌

化生性癌可以表现为不典型梭形细胞增生（Lakhani 等，2012），因此重点应与乳腺其他梭形细胞肿瘤进行鉴别。肿瘤性梭形细胞具有广泛的形态谱系，可以是束状、席纹状或杂乱无章生长（图 1C，HE 染色），边缘浸润（Lakhani 等，2012）。细胞核表现出中级别到高级别的不典型性。淋巴细胞和树突细胞的炎性浸润常可看到（Lakhani 等，2012）。

混合性肿瘤中如果存在癌性成分会使诊断相对简单。另一方面，没有明确上皮分化的形态学证据使得高级别梭形细胞癌的诊断具有挑战性（Rakha 等，2016）。另一种情况，进行广泛的取材和用一组包括多个细胞角蛋白的标记进行全面的免疫组化检测是有用的（Collins 和 Schnitt，2013；Rakha 等，2016）。正如上文中对伴有间叶分化的化生性癌的讨论，局灶性导管原位癌（见"导管原位癌"）或小的黏附性上皮细胞巢应该被找到。如果单纯性梭形细胞恶性肿瘤没有这些特点，甚至没有局灶性细胞角蛋白表达，在鉴别诊断时应考虑到恶性叶状肿瘤（见"叶状肿瘤"）、肉瘤和转移性肉瘤（Collins 和 Schnitt，2013；Rakha 等，2016）。

低级别梭形细胞癌也被描述为"纤维瘤病样化生性癌"，将在下文讨论。

（四）纤维瘤病样化生性癌

如 Gobbi 等（1999）描述的，这类肿瘤代表了一类伴有梭形样特征的化生性癌的低级别亚型。作者最初用"肿瘤"描述这种病变以避免使用"癌"，因为这类病变不管是在表型还是生物学行为上，似乎都不像癌（Gobbi 等，1999）；不过这种病变在 2012 年 WHO 分类中被定义为"癌"。

典型的镜下生长模式为肿瘤呈指状突起样浸润至邻近乳腺和脂肪组织；然而，边界不清或呈结节状的病变也有报道（Gobbi 等，1999）。以梭形细胞的显著增生为特征，胞质呈浅嗜酸性，细胞核细长，具有轻度的不典型性（图 1D，HE 染色；图 2A 和 B，HE 染色）（Gobbi 等，1999）。间质显示出不同程度的胶原化。可见局灶性丰富的梭形和多角形肿瘤细胞，细胞核较圆，排列成"上皮样"细胞巢。梭形细胞常呈相互交织状排列（Lakhani 等，2012）。此外，还可见局灶腺样或鳞状细胞成分，应与低级别腺鳞癌（见下文）鉴别诊断；在纤维瘤病样癌中，局灶腺样或鳞状细胞成分应不超过整个肿瘤的 5%。可以伴发导管原位癌（见"导管原位癌"）（Gobbi 等，1999）。

经典者表达细胞角蛋白；然而需要注意，表达可以是局灶性，偶尔局限在丰富的梭形和更接近上皮样的细胞中表达。p63 在这些病变中恒定表达。

（五）低级别腺鳞癌

这是一种罕见的化生性癌组织学亚型，同时具有明确的腺样和鳞状分化。其特征是分化良好的腺体/小管形成，与梭形细胞背景下的鳞状细胞巢紧密混合。尽管存在化生性成分，这些肿瘤具有低级别组织学结构。与它们低级别形态特征一致，大多数低级别腺鳞癌预后良好，淋巴结转移率低（Collins 和 Schnitt，2013）。然而一部分病例，可以有局部侵袭性。对这类病变更详细的描述可见低级别腺鳞癌章节。

六、免疫表型

这类肿瘤绝大多数（大于 90%）是三阴性表型，不表达 ER、PR 和 HER2。寻找上皮表型

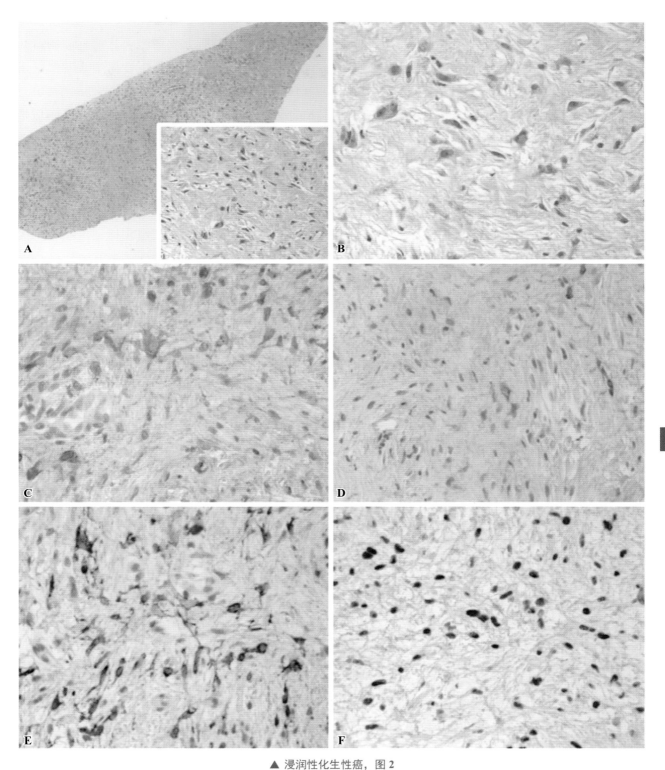

▲ 浸润性化生性癌，图 2

空芯针穿刺活检显示乳腺组织中梭形细胞增生，梭形细胞显示浅染的嗜酸性胞质，细长的细胞核具有轻度不典型性（A 和 B）。肿瘤细胞显示广谱细胞角蛋白弱表达（C）。局灶 CK5/6 表达（D），更广泛和强烈的 CK14 表达（E）。病变显示弥漫性 p63 表达（F）

在鉴别诊断中具有重要意义。任何上皮性标志物阳性都支持化生性癌的诊断。必须评估一大组上皮性标志物，将广谱细胞角蛋白（如 AE1/AE3、KL1）、EMA 和 E-cadherin 等包括在内。腔型细胞角蛋白（CK），如 CK8/18 可以在少数病例中表达（Collins 和 Schnitt，2013；Rakha 等，2017）。值得注意的是，包括 CK5/6、CK5、CK14 和 CK17 在内的高分子量（基底型）CK 经常阳性表达（Collins 和 Schnitt，2013；Rakha 等，2017）（图 2C，广谱细胞角蛋白染色；D，CK5/6 染色；E，CK14 染色；F，p63 染色）。事实上，

已有报道 90.8% 的 MBC 显示基底样免疫表型（Reis-Filho 等，2006）。

通常在正常肌上皮细胞表达的标志物，如 p63 和 SMA，也经常在化生性癌中表达，可用来协助诊断化生性癌（Collins 和 Schnitt，2013；Rakha 等，2017）。表达这些标志物的肿瘤不应当被误认为肌上皮癌。在某种程度上类似于所有乳腺癌，包括三阴性乳腺癌，管腔细胞代表了化生性癌的起源细胞。

最近的 1 项研究全面分析了大量文献报道的一系列化生性癌的免疫组化标记（Rakha 等，

浸润性化生性癌，表 1　CK 和不同的上皮性标记在化生性癌的主要亚组中表达

		鳞状细胞癌	伴间叶分化的化生性癌	梭形细胞癌	纤维瘤病样癌	低级别腺鳞癌
细胞角蛋白	AE1/AE3	11/13（85）	36/36（100）	99/117（85）	30/30（100）	13/14（93）
	CK8/18	17/18（94）	7/13（94）	14/54（26）	1/2（50）	18/21（86）
	CK7	//	4/4（100）	0/2（0）	0/25（0）	21/22（95）
	CK19	//	5/7（71）	0/2（0）	//	2/2（100）
	MNF116	//	7/10（70）	38/40（95）	//	2/2（100）
	34βE12	//	10/15（67）	7/9（78）	28/28（100）	23/23（100）
	CK5/6	59/63（94）	41/56（73）	25/34（74）	6/6（100）	25/27（93）
	CK14	17/19（89）	38/52（73）	35/43（81）		2/3（67）
	CK17	//	5/9（56）	6/7（86）	//	//
肌上皮标记	p63	46/53（87）	58/84（69）	73/100（73）	7/7（100）	32/88（84）
	SMA	3/6（50）	14/30（47）	77/92（84）	22/30（73）	5/23（22）
	SMM	//	2/16（12）	1/10（10）	0/24（0）	0/19（0）
	CD10	//	9/18（50）	14/15（93）		0/17（0）
	Calponin	//	24/30（80）	1/7（14）		0/7（0）
	S-100	//	59/63（94）	32/86（37）	1/5（20）	//
上皮分化	EGFR	95/114（83）	47/76（62）	35/49（71）		
	EMA	0/3（0）	14/15（93）	32/101（32）		
	E-CAD	18/20（90）	0/19（0）	0/10（0）	0/3（0）	

数据引自一系列已发表的化生性癌研究；本表修订和改编自 Rakha 等（2017）报道的表 2；阳性病例 / 总病例数（%）

2017），结果总结见表 1。

七、分子特征

化生性癌在一定程度上与 TNBC 相似，具有高水平的遗传不稳定性，表现出相似的基因拷贝数改变（Hennessy 等，2009）。表皮生长因子受体基因（EGFR）扩增伴过表达已经在一部分化生性癌中报道，似乎在鳞状细胞和（或）梭形细胞形态的肿瘤中更常见（Geyer 等，2010）。在转录组水平，化生性癌更优先属于基底样或 claudin-low 分子亚型；那些显示梭形细胞形态的肿瘤更倾向被归类为 claudin-low 型（Hennessy 等，2009；Lien 等，2004；Weigelt 等，2009）。若采用由 Lehmann 及其同事提出的 TNBC 的 6 种分子亚型分类标准（Lehmann 等，2011），MBC 更多为间充质样和间质干细胞样亚型（Weigelt 等，2015）。另一方面，如果采用综合聚类方法，则化生癌优先属于 IntClust 4、IntClust 1、IntClust 8 和 IntClust 9（Weigelt 等，2015）。

有趣的是，化生性癌中不同组织学成分与特殊的分子特征相关（Weigelt 等，2015）。如单独或主要由梭形细胞组成或显示软骨样形态的标本分别为低 claudin 分子亚型和间充质样亚型，而那些单独或主要由鳞状细胞组成的样本显示更高程度的异质性。近年来，我们对乳腺癌体细胞遗传学改变进行了研究（Ng 等，2017）。尽管化生性癌和常见的 TNBC 携带有相似的 TP53 基因突变频率，但它们在遗传学上似乎是不同的。事实上，化生性癌显示更高频率的 PIK3CA、PIK3R1、PTEN 和 Wnt 通路基因突变，分别有 57% 和 51% 的病例在 PI3K/AKT/mTOR 途径和 Wnt 途径中存在体细胞基因突变（Ng 等，2017）。这些数据具有临床意义，因为它们为最近的临床前和临床观察提供了分子基础，即抑制 Wnt 和 PI3K/AKT/mTOR 通路可能对一部分化生性癌患者有益（Ng 等，2017）。

八、鉴别诊断

由于乳腺化生性癌罕见和其组织学多样性，有时在进行常规诊断时会有挑战性（Rakha 等，2017）。

一般情况下，如果乳腺浸润性癌表现出间叶样或鳞状细胞分化，并伴随传统的乳腺浸润性或原位癌，化生性癌的诊断通常很简单。如果缺乏这些特征，应通过免疫组化来提供肿瘤细胞上皮样分化的证据（图 2）（Rakha 等，2017）。

鉴别诊断时应考虑广泛的良性、局部侵袭性及高侵袭性病变（Rakha 等，2017）。如果想确定乳腺原发性鳞状细胞癌的诊断，其他部位鳞状细胞癌，尤其是皮肤和肺的鳞状细胞癌应当被排除（Lakhani 等，2012）。

临床病史和影像学检查结果至关重要。然而，如果没有原位癌的证据，鉴别诊断可能是不可能的。在肺和乳腺鳞状细胞癌中没有特异性表达的标志物，在这种情况下，ER 和 PR 可能没有帮助，p40、p63 或基底型 CK 通常在两种病变中均有表达。GATA3 在化生性癌中表达不一致（Wendroth 等，2015；Hattori 等，2015），尽管很少，但在肺鳞状细胞癌中也有表达（Hattori 等，2015）。其他乳腺起源的标志物包括有 mammaglobin 和显示大汗腺分化的 GCDFP-15。mammaglobin 被报道在乳腺化生性癌中不表达（Reyes 等，2012）；GCDFP-15 可以在少数化生性癌中检测到表达，肺鳞状细胞癌中也可偶尔遇见（Provenzano 等，2016）。

另一个例子是低级别纤维瘤病样化生性癌，必须同乳腺韧带型纤维瘤病或其他良性梭形细胞肿瘤进行鉴别（Marchiò 等，2016）。而且，低级别腺鳞癌（见"低级别腺鳞癌"）可以与小管癌（见"小管癌"）或者乳头的汗管瘤（见"乳头汗管瘤样肿瘤"）很相似。

需要牢记的是，所有乳腺化生性癌没有恒定

表达的标志物。所以，最好采用一组标志物（图 2）（Rakha 等，2017）。多数化生性癌至少表达一种上皮分化的标记。阳性的频率可能与肿瘤的分化程度相关，纤维瘤病样梭形细胞癌和低级别腺鳞癌中有超过 10% 的肿瘤细胞非常高地表达几种标志物（表 1，图 2）（Rakha 等，2017）。

推荐阅读

[1] Collins, L. C., & Schnitt, S. (2013). *Biopsy interpretation of the breast* (2nd ed.). Philadelphia: Lippincott Williams & Wilkins.

[2] Geyer, F. C., Weigelt, B., Natrajan, R., Lambros, M. B., de Biase, D., Vatcheva, R., Savage, K., Mackay, A., Ashworth, A., & Reis-Filho, J. S. (2010). Molecular analysis reveals a genetic basis for the phenotypic diversity of metaplastic breast carcinomas. *The Journal of Pathology, 220*(5), 562–573.

[3] Gobbi, H., Simpson, J. F., Borowsky, A., Jensen, R. A., & Page, D. L. (1999). Metaplastic breast tumors with a dominant fibromatosis-like phenotype have a high risk of local recurrence. *Cancer, 85*(10), 2170–2182.

[4] Gobbi, H., Simpson, J. F., Jensen, R. A., Olson, S. J., & Page, D. L. (2003). Metaplastic spindle cell breast tumors arising within papillomas, complex sclerosing lesions, and nipple adenomas. *Modern Pathology, 16*(9), 893–901.

[5] Hattori, Y., Yoshida, A., Yoshida, M., Takahashi, M., & Tsuta, K. (2015). Evaluation of androgen receptor and GATA binding protein 3 as immunohistochemical markers in the diagnosis of metastatic breast carcinoma to the lung. *Pathology International, 65*(6), 286–292.

[6] Hennessy, B. T., Gonzalez-Angulo, A. M., Stemke-Hale, K., Gilcrease, M. Z., Krishnamurthy, S., Lee, J. S., Fridlyand, J., Sahin, A., Agarwal, R., Joy, C., Liu, W., Stivers, D., Baggerly, K., Carey, M., Lluch, A., Monteagudo, C., He, X., Weigman, V., Fan, C., Palazzo, J., Hortobagyi, G. N., Nolden, L. K., Wang, N. J., Valero, V., Gray, J. W., Perou, C. M., & Mills, G. B. (2009). Characterization of a naturally occurring breast cancer subset enriched in epithelialto-mesenchymal transition and stem cell characteristics. *Cancer Research, 69*(10), 4116–4124.

[7] Jung, S. Y., Kim, H. Y., Nam, B. H., Min, S. Y., Lee, S. J., Park, C., Kwon, Y., Kim, E. A., Ko, K. L., Shin, K. H., Lee, K. S., Park, I. H., Lee, S., Kim, S.W., Kang, H. S., & Ro, J. (2010). Worse prognosis of metaplastic breast cancer patients than other patients with triple-negative breast cancer. *Breast Cancer Research and Treatment, 120*(3), 627–637.

[8] Lai, H. W., Tseng, L. M., Chang, T. W., Kuo, Y. L., Hsieh, C. M., Chen, S. T., Kuo, S. J., Su, C. C., & Chen, D. R. (2013). The prognostic significance of metaplastic carcinoma of the breast (MCB)–A case controlled comparison study with infiltrating ductal carcinoma. *Breast, 22*(5), 968–973.

[9] Lakhani, S. R., Ellis, I. O., Schnitt, S. R., Hoon Tan, P., &

van de Vijver, M. (2012). *WHO classification of tumors of the breast.* Lyon: IARC Press.

[10] Lehmann, B. D., Bauer, J. A., Chen, X., Sanders, M. E., Chakravarthy, A. B., Shyr, Y., & Pietenpol, J. A. (2011). Identification of human triple-negative breast cancer subtypes and preclinical models for selection of targeted therapies. *Journal of Clinical Investigation, 121*(7), 2750–2767.

[11] Lehmann, B. D., Jovanović, B., Chen, X., Estrada, M. V., Johnson, K. N., Shyr, Y., Moses, H. L., Sanders, M. E., &Pietenpol, J. A. (2016). Refinement of triple-negative breast cancer molecular subtypes: Implications for neoadjuvant chemotherapy selection. *PLoS One, 11*(6), e0157368.

[12] Lien, H. C., Lin, C.W., Mao, T. L., Kuo, S. H., Hsiao, C. H., &Huang, C. S. (2004). p53 overexpression andmutation in metaplastic carcinoma of the breast: Genetic evidence for a monoclonal origin of both the carcinomatous and the heterogeneous sarcomatous components. *The Journal of Pathology, 204*(2), 131–139.

[13] Marchio, C., Geyer, F. C., & Reis-Filho, J. S. (2016). Pathology and molecular pathology of breast cancer. InM. Loda et al. (Eds.), *Pathology and epidemiology of cancer* (pp. 173–232). Cham: Springer International Publishing.

[14] Ng, C. K. Y., Piscuoglio, S., Geyer, F. C., Burke, K. A., Pareja, F., Eberle, C. A., Lim, R. S., Natrajan, R., Riaz, N., Mariani, O., Norton, L., Vincent-Salomon, A., Wen, Y. H.,Weigelt, B., & Reis-Filho, J. S. (2017). The landscape of somatic genetic alterations in metaplastic breast carcinomas. *Clinical Cancer Research, 23*(14), 3859–3870.

[15] Pezzi, C. M., Patel-Parekh, L., Cole, K., Franko, J., Klimberg, V. S., & Bland, K. (2007). Characteristics and treatment of metaplastic breast cancer: Analysis of 892 cases from the National Cancer Data Base. *Annals of Surgical Oncology, 14*(1), 166–173.

[16] Tanabe, Y., Tsuda, H., Yoshida, M., Yunokawa, M., Yonemori, K., Shimizu, C., Yamamoto, S., Kinoshita, T., Fujiwara, Y., & Tamura, K. (2017). Pathological features of triple-negative breast cancers that showed progressive disease during neoadjuvant chemotherapy. *Cancer Science, 108*(7), 1520–1529.

[17] Provenzano, E., Byrne, D. J., Russell, P. A.,Wright, G. M., Generali, D., & Fox, S. B. (2016). Differential expression of immunohistochemical markers in primary lung and breast cancers enriched for triple-negative tumours. *Histopathology, 68*(3), 367–377.

[18] Rakha, E. A., Aleskandarany, M. A., Lee, A. H., & Ellis, I. O. (2016). An approach to the diagnosis of spindle cell lesions of the breast. *Histopathology, 68*(1), 33–44.

[19] Rakha, E. A., Coimbra, N. D., Hodi, Z., Juneinah, E., Ellis, I. O., & Lee, A. H. (2017). Immunoprofile of metaplastic carcinomas of the breast. *Histopathology, 70*(6), 975–985.

[20] Reis-Filho, J. S., Milanezi, F., Steele, D., Savage, K., Simpson, P. T., Nesland, J. M., Pereira, E. M., Lakhani, S. R., & Schmitt, F. C. (2006). Metaplastic breast carcinomas

are basal-like tumours. *Histopathology, 49*(1), 10–21.

[21] Reyes, C., Gomez-Fernández, C., & Nadji, M. (2012). Metaplastic and medullary mammary carcinomas do not express mammaglobin. *American Journal of Clinical Pathology, 137*(5), 747–752.

[22] Sneige, N., Yaziji, H., Mandavilli, S. R., Perez, E. R., Ordonez, N. G., Gown, A. M., & Ayala, A. (2001). Low-grade (fibromatosis-like) spindle cell carcinoma of the breast. *American Journal of Surgical Pathology, 25*(8), 1009–1016.

[23] Weigelt, B., Kreike, B., & Reis-Filho, J. S. (2009). Metaplastic breast carcinomas are basal-like breast cancers:

A genomic profiling analysis. *Breast Cancer Research and Treatment, 117*(2), 273–280.

[24] Weigelt, B., Ng, C. K., Shen, R., Popova, T., Schizas, M., Natrajan, R., Mariani, O., Stern, M. H., Norton, L., Vincent-Salomon, A., & Reis-Filho, J. S. (2015). Metaplastic breast carcinomas display genomic and transcriptomic heterogeneity. *Modern Pathology, 28*(3), 340–351.

[15] Wendroth, S. M., Mentrikoski, M. J., & Wick, M. R. (2015). GATA3 expression in morphologic subtypes of breast carcinoma: A comparison with gross cystic disease fluid protein 15 and mammaglobin. *Annals of Diagnostic Pathology, 19*(1), 6–9.

Invasive Micropapillary Carcinoma
浸润性微乳头状癌

Lilla Madaras　Janina Kulka　著　　马怡晖　译

I

一、同义词

微乳头状癌。

二、定义

浸润性微乳头状癌（IMPC）是一种特殊类型的乳腺浸润性癌（IBC），癌细胞具有嗜酸性或颗粒性胞质，形成桑葚样细胞簇，周围间质有清晰的空隙。肿瘤细胞具有特征性的极性反转，也被称为"内外反转"生长模式，肿瘤细胞的顶端朝向间隙。

三、临床特征

■ 发生率

单纯性 IMPC 是乳腺浸润性癌的罕见类型，占 IBC 的 0.9%～2%。文献报道的伴有微乳头成分的 IBC 发病率高达 8%。

■ 年龄

文献报道的 IMPC 中位年龄为 48—62 岁，与 ER 阳性的 IBC 发病年龄一致。

■ 性别

IMPC 通常见于女性，但也有个别男性 IMPC 患者的报道。在男性乳腺癌的研究中，伴微乳头特征的 IBC 发病率为 0%～11%。

■ 部位

这类肿瘤在乳腺实质内没有特定的发生部位。

■ 治疗

Ⅰ期和Ⅱ期的患者治疗同非特殊型 IBC（IBC NST）（见"非特殊型浸润性癌"）；但也有一些建议，对目前的局部治疗方式进行改良会有益于 IMPC 患者：更广泛的手术切缘和更积极的腋窝和锁骨上清扫，可以加强对局部疾病的控制（Yu等，2015）。

■ 结局

由于 IMPC 发病率低，对其预后的研究很少。尽管有报道称 IMPC（较高的核级别、常见侵犯淋巴血管、淋巴结转移和胞膜外浸润）有肿瘤的不良预后特征（Chen 等，2014；Yu 等，2015），但多变量分析显示 IMPC 患者的总体预后（按阳性淋巴结数量和其他预后因素分层时）与非特殊型乳腺癌患者相当。Chen 对 624 例 IMPC 患者的研究发现，如果肿瘤 ER 阴性，患者则预后差。

四、大体检查

IMPC 在大体上没有任何特别的特征。文献报道肿瘤的平均大小为 1.5～3.9cm，与非特殊型乳腺癌并无显著差异（见"非特殊型浸润性癌"）（Yi-Ling 等，2016）。

五、显微镜检查

IMPC 肿瘤细胞排列呈特征性假乳头结构，没有纤维血管轴心，周围环绕清晰的空隙（图1A，HE 染色，显示 IMPC 低倍镜下生长模式）。围绕着肿瘤细胞簇的周围空隙与淋巴管相似，但缺乏内皮被覆（图1B，HE 染色，间质空隙缺乏内皮被覆）。

诊断 IMPC 需要肿瘤内微乳头成分的比例尚未确定。一些作者已经在含有至少 50% 微乳头成分的肿瘤中使用了 IMPC 的诊断；而另一些作者则要求整个肿瘤显示出特征性的微乳头生长模式，以便诊断为单纯性 IMPC。实际上，在肿瘤内至少有 75% 的成分表现出特征性的微乳头状生长，才能被定义为单纯的 IMPC。有一些建议认为，IBC 中存在任何比例的明确微乳头状癌成分都应提示 IMPC 的诊断，并在病理报告中注明微乳头状癌成分的百分比（Yi-Ling 等，2016）（图 2，HE 染色，混合性非特殊型浸润性癌和

IMPC）。

IMPC 肿瘤细胞胞质通常嗜酸性，并显示特征性的反转极性（"内外反转"模式）：如果有微乳头存在，细胞的顶端面向间质空隙，而不是中央空腔。一些病例中可以观察到大汗腺特征。肿瘤缺乏真正的小管形成；很少见细胞核多形性。核分裂通常少至中等。多数 IMPC 是 2 级或 3 级病变。坏死、肿瘤相关浸润淋巴细胞不常见。

在高达 70% 的 IMPC 病例中可以观察到肿瘤周围淋巴管侵犯，而非特殊型浸润性癌中淋巴管侵犯率有 20%（Gruel，2014）。似乎肿瘤大小及微乳头成分的比例均与肿瘤局部侵袭无关，但微乳头生长模式的存在与肿瘤的局部侵袭有关（Yi-Ling 等，2016）。

大多数患者（高达 84%）在确诊时就有腋窝淋巴结转移，显著高于非特殊型浸润性癌患者腋窝淋巴结转移率，转移累及淋巴结的个数也比后者多。

伴有导管内癌（DCIS）（见"导管原位癌"）的微乳头状癌通常是高级别核。坏死和微钙化也可以见到。

六、免疫表型

IMPC 经常 ER（66%～94%）和 PR（50%～84%）阳性。ER 阴性的 IMPC 预后通常较差。迄今为止，在一系列的报道中，基底型细胞角蛋白在 IMPC 中不表达。单纯性 IMPC 可能具有较高的 Ki-67 增殖指数，cyclin D1 也高表达（Marchiò 等，2008）。

文献报道的 IMPC 的 HER2 阳性率不一，8.3%～95%（Yi-Ling 等，2016）。ASCO 和 CAP2013 年 HER2 检测共识指出，HER2 免疫组化染色强但不完全（基底外侧或 U 形）的微乳头状癌，得分合乎 1+，但通过荧光原位杂交（FISH）扩增进一步检测到基因扩增。因此指南建议这些 IMPC 病例应被报告为不确定（2+），尚需进行替

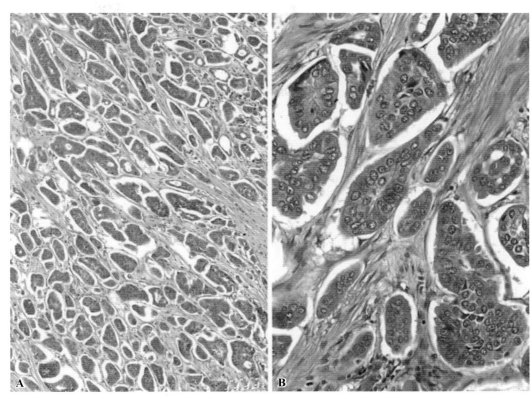

▲ 浸润性微乳头状癌，图 1（HE 染色）

A.IMPC 低倍镜；B. 由肿瘤细胞形成的桑葚样细胞簇周围存在间质空隙，缺乏内皮细胞被覆

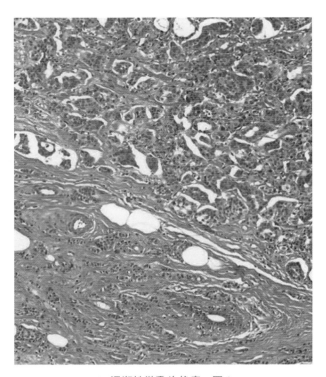

▲ 浸润性微乳头状癌，图 2

混合性乳腺癌，非特殊型浸润性癌和 IMPC（HE 染色）

代试验。2013 年 ASCO/CAP 指南的这一建议仅基于 1 项研究的结果，随后其他研究也认同了这一点。

上皮膜抗原（EMA）或黏蛋白 1 ［MUC1（CD227）］是高分子量（＞400kDa）的Ⅰ型膜栓糖蛋白，可以用来显示 IMPC 肿瘤细胞的反转极性，面向间质空隙的肿瘤细胞的顶端侧被染色（图 3A，在单纯性 IMPC 病例中 EMA 免疫组化显示桑葚样微乳头排列的肿瘤细胞簇周围呈阳性反应；图 3B，在混合性乳腺癌中的 IMPC 成分）。IMPC 细胞高表达血管内皮生长因子（VEGF）-C 和 VEGFR3，通过增加淋巴管密度促进淋巴结转移。

七、分子特征

遗传学异质性是 IMPC 的一个特征。一些病例显示少数染色体长片段的重复或缺失，或者整个基因组中存在多个片段的重复和缺失，或单一

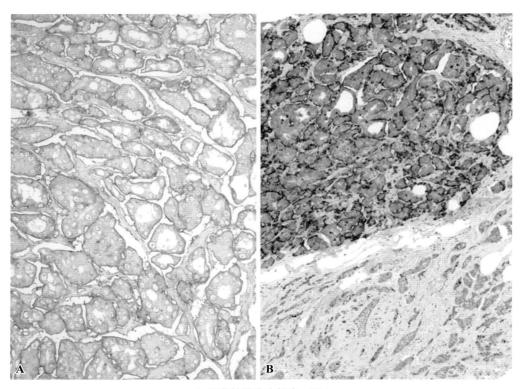

▲ 浸润性微乳头状癌，图 3

单纯性 IMPC 的 EMA 阳性（A）位于桑葚样微乳头结构的周围，显示出癌细胞极性反转，非特殊型浸润性癌和 IMPC 的混合性癌中（B）EMA 阳性突出了 IMPC 成分

染色体臂上存在多个扩增子（Marchiò 等，2008）。

　　基于微阵列的比较基因组杂交研究表明，具有微乳头特征的单纯性 IMPC，同病理分级及 ER 匹配的非特殊型浸润性癌病例具有显著的相似性，并携带相似的遗传变异。在 IMPC 中，8p、8q、17q、20q 的重复增加和 1p、8p、13q、20q 区域的缺失比非特殊型浸润性癌更普遍（Marchiò 等，2009；Li 等，2012；Wang 等，2015）。

　　基因 SEC63 和 FOXO3 被发现在 IMPC 中表达下调；它们的蛋白产物在控制细胞极性中发挥重要作用。SEC63 蛋白在纤毛发生过程中也参与蛋白质的转运。FOXO3 调控 LKB1 转录。LKB1 蛋白在细胞分裂中发挥维持细胞极性的作用。这些发现提示 SEC63 和 FOXO3 在改变 IMPC 细胞极性中发挥作用（Gruel 等，2014）。

　　最常见的扩增在染色体 17q22-q23.3 上发现。第二个常见的扩增区域是 ERBB2 区域（Gruel，2014）。与非特殊型浸润性癌相比，MYC 扩增在单纯性 IMPC 中更常见。有趣的是，尽管这些肿瘤属于管腔型分子亚型，ESR1 扩增并不是常见的基因改变（Marchiò 等，2008）。

　　与 IMPC 中常见的 ER 表达一致，基于微阵列的基因表达谱分析也显示这类肿瘤常有与管腔 B 型相似的遗传学改变（Natrajan 等，2014）。

　　当通过深部测序分析 IMPC 转录组时，在 IMPC 和非特殊型浸润性癌中存在 45 个 microRNA（miRNA）的差异表达。基于 miRNA 特异性 RT-qPCR 的分析显示，在 IMPC 和非特殊型浸润性癌之间尚存在 let-7b、miR-30c、miR-148a、miR-181a 和 miR-181b 的显著表达差异（Li 等，2012）。

　　位于 8p 的亮氨酸拉链抑癌基因（LZTS1）启动子的甲基化（导致基因下调）在经常伴有淋巴结转移的 IMPC 中观察到（Wang 等，2015）。

八、鉴别诊断

IMPC 应当同黏液癌进行鉴别，后者显示丰富的细胞外黏液，而 IMPC 中往往缺乏这一特点。伴有黏液分化的浸润性微乳头状癌（图 4A，HE 染色）和伴有微乳头癌生长模式的黏液性癌（IMMPC）（图 4B，HE 染色）是相对较新的病变。

卵巢浆液性癌转移到乳腺可类似 IMPC 的组织学特征，通常也表现出淋巴管癌栓。然而，沙粒体的存在及 WT1 免疫组化染色阳性，并结合临床病史，可以协助正确诊断。需要警惕的是，IMPC 可以表达 WT1，尽管不常见（Lee 等，2007）。

IMPC 应当同伴有广泛淋巴管血管浸润的非特殊型浸润性癌鉴别（见"非特殊型浸润性癌"）。尽管 IMPC 中桑葚样肿瘤细胞簇周围存在的空隙类似淋巴管腔，但它们没有内皮被覆。通常在非特殊型浸润性癌中观察不到 IMPC 细胞特征性的极性反转。

重要的是，不能将人工假象造成的广泛性组织过度收缩诊断为 IMPC。

内容简表

定义	乳腺浸润性癌的罕见亚型，表现为位于空腔内的肿瘤细胞簇。肿瘤细胞具有极性反转
显微镜检查	肿瘤细胞的极性反转可以用 EMA 免疫组化显示 肿瘤细胞可以形成桑葚样细胞簇或假性小管样 常见淋巴管血管浸润
免疫组化	IMPC 通常 ER/PR 阳性。一些病例属于 HER2 阳性亚型。少量 IMPCs 属于三阴性非基底样型乳腺癌
分子特征	IMPC 具有特征的遗传学异质性。常见染色体大片段的增加和丢失。调控细胞极性的基因表达下调
治疗	前哨淋巴结活检的广泛切除。IMPC 比 IBC NST 更有可能发生腋下淋巴结转移
预后	根据近来的大量预后随访数据，预后不比同级别 ER 阳性的 IBC NST 差。ER 阴性的 IMPC 预后差
鉴别诊断	非特殊型浸润性癌中广泛的淋巴管血管浸润 伴微乳头特征的黏液癌 转移性卵巢浆液性乳头状癌 固定不良标本中的收缩假象

I

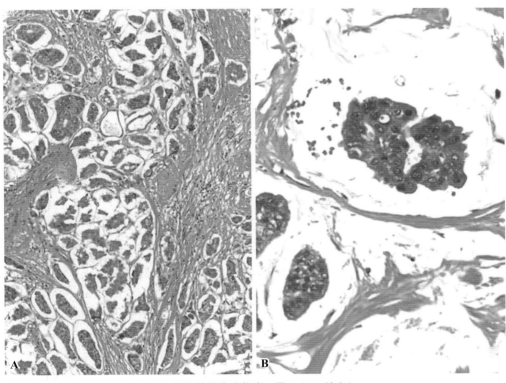

▲ 浸润性微乳头状癌，图 4（HE 染色）
A. IMPC 伴有黏液分化；B. 浸润性黏液癌伴有 IMPC 生长模式（IMMPC）

推荐阅读

[1] Chen, A. C., Paulino, A. C., Schwartz, M. R., Rodriguez, A. A., Bass, B. L., Chang, J. C., & Teh, B. S. (2014). Population-based comparison of prognostic factors in invasive micropapillary and invasive ductal carcinoma of the breast. *British Journal of Cancer, 111*, 619–622.

[2] Fisher, E. R., Palekar, A. S., Redmond, C., Barton, B., & Fisher, B. (1980). Pathologic findings from the National Surgical Adjuvant Breast Project (protocol no. 4). VI. Invasive papillary cancer. *American Journal of Clinical Pathology, 73*, 313–322.

[3] Gruel, N., Benhamo, V., Bhalshankar, J., Popova, T., Freneaux, P., Arnould, L., Mariani, O., Stern, M. H., Raynal, V., Sastre-Garau, X., Rouzier, R., Delattre, O., & Vincent-Salomon, A. (2014). Polarity gene alterations in pure invasive micropapillary carcinomas of the breast. *Breast Cancer Research, 16*, R46. https://doi.org/10.1186/bcr3653

[4] Lee, A. H., Paish, E. C., Marchio, C., Sapino, A., Schmitt, F. C., Ellis, I. O., & Reis-Filho, J. S. (2007). The expression of Wilms' tumour-1 and Ca125 in invasive micropapillary carcinoma of the breast. *Histopathology, 51*(6), 824–828.

[5] Li, S., Yang, C., Zhai, L., Zhang, W., Yu, J., Gu, F., Lang, R., Fan, Y., Gong, M., Zhang, X., & Fu, L. (2012). Deep sequencing reveals small RNA characterization of invasive micropapillary carcinomas of the breast. *Breast Cancer Research and Treatment, 136*(1), 77–87.

[6] Marchiò, C., Iravani, M., Natrajan, R., Lambros, M. B., Savage, K., Tamber, N., Fenwick, K., Mackay, A., Senetta, R., Di Palma, S., Schmitt, F. C., Bussolati, G., Ellis, I. O., Ashworth, A., Sapino, A., & Reis-Filho, J. S. (2008). Genomic and immunophenotypical characterization of pure micropapillary carcinomas of the breast. *The Journal of Pathology, 215*, 398–410.

[7] Marchiò, C., Iravani, M., Natrajan, R., Lambros, M. B., Geyer, F. C., Savage, K., Parry, S., Tamber, N., Fenwick, K., Mackay, A., Schmitt, F. C., Bussolati, G., Ellis, I., Ashworth, A., Sapino, A., & Reis-Filho, J. S. (2009). Mixed micropapillary-ductal carcinomas of the breast: A genomic and immunohistochemical analysis of morphologically distinct components. *The Journal of Pathology, 218*(3), 301–315.

[8] Natrajan, R.,Wilkerson, P. M., Marchiò, C., Piscuoglio, S., Ng, C. K., Wai, P., Lambros, M. B., Samartzis, E. P., Dedes, K. J., Frankum, J., Bajrami, I., Kopec, A., Mackay, A., A'Hern, R., Fenwick, K., Kozarewa, I., Hakas, J., Mitsopoulos, C., Hardisson, D., Lord, C. J., Kumar-Sinha, C., Ashworth, A.,Weigelt, B., Sapino, A., Chinnaiyan, A. M., Maher, C. A., & Reis-Filho, J. S. (2014). Characterization of the genomic features and expressed fusion genes in micropapillary carcinomas of the breast. *The Journal of Pathology, 232*(5), 553–565.

[9] Peterse, J. L. (1993). Breast carcinomas with an unexpected inside-out growth pattern: rotation of polarization associated with angioinvasion. (Abstract). *Pathology Research and Practice, 189*, 780.

[10] Siriaunkgul, S., & Tavassoli, F. A. (1993). Invasive micropapillary carcinoma of the breast. *Modern Pathology, 6*, 660–662.

[11] Wang, X. X., Liu, B. B., Wu, X., Su, D., Zhu, Z., & Fu, L. (2015). Loss of leucine zipper putative tumor suppressor 1 (LZTS1) expression contributes to lymph node metastasis of breast invasive micropapillary carcinoma. *Pathology Oncology Research: POR, 21*(4), 1021–1026.

[12] Weigelt, B., Horlings, H. M., Kreike, B., Hayes, M. M., Hauptmann, M., Wessels, L. F. A., de Jong, D., Van de Vijver, M. J., Van't Veer, L. J., & Peterse, J. L. (2008). Refinement of breast cancer classification by molecular characterization of histological special types. *The Journal of Pathology, 216*, 141–150.

[13] Yi-Ling, Y., Bing-Bing, L., Xinmin, Z., & Li, F. (2016). Invasive micropapillary carcinoma of the breast: An update. *Archives of Pathology and Laboratory Medicine, 140*, 799–805.

[14] Yu, J. I., Choi, D. H., Huh, S. J., Cho, E. Y., Kim, K., Chie, E. K., Ha, S.W., Park, I. A., Ahn, S. J., Lee, J. S., Shin, K. H., Kwon, Y., Kim, Y. B., Suh, C. O., Koo, J. S., Kim, J. H., Jeong, B. G., Kim, I. A., Lee, J. H., & Park,W. (2015). Differences in prognostic factors and failure patterns between invasive micropapillary carcinoma and carcinoma with micropapillary component versus invasive ductal carcinoma of the breast: Retrospective Multicenter Case-Control Study (KROG 13-06). *Clinical Breast Cancer, 15*, 353-361. e351-352.

Invasive Mucinous Carcinoma 浸润性黏液癌

James S. DeGaetano　Ian Said Huntingford　著　　马怡晖　译

一、同义词

胶样癌；胶状癌；黏液腺癌；黏液癌。

二、定义

乳腺黏液癌是特殊类型乳腺癌的一部分，其典型的组织学特征是形态均匀一致的细胞团漂浮在大量的细胞外黏液中（Bussolati 和 Sapino，2012）。为了符合 MC 的诊断标准，黏液成分应占肿瘤的 90% 以上（Harris 等，2011）。

三、临床特征

■ 发生率

乳腺单纯性黏液癌是最罕见乳腺癌亚型之一（Park 等，2010），占所有乳腺癌的约 2%（Bussolati 和 Sapino，2012；Harris 等，2011）。

■ 年龄

与传统乳腺浸润性癌相比，PMC 倾向发生于老年人，尤其是绝经后人群（Park 等，2010）。

■ 性别

乳腺 MC 主要发生在女性，也有个别男性乳腺 MC 的病例报道。此外，一些男性乳腺 MC 患者有腋窝淋巴结转移。转移至肺的病例也有报道。

■ 临床表现和影像学检查

临床表现与其他乳腺癌相似。患者通常有明显的肿块。毫不奇怪，影像学检查结果可以与乳腺良性肿瘤相似，典型者表现为分叶状和边界清楚的病变（Park 等，2010）。大多数肿瘤在 T_2 加权显示出高信号强度，MRI 中显示短 tau 反转恢复（STIR）。这是因为在这种病变中大量细胞外黏蛋白所致的高含水量。

■ 治疗

根据定义，这类肿瘤罕见，因此大部分关于治疗的数据都是来源于较小宗的病例分析以及个案报道。治疗方法与更常见的非特殊类型乳腺浸润性癌并无不同（见"非特殊型浸润性癌"）。通常采用保乳治疗，有趣的是，与非特殊型浸润性癌相比，两者的局部复发率相似。由于 PMC 预后良好，腋窝清扫是否具有必要性历来都是一个颇有争议的问题；尽管如此，这并不是说，大多数患者在第一次接受前哨淋巴结活检时（见"前哨淋巴结"），就决定最终是否需要进行腋窝清扫（Dieci 等，2014）。NCCN 指南指出，如果患者激素受体（见"乳腺癌激素受体"）阳性、无淋巴结转移（或淋巴结转移灶不超过 2mm）、肿瘤大小不超过 3cm，则应该考虑联合内分泌治疗。如果肿瘤大小不足 1cm，辅助内分泌治疗主要用于降低风险。如果肿瘤 ≥ 3cm，明确推荐内分泌治疗。如果肿瘤激素受体表达阳性，但同侧腋窝淋巴结受累（一个或多个同侧转移灶大于 2mm），则除了辅助内分泌治疗外，还可能需要辅助化疗。对于激素受体阴性的患者，激素受体状态应该重新评估，如果经重新确认后激素受体仍为阴性，那么治疗就遵循非特殊型浸润性癌（NCCN，2017）。

I

■ **结局**

PMC 预后极好，局部复发率低，5 年无病生存率 81%～94%。病变特异性生存率为 95.3%，而 5 年总生存率为 80%。淋巴结转移在确定 5 年生存率时具有重要作用，如果没有淋巴结转移，5 年生存率上升至 86%（Harris 等，2011）。一系列病例分析估计腋窝淋巴结转移率约为 12%（Di Saverio 等，2008）。淋巴结转移越广泛，恶性死亡的可能性就越大，肿瘤复发的风险也越高（Harris 等，2011）。肿瘤大小对淋巴结转移率有影响，直径小于 10mm 肿瘤的淋巴结转移风险低，只有 0%～4%。一些报道显示，肿瘤大小对整体预后没有如此重要的影响，因为通常由于存在大量的细胞外黏蛋白而高估肿瘤大小。其他研究（Di Saverio 等，2008）仍然使用肿瘤大小作为一个独立的预后因素，尽管其与淋巴结状态和分期相比相关性较小。当与非特殊型浸润性癌相比时（见"非特殊型浸润性癌"），MC 显示出较好的无病生存率；然而两者总体生存率似乎相似。

一项研究（Tseng 等，2013）回顾性分析了 93 例 PMC，并从其他方面探讨了各种临床病理特征对无病生存和总体生存的影响。这些因素包括患者年龄、肿瘤大小、分级（Ⅰ和Ⅱ级）、激素受体状态、HER2 状态、最初治疗状态（乳腺切除术与有或无放疗的肿瘤切除术），以及全身治疗（单独应用和联合化疗的内分泌治疗）。有趣的是，对这些特征的单变量分析显示，这些因素中没有一个对生存率有影响。

鉴别 PMC 和混合性黏液癌（MMC）很重要，因为两者预后不同。研究显示，PMC 的 10 年生存率估计为 90.4%，而 MMC 为 66%。这种鉴别的重要性被进一步强调，因为 MMC 显示出更高的复发率。这些研究也肯定了特殊型 MC，即富含黏液成分的 A 型，具有很好的预后。当处理 B 型 MC 时，治疗应当依据是否存在淋巴结转移。如后文所述，PMC 的两种主要组织学类型，即 A

型和 B 型在存活率上没有显著差异。

四、大体检查

典型的大体特征是富含黏液成分的胶样病变（Bussolati 和 Sapino，2012）（图 1）。肿瘤大小为 3～120mm，平均直径 20mm（Harris 等，2011）。

五、显微镜检查

（一）细针穿刺活检在诊断黏液癌中的作用

细针穿刺活检在 PMC 和 MMC 的诊断中具有重要作用（Cyrta 等，2013）。细胞学上最常见的特征包括丰富的黏蛋白及温和的细胞核（核轮廓规则，核小）（图 2）。如果病变是混合性

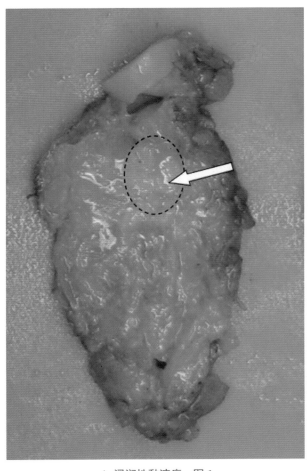

▲ 浸润性黏液癌，图 1

黏液癌的经典大体形态，可以感受到黏液性切面

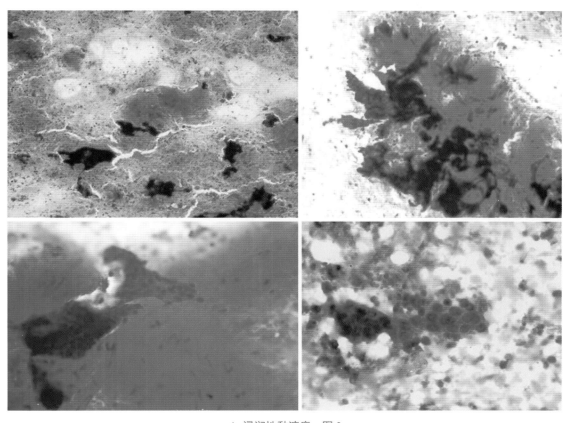

▲ 浸润性黏液癌，图 2

黏液癌的 FNA（HE 染色，顺时针方向，4×、10×、20×、40×）。一群形态相当单一的肿瘤细胞漂浮在黏液湖中

的，则可见到较少的黏液成分和更明显的细胞核特征，如细胞核较大、核轮廓不规则和明显的核仁。坏死的存在也提示混合性黏液成分。

（二）组织学

乳腺 MC 的特征是含有游离肿瘤细胞的大量的细胞外黏液湖，肿瘤细胞通常排列成巢状、小梁状、片状或腺泡状。核级别通常低到中等（Harris 等，2011）；然而，也有极少数病例中有显著的核不典型及核分裂象（Bussolati 和 Sapino，2012）。

PMC 传统上分为 A 型和 B 型。A 型被描述为少细胞亚型，可表现出多种结构模式，包括筛状、管状、索状、乳头状及微乳头状（图 3）。B 型是富含细胞亚型，呈实性巢状生长（图 3）。B 型黏液癌经常显示神经内分泌分化（Capella 等，

1980）。这种形态学的相似性也在分子水平被证实（Weigelt 等，2009）。

MMC 是一种描述很好的病变，最常见的混合形式是与非特殊型浸润性癌（见"非特殊型浸润性癌"）及小叶癌（见"浸润性小叶癌"）混合（图 3）。

一种特殊的组织学亚型，即黏液微乳头状癌（见"浸润性微乳头状癌"），伴随高频的淋巴管血管侵犯、淋巴结转移及 HER2 高阳性表达。这类肿瘤的特征是黏液和微乳头成分共存。组织学特征包括存在微乳头成分、黏液样外观、砂粒体样钙化、靴钉样及中/高级别核。1 项描述 15 个病例的研究（Barbashina 等，2013）发现，60%有淋巴管血管的侵犯，33% 有同时性腋窝淋巴结转移。

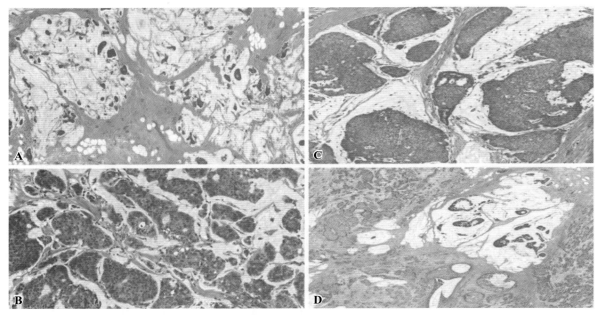

▲ 浸润性黏液癌，图 3

黏液癌的类型和模式。A 型黏液癌（HE 染色，A），B 型黏液癌（HE 染色，C），黏液癌实性乳头结构（HE 染色，B），黏液癌伴浸润性乳腺癌（HE 染色，D）

六、免疫表型

对 MC 受体状态的研究也相当深入。与非特殊型浸润性癌相比，MC 雌激素受体（ER）和孕激素受体（PR）的表达率较高，研究表明阳性率分别为 73%～94% 和 63%～90%（图 4）。与非特殊型浸润性癌相比，HER2 表达率也较低，为 0%～14%（Hugen 等，2014）。PMC 和 MMC 均表达 WT-1（Bussolati 和 Sapino，2012）。1 项包括 40 个黏液癌的免疫组化分析显示（De 和 rade 等，2017），85% 的病例表达 GCDFP-15 和 mammoglobin。没有病例表达 CDX-2，而 B 型黏液癌显示 Ki-67 高增殖指数，而且更有可能表达神经内分泌分化的标记（图 5）。

七、分子特征

（一）黏液的作用

在细胞水平，人们认为与正常的导管上皮细胞相比，糖蛋白的复杂重排多发生在癌性黏液细胞中（Adsay 等，2003）。在这项研究中，与通常在导管上皮细胞中看到的典型管腔表面位置相比，MUC1 染色显示了糖蛋白向癌细胞面向基质方向的改变。这种位置改变可能解释了黏液癌中黏液的聚集。在肿瘤细胞中，黏液素颗粒也呈团簇状。黏液表达的类型是 MUC2，这或许可以解释黏液癌更惰性的本质，因为 MUC2 有抑癌基因功能，形成一种相当黏的肿瘤环境，可能抑制了癌细胞的扩散。两种 MC 的 MUC 蛋白表达谱甚至存在差异。A 型乳腺黏液癌显示 MUC 蛋白的管腔和顶端表达，而 B 型显示膜 - 浆型表达。有趣的是，在非黏液性浸润性癌中，MUC2 表达与淋巴结转移以及淋巴管血管侵犯负相关。MUC6 表达也与 MC 相关（Rakha 等，2005）。

MC 的病理发生也被认为与正常乳腺组织的 MUC2 表达改变有关。研究也总结出，在所有的黏液类型中，MUC1 和 MUC3 对预后的影响最大。MUC 表达似乎与较好的预后相关，主要因为它与更多分化好的肿瘤相关。表达 MUC3（膜染色）的肿瘤倾向有较高的淋巴结转移和局部复发，也与较差的组织学参数相关（如更差的分级）

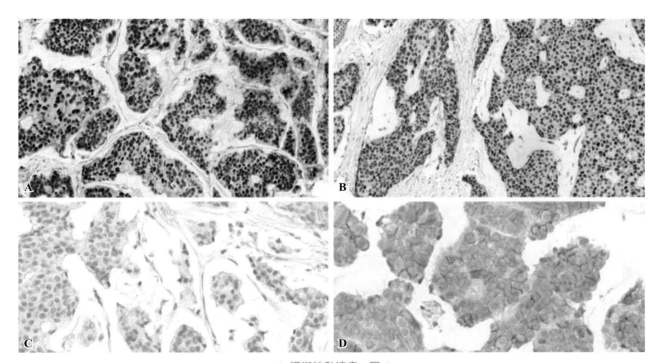

▲ 浸润性黏液癌，图 4

弥漫强阳性表达 ER（A）；弥漫强阳性表达 PR（B）；HER2 阴性表达（C）；B 型黏液癌中 HER2 的异常表达（D）

（Rakha 等，2005）。

（二）分子谱

作为研究热点，MicroRNA 能够使我们更好的理解与癌症相关的分子通路。乳腺 MC 中有 miR-143 和 miR-224-5p 表达上调，在前列腺癌、结肠癌、膀胱癌等多种不同类型的肿瘤中也有相似的发现（Feng 等，2013）。miR-143 表达下调也与结肠癌的黏液表型相关，因此 miR-143 下调很有可能作为一个重要的共同因素参与黏液性肿瘤的通路。有趣的是，与结肠黏液癌不同，微卫星不稳定并不是普遍现象（Hugen 等，2014）。

研究表明，特殊类型的乳腺癌通常采用一种特殊的分子模式，其中黏液癌表现为管腔型（Weigelt 等，2010）。如前所述，B 型黏液性癌和神经内分泌癌（见"伴神经内分泌特征的浸润性癌"）之间存在明显的重叠，反映在遗传水平上，即两种类型的肿瘤表现出相同的基因组图谱（Weigelt 等，2009）。它们在基因组上也不同于传统的非特殊型浸润性癌（LacroixTriki 等，2010）。单纯性亚型显示遗传稳定性，其特征是缺乏低级别非特殊型浸润性癌中常见的 1q 增加和 16q 丢失（Lacroix-Triki 等，2010；Dieci 等，2014；Hugen 等，2014）。它们也显示出 PIK3CA 较低的突变率（Dieci 等，2014）。分层分子聚类研究表明，即便是混合性黏液癌，在基因组上也与单纯性黏液癌非常相似，而与非特殊型浸润性癌不同（Lacroix-Triki 等，2010）。

八、鉴别诊断

黏液癌的鉴别诊断包括以下：黏液囊肿性病变、黏液性导管原位癌、伴有黏液囊肿性病变的原位癌和印戒细胞癌。当然，鉴别诊断中也包括一种新描述的伴有细胞外黏液产生的浸润性小叶癌（ILC）。这类肿瘤很容易与显示独立小叶成分的黏液癌混淆。显而易见，如果漏掉了小叶成分，就很容易误诊为 PMC。当对这类肿瘤进行诊断时，可应用大量有用的组织学线索，包括周

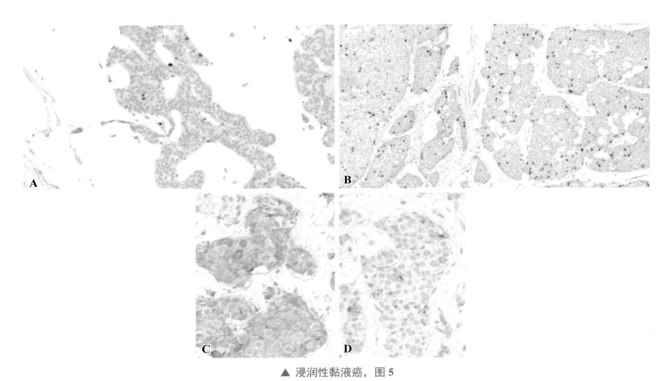

▲ 浸润性黏液癌，图 5

A 型黏液癌的 Ki-67 增殖指数（A）。B 型黏液癌 Ki-67 增殖指数（B）。B 型黏液癌神经内分泌标记表达［Synaptophysin（C）和 Chromogranin（D）］

围存在经典型浸润性小叶癌，不一定位于黏液湖内。另一个有用的特征是小叶肿瘤成分的存在。E-cadherin 表达缺失和肿瘤细胞胞质表达 p120 也很重要。还有一个鉴别诊断是实性乳头状癌（SPC），因为可能有共存的黏液成分，同时显示类似 B 型 MC 神经内分泌分化的 SPC 也并不罕见。

推荐阅读

[1] Adsay, N. V., Merati, K., Nassar, H., Shia, J., Sarkar, F., Pierson, C. R., Cheng, J. D., Visscher, D. W., Hruban, R. H., & Klimstra, D. S. (2003). Pathogenesis of colloid (pure mucinous) carcinoma of exocrine organs: Coupling of gel-forming mucin (MUC2) production with altered cell polarity and abnormal cell-stroma interaction may be the key factor in the morphogenesis and indolent behavior of colloid carcinoma carcinoma in the breast and pancreas. *American Journal of Surgical Pathology, 27*, 571–578.

[2] Barbashina,V., Corben,A.D.,Akram, M.,Vallejo,C.,&Tan, L. K. (2013). Mucinous micropapillary carcinoma of the breast: An aggressive counterpart to conventional pure mucinous tumors. *Human Pathology, 44*, 1577–1585.

[3] Bussolati, G., & Sapino, A. (2012). Mucinous carcinoma and carcinomas with signet-ring-cell differentiation. In S. R. Lakhani, I. O. Ellis, S. J. Schnitt, P. H. Tan, & M. J. van de Vijver (Eds.), *WHO classification of tumours of the breast* (pp. 60–61). Lyon: IARC Press.

[4] Capella, C., Eusebi, V., Mann, B., & Azzopardi, J. G. (1980). Endocrine differentiation in mucoid carcinoma of the breast. *Histopathology, 6*, 174–188.

[5] Cyrta, J., Andreiuolo, F., Azoulay, S., Balleyguier, C., Bourgier, C., Mazouni, C., Mathieu, M. C., Delaloge, S., & Vielh, P. (2013). Pure and mixed mucinous carcinoma of the breast: Fine needle aspiration cytology findings and review of the literature. *Cytopathology, 24*, 377–384.

[6] De Andrade, N. R., Derchain, S. F., Pavanello, M., Paiva, G. R., Sarian, L. O., & Vassallo, J. (2017). Expression of unusual immunohistochemical markers in mucinous breast carcinoma. *Acta Histochemica, 119*, 327–336.

[7] Di Saverio, S. D., Guitierrez, J., & Avisar, E. (2008). A retrospective review with long term follow up of 11,400 cases of pure mucinous breast carcinoma. *Breast Cancer Reserch and Treatment, 111*, 541–547.

[8] Dieci, M. V., Orvieto, E., Dominici, M., Conte, P., & Guarnieri, V. (2014). Rare breast cancer subtypes: Histological, molecular,and clinical peculiarities. *The Oncologist, 19*, 805–881.

[9] Feng, Z., Shuai, L., Meng, H.-M., Li-Qiang, Q., & Lin, G. (2013). MicroRNA and histopathological characterization of pure mucinous breast carcinoma. *Cancer Biology and Medicine, 10*, 22–27.

[10] Harris, G. C., O'Malley, F. P., & Pinder, S. E. (2011). Invasive carcinoma: Special Types. In F. P. O'Malley, S.

E. Pinder, & A. M. Mulligan (Eds.), *Breast pathology: A volume in the foundations in diagnostic pathology series* (2nd ed., pp. 235–237). London: Elsevier Saunders.

[11] Hugen, N., Simons, M., Halilovic, A., Van der Post, R. S., Bogers, A. J.,Marijnissen-Van Zanten, M. A. J., deWilt, J. H. W., & Nagtegaal, I. D. (2014). The molecular background of mucinous carcinoma beyond MUC2. The Journal of Pathology: *Clinical Research, 1*, 3–17.

[12] Lacroix-Triki, M., Suarez, P. H., MacKay, A., Lambros, M. B., Natrajan, R., Savage, K., Geyer, F. C., Weigelt, B., Ashworth, A., & Reis-Filho, J. S. (2010). Mucinous carcinoma of the breast is genomically distinct from invasive ductal carcinomas of no special type. *Journal of Pathology, 222*, 282–298.

[13] National Comprehensive Cancer Network, Clinical Practice Guidelines in Oncology. NCCN guidelines, Breast Cancer v2.2.2017. Available at http://www. nccn.org/professionals/ physician_gls/pdf/breast.pdf. Accessed 15 Aug 2017.

[14] Park, S., Koo, J., Kim, J. H., Yang, W. I., Park, B. W., & Lee, K. S. (2010). Clinicopathological characteristics of mucinous carcinoma of the breast in Korea: Comparison with invasive ductal carcinoma-not otherwise specified. Journal of Korean *Medical Science, 25*, 361–368.

[15] Rakha, E. A., Boyce, R. W. G., Abd El-Rehim, D., Kurien, T., Green, A. R., Paish, E. C., Robertson, J. F. R., & Ellis, I. O. (2005). Expression of mucins (MUC1,MUC2,MUC3,MUC4,MUC5AC and MUC6) and their prognostic significance in human breast cancer. *Modern Pathology, 18*, 1295–1304.

[16] Tseng, H. S., Lin, C., Chan, S. E., Chien, S. Y., Kuo, S. J., Chen, S. T., Chang, T. W., & Chen, D. R. (2013). Pure mucinous carcinoma of the breast. *World Journal of Surgical Oncology, 11*, 139.

[17] Weigelt, B., Geyer, F. C., Horlings, H. M., Kreike, B., Halfwerk, H., & Reis-Filho, J. S. (2009). Mucinous and neuroendocrine breast carcinomas are transcriptionally distinct from invasive ductal carcinomas of no special type. *Modern Pathology, 22*, 1401–1414.

[18] Weigelt, B., Geyer, F. C., & Reis-Filho, J. S. (2010). Histological types of breast cancer: How special are they? *Molecular Oncology, 4*, 192–208.

Invasive Oncocytic Carcinoma
浸润性嗜酸细胞癌

Dario de Biase Moira Ragazzi 著　　马怡晖 译

I

一、同义词

恶性嗜酸细胞瘤。

二、定义

浸润性嗜酸细胞癌（OC）是一种"特殊类型"的乳腺癌，至少 70% 的肿瘤细胞在形态学和免疫表型上具有嗜酸细胞特征（所谓的嗜酸细胞）（Lakhani 等，2012）。

嗜酸细胞是希腊语，1931 年首次由 Hamperl （1931）应用于涎腺，意思是"肿胀的细胞"。在显微镜下，嗜酸细胞由于富含超微结构可见的线粒体而具有丰富的颗粒性嗜酸性胞质（Roth 等，1962）。根据定义，线粒体必须占整个细胞胞质的至少 60%（Ghadially，1985），并且抗线粒体染色显示胞质强阳性（Damiani 等，1998；Ragazzi 等，2011）。也就是说，如果一个肿瘤内至少 70% 的肿瘤细胞中表现出抗线粒体抗体细浆强阳性，那么它就可以被归类为嗜酸细胞癌。

三、临床特征

■ 发生率

这类肿瘤非常罕见，可能是被忽视的，或者被误诊为大汗腺癌。1 项最大的回顾性病例研究对 76 例乳腺癌进行抗线粒体抗体的免疫组化评估，发现有 19.6% 的病例可以阳性表达该抗体（Ragazzi 等，2011）。

■ 年龄

患者年龄为 26—94 岁，平均 67 岁（Costa 和 Silverberg，1989；Damiani 等，1998；Ragazzi 等，2011；Marla 等，2013；Itagaki 等，2017）。

■ 性别

已有 37 例英文报道的浸润性嗜酸细胞癌，其中 4 例发生在男性。

■ 部位

可发生在乳腺的任何象限，1 例多灶和双侧乳腺受累的病例已有报道（Itagaki 等，2017）。

■ 治疗

嗜酸细胞癌的临床特征与乳腺其他非特殊型浸润性癌相似（见"非特殊型浸润性癌"）（Ragazzi 等，2011）。因此，治疗方法也一样。正如其他部位所报道的，发生在括直肠、甲状腺和脑膜等部位的嗜酸细胞肿瘤对放疗不敏感，推测乳腺嗜酸细胞癌可能对放疗也不敏感，但从未在乳腺中进行过相关研究。

■ 结局

目前，关于嗜酸细胞分化对乳腺癌预后影响的认识还不多。根据最大系列的 1 项报道（Ragazzi 等，2011），嗜酸细胞癌的预后取决于肿瘤的分级和分期，与非特殊型乳腺癌相似（见"非特殊型浸润性癌"）。

四、大体检查

肿瘤大小为 0.8～9cm（平均 3cm）。切面上，OC 主要表现为白色到棕褐色的结节状，界限清楚，质坚硬。

五、显微镜检查

OC 显示了非特殊型浸润性癌中一系列不同的结构（见"非特殊型浸润性癌"），具有巢状、片状和条索状的实体生长方式。肿瘤边界更常见推挤式（图 1）。OC 与非特殊型癌最主要的差别在于细胞学特征。OC 通常由大的多角形细胞组成，有丰富的颗粒状嗜酸性胞质、细胞边界整齐、核居中，核仁明显（图 2）。经常能见到中等

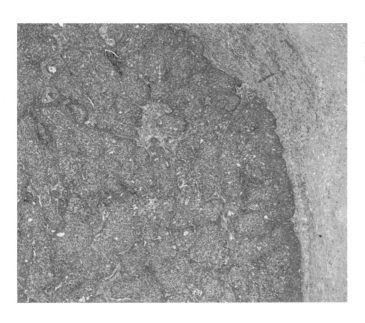

◀ 浸润性嗜酸细胞癌，图 1
浸润性嗜酸细胞癌（OC），低倍视野。结节有典型的推挤样边界和实性结构（HE 染色）

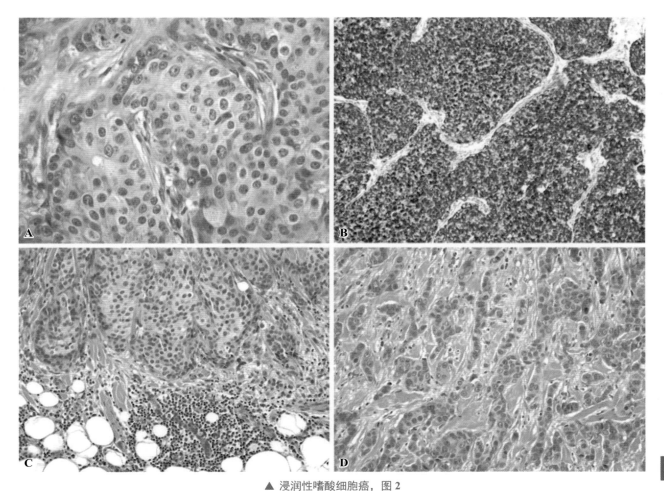

▲ 浸润性嗜酸细胞癌，图 2

浸润性嗜酸细胞癌（OC），高倍视野。A.肿瘤细胞有丰富的嗜酸性细颗粒样胞质，胞界整齐，细胞核居中，核仁显著（HE 染色）；B.抗线粒体抗体显示强而弥漫的阳性；C.肿瘤边缘常见离散性淋巴细胞浸润（HE 染色）；D.可见肿瘤细胞在促纤维化间质中形成条索（HE 染色）

到显著的核多形性。根据诺丁汉评分系统，大多为 3 级（53%），但也可以是 2 级（36%），少数情况是 1 级（11%）。大多数病例中也可见散在的淋巴细胞浸润。在许多病例中，浸润性癌常伴发原位癌成分。

在 1 项回顾性研究中，有嗜酸性特征的肿瘤最初被诊断为非特殊型浸润性癌的患者占大多数（78%），但也有诊断为特殊类型者，包括单纯性黏液癌（见"浸润性黏液癌"）、大汗腺癌（见"大汗腺癌"）和神经内分泌癌（见"伴神经内分泌特征的浸润性癌"）（Ragazzi 等，2011）。乳腺乳头状癌的高细胞亚型（见"乳腺高细胞型乳头状癌"）也在该研究中报道（图 3）。在这些混合性

病例中，两种差异的方面通常共存。

六、免疫表型

根据定义，OC 中至少 70% 的肿瘤细胞显示出强而弥漫的抗线粒体抗体阳性反应（Ragazzi 等，2011）。

此外，OC 多数具有"管腔型"表型，CK7、EMA 和激素受体一致阳性表达。在受检测的病例中，有 25% 阳性表达 HER2。在这些病例中，也有少量三阴性病例，应当对 AR 进行检测以排除大汗腺分化。最重要的是，乳腺乳头状癌的高细胞亚型应该被排除：这类肿瘤 AR 阴性，能够共表达管腔型标记（CK7、EMA、GATA3）、S-100

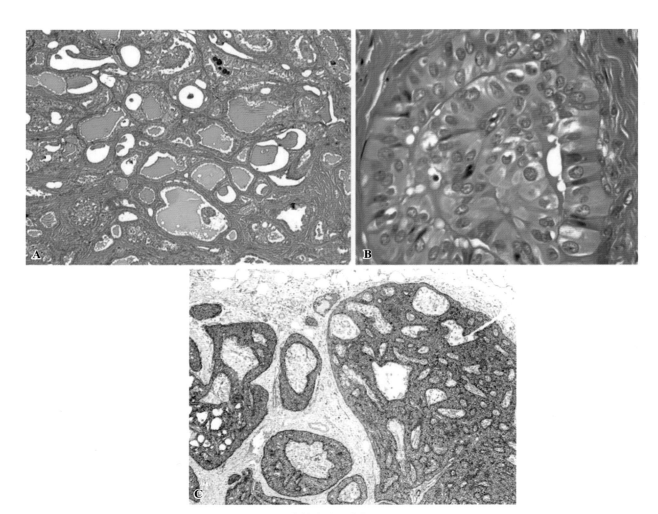

▲ 浸润性嗜酸细胞癌，图 3

乳腺乳头状癌的高细胞亚型。A. 充满有扇形边缘的胶样物质的滤泡结构，小乳头和一些钙化很明显（HE 染色）；B. 高倍镜下，实性结构由胞质丰富颗粒性的柱状细胞构成，细胞有核沟（HE 染色）；C. 肿瘤细胞显示抗线粒体抗体强而弥漫的阳性表达（图片由 Vincenzo Eusebi 教授提供）

和基底型细胞角蛋白（CK5 或 CK5/6）（Bhargava 等，2017）。

七、分子特征

Geyer 等利用阵列比较基因组杂交（aCGH）技术对 OC 及富含线粒体的乳腺癌队列同匹配的非特殊型浸润性导管癌进行比较分析发现，前者的特征是 5p13.33、11q13.1-q13.2、16p13.3、17q25.3 和 19p13 的增加（Geyer 等，2012）。这些染色体区域有几个具有线粒体功能的核基因（Geyer 等，2012）。有趣的是，在 5p13.33 区域，端粒反转录酶（TERT）基因定位于此，已经明

确 TERT 蛋白能够定位于线粒体，并调节它的活性（Sahin 等，2011）。根据这些数据，Geyer 等得出结论，乳腺 OC 是一组具有独特染色体异常的肿瘤，与之前其他部位报道的 OC 相关（比如肾脏和甲状腺的嗜酸细胞肿瘤）（Geyer 等，2012）。

最近，在 6 个乳腺癌细胞株上进行的 1 项体外研究探讨了线粒体折叠蛋白反应轴 SIRT/FOXO/SOD2 在促进乳腺癌侵袭中的作用。在同一研究中，Kenny 等发现，同非 OC 相比，OC 乳腺癌中 SOD2 免疫组化染色显著升高。这些高水平的 SOD2 似乎与 SIRT/FOXO/SOD2 轴的高

活性相关。而且，作者观察到高表达 SOD2 的患者有显著的不良预后，SOD2 阳性表达与淋巴结转移相关（Kenny 等，2017）。

八、鉴别诊断

伴大汗腺分化的癌（见"大汗腺癌"）：在形态学上鉴别 OC 和伴大汗腺分化的癌通常较困难，主要依赖免疫组化。大汗腺癌阳性表达 GCDFP-15 和 AR，而激素受体阴性，抗线粒体抗体阳性细胞数低于 50%。然而，少数病例可以同时有嗜酸细胞和大汗腺细胞。

腺泡细胞癌（ACC）（见"腺泡细胞癌"）：ACC 中的颗粒性胞质是由酶原颗粒引起的，可以被淀粉酶消化。抗线粒体抗体阴性。ACC 的肿瘤细胞呈浆液性分化，唾液淀粉酶、溶菌酶和 α-1 抗嵌合蛋白酶免疫染色呈阳性。此外，ACC 肿瘤细胞对 S-100 呈典型的阳性反应，属于不表达 ER 和 PR 以及不存在 HER2 扩增的三阴性表型。

神经内分泌癌（见"伴神经内分泌特征的浸润性癌"）：乳腺高分化神经内分泌癌可能与低级别 OC 非常相似。CgA 和（或）Syn 在绝大多数肿瘤细胞中阳性表达式，显示神经内分泌分化的特征。

颗粒细胞瘤（见"颗粒细胞瘤"）：肿瘤细胞胞质嗜酸性，类似嗜酸性细胞，但是它们起源于外周神经的 Schwann 细胞。因此，颗粒细胞瘤中的肿瘤细胞强而弥漫阳性表达 S-100 和 CD68，而不表达角蛋白。

推荐阅读

[1] Bhargava, R., Florea, A. V., Pelmus, M., Jones, M. W., Bonaventura, M., Wald, A., & Nikiforova, M. (2017). Breast tumor resembling tall cell variant of papillary thyroid carcinoma: A solid papillary neoplasm with characteristic immunohistochemical profile and few recurrent mutations. *American Journal of Clinical Pathology, 147*, 399–410.

[2] Costa, M. J., & Silverberg, S. G. (1989). Oncocytic carcinoma of the male breast. *Archives of Pathology and Laboratory Medicine, 113*, 1396–1399.

[3] Damiani, S., Eusebi, V., Losi, L., D'Adda, T., & Rosai, J. (1998). Oncocytic carcinoma (malignant oncocytoma) of the breast. *American Journal of Surgical Pathology, 22*, 221–230.

[4] Eusebi, V., Damiani, S., Ellis, I. O., Azzopardi, J. G., & Rosai, J. (2003). Breast tumor resembling the tall cell variant of papillary thyroid carcinoma: Report of 5 cases. *American Journal of Surgical Pathology, 27*, 1114–1118.

[5] Eusebi, V., Tallini, G., & Rosai, J. (2004). Nuclear alterations and RET/PTC activation. *American Journal of Surgical Pathology, 28*, 974–975.

[6] Foschini, M. P., Asioli, S., Foreid, S., Cserni, G., Ellis, I. O., Eusebi, V., & Rosai, J. (2017). Solid papillary breast carcinomas resembling the tall cell variant of papillary thyroid neoplasms: A unique invasive tumor with indolent behavior. *American Journal of Surgical Pathology, 41*, 887–895.

[7] Geyer, F. C., de Biase, D., Lambros, M. B., Ragazzi, M., Lopez-Garcia, M. A., Natrajan, R., Mackay, A., Kurelac, I., Gasparre, G., Ashworth, A., Eusebi, V., Reis-Filho, J. S., & Tallini, G. (2012). Genomic profiling of mitochondrion-rich breast carcinoma: Chromosomal changes may be relevant for mitochondria accumulation and tumour biology. *Breast Cancer Research and Treatment, 132*, 15–28.

[8] Ghadially, F. N. (1985). *Diagnostic electron microscopy of tumours* (2nd ed.). London: Butterworth & Company.

[9] Hamperl, H. (1931). Beiträge zur normalen und pathologischen Histologie menschlieher Speicheldriisen. *Zeitschrift für Mikroskopisch-Anatomische Forschung, 27*, 1–55.

[10] Itagaki, H., Yamamoto, T., Hiroi, A., Kawanishi, K., Noguchi, E., Ohchi, T., Kamio, T., Kameoka, S., Oda, H., & Nagashima, Y. (2017). Synchronous and bilateral oncocytic carcinoma of the breast: A case report and review of the literature. *Oncology Letters, 13*, 1714–1718.

[11] Kenny, T. C., Hart, P., Ragazzi, M., Sersinghe, M., Chipuk, J., Sagar, M. A. K., Eliceiri, K. W., LaFramboise, T., Grandhi, S., Santos, J., Riar, A. K., Papa, L., D'Aurello, M., Manfredi, G., Bonini, M. G., & Germain, D. (2017). Selected mitochondrial DNA landscapes activate the SIRT3 axis of the UPRmt to promote metastasis. *Oncogene, 36*, 4393–4404.

[12] Lakhani, S. R., Ellis, I. O., Schnitt, S. J., Tan, P. H., & van de Vijver, M. J. (2012). *WHO classification of tumours of the breast* (4th ed.). Lyon: IARC.

[13] Marla, N. J., Pai, M. R., Swethadri, G. K., & Fernandes, H. (2013). Male breast cancer-review of literature on a rare microscopic variant (oncocytic carcinoma). *Indian Journal of Surgery, 75*(Suppl 1), 240–242.

[14] Masood, S., Davis, C., & Kubik, M. J. (2012). Changing the term "breast tumor resembling the tall cell variant of papillary thyroid carcinoma" to "tall cell variant of papillary breast carcinoma". *Advances in Anatomic Pathology, 19*, 108–110.

[15] Ragazzi, M., de Biase, D., Betts, C. M., Farnedi, A., Ramadan, S. S., Tallini, G., Reis-Filho, J. S., & Eusebi, V. (2011). Oncocytic carcinoma of the breast: Frequency, morphology and follow-up. *Human Pathology, 42*, 166–175.

[16] Roth, S. I., Olen, E., & Hansen, L. S. (1962). The eosinophilic cells of the parathyroid (oxyphil cells),

I

salivary (oncocytes), and thyroid (Huerthle cells) glands. Light and electron microscopic observations. *Laboratory Investigation, 11*, 933–941.

[17] Sahin, E., Colla, S., Liesa, M., Moslehi, J., Muller, F. L., Guo, M., Cooper, M., Kotton, D., Fabian, A. J., Walkey, C., Maser, R. S., Tonon, G., Foerster, F., Xiong, R., Wang, Y. A., Shukla, S. A., Jaskelioff, M., Martin, E. S., Heffernan, T. P., Protopopov, A., Ivanova, E., Mahoney, J. E., Kost-Alimova, M., Perry, S. R., Bronson, R., Liao, R., Mulligan, R., Shirihai, O. S., Chin, L., & DePinho, R. A. (2011). Telomere dysfunction induces metabolic and mitochondrial compromise. *Nature, 470*, 359–365.

Invasive Secretory Carcinoma
浸润性分泌性癌

Angelo Sidoni　著　　马怡晖　译

一、同义词

幼年性分泌性癌；幼年性乳腺癌；分泌性癌。

二、定义

浸润性分泌性癌（ISC）是乳腺癌最为罕见的一种组织学类型，具有低级别的特点和相关的基因易位。ISC 显示独特的组织学特征，包括细胞内和细胞外分泌性物质的产生。

三、临床特征

■ 发生率

占所有乳腺癌的不足 0.15%（英文文献报道约 200 例）。

■ 年龄

这类肿瘤最初在儿童中被描述并被称为"幼年性分泌性癌"（McDivitt 和 Stewart，1966），似乎公布的病例中有 2/3 发生在成年人，很少发生在老年人。已报道的年龄为 3—91 岁。

■ 性别

主要发生在成年女性和男女儿童，罕见于 30 岁以上的男性患者。有 1 例报道了发生于男性变性患者的 ISC（Grabellus 等，2005）。

■ 部位

ISC 可发生在乳腺的任何部位；不过，更常见于乳晕下，特别是男性和儿童患者，并常有乳头溢液。常见的临床表现为长期存在的生长缓慢的可活动结节，在影像学上容易被误诊为纤维腺瘤（见"纤维腺瘤"）或乳头状瘤（见"导管内乳头状瘤"）。罕见的病例报道发生在腋窝，可以想象是起源于异位乳腺组织或皮肤附属器。

■ 治疗

治疗根据患者年龄和性别而有不同。在儿童，考虑到肿瘤预后良好和保护乳腺发育的需要，最好的治疗方法是局部保守切除。在青春期后女性，依据肿瘤大小可实施广泛的局部切除术、乳腺象限切除术或乳腺切除术，并达到手术切缘阴性。在男性，因为乳腺组织小，所以最常见采用乳腺切除术。推荐应用前哨淋巴结（见"前哨淋巴结"）定位。全身辅助放化疗的意义尚无明确定论。

■ **结局**

ISC 的临床经过主要以预后良好和生存期延长为特征，尤其是 30 岁以下的儿童和青少年，即使有淋巴结转移（很少累及 3 个以上的淋巴结）。成年女性 ISC 患者更具侵袭性，尤其是如果肿瘤级别高（见下述）及局部有进展时，但即使出现远处转移，仍具有较长的生存期。晚期可以发生局部复发（即使 20 年后），因此有必要进行长期随诊。

四、大体检查

ISC 通常表现为单个质硬结节，轮廓清晰光滑，平均直径 3cm（范围 0.5～12.5cm）。切面可呈分叶状，中央有纤维化区域，颜色从灰白色到黄褐色。有时边缘可有毛刺，肿瘤可能呈海绵样微囊性。多灶性病变罕见。

五、显微镜检查

在典型的 ISC 中，肿瘤细胞以不同的方式排列，呈管状、滤泡状、微囊（蜂窝状）实性和乳头状结构（图 1，HE 染色）。肿瘤内有穿插的纤维间隔，这可以解释其分叶状外观。其显著特征是肿瘤内存在大量丰富的类似甲状腺胶质的细胞外嗜酸性分泌物（图 2，HE 染色）。肿瘤的边界通常呈推挤性，但也可观察到浸润性生长（图 3，HE 染色）。

肿瘤细胞具有分泌性和大汗腺特征的不同组合（Koerner，2014）。分泌性细胞有浅染的胞质，胞质内有大量的嗜酸性泡状物质。核呈低级别，小而圆，核仁不明显。伴有大汗腺特征的细胞呈多角形，具有丰富的颗粒性嗜酸性胞质，核圆形一致，有核仁。通常缺乏核分裂和坏死。常见原位癌成分，其生长模式通常与非特殊型的传统浸润性乳腺癌相似，主要为低级别（筛状和乳

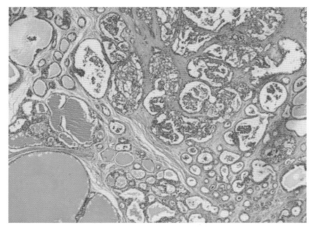

▲ 浸润性分泌性癌，图 1
实性、微囊、滤泡、小管和乳头结构共存（HE 染色）

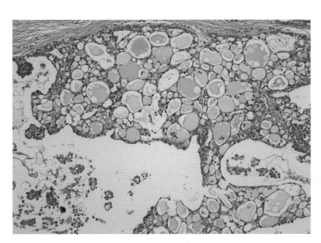

▲ 浸润性分泌性癌，图 2
类似甲状腺滤泡的蜂窝状结构

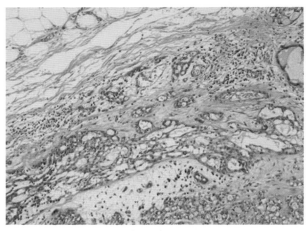

▲ 浸润性分泌性癌，图 3
尽管肿瘤边界清楚，但在边缘可见浸润（HE 染色）

头状），但与 ISC 的细胞学特征相同。微小钙化灶罕见或缺乏。

细胞内和细胞外分泌物质均为 D-PAS 染色阳性（图 4，PAS 染色）和唾液酸酶阿尔新蓝染色阳性（图 5，阿尔新蓝染色），提示成分富含酸性黏液，尤其是硫酸黏多糖和唾液酸。

上述组织学描述几乎与所有的 ISC 病变一致；然而，少数病例可能表现出侵袭性的形态学特征（广泛的实性生长、少见分泌、显著的核不典型性、高核分裂、坏死、肿瘤周围淋巴管血管侵犯和转移），似乎与特定的基因组图谱有关（Del

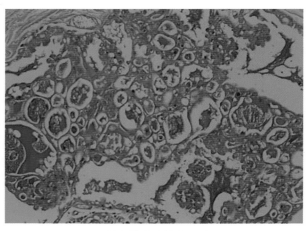

▲ 浸润性分泌性癌，图 4
消化 PAS 显示细胞外分泌物质阳性

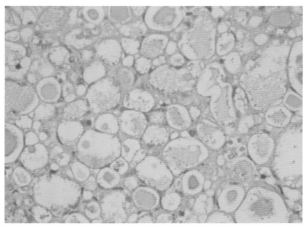

▲ 浸润性分泌性癌，图 5
唾液酸酶碱性蓝显示细胞外分泌物阳性

Castillo 等，2015）。

在超微结构水平，肿瘤细胞包含有分泌性胞质内膜结合空泡，与桥粒相连，部分被基底层包围成团。大量的细胞外空间被分泌物填充。

值得注意的是，在总结 ISC 镜下特征时，ISC 与新近描述的一种发生在涎腺的"类似乳腺的分泌性癌"（MASC）具有惊人的相似性。正如名字所示，这类病变在形态学、免疫组化和遗传学特征上显示出与乳腺相应病变相似的特征。最近有学者提出一种分泌性癌的皮肤亚型（Bishop 等，2017）。

六、免疫表型

多数 ISC 免疫组化是三阴性（缺乏 ER、PR 和 HER2），阳性表达 CK5/6 和（或）CK14 以及 EGFR，这些均证实 ISC 是基底样亚型。S-100 蛋白呈典型的强阳性表达，它同时也是转录因子 5A 信号转导及激活因子（STAT5a）。其他一致表达的标志物包括上皮膜抗原（EMA）和乳清蛋白，而表达不确定的有多克隆 CEA、GCDFP-15、E-钙黏蛋白和 CD117。肿瘤可能至少局部表达 CK 8/18、19 和不同组合的 CK。肌上皮细胞缺如，因此 α-SMA、calponin 和 p63 阴性。文献报道的 Ki-67 增殖指数小于 1%～50%。

七、分子特征

ISC 中最有价值和最特异的分子改变是重复性染色体平衡易位，t（12；15）（p13；q25）和 ETV6-NTRK3 形成融合基因（Tognon 等，2002）。这个基因易位已经在儿童梭形细胞肿瘤中被描述，比如婴儿型纤维肉瘤和细胞性先天性中胚层肾瘤，还有一些髓系急性白血病和涎腺的类似乳腺的分泌性癌（MASC）。

八、鉴别诊断

如果病理学家有足够的材料，尽管 ISC 罕见，其诊断并没有任何问题。一些困难可能存在于同有显著大汗腺特征或最近描述的乳腺腺泡癌（见"腺泡细胞癌"）的鉴别诊断。然而，寻找典型的ISC组织学结构，细胞内和细胞外分泌物的存在，肿瘤细胞具有颗粒状嗜酸性到泡沫状胞质及免疫学特征（三阴性和S-100阳性）均有助于诊断。在诊断困难的病例中，FISH检测ETV6重排对明确诊断有用。相反，鉴于ISC病理学形态和常见的细微形态学，应用空芯针穿刺活检或细针抽吸细胞学技术，将其与其他含有分泌性改变的病变进行鉴别诊断可能具有特别的挑战性（Toll等，2016）。

推荐阅读

[1] Bishop, J. A., Taube, J. M., Su, A., Binder, S.W., Kazakov, D. V., Michal, M., & Westra, W. H. (2017). Secretory carcinoma of the skin harboring ETV6 gene fusion. A cutaneous analogue to secretory carcinomas of the breast and salivary glands. *American Journal of Surgical Pathology, 41*, 62–66.

[2] Del Castillo, M., Chibon, F., Arnould, L., Croce, S., Ribeiro, A., Perot, G., Hostein, I., Geha, S., Bozon, C., Garnier, A., Lae, M., Vincent-Salomon, A., & MacGrogan, G. (2015). Secretory breast carcinoma. A Histopathologic and genomic Spectrum characterized by a joint specific ETV6-NTRK3 gene fusion. *American Journal of Surgical Pathology, 39*, 1458–1467.

[3] Grabellus, F., Worm, K., Willruth, A., Schmitz, K. J., Otterbach, F., Baba, H. A., Kimming, R., & Metz, K. A. (2005). ETV6-NTRK3 gene fusion in a secretory carcinoma of the breast of a male-to-female transsexual. *The Breast, 14*, 71–74.

[4] Koerner, F. C. (2014). Secretory carcinoma. In S. A. Hoda, E. Brogi, F. C. Koerner, & P. P. Rosen (Eds.), *ROSEN's BREAST pathology* (4th ed., pp. 689–701). Philadelphia: Wolters Kluwer Lippincott Williams & Wilkins.

[5] McDivitt, R. W., & Stewart, F. W. (1966). Breast carcinoma in children. *JAMA, 195*, 388–390.

[6] Tognon, C., Knezevich, S. R., Huntsman, D., Roskelley, C. D., Melnyk, N., Mathers, J. A., Becker, L., Carneiro, F., MacPherson, N., Horsman, D., Poremba, C., & Sorensen, P. H. (2002). Expression of the ETV6-NTRK3 gene fusion as a primary event in human secretory breast carcinoma. *Cancer Cell, 2*, 367–376.

[8] Toll, A., Joneja, U., & Palazzo, J. (2016). Pathologic spectrum of secretory and mucinous breast lesions. *Archives of Pathology and Laboratory Medicine, 140*, 644–650.

I

L

243

Lobular In Situ Neoplasia 小叶原位瘤变

Gyula Pekar 著　　罗明华　李　平　陶丽丽　张伟文 译

一、同义词

小叶原位癌（LCIS）；小叶上皮内瘤变（LIN）。

二、定义

小叶原位癌（LCIS）特征性表现为小而一致的，缺乏黏附性的细胞群的肿瘤性增生，至少充满一个终末导管小叶单位（TDLU）的 50%。Ewing 于 1919 年首次展示了"腺泡细胞不典型增生"的图片，但直到 1941 年，Foote 和 Stewart 才正式引入 LCIS 这一术语，用来描述这种位于乳腺小叶内的病变的组织学特征。该描述作为组织病理学特征标准，仅限于发育良好的经典型 LCIS（LCIS-C）病例。1985 年，Dupont 和 Page 描述了该病变的早期阶段，如不典型小叶增生（ALH）。小叶内瘤变（LN）这个术语意味着特征性的腺泡内"小叶"细胞增生的整个谱系改变，通常与 ALH 和 LCIS 同时存在（Haagensen 等，1978）。之后，2013 年 WHO 报告中对小叶瘤变采用了小叶内瘤变（LIN）作为替代命名，但该术语似乎并未获得广泛认可。尽管小叶内瘤变的自然进程仍有争议，但 LCIS 明显增加了双侧乳腺患乳腺癌的风险。LCIS 通常为多灶 / 多中心性，伴有不同程度进展为浸润性癌的风险，提示均为非必需的前体病变，并为高风险病变（King 等，2015）。AJCC 第 8 版分期分类系统中，LCIS 被认为是风险因素，不再归为原位癌（pTis）。然而，AJCC 专家组对于多形性 LCIS（LCIS-P）的处理仍有争议。

三、临床特征

■ 发生率

0.5%～4.0% 乳腺活检，依赖于活检标本中诊断标准、正常乳腺组织数量，乳房钼靶检查。LCIS 发生率在"良性"乳腺活检为 0.5%，在由于乳腺钼靶异常而活检的比例更高（3.2%～4.0%）。

■ 年龄

诊断时平均年龄为 44—55 岁，绝经期前发生率最高（80%～90%）。

■ 性别

女性为主，亦有罕见男性病例的报道。大部分 LCIS 显示雌激素受体的强表达，激素影响可能在肿瘤细胞增生中起到了作用，但在使用激素替代治疗的女性中发生率并未增加。

■ 部位

LCIS 在同侧或双侧乳腺中均可发生，有发展为多灶的倾向，近 50% 患者可能有双侧病变，近 80% 的患者因 LCIS 乳腺切除后，发现多中心性病灶。

■ 表现

LCIS 并无相关的特异性乳腺钼靶表现。LCIS 可能与良性钙化性病变，如小叶萎缩、扁平上皮不典型增生（FEA）（见"柱状细胞病变"）、硬化性腺病（SA）（见"硬化性腺病"）、胶原小球病（见"胶原小球病"）同时存于显著正常组织中，并围绕周围良性（如"纤维腺瘤"）或恶性肿瘤。LCIS 与小管癌（TC）（见"小管癌"）和柱状细胞病变一起，是"Rosen 三联征"（Rosen triad）的一部分。LCIS 中钙化不常见，但在旺炽型（LCIS-F）和多形性（LCIS-P）类型中，粉刺状坏死伴有钙化沉积物通常同时存在。乳腺 MRI 检测 LCIS 的敏感性高于 B 超。

■ 治疗

当空芯针穿刺活检 LCIS 对于目标检测病变来说是意外发现，在某些病例中仅存在有限数量的病变（少于 3 个 TDLU 受累），此时临床随访是可以接受取代切除活检的方法。切除后发现癌的可能性约 3%，属于典型的低级别肿瘤。随后发现，这些患者的肿瘤通常并不位于空芯针活检部位。

当任何 LCIS 与微钙化相关，或显示非 LCIS-C 组织学特征（如 LCIS-P 或粉刺状坏死）时，建议外科切除。在切除标本的外科切缘发现 LCIS-C 无须再次切除。然而，当外科切缘确定 LCIS-P 存在时，应进行再次切除。目前无相关数据针对阴性切缘的最佳宽度，以及 LCIS-P 患者对放射治疗是否能够获益。

■ 结局

LCIS 为惰性病变，恶性风险很低，但与普通人群相比，它提示同侧和对侧浸润性乳腺癌增加 8～10 倍的风险。流行病学研究显示发展为浸润性癌的可能性为每年增加 1%，同侧发展为浸润性乳腺癌的风险高于对侧，无论是浸润性小叶癌（ILC）（见"浸润性小叶癌"）还是非特殊型浸润性癌（见"非特殊型浸润性癌"）。然而，与仅观察的患者相比，从未显示乳腺切除能降低死亡率。在某些病例中，LCIS-C 细胞可能为克隆性的，与随后的 ILC 相关。LCIS-P 通常与浸润性疾病更加相关，有着更侵袭性的过程，伴有遗传学类似于同步多形性的 ILC（见"多形性小叶癌"），须有更激进性的治疗方法。对于检测到的 LCIS 是否都与浸润性癌相关，增加疾病复发风险仍然有争议。

四、大体检查

LCIS 本质上通常不形成肉眼可见改变（除非罕见伴有 LCIS-F 的病例）。

五、显微镜检查

（一）LCIS-C

单形性增生，均匀分布的细胞，疏松的黏附性，比正常腺泡细胞轻度增大，一致的细胞核，均匀分布的染色质，伴有不显著的核仁（图 1A，HE 染色）。LCIS-C 缺乏多形性和坏死。核分裂和染色质增多并不是 LCIS-C 的特点，但偶尔可见。细胞质通常出现空泡（图 1B，HE 染色），AB 染色和（或）PAS 染色阳性。解剖分布可累及小叶导致小叶扩张（图 2A，HE 染色；图 2B，E-cadherin 染色），或 LCIS 可以蔓延至较大导管，甚至沿着主输乳管，导致三叶草或项链样模式（图 2C，HE 染色；图 2D，E-cadherin 染色），通常不扩散至乳头表皮内。"Pagetoid 样扩散"指肿瘤细胞沿着邻近终末导管上皮下方连续性生长。此外，LCIS-C 可能发生于 SA（见"硬化性腺病"）、放射状瘢痕（见"放射状瘢痕"）、纤维腺瘤（见"纤维腺瘤"）、胶原小球病（见"胶原小球病"）或乳头状病变（见"导管内乳头状瘤"）。

（二）LCIS 亚型

罕见，占所有原位癌 < 5%。目前被认识的几种亚型包括大汗腺型 LCIS（图 3A，HE 染色；图 3B，E-cadherin 染色；图 3C，GCDFP-15 染色；图 3D，PAS 染色）、LCIS-P、LCIS 伴有粉刺状坏死、原位癌伴有混合性导管和小叶特征。LCIS 的透明细胞和印戒细胞亚型亦有描述，但自然病史不明，微浸润（见"乳腺微小浸润性癌"）或浸润的可能性高于 LCIS-C。

（三）多形性 LCIS（LCIS-P）

与 LCIS-C 相比，发生于年纪较大的绝经

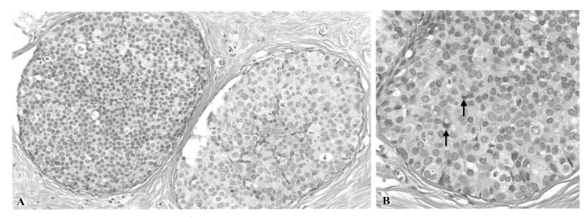

▲ 小叶原位瘤变，图 1（HE 染色）

单形性增生，均匀分布的细胞，疏松的黏附性，比正常腺泡细胞轻度增大的细胞核。细胞核一致，染色质分布均匀，核仁不显著（A）。通常可见胞质内空泡（B，箭）

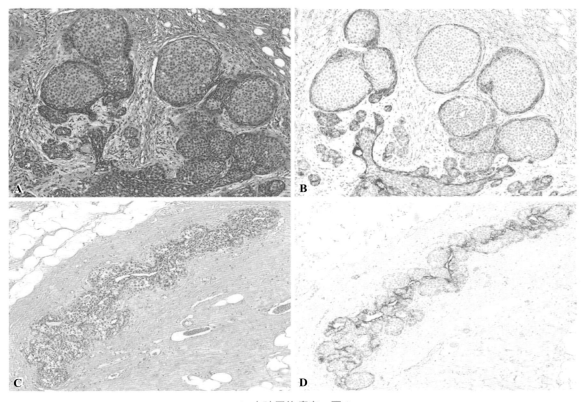

▲ 小叶原位瘤变，图 2

LCIS 的分布可累及小叶，导致小叶扩张（A，HE 染色）；E-cadherin 免疫组化染色可见围绕在 E-cadherin 阴性的 LCIS 细胞周围的肌上皮阳性（B）。LCIS 可沿着大导管，甚至主输乳管蔓延，形成三叶草或项链样外观（C，HE 染色）。E-cadherin 阴性的 LCIS 细胞在 E-cadherin 阳性的上皮和肌上皮细胞中沿着导管蔓延

后人群，尽管与 LCIS-C 一样，细胞似乎缺乏黏附性，但显示高级别的核（核通常大于淋巴细胞的 3 倍），伴有多核。偶尔，胞质表现为嗜酸性，细颗粒状，细胞类似大汗腺样外观。通常伴有中央粉刺状坏死和钙化（图 4A，HE 染色；图 4B，p120 染色；图 4C，PAS-AB 染色；图 4D，E-cadherin 染色）。

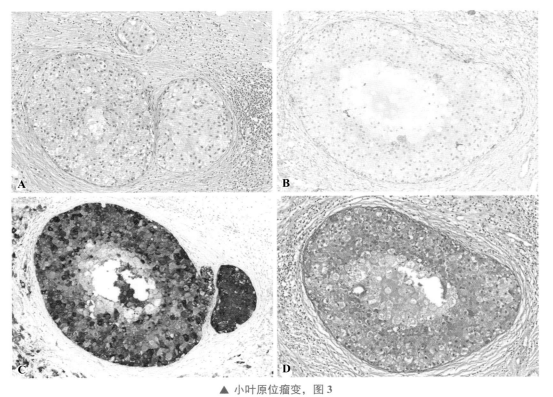

▲ 小叶原位瘤变，图 3

LCIS 的大汗腺型（A，HE 染色）；E-cadherin 在瘤变细胞中阴性（B）；GCDFP-15（C）和 PAS（D）在大汗腺型 LCIS 中弥漫阳性

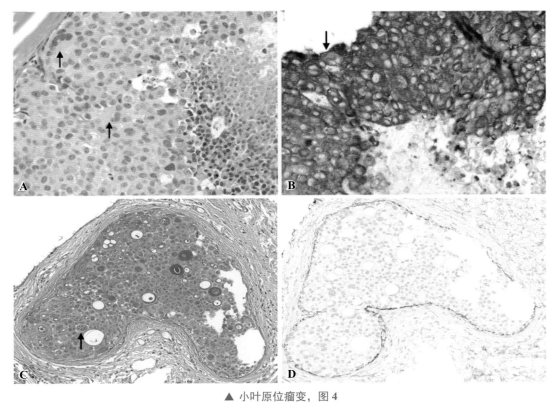

▲ 小叶原位瘤变，图 4

多形性 .LCIS，中央粉刺状坏死 s（A，HE 染色）；弥漫的 P120 胞质阳性（B），PAS-AB 染色（C）;E-cadherin（D）。图 A 至 C 中黑箭提示特征性多核细胞，为 LCIS-P 的显著特征

L

（四）旺炽型 LCIS（LCIS-F）

LCIS-F 显示细胞呈黏附性（实性）生长，伴有低级别或高级别核的特征。中央坏死和钙化沉积常见，钼靶可检测到中央坏死区内簇状钙化。如果小叶外导管累及，钙化可显示"线性"形状。

（五）原位癌伴有混合性导管和小叶特征

非常罕见。被认为是在同一结构内同时含有 LCIS-C 和导管内原位癌（DCIS）的情况。

六、免疫表型

LCIS-C 和 LCIS 亚型均显示与高分子量角蛋白 CK34bE12 的极强反应活性，而在 DCIS 中缺乏或仅微弱表达。E-cadherin 的表达可作为鉴别导管和小叶瘤变的（＞95%LCIS 病例缺乏 E-cadherin）可靠的指标。然而，形态学明确为 LCIS 的病例可以显示局灶 E-cadherin 阳性。p120-catenin 在小叶瘤变中特征性弥漫表达于细胞质，而在导管病变中定位于细胞膜。几乎所有 LCIS-C、约 66%LCIS-P 及不足 25% 大汗腺型 LCIS-C 中均表达 ER 和 PR。当 LCIS 伴有 ILC 时，PR 表达减少。典型 LCIS-CHER2 蛋白阴性 / 基因无扩增，缺乏 P53 突变，Ki-67 标记指数较低。相反，LCIS 的亚型和 LCIS-P 可能显示 HER2 蛋白过表达 / 基因扩增（尤其是与浸润性癌相关时），P53 阳性和中度或高度的 Ki-67 标记指数。GCDFP-15 在大于 90% 的 LCIS-C、75% LCIS-P 和几乎所有大汗腺型 LCIS-P 中阳性。

七、分子特征

E-cadherin 突变（alterations），低级别瘤变途径及遗传倾向如下。

E-cadherin 由位于染色体 16q22 部位的 CDH1 基因编码，缺乏该蛋白表明 LCIS 和 ILC 细胞的失黏附性特征。作为一个肿瘤抑制基因，体细胞框移突变需要双侧等位基因失活（约 50% ILC 具有 CDH1 突变），杂合子缺失或启动子甲基化异常导致的等位基因缺失（Mastracci 等，2005）。遗传学研究证实柱状细胞病变，ALH 和 LCIS 的具有一致的基因组改变，显著类似于低级别 DCIS、NST1 级、TC、小管小叶癌和经典型 ILC，提示它们为低级别瘤变途径的形态学连续谱系的一部分（Simpson 等，2005）。据报道，在 LCIS-P 病例中有更多数量的 DNA 拷贝数改变和更复杂的染色体重排。在无家族性胃癌病史的女性，双侧 LCIS 的起始阶段伴有或不伴有 ILC 都与 CDH1 种系遗传突变有关。

八、鉴别诊断

（一）ALH

ALH 和 LCIS 的不同基于病变的程度，ALH 定义为有限程度的瘤变细胞，仅充满部分小叶腺泡，仍有腺腔残留。受累腺泡数量＜50%。

（二）低级别实性型 DCIS

失黏附性的生长方式和显著的胞质内空泡倾向于小叶瘤变的诊断。另一方面，显著的细胞膜存在支持 DCIS 的诊断。E-cadherin、p120 免疫组化染色尤其有帮助。

（三）类似于浸润性癌含有 LCIS 的良性病变

LCIS 累及 SA（见"硬化性腺病"）可类似浸润性癌。背靠背的导管，小叶中心性增生，通常伴有微钙化，是 SA 的典型特征。肌上皮标志在这些病例中很有帮助。LCIS 可以出现于典型 FA（见"纤维腺瘤"）中，这并不干扰任何诊断。

（四）LCIS-P 与 DCIS

LCIS-P 与高级别 DCIS 特别容易混淆，尤其是伴有中央坏死和钙化的时候。失黏附性外观，缺乏 E-cadherin 表达，弥漫的 p120 细胞内表达有助于 LCIS-P 的诊断。

（五）良性细胞

肌上皮细胞可能与小叶瘤变混淆，尤其是这些细胞以 Pagetoid 样方式蔓延入导管，并显示丰富的透明细胞变。特异性肌上皮标志的免疫组化染色有助于诊断这些疑难病例。

推荐阅读

[1] Haagensen, C. D., Lane, N., Lattes, R., & Bodian, C. (1978). Lobular neoplasia (so-called lobular carcinoma in situ) of the breast. *Cancer, 42*, 737–769.
[2] King, T. A., Pilewskie, M., Muhsen, S., Patil, S., Mautner, S. K., Park, A., Oskar, S., Guerini-Rocco, E., Boafo, C., Gooch, J. C., De Brot, M., Reis-Filho, J. S., Morrogh, M., Andrade, V. P., Sakr, R. A., & Morrow, M. (2015). Lobular carcinoma in situ: A 29-year longitudinal experience evaluating clinicopathologic features and breast cancer risk. *Journal of Clinical Oncology, 33*, 3945–3952.
[3] Mastracci, T. L., Tjan, S., Bane, A. L., O'malley, F. P., & Andrulis, I. L. (2005). E-cadherin alterations in atypical lobular hyperplasia and lobular carcinoma in situ of the breast. *Modern Pathology, 18*, 741–751.
[4] Pieri, A., Harvey, J., & Bundred, N. (2014). Pleomorphic lobular carcinoma in situ of the breast: Can the evidence guide practice? *World Journal of Clinical Oncology, 5*, 546–553.
[5] Simpson, P. T., Reis-Filho, J. S., Gale, T., & Lakhani, S. R. (2005). Molecular evolution of breast cancer. *Journal of Pathology, 205*, 248–254.

Low-Grade Adenosquamous Carcinoma
低级别腺鳞癌

Angelo Sidoni　**著**　　罗明华　李　平　陶丽丽　张伟文　**译**

L

一、同义词

腺鳞癌；浸润性汗管瘤样腺瘤；汗管瘤样鳞状细胞肿瘤。

二、定义

乳腺低级别腺鳞癌（LGASC）极其不常见，特征为梭形细胞背景中可见发育良好的腺体形成，混有实性鳞状细胞巢。

三、临床特征

■ 发生率

LGASC 属于"化生性乳腺癌"家族（见"浸润性化生性癌"），占所有乳腺癌的 0.2%～5%。发生率有如此差异，主要源于不同作者命名这类肿瘤时采用过多术语。因此，在诸多系列的化生性癌的报道中，甚至无一例单独的 LGASC 的病例报道，而其他作者认为发生率占所有浸润性乳腺癌的 0.58%，也就不足为奇了。由于不能正确认识的诊断困难，这种组织学类型的真正发生率可能被低估了。在所有病例中这种疾病尤其不常见，迄今文献报道的病例不超过 130 例。

■ 年龄

在 Rosen 和 Ernsberger 最初研究系列中，LGASC 受累患者年龄范围为 42—76 岁，平均年龄 59 岁。随后研究年龄跨度为 19—88 岁，围绝经期和绝经后年龄更多见。

■ 性别

女性。目前尚无男性LGASC病例报道。

■ 部位

LGASC可发生乳腺实质的任何部位，常位于乳晕周围。最常见临床表现为可触及的肿物，伴随乳腺钼靶异常或乳头溢液。由于通常与其他病变伴发，影像结果可能不确定或令人困惑。

■ 治疗

由于报道病例缺乏，对于LGASC的最佳治疗无共识。另一方面，与大多数三阴性但高度侵袭、化疗抵抗的化生性癌比较，LGASC预示了惰性进程，转移潜能低，因此完全的局部切除或达到切缘干净的乳腺切除是合适的。

淋巴结转移尤其罕见，常规前哨淋巴结活检和腋窝淋巴结切除并非必要。尚无明确证据表明辅助放疗和化疗有效。

■ 结局

不同于其他类型的化生性乳腺癌的侵袭性肿瘤行为和临床预后差，据报道大部分LGASC有极好的预后，更多倾向于局部复发甚至多灶，发生于2～3年内，尤其是仅单独切除的患者。通常所有复发患者经过完全再切除后可达到无病状态。文献报道的具有侵袭性的病例仅有1例因肿瘤复发浸润胸壁致死，1例伴有肺转移，1例伴有单个淋巴结转移。

四、大体检查

LGASC大体表现可能被同时存在的其他乳腺病变遮盖（见下），如病变倾向于实型，黄褐色，星状或界限不清的浸润性肿块。据报道，大小为0.5～8cm（平均2cm）。必须强调的是LGASC的大体所见和肿瘤大小与典型的高级别化生性癌显著不同，后者通常结节状肿物，伴有界限清楚的边缘，平均大小3.9cm；文献报道有3例LGASC为双侧性（Senger等，2015）。

五、显微镜检查

低倍镜下LGASC显示浸润性边缘，与邻近的良性导管和小叶密切混合；典型表现为周围多灶性淋巴细胞浸润（图1）。高倍镜下上皮成分由形态温和的腺体，具有成角边缘的小管，被压缩的细胞簇，呈逗号或蝌蚪状轮廓的条索组成（图2）。上皮岛不规则分布于丰富的胶原和薄层基质中，富含肥胖梭形细胞，与上皮细胞微妙的融合（图3）。有时管状结构从纤维硬化中心呈放射状，类似于放射状瘢痕（见"放射状瘢痕"）。腺体内可观察到不同程度的鳞状分化（汗管瘤样外观），从沿着腺腔排列的局灶非角化性衬覆到相当大的鳞状角化珠（图4，HE染色）。围绕腺体和条索外层的肌上皮减少（见下）。细胞学非典型性温和，核分裂缺乏，没有坏死；然而，有报道LGASC与高级别化生性癌有移行区域。原位成分可以存在，通常伴有大汗腺特征。迄今为止，LGASC的一个非常有趣的特征为通常与其他乳腺病变共存，包括乳头状瘤、纤维腺瘤、各种类型的导管内上皮增生、原位和浸润性癌、叶状肿瘤和纤维硬化性病变。在这些临床背景中，LGASC可能在切除活检或乳腺切除标本组织学检查中意外发现，也就不足为奇了。

六、免疫表型

大多数LGASC免疫组化为三阴性（缺乏ER、PR和HER2），通常CK 5、CK6和（或）CK14阳性，表皮生长因子受体（EGFR）阳性，证实为基底细胞亚型（Geyer等，2010）。

LGASC腺样结构显示不同程度的低分子和高分子量CK、肌上皮标记（p63、平滑肌肌球蛋白、平滑肌肌动蛋白、CD10、calponin）阳性，证实了外周肌上皮成分的存在，在常规免疫组化染色中可见（图5，p63核染色）。我们认为，p63在肌上皮和肿瘤鳞状细胞中均应为阳性，然

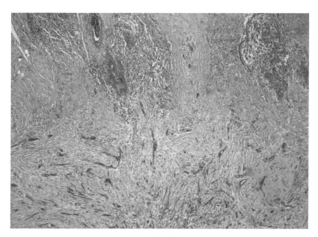

▲ 低级别腺鳞癌，图 1

低级别腺鳞癌，界限不清的病变（底部）渗透至周围乳腺实质，含有丰富的淋巴细胞浸润（顶部）（HE 染色）

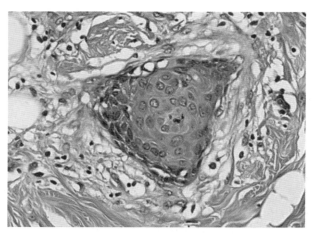

▲ 低级别腺鳞癌，图 2

低级别腺鳞癌，典型的汗管瘤样表现，胶原间质中上皮成分呈蝌蚪状或逗号样形态（HE 染色）

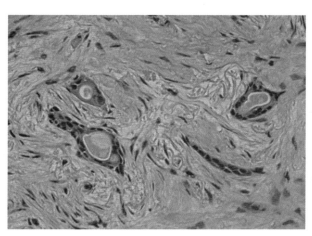

▲ 低级别腺鳞癌，图 3

低级别腺鳞癌，纤维间质含有大量梭形细胞成分。呈片状结构，与上皮成分混合（HE 染色）

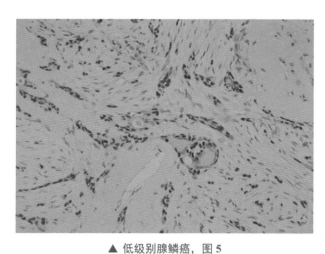

▲ 低级别腺鳞癌，图 4

低级别腺鳞癌，鳞状分化的实性巢团

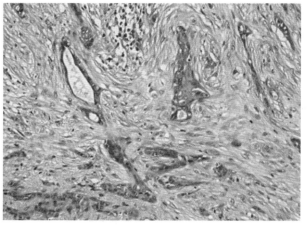

▲ 低级别腺鳞癌，图 5

低级别腺鳞癌，腺体成分和被压缩的上皮条索外周显示肌上皮标记 p63 染色

而，我们观察到前者免疫反应强度更高。间质细胞中亦可见肌上皮标志的不同程度和不同分布方式的表达（图 6，p63 染色），而且其他角蛋白亦可局灶阳性。

七、分子特征

由于该病变罕见，有关 LGASC 分子特征的报道极少且不完整。目前最相关的数据显示复杂的遗传和基因组图谱的改变，每个病例各异，但上皮和间质细胞都有着令人信服的分子学相似之处，表明同其他更具侵袭性的化生性癌早已发现

L

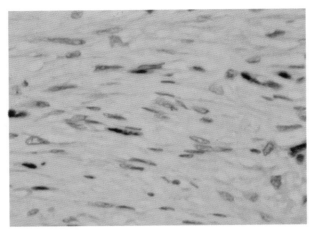

▲ 低级别腺鳞癌，图 6
低级别腺鳞癌，间质梭形细胞显示局灶 p63 阳性

的那样，间质细胞来源于上皮细胞，通过上皮间质转化机制。有趣的是，近来发现和各种硬化性病变（见"放射状瘢痕""复杂性硬化性病变"）共有的遗传突变（尤其是 PI3K 途径基因）和浸润性上皮病［见"普通型导管增生"（UDH）］提示这些病变可能是肿瘤性的而非增生性的，全部都为单个病理谱系的一部分，包括 LGASC。

八、鉴别诊断

LGASC 与其他形式的化生性癌（见"浸润性化生性癌"）鉴别十分容易，由于其类似良性的组织学外观，缺乏异质性成分。反之，与其他类似的由扭曲上皮 - 腺管岛融合于促结缔组织增生的间质的病变的鉴别诊断即便可能，也是非常困难。形态学谱系中与 LGASC 类似的疾病为乳头的汗管瘤样肿瘤（见"乳头汗管瘤样肿瘤"）、硬化性腺病（见"硬化性腺病"）、放射状瘢痕 / 复杂硬化性病变（见"放射状瘢痕""复杂性硬化性病变"）、浸润性上皮病［见"普通型导管增生"（UDH）］和小管癌（见"小管癌"）。

乳头汗管瘤样肿瘤的组织学外观实际上与 LGASC 无法鉴别，主要鉴别点在于部位，即汗管瘤样肿瘤源于乳头 - 乳晕复合体，而 LGASC 发生于乳腺实质。因此，如果 LGASC 累及乳头，诊

断困难无法逾越。另一方面，LGASC 和乳头的汗管瘤样肿瘤都为局灶侵袭性病变，有局灶复发的倾向，共享形态学和分子学特征，可能代表了源于不同解剖部位的相同病变（Boecker 等，2014）。

良性纤维硬化性病变和组织学相关的浸润性上皮病通常显示腺鳞成分，因此成为和 LGASC 形态学连续谱系成分，而后者通常更加广泛，失去小叶轮廓。临床病理关联和仔细审查组织学特征，精确评判肌上皮的免疫组化指标有助于正确诊断。

与 LGASC 和汗管瘤样肿瘤不同程度的鳞状化生和典型的逗号样或蝌蚪状相比，小管癌的腺样结构通常成角，管腔开放，由形态单一的细胞群组成（无肌上皮细胞）。

鉴于以上提及的诊断困难，强烈建议仅完全切除活检可以明确诊断，而不能在有限组织（如针吸穿刺、空芯针活检标本或冰冻切片）时做出诊断。

推荐阅读

[1] Boecker, W., Stenman, G., Loening, T., Andersson, M. K., Sinn, H. P., Barth, P., Oberhellmann, F., Bos, I., Berg, T., Marusic, Z., Samoilova, V., & Buchwalow, I. (2014). Differentiation and histogenesis of syringomatous tumour of the nipple and low-grade adenosquamous carcinoma: Evidence for a common origin. *Histopathology, 65*, 9–23.

[2] Geyer, F. C., Lambros, M. B. K., Natrajan, R., Mehta, R., Mackay, A., Savage, K., Parry, S., Ashworth, A., Badve, S., & Reis-Filho, J. S. (2010). Genomic and immunohistochemical analysis of adenosquamous carcinoma of the breast. *Modern Pathology, 23*, 951–960.

[3] Kawaguchi, K., & Shin, S. J. (2012). Immunohistochemical staining characteristics of low-grade adenosquamous carcinoma of the breast. *American Journal of Surgical Pathology, 36*, 1009–1020.

[4] Rosen, P. P., & Ernsberger, D. (1987). Low-grade adenosquamous carcinoma: A variant of metaplastic mammary carcinoma. *American Journal of Surgical Pathology, 11*, 351–358.

[5] Senger, J. L., Meiers, P., & Kanthan, R. (2015). Bilateral synchronous low-grade adenosquamous carcinoma of the breast: A case report with review of current literature. *International Journal of Surgery Case Reports, 14*, 53–57.

M

Male Breast Cancer 男性乳腺癌

Valerie Speirs　Matthew P. Humphries　Abeer M. Shaaban　著　　罗明华　李　平　陶丽丽　张伟文　译

一、同义词

MBC。

二、定义

发生于男性的乳腺癌。

三、临床表现

■ 发病率

男性乳腺癌罕见，占所有乳腺癌的 1%。英国每年约 350 名男性，美国约有 2470 名男性被诊断为该病。英国与美国的癌症登记处的数据表明，自 1970 年以来，诊断为乳腺癌的男性患者数量逐渐上升。

■ 年龄

尽管所有年龄段的人均可发病，但通常超过 60 岁。

■ 性别

乳腺癌主要发生于女性，亦可发生于男性。男性乳腺癌的概率约为女性的 1%。

■ 位置

男性乳腺组织通常直接位于乳头后方。

■ 临床表现

位于乳头后方或邻近乳头或腋窝的肿物，单发、实性、无痛或轻度质软的肿块；乳头外观发生改变，如乳头内陷；乳头溢液或出血。由于在大部分大众认知中，乳腺癌是一种性别特定的疾病，所以男性在出现症状时会推迟就诊时间，导致诊断延迟。男性乳腺癌的诊断途径与怀疑患乳腺癌的女性诊断途径类似，但并不建议行乳腺钼靶筛查，由于男性的乳腺组织较少，反而使得可疑病变更容易通过触诊来确诊。乳腺癌的确诊有赖于体格检查和活检结果。前哨淋巴结的活检经常用以识别是否有淋巴结转移（见"前哨淋巴结"）。

■ 治疗

由于缺乏乳腺癌的性别特异性试验，意味着男性患者的治疗手段与女性患者相同。通常为手术切除，再行放疗与化疗。在合适的情况下，部分男性患者可行保乳手术，在降低发病率同时可以改善外观。由于大多数男性乳腺癌表达雌激素受体（ER），因此也适用于内分泌治疗，主要用他莫昔芬进行辅助治疗。来自 ATAC 等临床试验的数据，通过比较芳香化酶抑制药（AI）与他莫昔芬的疗效，彻底改变了绝经后女性 ER 阳性乳腺癌的治疗方法，最后把 AI 视为当下的标准疗法。尽管男性乳腺癌事实上也表达芳香化酶，然而最初的系列病例却显示出阴性或模棱两可的结果，这意味着芳香化酶抑制药在男性患者中效果受到质疑。芳香化酶抑制引起睾酮素增加，可以通过底物作用使酶途径饱和，从而遏制 AI 的阻断作用，导致 ER 被抑制不明显。因此，需要使用促黄体激素释放激素（LHRH）激动剂来减少过量的底物，才能确保芳香化酶抑制药能发挥最大作用。结果便是，男性乳腺癌中 AI 通常是禁用的，除非和药物性或外科睾丸切除术同用。

■ 预后

在英国每年约 80 名男性死于乳腺癌，在美国约为 460 名。通常认为男性乳腺癌的存活率低于女性乳腺癌，这很可能是与女性相比，男性经常处于更晚期阶段。然而，有研究将影响男性与女性乳腺癌的关键预后因素（肿瘤大小、级别、淋巴结状态）进行配对后，驳斥了以上认知，结论为男女之间几乎相同。

四、大体检查

大部分标本为乳腺切除术标本（图 1A），根据术前淋巴结评估结果，伴有前哨淋巴结活检或腋窝淋巴结清扫。肉眼观肿瘤通常较大，常累及皮肤或乳头（图 1B）。与女性类型相似，肿瘤也可以表现出边界不清和浸润生长，或囊性变。

五、显微镜检查

男性乳腺癌主要的组织学类型及发生率见表 1。其中，男性乳腺癌最常见的组织学类型是非特殊型浸润性癌（见"非特殊型浸润性癌"），2 级分化（图 2）。肿瘤由位于纤维间质内的巢团或梁索状的恶性细胞组成。小叶原位癌与浸润性小叶癌极为罕见。与女性乳腺癌相比，男性乳

男性乳腺癌，表 1　MBC 中可见到的主要组织学亚型和它们的相对发生频率

组织学	发生频率（%）
非特殊型	85
小叶	1～2
乳头状	3～5
黏液样	1
髓样	0.5
筛孔状	0.5～1
小管	0.5
混合型	5

数据引自部分已发表的文献，包括退伍军人事务中心（VA）、中央癌症登记处和 Shaaban 等（2012）

腺更常发生的是乳头状癌（包括导管内乳头状癌和浸润性乳头状癌）与黏液癌（Shaaban 等，2012）。据报道，导管原位癌占 5%～15%。关于男性乳腺癌及癌症数据集的报道与女性乳腺癌相同。

六、免疫表型

为了确定男性乳腺癌的共同特征，有学者对 1986 例患者进行了 Meta 分析，数据显示男性乳腺

M

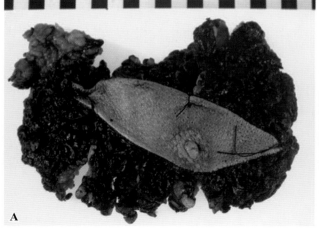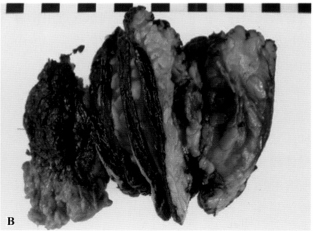

▲ 男性乳腺癌，图 1

A. 一个用缝线标记定位的乳房切除术标本，包括纤维脂肪乳腺组织和带乳头的梭形皮瓣，手术切缘已涂墨；B. 乳腺后方多面切开，显示了一个境界清楚，灰白并出血的肿瘤，肿瘤手术切缘干净

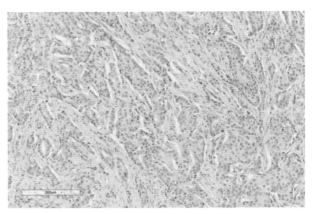

▲ 男性乳腺癌，图 2（HE 染色）
图为 MBC 中最常发生的类型，非特殊型浸润性癌

男性乳腺癌，表 2　在 16 个已发表的研究中，检查了 1996—2017 年共计 1986 个病例，总结出的 MBC 临床病理特征

特　征	数量（%）
组织学	
非特殊型	1615（84）
小叶型	19（1）
其他	239（12）
N/A	60（3）
级别	
1	239（13）
2	872（48）
3	597（33）
N/A	115（6）
淋巴结	
阳性	734（42）
阴性	742（42）
N/A	275（16）
ERα	
阳性	1584（86）
阴性	193（10）
N/A	74（4）
PR	
阳性	1321（72）
阴性	436（24）
N/A	84（5）
HER2	
阳性	160（9）
阴性	1319（77）
N/A	241（14）

数据引自 Humphries 等（2017），在此可找到特定研究的详细信息
N/A. 不可用

癌 ERα 和 PR 阳性，而不常表达 HER2（Humphries 等，2017）。这个结果与 EORTC10085、TBCRC、BIG 和 NABCG 国际男性乳腺癌计划还有其他来自单中心的较小型的研究所报道的初步结果是一致的（表 2）。与女性乳腺癌一样，ERα 和 PR 被用来检测男性乳腺癌治疗及预后（见"乳腺癌中的激素受体"）。其他在男性乳腺癌中所用到的免疫组化生物标志物包括 AR、ERb1、ERb2、ERb5、Bcl-2、p53、E-cadherin、Ki-67、survivin（同时包括胞质和胞核）、催乳素及 FOXA1。然而这些生物标志物在男性乳腺癌中并不特异，其中有一些在男性中就经常表达较高，如 AR。尽管 AR 目前并不用于男性乳腺癌的常规诊断及治疗，但它的相对丰度提示它可用作拮抗雄激素疗法的靶点。图 3 显示男性乳腺癌中 ERα、PR 和 AR 的表达情况。

虽然 ERα 在男性乳腺癌中的表达高于女性乳腺癌（通常男性乳腺癌中约 80%vs 女性乳腺癌中 60%～70%），有学者基于使用分级聚类法对激素受体模式的不同分组进行观察后得出结论，并非所有 ERα 阳性的男性乳腺癌都与相应的女性乳腺癌的表现一致。女性乳腺癌中，ERα 和 PR 形成聚集体，而在男性乳腺癌中，ERα 和 ERβ、AR 共同形成聚集体，PR 单独形成聚集体（Shaaban 等 2012）。对男性乳腺癌作更深入的集群分析发

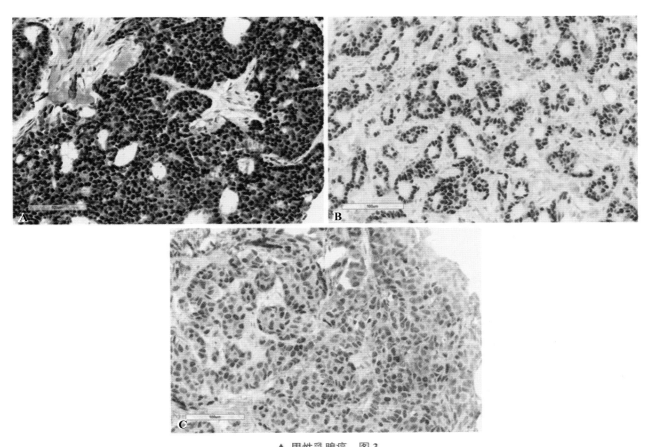

▲ 男性乳腺癌，图 3

免疫组化染色，可见 MBC 中通常表达的激素受体，如 ERα（A）、PR（B）、AR（C）

现，ERα、AR 和 FOXA1 之间有着显著的相关性（Humphries 等，2017）。

男性乳腺癌中检测到大量细胞周期蛋白。对有丝分裂计数反映的增殖情况以及周期蛋白 cyclins A、cyclins B 和 D1 等生物标志物的表达情况进行例证发现，结果显示增殖增强似乎与男性乳腺癌患者预后较差相关。

七、分子特征

男性乳腺癌（MBC）与女性乳腺癌组织学相同；但不同平台分子谱系研究的数据表明，基因组层面和表观遗传学层面的基因图谱中，可能存在潜在的性别特异性的生物学差异。如前所述，MBC 中最常见的组织学类型为非特殊型浸润性癌，伴随的最常见表型是 ER 和（或）PR 阳性表达，HER2 阴性表达，归类于 Luminal A 亚组中。但是，第一个比较基因图谱研究之一，比较男女乳腺癌显示 MBC 有两个独特的亚组，命名为 Luminal M1 与 Luminal M2（Johansson 等，2012）。这不同于女性乳腺癌中所观察到的传统的分子分类。因此，同个小组报道的男性与女性乳腺癌的驱动基因会有所不同。在 ERα 阳性/HER2 阴性表型的女性乳腺癌中（也是 MBC 中最常见的表型）常可见的体细胞突变，如 PIK3CA 和 TP53 突变以及 16q 缺失，在相应亚型的 MBC 中发生频率要低得多，表明 MBC 是由不同的体细胞改变所驱动（Piscuoglio 等，2016）。一些较小研究报道了因性别差异而表达差异的基因，参与翻译、细胞迁移运动、免疫应答、膜转运、凋亡及能量代谢，有力支持了男女乳腺癌在生物学

M

上显著不同的假说。

在 MBC 中，启动子的高甲基化以及很多肿瘤抑制因子的甲基化都已被报道过。甲基化的累积和高甲基化的模式，与更具侵袭性的肿瘤表型和更差的预后相关。有趣的是，特征明确的肿瘤抑制因子 RASSF1A，在 MBC 中的甲基化频率明显高于女性乳腺癌，这进一步证明了性别之间存在着生物学差异。

MBA 中检测到微小 RNA（miRs）表达，这些小型非编码 RNAs 可以在转录后水平改变基因的表达。已有报道发现在男性乳腺发育和 MBC 之间，以及女性乳腺癌与 MBC 之间，数种 miRNA 有差异表达。尽管有这些观察性的报道，miRs 在 MBC 中的作用，该作用是否与在女性乳腺癌中形成对比，目前尚仍无充分研究。

BRCA2 的种系突变以及程度较小的 BRCA1 突变与男性罹患乳腺癌的风险增加相关（分别为 5%～10% 和 1%～5%）。一项关于 MBC 的全基因组研究确认了 RAD51B 的单核苷酸多态性与 MBC 易感性相关，但也有证据显示与女性乳腺癌相关的常见变异可能也会影响 MBC 的罹患风险（Orr 等，2012）。最近，对 1802 个 BRACA1/2 基因突变的男性携带者进行的基因分型显示，基于 88 个女性乳腺癌易感变异基因所算出来的加权多基因风险分数可能与男性患乳腺癌的风险相关（Lecarpentier 等，2017）。一项正在进行的关于 MBC 病因的大型研究已经确定了数种与患病风险相关的遗传变异。这些遗传变异似乎对不同性别的患病率影响不同，从而进一步支持乳腺癌在男女中有着生物学多样性的观点。

八、鉴别诊断

最重要的鉴别诊断是男性乳房发育，即男性乳腺的良性肿大（见"男性乳腺发育"），以及转移至乳腺的恶性肿瘤，如转移性前列腺癌，恶性黑色素瘤等。男性乳腺发育可表现为乳腺导管的旺炽型增生，类似原位癌，尤其在小活检或细胞学制片中。注意增生的结构特征，腺上皮细胞与基底细胞混杂存在，以及缺乏显著异型性，支持良性病变的诊断。在男性乳腺发育中基底细胞角蛋白（如 CK5、CK14）可显示出三层导管上皮结构（Kornegoor 等，2012），而在导管原位癌中则阴性表达。转移至乳腺的恶性肿瘤可通过临床相关资料，异常的组织学特征，和适当的免疫组化生物标志物的组合来进行鉴别。

推荐阅读

[1] Humphries, M. P., Sundara Rajan, S., Honarpisheh, H., Cserni, G., Dent, J., Fulford, L., Jordan, L. B., Jones, J. L., Kanthan, R., Litwiniuk, M., et al. (2017). Characterisation of male breast cancer: A descriptive biomarker study from a large patient series. *Scientific Reports, 7*, 45293.

[2] Johansson, I., Nilsson, C., Berglund, P., Lauss, M., Ringner, M., Olsson, H., Luts, L., Sim, E., Thorstensson, S., Fjallskog, M. L., et al. (2012). Gene expression profiling of primary male breast cancers reveals two unique subgroups and identifies N-acetyltransferase-1 (NAT1) as a novel prognostic biomarker. *Breast Cancer Research, 14*, R31.

[3] Kornegoor, R., Verschuur-Maes, A. H., Buerger, H., & van Diest, P. J. (2012). The 3-layered ductal epithelium in gynecomastia. *The American Journal of Surgical Pathology, 36*, 762–768.

[4] Lecarpentier, J., Silvestri, V., Kuchenbaecker, K. B., Barrowdale, D., Dennis, J., McGuffog, L., Soucy, P., Leslie, G., Rizzolo, P., Navazio, A. S., et al. (2017). Prediction of breast and prostate cancer risks in male BRCA1 and BRCA2 mutation carriers using polygenic risk scores. *Journal of Clinical Oncology, 35*, 2240–2250.

[5] Orr, N., Lemnrau, A., Cooke, R., Fletcher, O., Tomczyk, K., Jones, M., Johnson, N., Lord, C. J., Mitsopoulos, C., Zvelebil, M., et al. (2012). Genome-wide association study identifies a common variant in RAD51B associated with male breast cancer risk. *Nature Genetics, 44*, 1182–1184.

[6] Piscuoglio, S., Ng, C. K., Murray, M. P., Guerini-Rocco, E., Martelotto, L. G., Geyer, F. C., Bidard, F. C., Berman, S., Fusco, N., Sakr, R. A., et al. (2016). The genomic landscape of male breast cancers. *Clinical Cancer Research, 22*, 4045–4056.

[7] Shaaban, A. M., Ball, G. R., Brannan, R. A., Cserni, G., Di Benedetto, A., Dent, J., Fulford, L., Honarpisheh, H., Jordan, L., Jones, J. L., et al. (2012). A comparative biomarker study of 514 matched cases of male and female breast cancer reveals gender-specific biological differences. *Breast Cancer Research and Treatment, 133*, 949–958.

Malignant Adenomyoepithelioma, M-AME 恶性腺肌上皮瘤

Malcolm Hayes **著**　罗明华　李　平　陶丽丽　张伟文 **译**

一、同义词

腺肌上皮癌；腺肌上皮瘤伴恶性转化；癌在腺肌上皮瘤中；癌在多形性腺瘤中；上皮肌上皮癌。

二、定义

M-AME 是一种乳腺恶性肿瘤，来源于临床和（或）组织学定义的良性腺肌上皮瘤，或是与其密切相关；或同时显示上皮与肌上皮分化的恶性肿瘤。该定义不包括伴有转移的组织学呈良性或交界性 / 非典型性的腺肌上皮瘤（Nadelman 等，2006）。

三、M-AME 的分类

- 上皮肌上皮癌（EMEC）。
- 包含原位癌的腺肌上皮瘤。
- 腺肌上皮瘤伴有浸润性癌（癌在腺肌上皮瘤中）。
  - 非特殊型浸润性癌。
  - 浸润性小叶癌。
  - 特殊类型癌。
    - 鳞状或腺鳞状。
    - 梭形细胞。
    - 癌肉瘤。
    - 化生性基质产生性。
    - 肌上皮癌。

四、临床特征

■ 发生率

M-AME 是一种罕见的乳腺肿瘤，仅见于个案报道和小型病案研究（Ali 和 Hayes，2012）。然而，由于该肿瘤中恶性成分常占主体，识别出相关的"良性"AME 为大部分病理诊断的先决条件，所以病理学家对该肿瘤的可能存在认识不足。上皮肌上皮癌的亚型常被误分类为化生性癌。

■ 年龄

M-AME 常发生于 60 岁以上的绝经妇女。在英国哥伦比亚癌症机构包含 30 例 M-AME 患者系列研究中，平均年龄为 70.6 岁，年龄范围为 42—96 岁，其中仅 2 例年龄在 50 岁以下。

■ 性别

目前文献中所报道的病例均为女性，我们数据库中的 30 例病例也无男性的记录。然而，由于有罕见发生于男性的良性 AME 的报道，很可能恶性 AME 并不仅局限于女性。

■ 部位

乳腺，无特定位置。

■ 治疗

对原发肿瘤的手术切除是最主要的治疗手段。由于腋窝淋巴结极少受到累犯，因此在缺乏临床或影像支持的淋巴结累犯时，禁忌行腋窝淋巴结清扫，但可行前哨淋巴结活检。局部放疗可

M

能有一定的帮助，大多数肿瘤学家会凭经验予以使用。标准化疗法的价值尚不清楚，极少报道有阳性反应，但是大多数病例都被当成普通或化生性的三阴乳腺癌进行治疗。对于来源于腺肌上皮瘤的非特殊性乳腺癌，处理措施应当与肿瘤恶性成分中的乳腺生物标志物表达状态相适合。最近有 1 个病案报道描述了 M-AME 对 eribulin 的应答（Lee 等，2015）。

■ 结局

对于 M-AME 合并浸润性癌的预后尚无有用数据，一是因为该肿瘤的罕见性，二是因为该肿瘤常发生于寿命已十分有限的老年人群中，三是因为迄今为止的小型病案报道后续都没有良好随访。有证据表明，具有鳞状或梭形细胞化生性癌成分的 M-AME 比具有癌肉瘤或产生化生性基质癌成分的 M-AME 预后好。在我们的记录中，23位具有随访数据的 M-AME 患者，5 例分别在第3、第 24、第 31、第 36 和第 54 个月时死于该病。3 例分别在第 36、第 44、第 132 个月时死于不明原因。1 例在患病后的第 26 个月仍存活，伴有肺及淋巴结转移。2 例在两次局部复发后康复并存活。还有 11 例存活，1 例死亡，未发现疾病迹象，随访范围为 6～130 个月，平均随访时间为50 个月。

■ 临床表现

大多数病例表现为可触及的肿块。部分M-AME 患者表现为长期稳定随后加速生长的肿块。少数病例是通过乳腺钼靶筛查而查到的肿块。

五、大体检查

伴有导管原位癌（DCIS）的 M-AME 典型表现为与良性 AME 类似的分叶状局限性的包块。包块常常表现为质硬，橡胶状，黄白色。少数病例可见囊性变及坏死。伴有浸润性癌的M-AME 通常表现为不规则的浸润性肿块。大小为 1.4～14cm。识别出已存在的、相关低级别的或 "良性" 的 AME，是诊断癌在 AME 中的关键。这要求对大体标本进行彻底取材，使之可以包括肿瘤主体范围内的任何局灶肿物病变。前体病变常呈结节状，但它本质上可能是乳头状的。很多上皮肌上皮癌与低级别的良性 AME 相关。

六、显微镜检查

双相上皮肌上皮癌（EMEC）型的恶性 AME可能是原发的，并无前体低级别 AME（Petrozza等，2013），但是有些病例似乎表现出源于低级别前体病变的高级别双相性转化。肿瘤通常较大，局部边界较清楚的结节区和边界浸润状的弥漫生长区混合存在。存在具有杂乱结构的腺体及乳头状结构，但是细胞异型性的程度会因不同病例而有所不同，在同一肿瘤 不同区域也有所不同（图 1）。在某些病灶中，肿瘤的导管和乳头所衬覆的管腔细胞，与其下方衬覆的恶性肌上皮细胞层（MEC）之间，常保留着部分组织学关系（图 2）。识别出形成不良的双重分化区域是将该肿瘤与更常见的乳腺癌肉瘤中的化生性癌或基质产生型相鉴别的关键（Yoon 和 Chitale，2013）。应当使用免疫组化对这些病灶区域仔细检查，以确认细胞的双向型，从而达到诊断目的。上皮肌上皮癌中的肌上皮癌成分通常是胖梭形的细胞，围绕上皮结构并呈条索状或片状的浸润至周边的乳腺基质中（图 3）。而且，该肿瘤成分形态学在不同病例之间，甚至在同一肿瘤内都有着极大的差异。具有形态温和的梭形细胞区域经常与透明质胶原基质的产生有关。在其他区域，细胞可呈现出显著的细胞学异型性，大量核分裂，基质产生，坏死。在肿瘤的很多区域中，恶性梭形细胞成分常常超过上皮成分。转移性的 EMEC，在淋巴结转移和肺转移中均可能保持其双重表型（图 4）。

"交界性" 或 "非典型性" 的 AME 可能代表

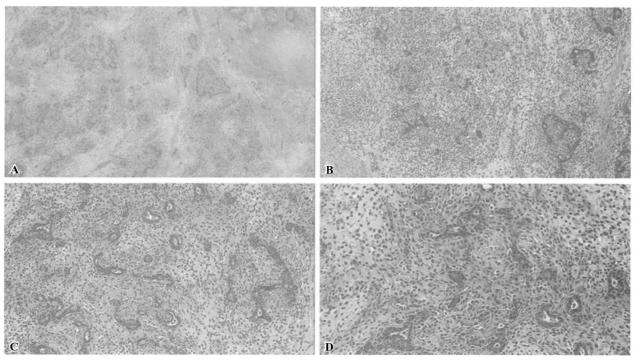

▲ 恶性腺肌上皮瘤（M-AME），图 1（HE 染色）

EMEC 显示分叶结构（A），排列紊乱的导管及肌上皮（B 和 C），以及透明样基质（D）

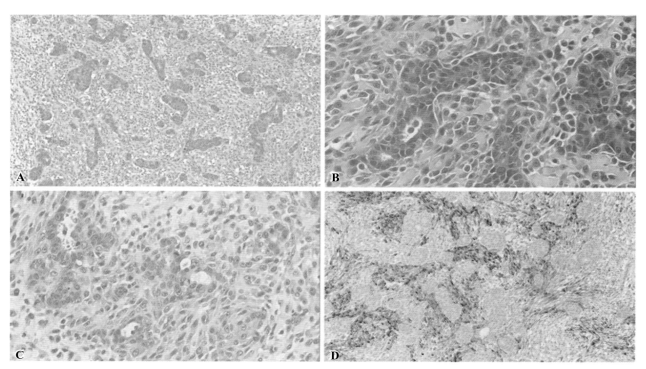

M

▲ 恶性腺肌上皮瘤（M-AME），图 2

A.EMEC 显示了排列紊乱腺体（HE 染色）；B 和 C. 腺腔与肌上皮成分均显示恶性肿瘤的细胞学特征（HE 染色）；D.MEC 成分免疫组化染色可见 CK5/6 阳性

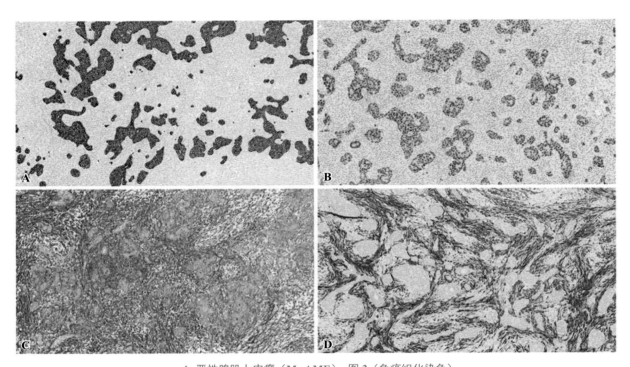

▲ 恶性腺肌上皮瘤（M-AME），图 3（免疫组化染色）

上皮成分免疫组化染色可见 CK18（A）和雌激素受体（ER）（B）阳性；MEC 成分免疫组化染色可见 CD10（C）和平滑肌重链肌球蛋白（SMM）（D）阳性

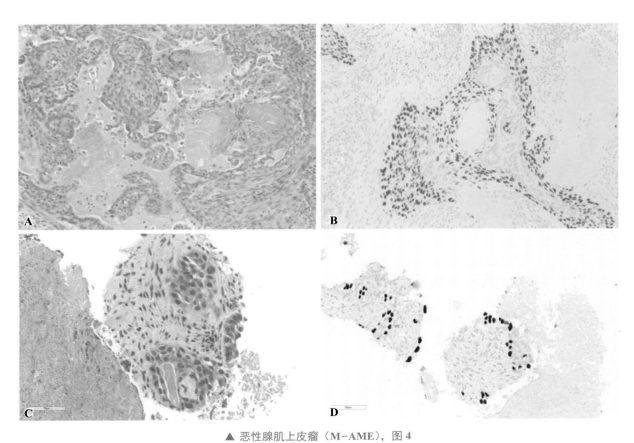

▲ 恶性腺肌上皮瘤（M-AME），图 4

HE 染色可见，EMEC 转移至淋巴结（A）和肺（C），依然保留双相分化。MEC 成分免疫组化染色可见 p63 阳性（B 和 D）

了这组肿瘤的前体病变。交界性的 AME 具有良性 AME 的形态学外观，但具有细胞非典型性和较高的增殖率。它的非浸润性的生长方式以及良性的临床表现提示我们，出于临床实践的考虑，最好将它们和良性 AME 归到同一组。然而有一点必须注意到，即便是所谓的"良性"AME，也具有局部复发，甚至少见转移的潜在可能。

诊断癌在 AME 中的关键是在癌背景下，识别出隐藏的低级别或良性的 AME（图 5）。前体病变可通过大体或低倍镜观察，肿瘤表现为多叶复杂肿物，有时伴有乳头状成分。高倍镜可见由排列成导管和条索状的腺腔细胞被大量不典型 MEC 围绕。MEC 成分呈层状分布，超过一个细胞的厚度，所形成的细胞巢拥有比正常的 MEC 更大的细胞核，并且经常具有丰富的嗜酸性或透亮的胞质，以及核分裂活性。细胞形状多样，从多角形到梭形均可见，常位于嗜酸性的透明胶原中或软骨样基质中。管腔上皮细胞可以呈现出鳞

状或皮脂腺分化。良性 AME 的病理变化谱已经在其他地方详细发表过（Ali 和 Hayes，2012）。很多良性或恶性的 AME 起初都被误分类为非特殊性浸润性癌或浸润性化生性癌，尤其是在空芯针穿刺中。腺腔细胞恶性转化时会表现出小叶原位癌或低级别筛样导管原位癌的经典形态，即圆形一致的细胞核围绕着次级管腔均匀平铺或按一定极性排列（Warrier 等，2013）。AME 内部可向高级别 DICS 转化，该诊断需基于细胞异型性，核分裂活性及坏死，并含有与 AME 无关的 DCIS 的形态。伴随此类原位瘤变增生的 AME 最好被视为"交界性"或"非典型性"AME，而不是被直接视为恶性。

Ex-AME 浸润性癌的形态取决于所包含的癌的类型（参见上述分类）。最常见的亚型是化生性癌具有梭形细胞和局灶鳞状分化成分，变异范围可从低级别肿瘤到高级别癌肉瘤形态（图 6）。有时化生性癌会产生恶性软骨样组织或骨样组织

M

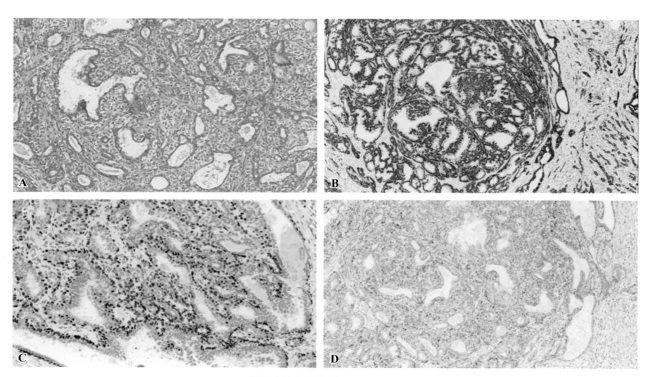

▲ 恶性腺肌上皮瘤（M-AME），图 5
HE 染色可见，癌在 AME 中的低级别 AME 成分（A）；免疫组化染色可见 CK14（B）、p63（C）和 SMM（D）

和编织骨，并可能含有破骨细胞样巨细胞（图 7）。罕见病例可类似于涎腺的癌在多形性腺瘤中，被认为是一种不同于恶性 AME 的实体瘤。

七、超微结构特征

电子显微镜有助于证实 M-AME 中的肌上皮分化。肌上皮细胞的胞质中同时存在有张力丝和肌原纤维。也可见胞吞囊泡。可见厚基底膜围绕细胞，半脂质体将 MEC 附着在相邻细胞和基底膜上（Trojani 等，1992）。

八、免疫表型

基于 HE 染色的形态学我们通常只能对 M-AME 做出疑似诊断，但是免疫组化的使用可以有力地支持该诊断（Ali 和 Hayes，2012）。免疫组化的目的是勾画出病灶内管腔细胞与 MEC 的双重群体。但实际操作比想象中的要困难，因

为 M-AME 中 MEC 和管腔细胞的阳性模式均可出现异常。经典病例管腔细胞表达低分子量角蛋白，如 CK18、CK7 和 CAM5.2，而 MEC 成分则表达核标志物 p63 和 p40，胞质标志物 CD10 和 S-100，肌源性标志物 SMM、Calponin 和 actin，以及高分子量角蛋白 CK34βE12、CK5/6 和 CK14。这些标志物的表达因病例而异，并且在同一肿瘤的不同区域也有所不同。经常可以遇到管腔细胞成分表达高分子量角蛋白，偶尔也表达 CD10 和 SMM，尤其在细胞显示鳞状化生时，甚至在细胞形态类似于典型管腔上皮时。同样，MEC 也可以表达低分子量角蛋白，但染色强度通常比病灶的管腔细胞要弱得多。MEC 常常会以难以预测的方式丢失预期的免疫表型。因此，有些 MEC 会丢失肌源性标志物和其他胞质标志物但保留胞核标志物，但是与之相反的表达模式也可以发生。胞质标志物的表达多变且

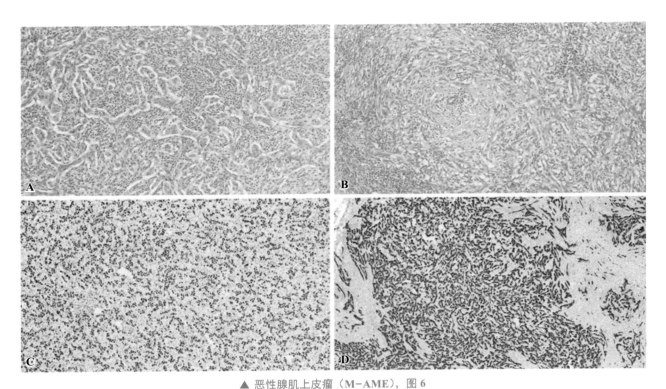

▲ 恶性腺肌上皮瘤（M-AME），图 6

HE 染色可见，癌在 AME 中的恶性成分，排列紊乱的导管（A）和非典型梭形细胞（B）；免疫组化染色，非典型梭形细胞中 p63（C）和 CK14（D）阳性

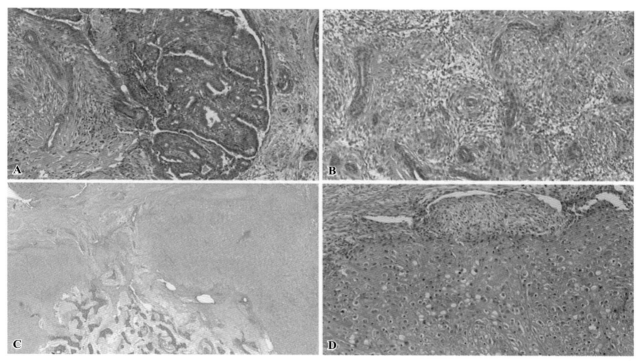

▲ 恶性腺肌上皮瘤（M-AME），图 7（HE 染色）
AME（A）转化为 EMEC（B）和 MEC 成分中的化生性软骨样病变（C）和骨化生（D）

难以预测。因此，为了能对特定病例进行完整彻底的检测，可能需用到多种免疫组化试剂，因为有时病例只会表达多种标志物中的一种。Ki-67 免疫染色可用以评估 M-AME 的增殖活性（指数通常大于 15%），并且间接反映肿瘤的恶性潜能（Hungermann 等，2005）。关于乳腺的标志物，在大多数 M-AMEs，尤其是那些具有化生性成分的 M-AME 中，ER 和孕激素受体的染色在管腔细胞中呈斑驳阳性或完全阴性，但在一些病例中却呈现弥漫强阳性。这些染色在肿瘤的肌上皮细胞或梭形细胞成分中呈阴性。雄激素受体在这些肿瘤中的染色情况通常未被研究。HER2 通常无过表达或扩增。

九、分子特征

对部分 AME 病例进行了遗传学和分子学分析，未发现明确模式。在一些 M-AME 病例中发现 p53 突变（Angèle 等，2004；Han 等，2006），

在一例良性 AME 中有 t（8；16）（p23；q21）的平衡易位（Gatalica 等，2005）。一例病案报道在一例 NF-1 的患者 M-AME 伴有 GIST 肿瘤，均显示 c-kit 突变（Hegyi 等，2009）。良性 AME 的比较基因组杂交技术分析（CGH）结果显示，7 例病例中有 5 例的染色体区域发生了包括 13 个获得和 5 个缺失的改变。在 18 例 M-AME 病例中有 14 例显示出 DNA 拷贝数发生变化。8 号和 17p 染色体的改变最为频繁（Hungermann 等，2005）。

十、鉴别诊断

1. EMEC 型的 M-AME 与"良性"或"交界性" AME 鉴别（见"腺肌上皮瘤"）。"恶性"的诊断需基于显著的细胞异型性，大量核分裂象和相应的高 Ki-67 指数（大于 15%）、坏死及浸润性生长方式。

2. 癌在 M-AME 中类型的 M-AME 与乳腺化

M

生性癌（见"浸润性化生性癌"）（包括分化较差的富肌上皮的癌）的区别主要看低级别（良性或交界性）的前体 AME 的表现，与高级别恶性上皮或肌上皮成分密切混合。这取决于病史提示一个原先存在的稳定生长的肿物进入加速生长期，仔细的大体检查寻找前体病变和（或）对肿瘤进行的彻底取材。

3. 鉴别于恶性肌上皮瘤（见"乳腺肌上皮癌"）的主要根据是，M–AME 包含有管腔细胞与 MEC 两种成分，而在单纯的恶性肌上皮瘤中没有管腔细胞成分。

推荐阅读

[1] Ali, R. H., & Hayes, M. M. (2012). Combined epithelialmyoepithelial lesions of the breast. *Surgical Pathology Clinics, 5*(3), 661–699.

[2] Angèle, S., Jones, C., Reis Filho, J. S., Fulford, L. G., Treilleux, I., Lakhani, S. R., & Hall, J. (2004). Expression of ATM, p53, and the MRE11-Rad50-NBS1 complex in myoepithelial cells from benign and malignant proliferations of the breast. *Journal of Clinical Pathology, 57*(11), 1179–1184.

[3] Gatalica, Z., Velagaleti, G., Kuivaniemi, H., Tromp, G., Palazzo, J., Graves, K. M., Guigneaux, M., Wood, T., Sinha, M., & Luxon, B. (2005). Gene expression profile of an adenomyoepithelioma of the breast with a reciprocal translocation involving chromosomes 8 and 16. *Cancer Genetics and Cytogenetics, 156*(1), 14–22.

[4] Han, B., Mori, I., Nakamura, M., Wang, X., Ozaki, T., Nakamura, Y., & Kakudo, K. (2006). Myoepithelial carcinoma arising in an adenomyoepithelioma of the breast: Case report with immunohistochemical and mutational analysis. *Pathology International, 56*(4), 211–216.

[5] Hegyi, L., Thway, K., Newton, R., Osin, P., Nerurkar, A., Hayes, A. J., & Fisher, C. (2009). Malignant myoepithelioma arising in adenomyoepithelioma of the breast and coincident multiple gastrointestinal stromal tumors in a patient with neurofibromatosis type 1. *Journal of Clinical Pathology, 62*(7), 653–655.

[6] Hungermann, D., Buerger, H., Oehlschlegel, C., Herbst, H., & Boecker, W. (2005). Adenomyoepithelial tumors and myoepithelial carcinomas of the breast–A spectrum of monophasic and biphasic tumors dominated by immature myoepithelial cells. *BMC Cancer, 5*, 92.

[7] Lee, S., Oh, S. Y., Kim, S.-H., et al. (2015). Malignant adenomyoepithelioma of the breast and responsiveness to eribulin. *Journal of Breast Cancer, 18*(4), 400–403.

[8] Nadelman, C. M., Leslie, K. O., & Fishbein, M. C. (2006). "Benign," metastasizing adenomyoepithelioma of the breast: A report of 2 cases. *Archives of Pathology & Laboratory Medicine, 130*(9), 1349–1353.

[9] Petrozza, V., Pasciuti, G., Pacchiarotti, A., et al. (2013). Breast adenomyoepithelioma: A case report with malignant proliferation of epithelial and myoepithelial elements. *World Journal of Surgical Oncology, 11*, 285.

[10] Trojani, M., Guiu, M., Trouette, H., De Mascarel, I., & Cocquet, M. (1992). Malignant adenomyoepithelioma of the breast. An immunohistochemical, cytophotometric, and ultrastructural study of a case with lung metastases. *American Journal of Clinical Pathology, 98*(6), 598–602.

[11] Warrier, S., Hwang, S., Ghaly, M., & Matthews, A. (2013). Adenomyoepithelioma with ductal carcinoma in situ: A case report and review of the literature. *Case Reports in Surgery, 2013*, 521417.

[12] Yoon, J. Y., & Chitale, D. (2013). Adenomyoepithelioma of the breast: A brief diagnostic review. *Archives of Pathology & Laboratory Medicine, 137*(5), 725–729.

Mammary Myofibroblastoma
乳腺肌纤维母细胞瘤

Gaetano Magro　Lucia Salvatorelli　**著**　　罗明华　李　平　陶丽丽　张伟文　**译**

一、同义词

良性梭形细胞瘤；纤维瘤；肌源性间质肿瘤。

二、定义

肌纤维母细胞瘤（MFB）是一种相对少见的乳腺良性间质肿瘤（Wargotz 等，1987b；Magro 等，2001，2012a；Magro，2016），属于"乳腺间质良性梭形细胞肿瘤"家族（Magro 等，2001，2002a）。这些肿瘤关系密切，拥有连续的形态学谱系，组成细胞多变，从纤维母细胞样细胞到肥胖的肌纤维母细胞均可出现（Magro 等，2001，2002a）。顾名思义，MFB 是由形态、免疫组化和超微结构显示肌纤维母细胞分化的细胞构成（Wargotz 等，1987b；Magro 等，2001，2002a，2016；Magro，2008）。其他肿瘤，如良性纤维母细胞梭形细胞瘤、乳腺梭形细胞脂肪瘤及具有混杂特征的肿瘤，有着纤维母细胞特征，免疫组化染色细胞显示 vimentin 和 CD34 阳性（Magro 等，2001，2002a）。虽然 MFB 最初被描述为一种梭形细胞肿瘤，但随着时间的流逝，人们已认识到数种形态变异，如纤维样 / 胶原样、黏液样、上皮样 / 蜕膜样、脂肪瘤样及栅栏状 / 施万细胞样等变异型（Magro 等，2000a；Reis-Filho 等，2001；Simsir 等，2001；Magro，2008；Laforga 和 Escandón，2017）。

三、临床特征

■ 发病率

乳腺 MFB 是一种罕见的肿瘤，迄今为止，英文文献中报道的约 100 例（Magro，2016）。在过去的 20 年间，可能由于乳腺钼靶筛查量的上升，导致发病率提高（Magro，2008）。

■ 年龄

该肿瘤可发生于任何年龄段，包括婴儿与青少年（Alam 等，2002；Soyer 等，2012；Magro，2016），但最常见于老年男性与绝经后妇女（Magro 等，2012a；Magro，2016）。

■ 性别

尽管大多数 MFB 病例最初是描述于成年男性，但男女发病率相同（Magro 等，2012a；Magro，2016）。MFB 没有在任何特定种族中高发，通常偶然发生，少数病例诊断时与男性乳腺发育相关（Yoo 等，1998；Reis-Filho 等，2001）。罕见情况下为双侧或多中心型（Hamele-Bena 等，1996）。

■ 临床表现

临床上 MFB 常表现为单侧缓慢生长的，无痛、无触痛性结节（Magro，2008，2016）。影像特征不特异，通常和纤维腺瘤混淆（Magro，2008，2016）。

■ 影像检查

超声显示肿块边界清楚，圆形或椭圆形，均

M

质伴少许低回声影，类似纤维腺瘤。同样的，乳腺 X 线摄片显示肿块边界清楚，致密，无钙化。MRI 显示结节肿块边界清楚，均匀增强，可见内部分隔。

■ 治疗

MFB 的合适的治疗方法是局部切除。临床表现惰性，术后无局部复发（Magro，2008，2016）。

四、大体检查

总的来说，MFB 表现为边界清楚的、圆形椭圆形肿块，大小从几毫米至 13cm，表面光滑有时呈分叶状（Magro，2008，2016）。切面通常灰白质硬。肿瘤外表有时可类似子宫平滑肌瘤呈旋涡状。在少数病例中可存在多少不等的黏液变或脂肪成分。无坏死或出血。

五、显微镜检查

经典型 MFB 是一种边界清楚但无包膜，形态温和的梭形细胞肿瘤，通常无乳腺的导管或小叶成分被包裹（图 1A，表 1）。肿瘤细胞具有肌纤维母细胞的外观，细胞质相对丰富，淡染至轻微或深度嗜酸性，细胞边界明显，细胞核居中，呈卵圆形或圆形，可见小核仁。可见核沟及

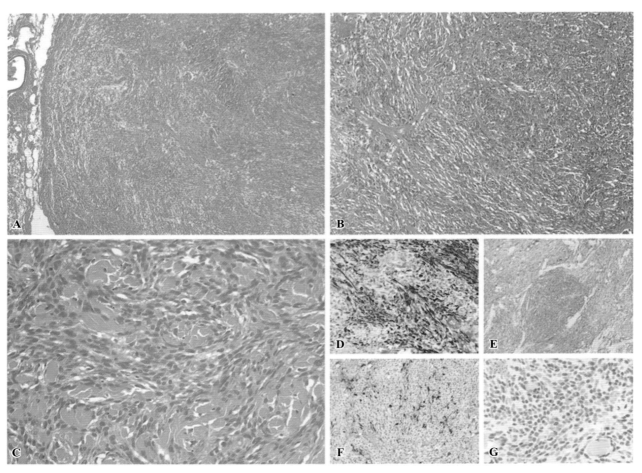

▲ 乳腺肌纤维母细胞瘤，图 1

经典型肌纤维母细胞瘤。肿瘤显示境界清楚的边界（A）（HE 染色），形态温和的梭形细胞和瘢痕样胶原纤维（B）（HE 染色）。肿瘤细胞呈短梭形排列并被瘢痕样胶原纤维所分隔（C）（HE 染色），desmin（D）、CD34（E）、α 平滑肌肌球蛋白（F）和雌激素受体（G）阳性

乳腺肌纤维母细胞瘤，表 1
组织学、免疫组化和细胞遗传学特征

经典型肌纤维母细胞瘤

组织学特征

- 边缘：边界清楚；有时呈分叶状；罕见情况下有局灶浸润
- 细胞：形态温和的梭形细胞；少数呈卵圆形至上皮样型
- 胞质：淡至深的嗜酸性
- 细胞核：圆至卵圆形，具有 1～2 个小核仁；局灶有轻至中度的异型性
- 有时可见核沟和（或）假包涵体
- 生长方式：短而杂乱交错的纤维束；局部呈星形或神经样模式
- 核分裂计数：0～2 个 /10HPF
- 间质：纤维性伴局部黏液样；肿瘤细胞间可见粗大的瘢痕样的胶原纤维
- 脉管系统：中小型血管；管壁间常可见玻璃样变和泡沫样巨噬细胞
- 其他肿瘤内的组织成分：常见成熟的脂肪瘤成分及更罕见平滑肌瘤、软骨及骨组织
- 炎性成分：梭形细胞间散在分布着多少不等的肥大细胞

免疫组化

- 阳性标志物：Vimentin、desmin、CD34 和雌激素（ER）、孕激素 / 雄激素受体
- 不同程度表达：α 平滑肌肌动蛋白、calponin、CD10、Bcl-2、CD99
- 阴性标志物：角蛋白、EMA、S-100 蛋白、ALK-1、β-catenin、STAT6

细胞遗传学

- 细胞遗传学分析：部分染色体单体 13q；少数为部分染色体单体 16q
- FISH 分析：RB/13q14 和 FOX01（FKHR）/13q14 基因座缺失（70% 病例）

假包涵体。这些细胞紧密排列在短而杂乱交错的纤维束中，被显著嗜酸性的瘢痕样胶原纤维所分割（图 1B 和 C）。罕见石棉样的胶原纤维，局灶席纹状，以及血管周皮细胞瘤样和栅栏状排列的核。核分裂罕见（≤ 2/10HPF）。无坏死及病理性核分裂。脉管系统以中小型血管为主，管壁通常可见玻璃样变，并可见泡沫状组织细胞。常见散在肥大细胞。在整个肿瘤中都可以观察到小岛

状脂肪组织和（或）局灶黏液变的基质。在其他典型的 MFB 中，可能会见到如下的不常见形态特征，如局部浸润性边缘（Teng 和 You，2005）、富细胞（Gurzu 和 Jung，2012）、核多态性（中至高级别）（Hamele-Bena 等，1996；Lázaro-Santander 等，1999）、多核小花样（floret）细胞（Gocht 等，1999；Magro 等，1999）、细胞质内或细胞外的玻璃样小球（Ozerdem 等，2015）、广泛的黏液性水肿基质改变（Magro 等，2014）、血管壁中含有纤维蛋白样物质及泡沫状组织细胞（Magro 等，2014），以及异源性间充质成分（成熟脂肪瘤样、平滑肌瘤样、软骨组织、骨组织）（Fukunaga 等，1996；Kobayashi 等，1996；Fukunaga 和 Ushigome，1997；Thomas 等，1997；Mnif 等，2013）。

过去 20 年间，人们已经认识到典型 MFB 的几种有着共同基础特点的形态变异型（表 2）。"纤维化 / 胶原化 MFB"的特征是弥漫性纤维硬化性基质，可掩盖肿瘤的梭形细胞成分（图 2）（Simsir 等，2001）。"黏液样 MFB"是一种完全或主要由黏液样细胞外基质组成的肿瘤，包括梭形到星形的细胞和少许瘢痕样的胶原纤维（Magro 等，2007a）（图 3）。肿瘤细胞可显示轻至中度的核多形性（Magro 等，2007a）（图 3b）。所谓的"上皮样细胞 MFB"指的是那些主要由中等大小的具有上皮细胞形态的细胞所组成（占据整个肿瘤 50% 以上）的肿瘤（Reis-Filho 等，2001；Magro 2009，2012；Magro 等，2013a）。这些细胞分布在多少不等的纤维性至黏液样的基质中，常常显示轻至中度的核多态性，以各种生长方式排列，包括巢状、实性片状、微小结节状、假腺泡状，或小梁状等生长方式（Reis-Filho 等，2001；Magro，2009；Magro 等，2013a）（图 4）。在某些区域，它们会以单细胞或单列细胞的方式排列，造成一种假性浸润的生长模式，十分类似于浸润性小叶癌（见"浸润性小叶癌"）（Magro，

M

乳腺肌纤维母细胞瘤，表 2　形态变异型

肌纤维母细胞瘤的形态变异型
纤维 / 胶原化肌纤维母细胞瘤 • 细胞稀疏型肿瘤 • 仅 / 主要为纤维基质 • 血管变性：管壁可见纤维蛋白样物质和泡沫状组织细胞 • 鉴别诊断：反应性硬化性结节；纤维囊性变中的硬化区域
黏液样肌纤维母细胞瘤 • 细胞稀疏型肿瘤 • 仅 / 主要为黏液基质 • 梭形或星形细胞 • 轻至中度的核异型 • 黏液基质中可见孤立的瘢痕样胶原纤维 • 鉴别诊断：黏液瘤；结节型筋膜炎（黏液样变异型）；伴间质黏液变的低级别肉瘤（黏液样脂肪肉瘤；低级别黏液性纤维肉瘤）
上皮样肌纤维母细胞瘤 • 肿瘤主要成分为上皮样细胞（占全部肿瘤 50% 以上） • 中等大小的，单核或双核的上皮样细胞，胞质强嗜酸性 • 轻至中度的核多形性，纤维间质中散在分布瘢痕样胶原纤维 • 生长方式：单细胞、单列状、巢状、假肺泡状、实性、小梁状、多结节状 • 肿瘤内脂肪细胞小岛 • 鉴别诊断：浸润性小叶癌
蜕膜样肌纤维母细胞瘤 • 肿瘤具有蜕膜样细胞成分（占整个肿瘤 50% 以上） • 体积较大的，单核或多核的蜕膜样细胞，胞质丰富；罕见细胞呈横纹肌形态 • 中到重度的核多态性 • 纤维间质中散在分布着瘢痕样胶原纤维 • 生长方式：实性片状、巢状 • 鉴别诊断：浸润性多形性小叶癌；大汗腺癌；高级别转移性肿瘤
脂肪瘤样肌纤维母细胞瘤 • 肿瘤成分主要为脂肪组织（占整个肿瘤 50% 以上） • 脂肪细胞与纤维区互相混合 • 非脂肪成分：梭形到上皮样细胞 • 生长方式：指突状假浸润 • 瘢痕样胶原纤维散在分布于纤维间质中 • 轻至中度核异型 • 鉴别诊断：韧带样型纤维瘤病；低级别（纤维瘤病样）梭形细胞癌
栅栏状 / 施万细胞样肌纤维母细胞瘤 • 肿瘤细胞伴有显著的核（占整个肿瘤 50% 以上）呈栅栏状和大量 verocay 样小体形成 • 次要成分为典型肌纤维母细胞瘤 • 鉴别诊断：神经鞘瘤

2009）。瘢痕样的胶原纤维可包裹细胞巢而形成神经样的结构（Magro，2016）。在罕见情况下，上皮样细胞可具备蜕膜样细胞的形态，有着丰富的嗜酸性或双嗜性的胞质、大的泡状核及显著核仁（Magro 等，2008）。由于和蜕膜非常相似，当肿瘤主要或仅由这种细胞构成时，我们称其为"蜕膜样细胞 MFB"（图 5）（Magro 等，2008）。所谓的"脂肪瘤样 MFB"指的是那些含有显著（占据整个肿瘤的 50% 以上）的成熟脂肪成分的肿瘤（Magro 等，2000a）。这种 MFB 的变异型类似于纤维脂肪肿瘤，可能被误诊为纤维脂肪瘤或梭形细胞脂肪瘤（Magro 等，2000a；Magro 等，2001）。它由显著的成熟脂肪成分构成，其间散在分布着呈结节状或更常见的不规则形状的纤维区域，呈指突状的模式，类似于韧带样型纤维瘤病（Magro 等，2000a；Baxendine-Jones 等，2001）（图 6）。在这些纤维区域中，至少局灶可以识别出典型 MFB 特征：短而杂乱交错的纤维束被瘢痕样的胶原纤维所分割（图 6c）。常见轻至中度的核多形性（Magro 等，2000a）。"栅栏状 / 施万样 MFB"是由形态温和的梭形细胞构成的，伴有弥漫的栅栏状的细胞核，形成大量 verocay 样 小 体（Magro 等，2013b；Laforga 和 Escandón，2017）（图 7）。可以看到经典 MFB 的典型特征瘢痕样胶原纤维。这类肿瘤很容易让人想到神经鞘瘤，免疫组化有助于我们做出正确的诊断（S-100 蛋白表达缺失，表达肌源性标志物）。

六、免疫表型

经典 MFB 和它所有的形态变异型均显示肌纤维母细胞的特征。肿瘤细胞除了表达 Vimentin 和 CD34 外，还 特 征 性 表 达 Desmin（Magro，2008，2016）。它也可以表达 α 平滑肌肌动蛋白，但在病变内和病变间异质性分布，在某些病例也可能表达缺失。因此，大多数乳腺 MFB 为 desmin 阳性的肌纤维母细胞瘤，经常表达雌

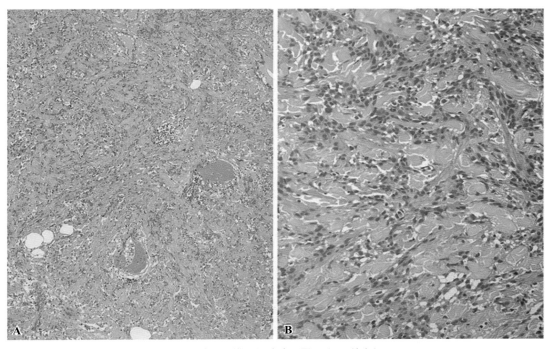

▲ 乳腺肌纤维母细胞瘤，图 2（HE 染色）

纤维 / 胶原化的肌纤维母细胞瘤。A. 低倍镜下显示纤维性病变，病变内血管壁含纤维蛋白和组织细胞；B. 高倍镜下可以看到梭形细胞呈扭曲的束状排列

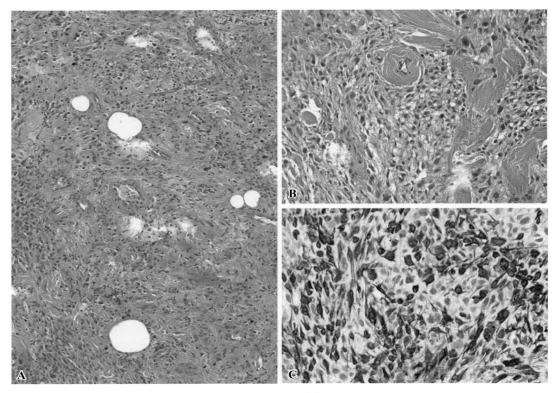

▲ 乳腺肌纤维母细胞瘤，图 3

黏液样肌纤维母细胞瘤。肿瘤具有广泛黏液样基质，内有梭形到星芒状的细胞和增厚胶原纤维（A）（HE 染色）。肿瘤细胞显示局灶的核异型性（B）（HE 染色），desmin（c）阳性（免疫组化染色）

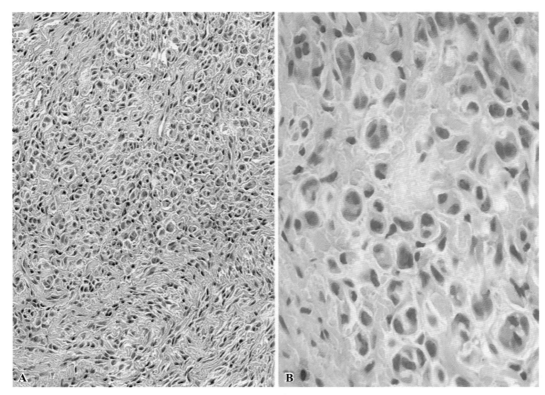

▲ 乳腺肌纤维母细胞瘤，图 4（HE 染色）

上皮样肌纤维母细胞瘤。肿瘤主要由纤维背景中的上皮样细胞构成（A）。高倍镜下可见单核或双核细胞伴轻至中度异型性，不存在核分裂（B）

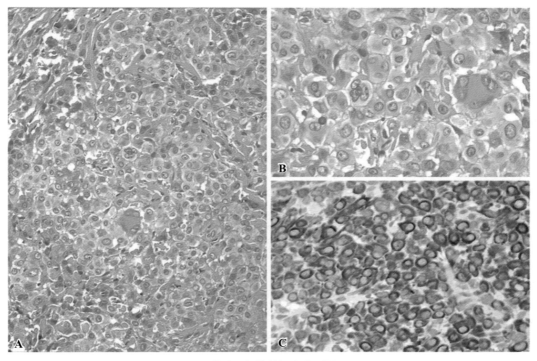

▲ 乳腺肌纤维母细胞瘤，图 5

蜕膜样肌纤维母细胞瘤。肿瘤由紧密连接的大细胞组成，类似于蜕膜（A）（HE 染色）。高倍镜显示让人警惕的特征：单核或多核的大细胞，伴有丰富的胞质和大核，显著核仁（B）（HE 染色）。肿瘤细胞弥漫表达 desmin（C）

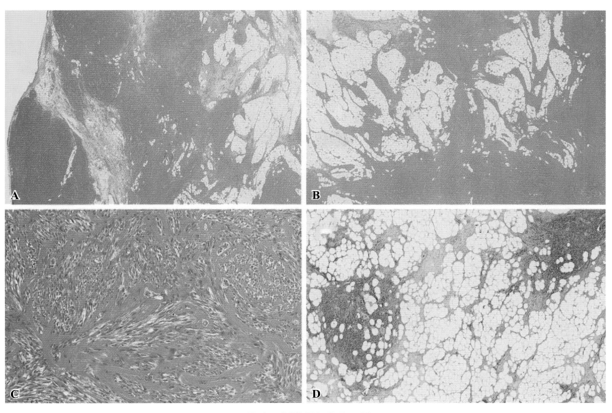

▲ 乳腺肌纤维母细胞瘤，图 6

脂肪瘤样肌纤维母细胞瘤。低倍镜下显示为边界清楚的纤维脂肪性肿瘤（A）（HE 染色）。在某些区域纤维组织与脂肪组织紧密混合，形成一种假浸润的生长模式（B）（HE 染色）。纤维区域可呈现典型肌纤维母细胞瘤的特点（C）（HE 染色）。梭形细胞弥漫表达 CD34（D）

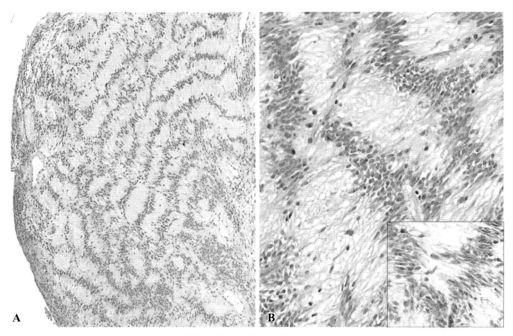

▲ 乳腺肌纤维母细胞瘤，图 7（HE 染色）

栅栏样 / 施万细胞样肌纤维母细胞瘤。低倍镜下显示了肿瘤具有境界清楚的边界和许多 verocay 样小体。整个图像高度提示神经鞘瘤（A）。高倍镜下显示细胞细节（B）。肿瘤细胞阳性表达 desmin（插图）

M

激素、孕激素和雄激素受体（Magro 等，2000b，2012a；Magro，2008，2016）。可不同程度表达 Calponin、Bcl-2 蛋白、CD99 及 CD10（Magro 等，2007b；Magro，2016）。可局灶表达 H-caldesmon（Magro 等，2003）。不表达上皮细胞标志物（角蛋白、EMA）和 S-100。

七、分子特征

细胞遗传学研究显示 MFB 是一种 13 号染色体，偶尔为 16 号染色体某些物质缺失的肿瘤（Pauwels 等，2000）。利用位点特异性探针进行 FISH 分析发现，有 70%～80% 的乳腺 MFB 存在 13q14 区的缺失，这可以通过肿瘤细胞中 RB/13q14 和（或）FOX1（FKHR）/13q14 基因座的丢失来证明（Magro 等，2012b；Trépant 等，2014）。有趣的是，类似的结果在乳腺外的 MFB 中也有报道（Maggiani 等，2006；Magro 等，2012b）。由于梭形细胞脂肪瘤和富细胞的血管纤维瘤与 MFB 有着相同的染色体改变（Maggiani 等，2007；Flucke 等，2011），所以人们提出这三个肿瘤之间存在有遗传关联（Flucke 等，2011；Magro 等，2012b）。

八、鉴别诊断

如果按照严格的形态学标准，在外科标本中诊断典型 MFB 是相对简单的。当遇到一个有着推挤性边界的纯梭形细胞病变，主要由形态温和的梭形细胞构成，呈随机排列的短束状，并被瘢痕样胶原纤维所分割时，便应怀疑为乳腺 MFB（Magro，2008，2016）。MFB 不具有高核分裂象（每 10 个高倍视野大于 3 个核分裂象）、病理性核分裂象、坏死及广泛浸润性边缘的特点。在空芯针活检中进行诊断则很有挑战性，但是如果肿瘤有着推挤性的边缘（影像信息），并且肿瘤中的梭形细胞 desmin、CD34、α平滑肌肌动蛋白，雌激素/孕激素受体阳性表达，上皮标志物、

h-caldesmon、β-catenin、S-100 蛋白和 STAT6 阴性表达时，应该怀疑是 MFB。鉴别诊断包括了起源于乳腺实质内的所有形态温和的肿瘤或肿瘤样的梭形细胞病变，如假血管瘤样间质增生的束状变异型（见"假血管瘤样间质增生"）、反应性梭形细胞结节、结节性筋膜炎、炎性假瘤/炎性肌纤维母细胞肿瘤（见"乳腺炎性肌纤维母细胞肿"）、平滑肌瘤、孤立性纤维性肿瘤、韧带样型纤维瘤病、低级别（纤维瘤病样）梭形细胞癌（见"浸润性化生性癌"）、低级别肌纤维母细胞肉瘤（表 3）。在这些病变中，与炎性假瘤/炎性肌纤维母细胞肿瘤、韧带样型纤维瘤病、低级别（纤维瘤病样）梭形细胞癌及低级别肌纤维母细胞肉瘤的鉴别最为重要，因为它们有着局部复发的趋势。此外，后两种肿瘤还能远处转移。

假血管瘤样间质增生的特征是，纤维基质中可见形态温和的梭形细胞增生，并伴随吻合性假血管腔隙形成（Virk 和 Khan，2010）。这种增生局灶可能更富细胞（束状变异型），腔隙消失并具有 MFB 样的外观（Magro 和 Bisceglia，2005）。假血管样间质增生通常为偶然的组织学发现（Virk 和 Khan，2010），尽管有时可以表现为结节性肿块（Lee 等，2016）。不同于 MFB，其增生同时累及小叶周（更常见）和小叶内的间质，包含乳腺导管/小叶（Magro 和 Bisceglia，2005；Virk 和 Khan，2010；Lee 等，2016）。反应性梭形细胞结节是一种由组织创伤引发的肌纤维母细胞性的梭形细胞增生。因此，有活检或细针穿刺（FNA）前的临床病史对于做出正确诊断非常有帮助（Gobbi 等，2000；Garijo 等，2008；Sciallis 等，2012）。被包裹/易位的上皮性乳腺结构、含铁血黄素（间质中或巨噬细胞内）、淋巴细胞、浆细胞、脂肪坏死及异物巨细胞反应，均是支持诊断的形态学特征（Gobbi 等，2000；Garijo 等，2008；Sciallis 等，2012）。不同于 MFB，结节型筋膜炎至少局灶有着不规则的边

乳腺肌纤维母细胞瘤，表 3　鉴别诊断

肌纤维母细胞瘤的鉴别诊断		
肌纤维母细胞瘤	影像学特征：边界清楚的结节	
	组织学：短而杂乱交错的纤维束被瘢痕样胶原纤维分割	
	免疫组化：desmin、CD34、雌激素、孕激素受体阳性；不同程度表达 α 平滑肌肌动蛋白、Bcl-2、CD10、CD99；阴性表达广谱角蛋白、S-100、β-catenin、STAT6	
PASH（束装变异型）	影像学特征：常不能检测到肿物；偶尔为边界清楚的结节	
	组织学：梭形细胞呈短束状方式排列在纤维基质中	
	免疫组化：CD34 阳性；不同程度表达 α 平滑肌肌动蛋白和 Desmin	
反应性梭形细胞结节	影像学特征：边界清楚的结节，发生于活检或 FNAC 之后	
	组织学：短束状；局灶席纹状；含铁血黄素沉积；泡沫状或吞噬含铁血黄素的巨噬细胞、淋巴细胞和浆细胞；脂肪坏死和异物巨细胞反应	
	免疫组化：α 平滑肌肌动蛋白阳性；CD34、desmin、β-catenin、广谱角蛋白阴性	
结节型筋膜炎	影像学特征：至少局灶边界欠清	
	组织学：短，局灶交错的纤维束；红细胞与淋巴细胞外渗病灶；组织培养样的外观	
	免疫组化：α 平滑肌肌动蛋白阳性；CD34、desmin、β-catenin、广谱角蛋白阴性	
炎性假瘤 /炎性肌纤维母细胞肿瘤	影像学特征：边界清楚的结节	
	组织学：梭形细胞增生，常具有旋涡状席纹状的结构，混杂炎性细胞（淋巴细胞与浆细胞为主）	
	免疫组化：不同程度表达 α 平滑肌肌动蛋白、desmin、ALK-1 及广谱角蛋白；CD34、β-catenin 和 STAT6 阴性	
平滑肌瘤	影像学特征：边界清楚的结节	
	组织学：强嗜酸性的梭形细胞，具有雪茄样细胞核，排列成交错束状	
	免疫组化：α 平滑肌肌动蛋白、desmin、h-caldesmon 阳性；CD34、广谱角蛋白、β-catenin 和 STAT6 阴性	
孤立性纤维瘤	影像学特征：边界清楚的结节	
	组织学：短梭形到圆形 / 卵圆形的纤维母细胞样细胞，杂乱排列；局部呈席纹状	
	免疫组化：CD34、STAT6 阳性；desmin、α 平滑肌肌动蛋白、广谱角蛋白染色阴性	
韧带样型纤维瘤病	影像学特征：境界欠清，常常有浸润性边缘	
	组织学：长纤维束，局部互相交错	
	免疫组化：α 平滑肌肌动蛋白、β-catenin 阳性；CD34、desmin、广谱角蛋白和 STAT6 阴性	
低级别（纤维瘤病样）梭形细胞癌	影像学特征：相当明确的边缘	
	组织学：梭形细胞增生，至少局灶有轻至中度核异型；上皮样到多边形样的细胞排列成散在簇状；偶尔可见存在于原位癌或浸润性癌中的小腺鳞状的结构 / 病灶	
	免疫组化：广谱角蛋白和 p63 阳性；不同程度表达 α 平滑肌肌动蛋白和 desmin；CD34、β-catenin 和 STAT6 阴性	
低级别肌纤维母细胞肉瘤	影像学特征：境界相当清楚的结节	
	组织学：梭形细胞增生并交错排列；轻至局部中度的核多形性；偶可见重度核多形性	
	免疫组化：α 平滑肌肌动蛋白阳性；desmin、广谱角蛋白、β-catenin、CD34 和 STAT6 阴性	

M

缘，更丰富的黏液基质，以及组织培养样/肉芽组织样的外观（Kang 等，2015；Paliogiannis 等，2016；Hayashi 等，2017）。可以看到很多核分裂象和被包裹的导管/小叶，尤其在病灶周围。结节性筋膜炎的细胞在通常 α 平滑肌肌动蛋白染色呈现弥漫阳性，但 desmin 和 CD34 通常为阴性（Kang 等，2015；Paliogiannis 等，2016；Hayashi 等，2017）。不同于 MFB，炎性假瘤/炎性肌纤维母细胞性肿瘤含有梭形细胞，混杂着淋巴细胞、浆细胞等慢性炎性细胞浸润，而嗜酸粒细胞、中性粒细胞则不常见。梭形细胞不同程度表达 α 平滑肌肌动蛋白，而 desmin 和 CD34 则通常呈阴性或仅局灶阳性（Vecchio 等，2011；Zhou 等，2013；Bosse 等，2014）。有 40%～50% 的病例表达 ALK-1 蛋白（Zhou 等，2013；Bosse 等，2014）。除了细胞的胞质嗜酸性更强，更排列有序的束状生长方式，平滑肌瘤还弥漫共表达 desmin、α 平滑肌肌动蛋白和 h-caldesmon，不表达 CD34，借此可以 MFB 鉴别（Jones 等，1994；Vecchio 等，2013）。由于孤立性纤维性肿瘤和 MFB 共同拥有好几种形态学和免疫组化特点，一些作者过去曾互换使用它们的名字（Damiani 等，1994；Magro 等，2002a）。然而，不同于 MFB 的是，SFT 细胞核表达 STAT6（Magro 等，2016），而 desmin 经常表达阴性。韧带样型纤维瘤病不同于 MFB 之处在于它是一种由梭形细胞组成的浸润性病变，细胞常互相平行排列，被纤维基质分割并呈长束状排列（Wargotz 等，1987a；Devouassoux-Shisheboran 等，2000；Magro 等，2002b）。此外，细胞经常阳性表达 β-catenin（核着色）和 α 平滑肌肌动蛋白，不表达 desmin 和 CD34（Magro，2016）。不同于 MFB，低级别（纤维瘤病样）的梭形细胞癌至少有局部显示浸润性边缘，并且突入到邻近的乳腺实质内（Wargotz 等，1989；Gobbi 等，1999；Sneige 等，2001；Carter 等，2006；Dwyer 和 Clark，2015）。肿瘤

细胞的免疫染色，至少局灶显示上皮（角蛋白）和肌上皮（p63）的染色，对于梭形细胞癌的诊断是必不可少的。除了梭形细胞外，角蛋白通常能勾勒出肿瘤细胞从上皮样到多边形样的形态，细胞常排列成具有黏附性的小簇状（Dwyer 和 Clark，2015）。这是重要诊断线索。最后，低级别肌纤维母细胞肉瘤（低级别肌纤维肉瘤）是一种具有更高核分裂活性（7～35 个/10HPF）的肿瘤，表达 α 平滑肌肌动蛋白，不表达 desmin 和 CD34（Taccagni 等，1997；Gocht 等，1999；Lucin 等，2003；Morgan 等，2005）。

在 MFB 的形态变异型中，脂肪瘤样和上皮样/蜕膜样细胞 MFB 很不寻常，值得单独鉴别诊断。由于它们具有令人震惊的形态，它们可能代表了潜在的诊断陷阱，可能与更具侵袭性的病变相混淆，尤其是在空芯针活检中（Magro，2009；Wahbah 等，2011；Bakuła-Zalewska 等，2012；Alizadeh 等，2015；Arafah 等，2015）。脂肪瘤样 MFB 为一种不常见的变异型，显示梭形细胞与脂肪细胞紧密混合，呈纤维瘤病样的生长方式。然而，脂肪瘤样的 MFB 有着清楚的边界，其脂肪成分是肿瘤整体的一部分，而不是由于肿瘤细胞浸润到邻近乳腺实质被包绕进去的组织（Magro 等，2000a）。不同于韧带样纤维瘤病，MFB 的 desmin、CD34 和雌激素/孕激素受体阳性，而 β-catenin 阴性（Magro 等，2000a）。上皮样细胞 MFB 可能被误诊为浸润性小叶癌（见"浸润性小叶癌"），因为肿瘤细胞可能呈单细胞或单细胞列兵样生长方式（Magro，2009，2012；Magro 等，2013a）。然而，小叶癌具有浸润性边缘，上皮标志物（角蛋白和 EMA）阳性，肌源性标志物（desmin、α 平滑肌肌动蛋白）阴性。病理学家应牢记，上皮样细胞有时能呈现出蜕膜样外观，使得识别出肿瘤为 MFB 的难度增加（Magro 等，2008）。蜕膜样细胞 MFB 须与恶性肿瘤鉴别，如浸润性多形性小叶癌、大汗腺癌、转移性

多形性横纹肌肉瘤、黑色素瘤或恶性横纹肌样瘤（Magro 等，2008）。境界清楚的边缘，核分裂计数低或缺失（最多 2 个 /10HPF），瘢痕样胶原纤维的存在，以及表达肌源性生物标志物均为支持 MFB 诊断的特点（Magro 等，2008）。

有趣的是，一些乳腺 MFB 的病例表现出了混杂的特点，脂肪成分与上皮样细胞混杂（Wahbah 等，2011；Alizadeh 等，2015）。这些富有诊断挑战性的病例经常在空芯针活检中被误诊为浸润性小叶癌（见"浸润性小叶癌"），由于上皮样细胞常单个散在或列兵样排列并与瘤内脂肪组织混合而呈现假浸润模式。浸润性小叶癌的诊断会促使病理学家使用免疫组化分析去确定肿瘤特点，雌激素 / 孕激素受体的表现将会进一步支持癌的错误诊断，因为雌激素 / 孕激素受体在典型 MFB 中亦有表达（Magro，2009；Wahbah 等，2011）。对于病理学家来说，识别出脂肪瘤样和上皮样 / 蜕膜样细胞 MFB 非常重要，应该经常结合形态和临床影像信息。在一些诊断不明的病例免疫组化是必不可少的，包括肌上皮与上皮的标志物。

推荐阅读

[1] Alam, F. M., Samarasinghe, D. S., & Pillai, R. G. (2002). Myofibroblastoma of the breast in an adolescent. *Saudi Medical Journal, 23*, 232–233.

[2] Alizadeh, L., Alkhasawneh, A., Reith, J. D., & Al-Quran, S. Z. (2015). Epithelioid myofibroblastoma of the breast: A report of two cases with discussion of diagnostic pitfalls. *The Breast Journal, 21*, 669–673.

[3] Arafah, M. A., Ginter, P. S., D'Alfonso, T. M., & Hoda, S. A. (2015). Epithelioid mammary myofibroblastoma mimicking invasive lobular carcinoma. *International Journal of Surgical Pathology, 23*, 284–288.

[4] Bakuła-Zalewska, E., Piasek, P., Wawryszuk, J., & Domanski, H. A. (2012). Myofibroblastoma: A potential pitfall in core needle biopsy of breast lesions. *Polish Journal of Pathology, 63*, 131–133.

[5] Baxendine-Jones, J., Theaker, J. M., & Baldwin, L. J. (2001). Predominant fatty variant of myofibrolastoma of breast. *Journal of Clinical Pathology, 54*, 568–569.

[6] Bosse, K., Ott, C., Biegner, T., Fend, F., Siegmann-Luz, K., Wallwiener, D., & Hahn, M. (2014). 23-year-old female with an inflammatory myofibroblastic tumour of the breast: A case report and a review of the literature. *Geburtshilfe und Frauenheilkunde, 74*, 167–170.

[7] Carter, M. R., Hornick, J. L., Lester, S., & Fletcher, C. D. (2006). Spindle cell (sarcomatoid) carcinoma of the breast: A clinicopathologic and immunohistochemical analysis of 29 cases. *The American Journal of Surgical Pathology, 30*, 300–309.

[8] Damiani, S., Miettinen, M., Peterse, J. L., & Eusebi, V. (1994). Solitary fibrous tumour (myofibroblastoma) of the breast. *Virchows Archiv, 425*, 89–92.

[9] Devouassoux-Shisheboran, M., Schammel, M. D. P., Man, Y. G., & Tavassoli, F. A. (2000). Fibromatosis of the breast. *Archives of Pathology & Laboratory Medicine, 124*, 276–280.

[10] Dwyer, J. B.,&Clark, B. Z. (2015). Low-grade fibromatosislike spindle cell carcinoma of the breast. *Archives of Pathology & Laboratory Medicine, 139*, 552–557.

[11] Flucke, U., van Krieken, J. H., & Mentzel, T. (2011). Cellular angiofibroma: Analysis of 25 cases emphasizing its relationship to spindle cell lipoma and mammary-type myofibroblastoma. *Modern Pathology, 24*, 82–89.

[12] Fukunaga, M., & Ushigome, S. (1997). Myofibroblastoma of the breast with diverse differentiation. *Archives of Pathology & Laboratory Medicine, 121*, 599–603.

[13] Fukunaga, M., Endo, Y., & Ushigome, S. (1996). Atypical leiomyomatous features in myofibroblastoma of the breast. *Histopathology, 29*, 592–593.

[14] Garijo, M. F., Val-Bernal, J. F., Vega, A., & Val, D. (2008). Postoperative spindle cell nodule of the breast: Pseudosarcomatous myofibroblastic proliferation following endosurgery. *Pathology International, 58*, 787–791.

[15] Gobbi, H., Simpson, J. F., Borowsky, A., Jensen, R. A., & Page, D. L. (1999). Metaplastic breast tumors with a dominant fibromatosis-like phenotype have a high risk of local recurrence. *Cancer, 85*, 2170–2182.

[16] Gobbi, H., Tse, G., Page, D. L., Olson, S. J., Jensen, R. A., & Simpson, J. F. (2000). Reactive spindle cell nodules of the breast after core biopsy or fine-needle aspiration. *American Journal of Clinical Pathology, 113*, 288–294.

[17] Gocht, A., Bosmuller, H. C., Bassler, R., Tavassoli, F. A., Moinfar, F., Katenkamp, D., Schirrmacher, K., Lüders, P., & Saeger, W. (1999). Breast tumors with myofibroblastic differentiation: Clinicopathological observations in myofibroblastoma and myofibrosarcoma. *Pathology, Research and Practice, 195*, 1–10.

[18] Gurzu, S.,&Jung, I. (2012). Male breast cellular myofibroblastoma with a rich reticulinic network: Case report. *American Journal of Men's Health, 6*, 344–348.

[19] Hamele-Bena, D., Cranor, M., Sciotto, C., Erlandson, R., & Rosen, P. P. (1996). Uncommon presentation of mammary myofibroblastoma. *Modern Pathology, 9*, 786–790.

[20] Hayashi, S., Yasuda, S., Takahashi, N., Okazaki, S., Ishibashi, K., Kitada, M., & Miyokawa, N. (2017). Nodular fasciitis of the breast clinically resembling breast cancer in

M

an elderly woman: A case report. *Journal of Medical Case Reports, 11*, 57.

[21] Jones, M. W., Norris, H. J., & Wargotz, E. S. (1994). Smooth muscle and nerve sheath tumors of the breast. A clinicopathologic study of 45 cases. *International Journal of Surgical Pathology, 2*, 85–92.

[22] Kang, A., Kumar, J. B., Thomas, A., & Bourke, A.G. (2015). A spontaneously resolving breast lesion: Imaging and cytological findings of nodular fasciitis of the breast with FISH showing gene rearrangement. *BMJ Case Reports*. pii: bcr2015213076. https://doi.org/10.1136/bcr-2015-213076.

[23] Kobayashi, N., Oda, K., Yokoi, S., Kanda, H., Hayakawa, S., Tang, X., & Osamura, Y. (1996). Myofibroblastoma of the breast: Report of a case. *Surgery Today, 26*, 727–729.

[24] Laforga, J. B., & Escandón, J. (2017). Schwannoma-like (Palisaded) myofibroblastoma: A challenging diagnosis on core biopsy. *The Breast Journal, 23*, 354–356.

[25] Lázaro-Santander, R., García-Prats, M. D., Nieto, S., Andrés-Gozalvo, C., Cortés-Vizcaino, V., Vargas-Holguin, S., & Vera-Roman, J. M. (1999). Myofibroblastoma of the breast with diverse histological features. *Virchows Archiv, 434*, 547–550.

[26] Lee, J. W., Jung, G. S., Kim, J. B., Choi, K. Y., Chung, H. Y., Cho, B. C., Park, J. Y., Kim, H. J., Park, H. Y., & Yang, J. D. (2016). Pseudoangiomatous stromal hyperplasia presenting as rapidly growing bilateral breast enlargement refractory to surgical excision. *Archives of Plastic Surgery, 43*, 218–221.

[27] Lucin, K., Mustać, E., & Jonjić, N. (2003). Breast sarcoma showing myofibroblastic differentiation. *Virchows Archiv, 443*, 222–224.

[28] Maggiani, F., Debiec-Rychter, M., Verbeeck, G., & Sciot, R. (2006). Extramammary myofibroblastoma is genetically related to spindle cell lipoma. *Virchows Archiv, 449*, 244–247.

[29] Maggiani, F., Debiec-Rychter, M., Vanbockrijck, M., & Sciot, R. (2007). Cellular angiofibroma: Another mesenchymal tumour with 13q14 involvement, suggesting a link with spindle cell lipoma and (extra)-mammary myofibroblastoma. *Histopathology, 51*, 410–412.

[30] Magro, G. (2008). Mammary myofibroblastoma: A tumor with a wide morphologic spectrum. *Archives of Pathology & Laboratory Medicine, 132*, 1813–1820.

[31] Magro, G. (2009). Epithelioid-cell myofibroblastoma of the breast. Expanding the morphologic spectrum. *The American Journal of Surgical Pathology, 33*, 1085–1092.

[32] Magro, G. (2012). Epithelioid cell myofibroblastoma of the breast. A potential diagnostic pitfall. *The Breast Journal, 18*, 278–279.

[33] Magro, G. (2016). Mammary myofibroblastoma: An update with emphasis on the most diagnostically challenging variants. *Histology and Histopathology, 31*, 1–23.

[34] Magro, G., &Bisceglia, M. (2005). Myofibroblastoma-like changes in fibro(stroma)-epithelial lesions of the breast: Report of two cases. *Virchows Archiv, 446*, 95–96.

[35] Magro, G., Fraggetta, F., Torrisi, A., Emmanuele, C., & Lanzafame, S. (1999). Myofibroblastoma of the breast with haemagiopericytoma- like pattern and pleomorphic lipoma-like areas. *Pathology, Research and Practice, 195*, 257–262.

[36] Magro, G., Michal, M., Vasquez, E., & Bisceglia, M. (2000a). Lipomatous myofibroblastoma: A potential diagnostic pitfall in the spectrum of the spindle cell lesions of the breast. *Virchows Archiv, 437*, 540–544.

[37] Magro, G., Bisceglia, M., & Michal, M. (2000b). Expression of steroid hormone receptors, their regulated proteins, and Bcl-2 protein in myofibroblastoma of the breast. *Histopathology, 36*, 515–521.

[38] Magro, G., Michal, M., & Bisceglia, M. (2001). Benign spindle cell tumors of the mammary stroma: Diagnostic criteria, classification, and histogenesis. *Pathology, Research and Practice, 197*, 453–466.

[39] Magro, G., Bisceglia, M., Michal, M., & Eusebi, V. (2002a). Spindle cell lipoma-like tumor, solitary fibrous tumor and myofibroblastoma of the breast: A clinicopathological analysis of 13 cases in favor of a unifying histologic concept. *Virchows Archiv, 440*, 249–260.

[40] Magro, G., Gurrera, A., Scavo, N., Lanzafame, S., & Bisceglia, M. (2002b). Fibromatosis of the breast: A clinical, radiological and pathological study of 6 cases. *Pathologica, 94*, 238–246.

[41] Magro, G., Gurrera, A., & Bisceglia, M. (2003). H-caldesmon expression in myofibroblastoma of the breast: Evidence supporting the distinction from leiomyoma. *Histopathology, 42*, 233–238.

[42] Magro, G., Amico, P., & Gurrera, A. (2007a). Myxoid myofibroblastoma of the breast with atypical cells: A potential diagnostic pitfall. *Virchows Archiv, 450*, 483–485.

[43] Magro, G., Caltabiano, R., Di Cataldo, A., & Puzzo, L. (2007b). CD10 is expressed by mammary myofibroblastoma and spindle cell lipoma of soft tissue: An additional evidence of their histogenetic linking. *Virchows Archiv, 450*, 727–728.

[44] Magro, G., Gangemi, P., & Greco, P. (2008). Deciduoidlike myofibroblastoma of the breast: A potential pitfall of malignancy. *Histopathology, 52*, 652–654.

[45] Magro, G., Fletcher, C. D. M., & Eusebi, V. (2012a).WHO classification of tumours of the breast. In S. Lakhani, I. O. Ellis, S. J. Schnitt, P. H. Tan, & M.J. van de Vijver M.J. (Eds.), *Myofibroblastoma* (pp. 130–131). Lyon: IARC press.

[46] Magro, G., Righi, A., Casorzo, L., Torrisi, A., Salvatorelli, L., Kacerovská, D., & Kazakov, D. (2012b). Mammary and vaginal myofibroblastomas are genetically related lesions: Fluorescence in situ hybridization analysis shows deletion of 13q14 region. *Human Pathology, 43*, 1887–1893.

[47] Magro, G., Vecchio, G. M., Michal, M., & Eusebi, E. (2013a). Atypical epithelioid cell myofibroblastoma of the breast with multinodular growth pattern: A potential pitfall of malignancy. *Pathology, Research and Practice, 209*, 463–466.

[48] Magro, G., Foschini, M. P., & Eusebi, V. (2013b). Palisaded

myofibroblastoma of the breast: A tumor closely mimicking schwannoma. Report of two cases. *Human Pathology, 44,* 1941–1946.

[49] Magro, G., Salvatorelli, L., Spadola, S.,&Angelico,G. (2014). Mammary myofibroblastoma with extensive myxoedematous stromal changes: A potential diagnostic pitfall. *Pathology, Research and Practice, 210,* 1106–1111.

[50] Magro, G., Angelico, G., Leone, G., & Palazzo, J. (2016). Solitary fibrous tumor of the breast: Report of a case with emphasis on diagnostic role of STAT6 immunostaining. *Pathology, Research and Practice, 212,* 463–477.

[51] Mnif, H., Charfi, S., Abid, N., & Sallemi-Boudawara, T. (2013). Mammary myofibroblastoma with leiomyomatous differentiation: Case report and literature review. *Pathologica, 105,* 142–145.

[52] Morgan, P. B., Chundru, S., Hatch, S. S., Hawkins, H. K., Adegboyega, P. A., & Eltorky, M. A. (2005). Uncommon malignancies: Case 1. Low-grade myofibroblastic sarcoma of the breast. *Journal of Clinical Oncology, 23,* 6249–6251.

[53] Ozerdem, U., Wells, J., & Hoda, S. A. (2015). Hyaline globules in mammary myofibroblastoma: A case report. *International Journal of Surgical Pathology, 23,* 89–91.

[54] Paliogiannis, P., Cossu, A., Palmieri, G., Scognamillo, F., Pala, C., Nonnis, R., Sotgiu, G., Fois, A., Palomba, G., & Attene, F. (2016). Breast nodular fasciitis: A comprehensive review. *Breast Care (Basel), 11,* 270–274.

[55] Pauwels, P., Sciot, R., Croiset, F., Rutten, H., Van den Berghe, H., & Dal Cin, P. (2000). Myofibroblastoma of the breast: Genetic link with spindle cell lipoma. *The Journal of Pathology, 191,* 282–285.

[56] Reis-Filho, J. S., Faoro, L. N., Gasparetto, E. L., Totsugui, J. T., & Schmitt, F. C. (2001). Mammary epithelioid myofibroblastoma arising in bilateral gynecomastia: Case report with immunohistochemical profile. *International Journal of Surgical Pathology, 9,* 331–334.

[57] Sciallis, A. P., Chen, B., & Folpe, A. L. (2012). Cellular spindled histiocytic pseudotumor complicating mammary fat necrosis. *The American Journal of Surgical Pathology, 36,* 1571–1578.

[58] Simsir, A., Cangiarella, J., Boppana, S., & Waisman, J. (2001). Aspiration cytology of the collagenized variant of mammary myofibroblastoma: A case report with review of the literature. *Diagnostic Cytopathology, 24,* 399–402.

[59] Sneige, N., Yaziji, H., Mandavilli, S. R., Perez, E. R., Ordonez, N. G., Gown, A. M., & Ayala, A. (2001). Low-grade (fibromatosis-like) spindle cell carcinoma of the breast. *The American Journal of Surgical Pathology, 25,* 1009–1016.

[60] Soyer, T., Ayva, S., Senyucel, M. F., Senyucel, C., Aslan, M. K., & Cakmak, M. (2012). Myofibroblastoma of breast in a male infant. *Fetal and Pediatric Pathology, 31,* 164–168.

[61] Taccagni, G., Rovere, E., Masullo, M., Christensen, L., & Eyden, B. (1997). Myofibrosarcoma of the breast: Review of the literature on myofibroblastic tumors and criteria for defining myofibroblastic differentiation. *The American Journal of Surgical Pathology, 21,* 489–496.

[62] Teng, X. D., & You, Q. H. (2005). Infiltrating myofibroblastoma of the breast in female: A case report. *Zhonghua Bing Li Xue Za Zhi, 34,* 186.

[63] Thomas, T. M., Myint, A., Mak, C. K., & Chan, J. K. (1997). Mammary myofibroblastoma with leiomyomatous differentiation. *American Journal of Clinical Pathology, 107,* 52–55.

[64] Trépant, A. L., Sibille, C., Frunza, A. M., Simon, P., & Noël, J. C. (2014). Myofibroblastoma of the breast with smooth muscle differentiation showing deletion of 13q14 region: Report of a case. *Pathology, Research and Practice, 210,* 389–391.

[65] Vecchio, G. M., Amico, P., Grasso, G., Vasquez, E., La Greca, G., & Magro, G. (2011). Post-traumatic inflammatory pseudotumor of the breast with atypical morphological features: A potential diagnostic pitfall. Report of a case and a critical review of the literature. Pathology, *Research and Practice, 207,* 322–326.

[66] Vecchio, G. M., Cavaliere, A., Cartaginese, F., Lucaccioni, A., Lombardi, T., Parenti, R., Salvatorelli, L., & Magro, G. (2013). Intraparenchymal leiomyoma of the breast: Report of a case with emphasis on needle core biopsy-based diagnosis. *Pathologica, 105,* 122–127.

[67] Virk, R. K., & Khan, A. (2010). Pseudoangiomatous stromal hyperplasia an overview. *Archives of Pathology & Laboratory Medicine, 134,* 1070–1074.

[68] Wahbah, M. M., Michael, Z., Gilcrease, M. D., & Yun, W. (2011). Lipomatous variant of myofibroblastoma with epithelioid features: A rare and diagnostically challenging breast lesion. *Annals of Diagnostic Pathology, 15,* 454–458.

[69] Wargotz, E. S., Norris, H. J., Austin, R. M., & Enzinger, F. M. (1987a). Fibromatosis of the breast. A clinical and pathological study of 28 cases. *The American Journal of Surgical Pathology, 11,* 38–44.

[70] Wargotz, E. S., Weiss, S. W., & Norris, H. J. (1987b). Myofibroblastoma of the breast. Sixteen cases of a distinctive benign mesenchymal tumor. *The American Journal of Surgical Pathology, 11,* 493–502.

[71] Wargotz, E. S., Deos, P. H., & Norris, H. J. (1989). Metaplastic carcinomas of the breast. II. *Spindle cell carcinoma. Human Pathology, 20,* 732–740.

[72] Yoo, C. C., Pui, J. C., & Torosian, M. H. (1998). Myofibroblastoma associated with bilateral gynecomastia: A case report and literature review. Oncology Reports, 5, 731–733.

[73] Zhou, Y., Zhu, J., Zhang, Y., Jiang, J., & Jia, M (2013). An inflammatory myofibroblastic tumour of the breast with ALK overexpression. *BMJ Case Reports.* pii: bcr0720114474. https://doi.org/10.1136/bcr-07-2011-4474.

M

Microglandular Adenosis 微腺性腺病

Eliano Cascardi　Caterina Marchiò　Eugenio Maiorano **著**　罗明华　李　平　陶丽丽　张伟文 **译**

一、定义

乳腺微腺性腺病（MGA）是一种恶性潜能未定的腺体增生，因在乳腺基质中偶尔呈随机浸润性的生长模式并缺乏肌上皮细胞层，所以与浸润性癌很相似。当腺体结构变得更加拥挤，伴有背靠背的结构，腺体大小和形状变异更大，上皮增生，核异型及核分裂活跃时，称为非典型微腺性腺病（AMGA）。

二、临床特征

■ 发病率

MGA 是一种极其罕见的乳腺病变。

■ 年龄

青少年至老年患者均可发病。

■ 性别

所有报道过的微腺性腺病患者均为女性。

■ 部位

乳腺中没有特定的好发象限。MGA 可以单发或多发（Clement 和 Azzopardi，1983）。

■ 临床表现

MGA 通常无临床症状，表现为显微镜下的病灶或是可触及的肿块（Rosen，1983）。可能与其他乳腺良性病变共存（囊肿、硬化性腺病和纤维腺瘤）（Clement 和 Azzopardi，1983）。乳腺钼靶成像尚未见特异性的描述；但是，MGA 在 X 线可显示为密度增强区或仅表现为钙化灶（Rosenblum 等，1986）。

发生在微腺性腺病中的 AMGA 和癌，在乳腺钼靶下呈现为浸润性病灶（Khalifeh 等，2008）。

■ 治疗

由于 MGA 和 AMGA 在切除不完全时可复发，因此当空芯针活检诊断为 MGA 且缺乏浸润性癌的证据时，切缘阴性的切除是标准的治疗方法（Khalifeh 等，2008；Salarieh 和 Sneige，2007）。建议密切随诊，尤其是 AMGA（Rosen，1983）。当在 MGA 中检测到癌时，建议行乳腺切除术和腋窝淋巴结清扫术（James 等，1993）。

■ 结局

大多数病案报道中 MGA 表现为惰性生物学行为（Tavassoli 和 Norris，1983），且患者具有非常良好的临床预后。然而，据报道，在相当一部分病例（高达 27%），可见源于微腺性腺病或与之相伴生的癌。CaMGA 的预后取决于浸润性成分的组织学类型、分级和分期。

三、大体检查

肉眼观察时，微腺性腺病可能无法识别，或表现为境界欠清的致密区。

四、显微镜检查

显微镜下，MGA 是一种非小叶中心型的微腺体结构的增生，其特点是在脂肪 / 纤维乳腺间质中具有浸润性的生长模式，无促结缔组织增生反应。低倍视野下，腺体呈圆形，规则，大小相似，伴有开放管腔（图 1），随机排列。腺腔中常可见嗜酸性的、PAS 阳性、抗淀粉酶的物质（Lakhani 等，2012），偶尔形成钙盐沉积物。腺管被覆单层上皮细胞（Clement 和 Azzopardi，1983），虽有基底膜包绕，但缺乏肌上皮细胞。MGA 细胞呈立方或扁平状，胞质透明到嗜酸性，不伴顶浆分泌；细胞核形态学温和的，核分裂象不常见。相反，AMGA 则表现出细胞学的异常，如结构复杂、腺体不规则、腺腔细胞丰富膨胀、显著的核仁、核分裂（罕见）和局部凋亡（Shin 等，2009）。

多种乳腺恶性肿瘤可以与微腺性腺病共存，包括导管原位癌（见"导管原位癌"）、小叶原位癌（见"小叶原位瘤变"）、腺肌上皮癌（见"腺肌上皮瘤"）、基底样癌、腺样囊性癌（见"腺样囊性癌"）、乳腺分泌基质性癌和梭形细胞癌（见"浸润性化生性癌"）。

据报道，软骨或软骨样化生同样可见于 AMGA 和 CaMGA 中。

五、免疫表型

MGA 和 AMGA 的特征是三阴性表型，缺乏雌激素受体、孕激素受体及 HER2 表达（图 1）。此外，典型的 MGA/AMGA 阳性表达 S-100 蛋白（图 1B）和低分子量细胞角蛋白标志物（CAM5.2、AE1 或 CK8-18）。由于肌上皮细胞层缺失，肌上皮标志物无法检测到（图 1D）（Tavassoli 和 Bratthauer，1993）；但是，IV 型胶原蛋白和粘连蛋白的表达证实了基底膜的存在。通过 Ki-67 评估的增殖指数通常较低。

六、分子特征

使用阵列比较型基因杂交法和二代测序法的遗传学分析已经表明，与三阴性癌相关的 MGA 和 AMGA 和浸润性癌有着相同的克隆遗传学改变，如 TP53 突变（Guerini-Rocco 等，2016；

Geyer 等，2009，2012；Shin 等，2009）。值得注意的是，纯 MGA/AMGA（即与浸润性癌无关）有着更简单的遗传谱系特征 并缺乏 TP53 突变（Guerini-Rocco 等，2016；Geyer 等，2012）。综上所述，这些数据表明，具有 TP53 突变基础的 MGA/AMGA 的亚组，可被视为克隆性肿瘤病变和高级别三阴性乳腺癌的非必需的前期病变。

有趣的是 MGA/AMGA 和腺泡细胞癌（见腺泡细胞癌）（三阴乳腺癌的一种特殊组织学亚型），有着相似的组织学特点和免疫表型。基因层面分析发现，MGA/AMGA/AC（无论是作为个体还是作为整体）和传统三阴性乳腺癌之间，在突变负荷和突变库均未发现显著差异（Geyer 等，2017）。这些数据支持一种"低级别乳腺瘤变家族"的存在，包括三阴性病变，如 MGA、AMGA 和 ACC，尽管它们有着低级别的形态学和良好的预后，进一步阐明常见三阴性乳腺癌的复杂的基因面貌。

七、鉴别诊断

许多乳腺病变可出现微腺管的形态并被误认为 MGA（Foschini 和 Eusebi，2018），如硬化性腺病（见"硬化性腺病"）、腺肌上皮腺病（见"腺病及其他类型"）或小管癌（见"小管癌"）。与 MGA 相反，硬化性腺病有致密透明的基质，形成扭曲的腺体结构。值得注意的是，硬化性腺病和腺肌上皮腺病都保留着一层肌上皮细胞层（Foschini 和 Eusebi，2018）。腺肌上皮腺病还强表达 GCDFP-15。不同于 AMGA，小管癌的腺体分布常呈星芒状，腺体成角，基质常有促结缔组织增生。最重要的是，小管癌通常雌激素受体阳性。

MGA 和 AMGA 与腺泡细胞癌（见"腺泡细胞癌"）之间有着惊人的相似之处，都有微腺体生长模式、三阴性免疫表型及 S-100 蛋白的表达。但与 MGA/AMGA 相反的是，腺泡细胞癌可

M

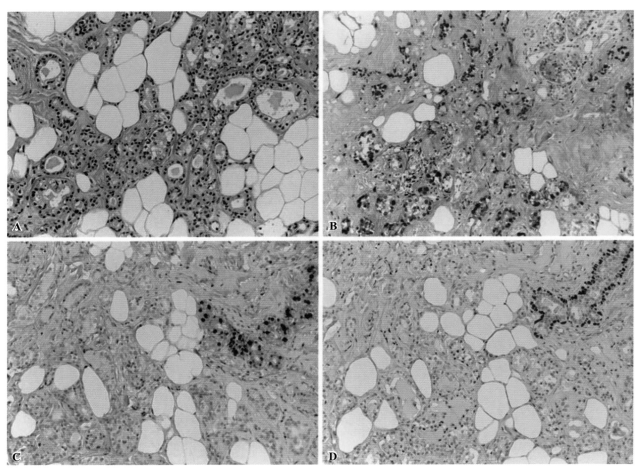

▲ 微腺性腺病，图 1　空芯针活检诊断的微腺性腺病的典型图像

A. 微腺体增生显示出浸润性的生长模式，随机分布在纤维脂肪乳腺组织中（HE 染色）；B. 导管内衬的细胞显示出 S–100 强核阳性；C. 雌激素和孕激素受体不表达；D. 腺体结构周围缺乏肌上皮细胞层，如 p63 抗体的免疫组化结构所示（以正常小叶为阳性内对照）

显示为实性生长模式，伴粉刺样坏死，可见胞质内酶原颗粒，相关的核分裂活性，高表达 EMA 和腺泡分化标志物（溶菌酶与淀粉酶）（Lakhani 等，2012）。

推荐阅读

[1] Clement, P. B., & Azzopardi, J. G. (1983). Microglandular adenosis of the breast–A lesion simulating tubular carcinoma. *Histopathology, 7*, 169–180.

[2] Foschini, M. P., & Eusebi, V. (2018). Microglandular adenosis of the breast: A deceptive and still mysterious benign lesion. *Human Pathology, 82*, 1–9.

[3] Geyer, F. C., Kushner, Y. B., Lambros, M. B., Natrajan, R., Mackay, A., Tamber, N., ... & Reis-Filho, J. S. (2009). Microglandular adenosis or microglandular adenoma? A molecular genetic analysis of a case associated with atypia and invasive carcinoma. *Histopathology, 55*, 732–743.

[4] Geyer, F. C., Lacroix-Triki, M., Colombo, P. E., Patani, N., Gauthier, A., Natrajan, R., ... & Marchio, C. (2012). Molecular evidence in support of the neoplastic and precursor nature of microglandular adenosis. *Histopathology, 60*, E115–E130.

[5] Geyer, F. C., Berman, S. H., Marchiò, C., Burke, K. A., Guerini-Rocco, E., Piscuoglio, S., ... & Schnitt, S. J. (2017). Genetic analysis of microglandular adenosis and acinic cell carcinomas of the breast provides evidence for the existence of a low-grade triple-negative breast neoplasia family. *Modern Pathology, 30*, 69.

[6] Guerini-Rocco, E., Piscuoglio, S., Ng, C. K., Geyer, F. C., De Filippo, M. R., Eberle, C. A., ... & Yatabe, Y. (2016). Microglandular adenosis associated with triple-negative breast cancer is a neoplastic lesion of triple-negative phenotype harbouring TP53 somatic mutations. *The Journal of Pathology, 238*, 677–688.

[7] James, B. A., Cranor, M. L., & Rosen, P. P. (1993). Carcinoma

of the breast arising in microglandular adenosis. *American Journal of Clinical Pathology, 100*, 507–513.

[8] Khalifeh, I. M., Albarracin, C., Diaz, L. K., Symmans, F. W., Edgerton, M. E., Hwang, R. F., & Sneige, N. (2008). Clinical, histopathologic, and immunohistochemical features of microglandular adenosis and transition into in situ and invasive carcinoma. *The American Journal of Surgical Pathology, 32*, 544–552.

[9] Lakhani, S. R., Ellis, I. O., Schnitt, S. J., Tan, P. H., & van de Vijver, M. J. (2012). *WHO classification of tumors of the breast* (pp. 106–107). World Health Organization. Lyon, France. ISBN-10: 9283224337.

[10] Rosen, P. P. (1983).Microglandular adenosis.Abenign lesion simulating invasive mammary carcinoma. *The American Journal of Surgical Pathology, 7*, 137–144.

[11] Rosenblum, M. K., Purrazzella, R., & Rosen, P. P. (1986). Is microglandular adenosis a precancerous disease? A study of carcinoma arising therein. *The American Journal of Surgical Pathology, 10*, 237–245.

[12] Salarieh, A.,& Sneige, N. (2007). Breast carcinoma arising in microglandular adenosis: A review of the literature. *Archives of Pathology & Laboratory Medicine, 131*, 1397–1399.

[13] Shin, S. J., Simpson, P. T., Da Silva, L., Jayanthan, J., Reid, L., Lakhani, S. R., & Rosen, P. P. (2009). Molecular evidence for progression of microglandular adenosis (MGA) to invasive carcinoma. *The American Journal of Surgical Pathology, 33*, 496–504.

[14] Shui, R., & Yang, W. (2009). Invasive breast carcinoma arising in microglandular adenosis: A case report and review of the literature. *The Breast Journal, 15*, 653–656.

[15] Tavassoli, F. A., & Bratthauer, G. L. (1993). Immunohistochemical profile and differential diagnosis of microglandular adenosis. *Modern Pathology, 6*, 318–322.

[16] Tavassoli, F. A., & Norris, H. J. (1983). Microglandular adenosis of the breast. A clinicopathologic study of 11 cases with ultrastructural observations. *The American Journal of Surgical Pathology, 7*, 731–737.

Microinvasive Carcinoma of the Breast
乳腺微小浸润性癌

Simonetta Bianchi　Vania Vezzosi 著　　罗明华　李　平　陶丽丽　张伟文 译

M

一、同义词

微小浸润性癌；pT_{1mi}；最大范围≤ 1mm 的浸润性癌。

二、定义

对乳腺微小浸润性癌（MIC）一直定义不明，直到 1997 年，国际抗癌联盟（UICC）首次将 pT_{1mic} 纳入乳腺癌的 TNM 分类，定义为"最大范围未超过 1mm 的浸润性乳腺癌。"

该定义已为美国癌症联合会（AJCC）发布的多版癌症分期手册所采用，直至当前版本（Amin 等，2017）被描述为"一种测量值≤ 1mm 的浸润性癌，归类于 pT_{1mic}"。据报道，MIC 几乎很常见于导管原位癌（见导管原位癌）（图 1A，HE 染色；图 1B，平滑肌肌球蛋白重链的免疫染色可显示出 DCIS 周边的肌上皮细胞，而在浸润灶中缺乏），不常见伴随小叶原位癌（见小叶原位癌）（图 2，HE 染色），此时小灶肿瘤细胞可穿过基底膜侵犯到外周间质中；罕见发生于缺乏非浸润性癌的背景（图 3，HE 染色）（Bianchi 和 Vezzosi，2008）。

世界卫生组织（WHO）最新版乳腺肿瘤分类（Pinderetal，2012）将MIC定义为"一种肿瘤细胞以单个或多个分散为特征的显微镜下浸润性病灶，肿瘤细胞浸润至乳腺间质，每个病灶≤1mm，通常伴有高级别的核DCIS。"

该定义非常严格，因此符合该标准的肿瘤非常罕见。

乳腺癌MIC的定义在历史上有着很大的差异。"微小浸润"一词是Lagios于1982年引入到乳腺病理学中的，它表示小于1mm的浸润。尽管该术语已被报道多年，但一直都未能以统一标准的形式使用。MIC有过各种不同的定义，具体如下。

- DCIS伴有间质浸润证据。

- DCIS中显示局灶微浸润，位于基底膜下方，导管数量一个到数个，但面积不能超过组织切片切面的10%。

- 乳腺癌细胞局限于乳腺导管系统内，仅有光镜下查见的显微镜下病灶，恶性细胞侵犯到导管基底膜外。

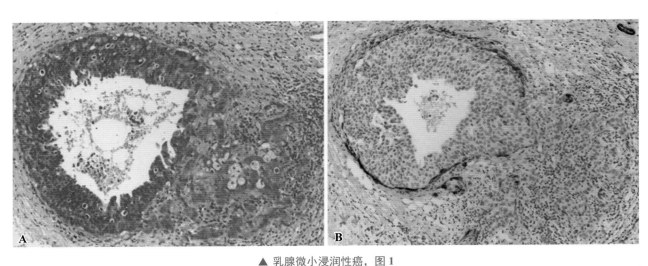

▲ 乳腺微小浸润性癌，图 1

微小浸润性癌。A. 高级别导管原位癌，可见一处不规则的小肿瘤细胞巢，周边单个核细胞浸润（HE 染色）；B.该不规则的小肿瘤细胞巢与间质浸润灶一样，均缺乏肌上皮细胞层包绕（免疫组化染色）

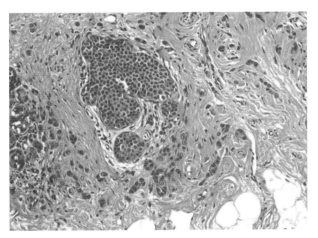

▲ 乳腺微小浸润性癌，图 2（HE 染色）
伴小叶原位癌的小叶微小浸润性癌

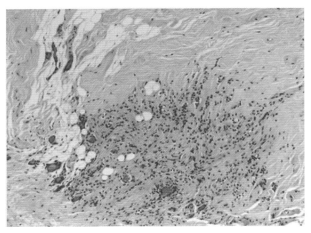

▲ 乳腺微小浸润性癌，图 3（HE 染色）
不伴导管或小叶原位癌的小叶微小浸润性癌

- 1个或1个以上的显微镜下可疑浸润病灶，病灶最大范围不超过1mm。

- DCIS伴有限的显微镜下的间质侵犯，位于基底膜下方，但浸润不超过组织切片表面的10%。

- 浸润灶最大径不超过2mm或在肿瘤中占比小于10%，90%为DCIS。

- 浸润性癌单个病灶小于2mm，或最多3个浸润灶且每个的最大范围都不超过1mm。

- 少许单个浸润的肿瘤细胞（1～15个）或少许浸润性肿瘤细胞簇，分别被定义为Ⅰ型或Ⅱ型微浸润导管原位癌（DCIS-MI）。

很明显由于MIC缺乏统一的定义，导致人们对该病变的诊断十分困惑。

1997年发布的第5版AJCC癌症分期指南认为，MIC在T分期中处于一个特定的亚阶段，定义为"肿瘤细胞越过基底膜向周围组织浸润，且该区域最大范围不超过0.1cm"（并已正式将其报道为pT_{1mic}。AJCC癌症分期指南进一步指出"当存在多个微小浸润病灶时，仅用其中最大病灶来进行微小浸润的分类，而并不是将各个独立病灶进行相加计算；但是同多灶性较大浸润性癌一样，多发微小浸润灶也应该被注明和（或）量化。"

继英国成立了国家乳腺癌筛查计划之后，皇家病理学家学院的一个工作组在1990年制订了一份乳腺癌筛查病理报告，其中MIC被定义为"肿瘤主体为非浸润，但存在一灶或多灶浸润，任何一灶最大径不超过1mm（约2个高倍视野）。无原位成分的小浸润灶则都被归为浸润。"在1995年出版的第2版乳腺癌筛查病理报告中，其指出"只有明确侵犯到小叶特化间质以外，换言之，侵犯到小叶间的非特化间质，我们才能诊断MIC。如果有对浸润是否存在有充分的质疑，那么该病例应归类到原位癌中。"

尽管2003年版的WHO乳腺和女性生殖器官肿瘤分类中pT_{1mic}类别已被第5版AJCC癌症分期指南正式认可，由于并未达成广泛共识，MIC依然被视为一个不断发展的概念，尤其是微浸润诊断最大径的问题上。

2006年发布的以英国指南为主要基础的第4版欧洲乳腺癌筛查与诊断质保指南中，MIC被定义为"以原位癌为主体（通常是广泛高核级的DCIS，很少其他类型的DCIS或LCIS），可见一个或多个明确分离的、最大径不超过1mm（约2个高倍视野）的浸润灶，分布于非特化的小叶间或导管间纤维脂肪组织。当存在多灶MIC时，仅用其最大病灶的大小来进行微浸润的分类；但是多发微小浸润灶也应该得到关注和（或）量化。"

并非所有作者都接受MIC的定义，该定义要求"非特化性小叶间质中明确的分离浸润灶"。事实上，我们知道肿瘤细胞不会从原位成分跳跃式或分离式地去侵犯基质，从三维角度，我们可以看到微浸润性癌病灶就像从原位癌区域向外伸出的实性条索；此外，原位癌与浸润成分之间的连续性的检测肯定会受到切片截面的影响，这使得"明确的分离病灶"这一要求变得不合理；再者，"小叶间非特化性间质的浸润"被视为难以满足的要求，因为即使在小叶间质内也可以发生脉管侵犯，这是由于在小叶特化性间质和导管基底膜周围都存在脉管通道。

考虑到难以确认恶性细胞是否扩散至特化性间质，目前WHO乳腺肿瘤分类（Pinder等，2012）认为，如有令人信服的组织学特征存在即可诊断微MIC，即使恶性细胞是否浸润小叶特化性间质不明。

三、临床特征

MIC无相关的特定的临床或放射影像学特征。

如果MIC的发生与原位病变相关（通常为高核级DCIS、其他类型的DCIS及更罕见的经典型或多形性LCIS）（见"小叶原位瘤变"），其临

M

床表现则由原位癌决定（乳腺钼靶检测到的微钙化或不常见的肿块，不对称，结构扭曲）。

■ **发病率**

不常见；MIC 的发病率为 0.7%～2.4%（平均不足所有乳腺癌的 1%）。

■ **年龄**

MIC 可发生于所有年龄阶段的乳腺癌患者中。

■ **性别**

女性患者，男性患者罕见。

■ **发病部位**

乳房中无特定的部位。

■ **治疗**

文献报道的大多数 MIC 患者均接受了乳房切除术。但是在一些报道中认为保乳手术与乳房切除术同样有效。MIC 的存在可能对乳腺局部控制的效果无明显独立影响。与 MIC 相关的原位病变特点为决定外科治疗类型的重要因素（乳房切除术与保乳治疗）。

尽管大部分临床医生已放弃对原位癌（DCIS 和多形性 LCIS）患者进行常规前哨淋巴结活检（SLNB），但仍有很多人相信小部分伴有高风险 MIC 和淋巴结转移的原位癌患者，能从 SLNB 中获益。由于肿瘤有腋窝淋巴结转移的可能性，所以在 DCIS 和 MIC 患者的治疗中，SLNB 目前仍是一项常规临床手段。然而，大多数伴有淋巴结阳性的 MIC 转移灶体积都很小，并且转移至其他腋窝淋巴结的风险也低，所以并不提倡进行腋窝淋巴结清扫。

最近，一项对约 1000 名接受了 SLNB 的 MIC 患者的 Meta 分析显示，即使在最糟的情况下，发生宏观转移的患者其 SLN 阳性率也很低（5.6%）；相似的低阳性率也可见于微观转移或 ITC 的患者身上，是故 MIC 患者的 SLNB 适应证可能需要做个体化考虑。由于浸润性癌的大小可以影响外科决策，所以术前应对 MIC 和明显浸润性癌做出确切诊断，建议采用经皮穿刺空芯针活检和真空辅助空芯针活检来进行。

仅有很少研究评估了系统性辅助治疗对 MIC 患者的作用。为了评价系统性治疗对 MIC 的重要性，有必要对大型队列进行长期随访并做更深入的研究。

■ **结局**

考虑到曾经用于描述 MIC 的定义多种多样，而且由于组织取材的局限性，一些被归为 MIC 的病变，实际可能是明显的浸润性癌，但组织学检查取材不充分，或浸润性癌位于蜡块深处，而切片中未能体现。鉴于以上原因，难以获取到 MIC 临床行为的可靠数据。此外，临床结局数据的缺乏及不统一性，使得将 MIC 从原位癌和小的浸润性癌中分离出来具有不确定性。

普遍的观点认为 MIC 预后极好，相关的腋窝淋巴结转移的风险低。据报道，诊断为 MIC 的患者腋窝淋巴结转移癌的发生率为 0%～28%（平均为 9.4%）。这个跨度较大的原因可以通过两方面解释，一是用以定义 MIC 的病理组织学标准的差异，二是乳腺组织取材的程度差异，但它也取决于不同的腋窝淋巴结检测技术［仅用 HE 或者 HE 加上细胞角蛋白的免疫组化（IHC）］，尤其在引进了 SLNB 之后。此外，有些报道腋窝淋巴结转移率相对较高，是因为将伴孤立性肿瘤细胞转移的淋巴结也当成阳性。如果使用目前 AJCC 对微小浸润和淋巴结分期的定义［"孤立性肿瘤细胞"被下调为 $pN_{0(i+)}$］，那么真实淋巴结累及率会变得相当低。据报道，相比小浸润性癌 pT_{1a}（＞1mm 且≤5mm），原位癌相关的 MIC 的临床结局更类似原位癌本身。

与原位癌不相关的 MIC 的临床行为的数据还不充分；据推测，相比于小浸润性癌 pT_{1a}，它很可能更类似于 DCIS。

微小浸润病灶的数量对预后无影响。

四、大体检查

根据定义，大体病理检查不能识别 MIC，通常是在显微镜下检查包含良性病变或原位癌的乳腺标本时发现。

五、显微镜检查

通常肿瘤病灶必须侵入乳腺间质中（特化性小叶、小叶间或导管周间质）。

通常认为，浸润细胞必须以非器官样结构分布，而非被原位癌累及的导管或小叶的垂直切面切片。原位癌垂直切面病灶与微小浸润相似，但它们处于特化性小叶和导管周基质内，通常呈现为紧凑的肿瘤细胞群，具有光滑的边界，被肌上皮细胞和基质或增厚的基底膜层包围。

在微小浸润病灶区域，肿瘤细胞呈单个或小簇状分布，形态不规则，类似于传统浸润性癌，无特定方向（Hoda，2014）。

当发生微小浸润时，尤其是与原位癌相关的情况下，很可能为多灶性。因此，恰当的做法是仔细找寻其他小病灶并确认每个病灶的最大范围都不超过 1mm、病灶数目及大小范围，包括最大病灶都应该报道。病灶大小的总和不能决定病理的 T 分期。当多发病灶的数量难以报道时，建议提供数量评估，或备注微小浸润灶数目太多，难以量化，但无确切大于 1mm 病灶。

肿瘤细胞巢和肌上皮细胞周缺乏基底膜成分（层粘连蛋白和Ⅳ型胶原）有助于定义浸润。然而据报道，在福尔马林固定石蜡包埋的组织中，层粘连蛋白和Ⅳ型胶原的免疫组化染色存在技术难题，而且原位癌可显示不同程度的基底膜缺失，而浸润性癌细胞却仍可能在浸润巢周合成某些基底膜的成分；因此，通常并不建议使用基底膜标志物来检测间质浸润，如若使用，须谨慎阐述。

当怀疑是否有微小浸润时，建议行肌上皮标志物的 IHC。在 MIC 鉴别中，使用 IHC 可显著提高诊断的一致性（Cserni 等，2016）。但是肌上皮生物标志物敏感性和特异性各不相同，所以建议使用一组标记物（如 p63、calponin、平滑肌肌球蛋白重链）（Hilson 等，2009）。

平滑肌肌球蛋白重链（SMM-HC）和 calponin 是最常用于确认肌上皮细胞的抗体。SMM-HC 的敏感度比 calponin 稍低。肌动蛋白抗体（如 1A4 和 HHF-35 克隆）特异性最低，与肌纤维母细胞有反应。p63 抗体为 P53 基因家族成员，其对肌上皮细胞的敏感性和特异性都优于 SSM-HC 和 calponin。但是，p63 抗体也有局限性：①它们在原位癌周的肌上皮细胞中有时会显色不连续；②它们会和乳腺癌中小部分很重要的亚型起反应，尤其是基底亚型，虽然这种异常反应罕见引起诊断困难。

当存在明显的导管周纤维化或炎症时，MIC 将很难被检测到；这些病例中角蛋白 IHC 对于确认包裹在导管周纤维化或炎症中的肿瘤细胞尤其有用。MIC 通常与炎症细胞反应相关，主要是淋巴细胞。

即使有这些辅助技术的帮忙，诊断 MIC 依然存在困难。如果对于微小浸润有着足够的怀疑（即有着明显的纤维化和炎症反应的病例），那么应将该病例归类为原位癌伴可能微小浸润。

六、免疫表型

MIC 生物标志物研究报道极少。MIC 和其相关原位癌之间的雌激素受体（ER）、孕激素受体（PR）结果，Ki-67 表达及 HER2 状态通常都是一致的。如果 MIC 病灶在用于检测生物标志的深切片中消失，则应报道相关原位癌的免疫组化结果，以替代 MIC 免疫表型的表达。

与大于 1mm 的浸润性癌（10%～15%）和 DCIS（20%）相比，MIC 中 HER2 阳性程度明显更高（49%）；尽管 MIC 中 HER2 阳性与肿瘤复

M

发或淋巴结转移并无相关。

七、分子特征

对于 MIC 中 HER2 阳性表达率较高存在着两种可能的解释。首先，HER2 阳性的原位癌更可能在乳腺钼靶筛查时被检测到，因为它们有大的粉刺状微钙化灶；其次，由于 HER2 有着很强的免疫原性，在原位癌时期就已经能引起肿瘤浸润性淋巴细胞（TIL）尤其是 CD8[+] 的毒性 T 细胞的聚集增加，然后在修复期间破坏肌上皮细胞和基底膜，于是肿瘤细胞便以簇状浸润形式浸润，暴露于基质中，而导致 MIC 的形成。

据报道，大多数 MIC 是从高级别 DCIS 发展而来的；然而，亦发现 MIC 与低 – 中级别的 DCIS 也有关；在此基础上，基于基因组分析，有两种不同发展途径，即低级别管腔途径和高级别 HER2 途径（Morita 等，2016）。

MIC 是发展为浸润性癌的第一步，病变介于原位癌和明显浸润性癌之间。对原位癌和浸润性癌的基因分析显示，当形态学和免疫表型相一致时，这两种病变显示显著相似的基因表达谱。然而这些分子研究未能揭示与浸润成分相关的原位癌的特定遗传学改变，而这些改变能推动原位癌向浸润性癌发展。这些结果支持以下假设，即从原位癌发展为浸润性癌，特定遗传学改变或基因表达谱的结果并非必需。

八、鉴别诊断

根据 Fisher 的说法，MIC "代表了乳腺癌病理中，一种即使不是最多，也是最常见的过度诊断事件"。将 MIC 过度诊断为明显浸润性癌危害极大，因为这有可能导致过度治疗。

MIC 的鉴别诊断包括单纯原位癌和大于 1mm 的浸润性乳腺癌；病灶的大小应该使用目镜进行仔细的测量以排除显著浸润性乳腺癌。

DCIS（见"导管原位癌"）及较少见的 LCIS

（见"小叶原位癌变"）中，有多种模式可能被误认为间质浸润（Schnitt 和 Collins，2013）。这些常被误诊为 MIC 的病变及人工假象包括以下几种情况。

1. DCIS 累及小叶（"小叶癌化"）。

2. 与受累导管和腺泡相关的慢性炎症反应的存在，使得受累导管和腺泡结构不清。

3. 受累导管的分支。

4. 受累导管或腺泡因纤维化而扭曲或被包裹（有时由于先前穿刺处理造成）。

5. 人工挤压假象。

6. 灼烧影响。

7. DCIS 或 LCIS 细胞被人为移动到周围间质或脂肪组织中，这可由组织处理或先前穿刺造成。如果病例有为获得术前诊断的针穿病史（FNA、NCB 或 VANCB），诊断 MIC 需谨慎，因为原位癌累及的腺管结构的上皮 – 基质连接受到人为破坏，在随后的切除活检或手术标本中很难再遇到。肉芽组织、陈旧性或新发性出血（载铁巨噬细胞、胆固醇结晶、反应性纤维化、含铁血黄素沉积）、组织撕裂及脱落肿瘤细胞外观变性，均有助于辨别真性浸润与假性浸润。

8. DCIS 或 LCIS 累及良性复杂硬化性病变，如放射性瘢痕（见"放射状瘢痕"）、硬化性乳头状瘤（见"硬化性乳头状瘤"）、导管腺瘤（见"导管腺瘤"）及硬化性腺病（见"硬化性腺病"）（图 4，导管原位癌累及硬化性腺病。A 为 HE 染色；B 为 calponin 免疫组化染色）。

在疑难病例中，增加 HE 染色切片可能有助于确认病变性质。在很多病例中，肌上皮细胞标记物的免疫组化染色在鉴别 MIC 和类似病变中有着巨大的价值（见显微镜检查）。

当对 MIC 的诊断存疑时，或可疑区域在深切或免疫组化染色阴性时，建议将此病例诊断为原位癌，无明确 MIC 证据。

如上所述，MIC 不仅可能被过诊，也可能

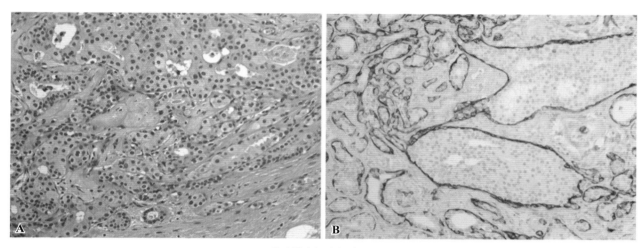

▲ 乳腺微小浸润性癌，图 4

导管原位癌累及硬化性腺病。A. 肿瘤细胞形成的实性巢团和腺样，位于促结缔组织增生的间质中，令人怀疑微小浸润性癌（HE 染色）；B.calponin 的免疫组化染色显示出细胞巢和腺体周存在肌上皮细胞层，支持导管原位癌的诊断（免疫组化染色）

被漏诊断。除非所有组织连续切片，并全部包埋提交组织学检查，否则不能完全排除 MIC。该方法如今已写入临床指南和乳腺筛查项目中。然而众所周知，即便制成了大量蜡块，也只有部分组织能经过显微镜下检查，所以病理学家对于 MIC 是否真的不存在，永远没有绝对把握。

有 IHC 连续切片的支持，通常能为 MIC 提供最好的证据。在对可疑 MIC 进行评估的早期，获取 IHC 应格外小心，在标本被多次切片之前，首先要确认 MIC，其次要排除较大浸润灶的可能性。

推荐阅读

[1] Amin, M. B., Edge, S. B., Greene, F. L., et al. (Eds.). (2017). *AJCC cancer staging manual* (8th ed. pp. 589–628). New York: Springer.

[2] Bianchi, S., & Vezzosi V. (2008). Microinvasive Carcinoma of the Breast. *Pathology and Oncology Research, 14*, 105–111.

[3] Cserni, G., Wells, C. A., Kaia, H., et al. (2016). Consistency in recognizing microinvasion in breast carcinomas is improved by immunohistochemistry for myoepithelial markers. *Virchows Archive, 468*, 473–481.

[4] Hilson, J. B., Schnitt, S. J., & Collins, L. C. (2009). Phenotypic alterations in ductal carcinoma in situassociated myoepithelial cells: Biologic and diagnostic implications. *The American Journal Surgical Pathology, 33*, 227–232.

[5] Hoda, S. A. (2014). Ductal carcinoma in situ. In S. A. Hoda, E. Brogi, F. C. Koerner, & P. P. Rosen (Eds.), *Rosen's breast pathology* (4th ed., pp. 331–411). Philadelphia: Lippincott Williams & Wilkins.

[6] Morita, M., Yamaguchi, R., Tanaka, M., et al. (2016). Two progressive pathways of microinvasive carcinoma: Low-grade luminal pathway and high grade HER2 pathway based on high tumor-infiltrating lymphocytes. *Journal of Clinical Pathology, 69*, 890–898.

[7] Pinder, S. E., Ellis, I. O., Schnitt, S. J., et al. (2012). Microinvasive carcinoma. In S. R. Lakhani, I. O. Ellis, S. J. Schnitt, et al. (Eds.), *WHO classification of tumours of the breast* (pp. 96–97). Lyon: International Agency for Research on Cancer.

[8] Schnitt, S. J., & Collins, L. C. (Eds.). (2013). *Biopsy interpretation of the breast* (2nd ed.pp. 267–281). Philadelphia: Lippincott Williams & Wilkins.

M

Mucocele-like Lesion 黏液囊肿样病变

Janina Kulka **著**　　罗明华　李　平　陶丽丽　张伟文 **译**

一、同义词

黏液囊肿样肿瘤。

二、定义

1986 年 Rosen 首次描述了此类病变并给出如下定义："内含黏蛋白的囊肿，衬覆扁平或矮立方上皮，伴或不伴黏液渗出"（Rosen，1986）。

三、临床特征

■ 发病率

自从 Rosen 于 1986 年首次描述以来，已有单例或相对较小系列研究见诸报道。由于该病变与微钙化相关，所以随着筛查项目的引入，其发病率也跟着上升。MCLL 的发病率是非常低的，从 0.25%（Jaffer 等，2011）至 < 1%（有 13412 名活检证实为良性乳腺疾病的女性中，有 102 例是 MCLL）（Meares 等，2016）。

■ 年龄

由于 MCLL 常常与微钙化有关，且主要在钼靶筛查中被发现，所以报道病例的平均年龄是 53—55 岁。

■ 性别

目前男性尚无 MCLL 的描述。

■ 部位

目前尚无乳腺特定发生部位的描述。

■ 影像

该病变大部分不可触及，因不确定的、可疑成簇的、粗大或多形性微钙化而被钼靶筛查检测到（Davies 等，1995）（图 1）。部分 MCLL 呈现为境界清楚的肿物。B 超检查提示囊肿，钙化囊肿或低回声病灶。

■ 治疗

对 MCLL 的合适的治疗方法存在争议。根据定义，该病变属于空芯针活检诊断中的 B_3 类，而且早期文献认为进一步手术治疗是必需的。然而，近年来，研究发现可通过真空辅助空芯针活检法（VACB）成功切除 MCLL，这是一种更为保守的方法，在不伴非典型上皮增生的 MCLL 中尤为适用。在伴有非典型导管增生（见"非典型导管增生"）或 DCIS（见"原位导管癌"）相关的 MCLL 中，即使使用 VACB 作为诊断手段，进一步手术切除似乎还是正确的治疗方法。

■ 结局

根据为数不多的大型系列研究（Jaffer 等，2011；Meares 等，2016；Dash 等，2017），VACB 标本无非典型 MCLL，其级别升高率（upgrade）非常低。需要密切联系放射病理学，仅在病灶被完全移除的情况下，可以无须外科切除。在 Nottingham 系列中（Rakha 等，2013），空芯针活检不伴非典型增生的 MCLL，有 2/54 在外科切除后的标本升级为 DCIS（4% 升级率）。然而，综合 2013 年之前已发表的系列，所有伴随非典型增生的 MCLL，无论是通过 14G 穿刺活检还是 VACB 进行的诊断，其升级率为 21%。在澳大利亚一项 117 人的 MCLL 系列中，升级为 DCIS 的

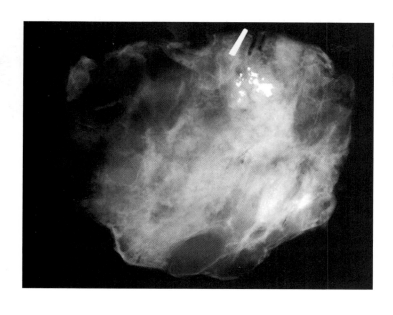

◀ 黏液囊肿样病变，图 1
由于存在粗大且成簇的微钙化，乳腺钼靶筛查可检测出 MCLL

概率是 5%，均为低至中级别（Dash 等，2017）。

迄今为止最大的 MCLL 系列之一最近分析了 MCLL 作为危险因素的问题（Meares 等，2016）。在随访期间，102 例患者中有 13 例发展为原位癌或浸润性乳腺癌，发展到癌的中位时间是 11.8 年。值得注意的是，几乎 50% 的癌发生在对侧的乳腺中。在进行了中位时间为 14.8 年的随访后，我们发现在 45 岁以下的女性中，与普通人群比，MCLL 并不会显著增加癌症风险。在 45 岁以上的女性中，其引起的癌症风险的增加很低，与乳腺增生疾病相等。

四、大体检查

由于 MCLL 通常小于 1cm，病灶无法被触及，大部分的病案报道中都缺乏大体描述，在较大的病例系列中也是如此。在 Rosen 最早的描述中，大体外观描述为"不规则、胶冻状的透亮区域""界限不清的黏液性肿物"或"多囊性胶样结节。"

五、显微镜检查

乳腺 MCLL 是一种局灶性病变，影响终末导管小叶单位。其主要特征是，充满黏液并囊性扩张的导管膨胀、部分破裂，从而导致黏蛋白渗透到周围间质中（图 2）。很多作者将 MCLL 描述为乳腺黏液病变疾病谱的一部分，代表了从伴有非典型性的 MCLL 和伴有黏液囊肿样特征的黏液性 DCIS，最后导致浸润性黏液癌的第一步改变。MCLL 可以具有完全吻合的扁平、立方或矮柱状的上皮，但据报道，一些病例也可伴有乳头状突起，上皮非典型性或显著 DCIS（黏液型，伴有筛状、实性、乳头或微乳头状结构）和黏液癌（见"浸润性黏液癌"）或非特殊型浸润性癌（见"非特殊型浸润性癌"）。MCLL 伴 DCIS（见"导管原位癌"）可能很广泛（图 3，HE 染色，低级别 DCIS 伴 MCLL）。充满导管并外渗到间质中的黏蛋白阳性表达，PAS、黏多糖、阿尔辛蓝（pH 2.5）染色，提示病变中存在着中性至酸性的黏蛋白。一个重要的诊断线索是，外渗的黏蛋白池中缺少上皮细胞簇。然而上皮细胞可从囊壁上脱落，类似于漂浮的上皮细胞簇，而后者正是黏液癌的特点。在这种情况下，完全彻底分析上皮细胞簇最为重要。大多数情况下，在 MCLL 中的细胞簇是线性的，它们代表了含有黏蛋白和（或）

M

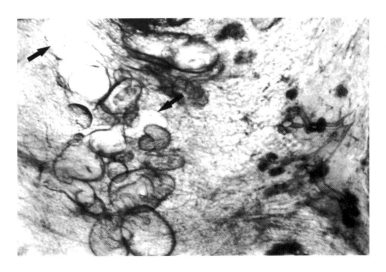

◀ 黏液囊肿样病变，图 2
MCLL 的亚大体外观，TDLU 中的囊性扩张小管。箭所指为外渗的黏蛋白

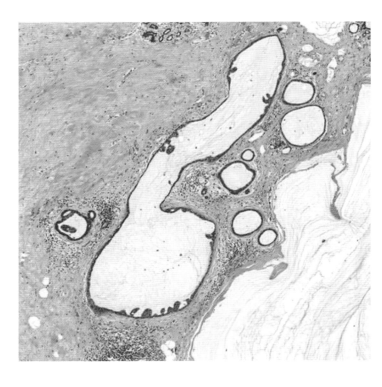

◀ 黏液囊肿样病变，图 3（HE 染色）
低级别导管原位癌伴 MCLL

破裂的囊肿内线性排列的上皮的黏附性的碎片在某些病例中，一个完全分枝状的乳头结构可从囊壁上脱落并出现在外渗的黏液中。缺少细胞异型性及肌上皮细胞存在是正确诊断的关键（Tan 等，2008）。微钙化是 MCLL 的一个常见特征（不确定或可疑、粗颗粒、多形性），使其在钼靶筛查中被识别出来。钙化在 MCLL 的黏液池中很常见（图4，HE 染色）。在一些病例中，外渗黏液区域周边

的间质中可见较多的淋巴细胞浸润（图 5）。

六、免疫表型

MCLL 与正常乳腺上皮相同，具有双层上皮。当诊断存在困难时，可通过 p63、calponin、平滑肌肌动蛋白或其他肌上皮标志物证明肌上皮存在来解决。MCLL 的 MUC 谱系被研究（Kim 等，2012）并与黏液癌进行比较。有人研究了 MCLL

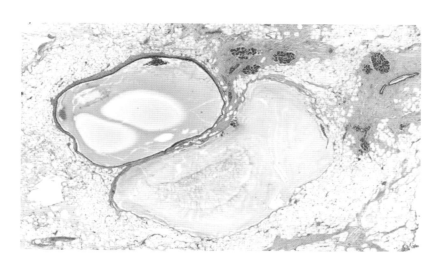

◀ 黏液囊肿样病变，图 4（HE 染色）
MCLL 伴微小钙化

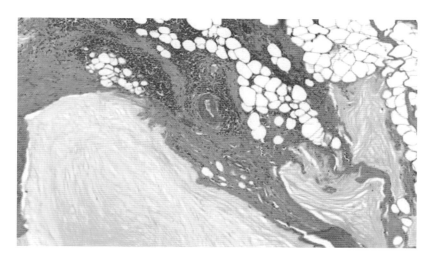

◀ 黏液囊肿样病变，图 5（HE 染色）
无细胞的黏液池旁的淋巴细胞浸润病灶

的 MUC 谱系，并与黏液癌做了比较。MCLL 和 A 型黏液癌显示相似的 MUC 谱系：MUC1 主要显示管腔 / 顶浆或管腔 / 顶浆和细胞质表达。MUC2 仅表达于伴有非典型或 DCIS 的 MCLL，并且在几乎所有黏液癌中阳性。

七、分子特征

迄今为止，MCLL 系列尚未开展过分子研究。

八、鉴别诊断

最重要的鉴别诊断是黏液癌（见浸润性黏液癌）。在 MCLL 的外渗黏蛋白中不会看到上皮细胞，而在黏液癌的病例中却可以看到。但是在一些 MCLL 病例，囊肿内衬上皮可能脱落，从而令人怀疑黏液癌。在这些令人困惑的病例中，以下的特点可能有助于正确的诊断。在 MCLL 中，上皮细胞簇倾向于呈线性排列，同时 p63 免疫组化可显示肌上皮细胞的存在。相反，黏液癌的细胞簇更加丰富，并且由均匀一致的非典型细胞构成。当 MCLL 伴有非典型性或 DCIS 时，需要更加谨慎才能做出正确的诊断。

在空芯针活检时，仅有病灶碎片可供评估，这会使诊断难上加难。如果 MCLL 病例中存在完全无细胞的黏蛋白并且上皮细胞缺少异型性，那么将是一个有用的特征。众多标准可以有助于确认黏液湖中缺乏上皮细胞。在黏液癌中，细胞

M

外黏蛋白区域常含有包裹在纤细纤维条带中的小血管，而这却不是 MCLL 的特征。细胞学诊断 MCLL 必须格外谨慎，因为涂片上的黏液物质的存在可能导致错误的结论。此外，相比于 MCLL，黏液癌几乎都发生在老年女性身上，时刻记着这一点也同样重要。当 MCLL 伴随非典型性或明显 DCIS 时，诊断难度更大。在这些病例中，非典型上皮的碎片可能脱落并漂浮在外渗的黏液中。这些上皮碎片的线性外观可能有助于避免过度诊断为黏液癌（图 3）。然而，在某些情况下，靠空芯针活检几乎不可能明确鉴别 MCLL 和黏液癌，这些疑问必须在报告中说明（表 1）。

低倍镜下，囊性高分泌乳腺病变外观可类似 MCLL。但是，在囊性高分泌乳腺病变（增生和 DCIS）中，囊腔内的分泌物高度嗜酸，类似于甲状腺胶质。

作为一种极其罕见的乳腺肿瘤，黏液性囊腺癌也可以产生外渗性的黏液池，但缺乏肌上皮细胞，上皮细胞呈高柱状并包含细胞内黏液，这两个特点是 MCLL 所不具备的。

推荐阅读

[1] Dash, I., Dessauvagie, B., Hardie, M., Saunders, C., & Wilie, E. (2017). Mucocele-like lesions: Is surgical excision still necessary. *Clinical Radiology, 72*, 992. e1–992.e6.

[2] Davies, J. D., Kutt, E., Kulka, J., Farndon, J. R., & Webb, A. J. (1995). Mucocoele-like lesions detected by the mammographic presence of suspicious clustered microcalcifications. *The Breast, 5*, 135–140.

[3] Jaffer, S. J., Bleiweiss, I. J., & Nagi, C. S. (2011). Benign mucocele-like lesions of the breast: Revisited. *Modern Pathology, 24*, 683–687.

[4] Kim, D., Jung, W.-H., & Koo, J. S. (2012). Expression of MUC1, MUC2, MUC5AC and MUC5B in mucinous lesions of the breast. *Pathobiology, 79*, 144–153.

[5] Meares, A. L., Frank, R. D., Degnim, A. C., Vierkant, R. A., Frost, M. H., Hartmann, L. C., Winham, S. J., & Visscher, D.W. (2016). Mucocele-like lesions of the breast: A cliniical outcome and histologic analysis of 102 cases. *Human Pathology, 49*, 33–38.

[6] Rakha, E. A., Shaaban, A. M., Asma Haider, S., Jankins, J., Menon, S., Johnson, C., Yamaguchi, R., Murphy, A., Liston, J., Cornford, E., Hamilton, L., James, J., Ellis, I. O., & Lee, A. H. S. (2013). *Histopathology, 62*, 894–898.

[7] Rosen, P. P. (1986). Mucocele-like tumors of the breast. *American Journal of Surgical Pathology, 10*, 464–469.

[8] Tan, P. H., Tse, G. M. K., & By, B. H. (2008). Mucinous breast lesions: Diagnostic challenges. *Journal of Clinical Pathology, 6*, 11–19.

[6] Torous, V. F., Schnitt, S. J., & Collins, L. C. (2017). Benign breast lesions that mimic malignancy. *Pathology, 49*, 181–196.

黏液囊肿样病变，表 1　MCLL 和黏液癌的鉴别诊断（基于 Torous 等，2017）

	MCLL	黏液癌
临床表现	大多数因微钙化而在钼靶（筛查）时被意外检测出	通常表现为肿块（经触诊或放射影像学被检测出）
显微镜下		
细胞外黏液	无细胞；可包含脱落的线性上皮碎片	肿瘤细胞簇漂浮在黏液中；有新生血管形成的证据
上皮	大多数常为低立方体形到柱状，无非典型性，可出现增生性和乳头状改变；可伴有典型或非典型导管增生和 DCIS；存在肌上皮细胞	肿瘤细胞有低至中级别的核异型性，并在黏液池中形成小簇状；无肌上皮细胞
免疫组化	肌上皮生物标志物显示肌上皮细胞存在，但伴有 ADH 或 DCIS 时阳性可缺失	未发现肌上皮细胞

Mucoepidermoid Carcinoma of the Breast 乳腺黏液表皮样癌

Maria P. Foschini　Luca Morandi　著　　罗明华　李　平　陶丽丽　张伟文　译

一、定义

乳腺黏液表皮样癌（MEC）是由分泌黏液的中间型和表皮样细胞组成的肿瘤。它可表现为从囊性到实性的多种不同结构模式。其特征类似于发生在大小涎腺上的 MEC（Foschini 等，2017；Foschini 和 Krausz，2010）。

二、临床特征

■ 发病率

乳腺 MEC 是一种极为罕见的肿瘤类型。由于只有个别病例或很小的系列见诸报道（Basburg，2011；Foschini，2017），它的发病率还不是很清楚。

■ 年龄

MEC 主要发生于成年患者，年龄范围为29—80 岁。

■ 性别

迄今为止，乳腺 MEC 仅报道发生于女性患者。

■ 部位

MEC 可以发生在乳腺所有象限。当它影响到乳晕后区域时，可表现为乳头溢液。

■ 治疗

治疗方法为根治性手术切除。在高级别的MEC 中，还需加行腋窝淋巴结清扫和化疗。

■ 结局

预后主要取决于 MEC 的分级。根据乳腺或涎腺分级系统，分为低、中、高级别。低至中级别患者无因该病死亡病例（Basburg 等，2011；Foschini 和 Krausz，2010；Foschini 等，2017）。仅有一例低级别的 MEC 复发为高级别，但是经过根治性手术切除后，该患者在术后 156 个月仍然存活并状况良好（Tjalma 等，2002）。

相反，5/11 的高级别患者发展为远处转移并死于该病。所有这些病例在发现时便已伴随腋窝转移（Basburg 等，2011）。这些特征强调了对这类肿瘤进行正确分级分期的重要性。

三、大体检查

乳腺 MEC 表现为结节状，小于 11cm。结节可呈实性或囊性。

四、显微镜检查

组织学上，存在分泌黏液的中间型和表皮样细胞的形态为特点。它们的特征随肿瘤级别的不同而不同（Di Tommaso 等，2004；Foschini 等，2017）。

低级别 MEC 的特点是基底样细胞、中间型细胞、表皮样细胞和黏液分泌细胞混杂在一起，主要排列成囊性或实性巢团状（图 1 和图 2，HE 染色）。基底样细胞通常位于肿瘤结节的周边，而结节中央主要由中间型和表皮样细胞构成

M

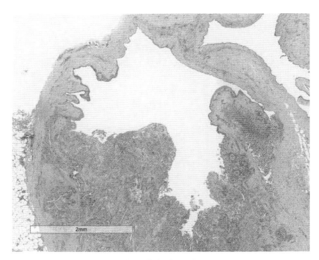

▲ 乳腺黏液表皮样癌，图 1
主要为囊性成分的低级别 MEC（HE 染色）

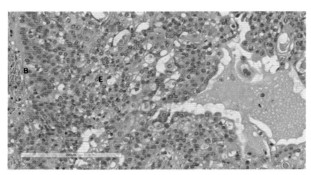

▲ 乳腺黏液表皮样癌，图 2
由不同细胞构成的低级别 MEC：基底细胞（B）位于肿瘤细胞巢周边，表皮样细胞（E）位于肿瘤细胞巢中央（HE 染色）

（图 3，HE 染色）。真正的角化并非 MEC 的特点。上皮样和中间型细胞有广泛的嗜酸性颗粒，富含线粒体的透亮胞质并不常见。细胞核位于中央。黏液细胞常位于囊性区内（图 3，HE 染色）。淀粉酶消化后的阿尔辛蓝（pH 2.5）染色和 PAS 染色可以证明黏液分泌细胞的存在。在罕见的情况下，黏液分泌细胞呈印戒样外观（图 4，HE 染色）。在低级别 MEC 中，非典型性很轻微的，非典型核分裂象极为少见，无坏死。与侵袭性 MEC 相关的原位成分中可以有相似的细胞群。

高级别 MEC 和低级别 MEC 有着相似的细

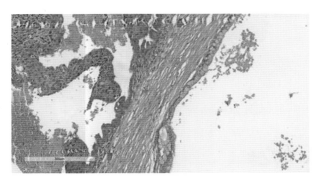

▲ 乳腺黏液表皮样癌，图 3
低级别 MEC 伴囊性特征；囊性成分内衬黏液分泌细胞。存在未发生真正角化的表皮样细胞（HE 染色）

胞学特征，但是前者显示更高程度的细胞非典型性，核分裂数计数更高；可见坏死。

仅有一例中度恶性 MEC 见诸报道，由 Di Tommaso 等报道（2004）。这一病例显示实性结构模式，中间型和表皮样细胞为主，存在局灶黏液分泌细胞。

五、免疫表型

免疫组化有助于乳腺 MEC 的诊断，每单个细胞类型都有其独特的免疫组化模式。

基底样细胞、中间型细胞和表皮样细胞，主要阳性表达高分子量角蛋白 CK14 和 p63。这些细胞在使用抗线粒体抗体染色时会阳性，但是阳性强度比涎腺相应的成分低。

相反，黏液分泌细胞可阳性表达低分子量角蛋白 CK7、上皮膜抗原（EMA）、MUC1、MUC5AC 及 MUC6。

在所有报道的病例中，雌激素受体、孕激素受体和 HER2 始终为阴性。

六、分子特征

涎腺 MEC 的特点是 MECT-MAML2 的转位。相似的，Camelo Piragua 等（2009）发现，肿瘤在 MAML2 基因位置上有 11q21 的缺失。

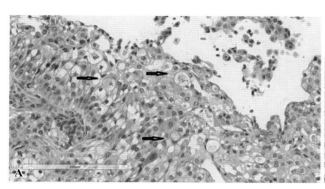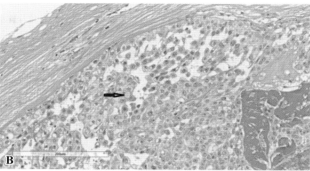

▲ 乳腺黏液表皮样癌，图 4

低级别（A）和中级别（B）MEC，箭示单个黏液分泌细胞（HE 染色）

七、鉴别诊断

低级别 MEC 的诊断可能会很困难，尤其是当含有大量透明细胞或富含线粒体的细胞时，会让人怀疑透明细胞癌或嗜酸性细胞癌（见"浸润性嗜酸细胞癌"）。将黏液分泌细胞从混杂的肿瘤细胞群中识别出来，为鉴别诊断的基础。

在高级别的 MEC 中，诊断将会更加困难。

鉴别诊断为伴有腺鳞癌的特征（见"低级别腺鳞癌"），后者常常显示出真正角化的特点，这在低级别或高级别 MEC 是缺乏的。

推荐阅读

[1] Basbug, M., Akbulut, S., Arikanoglu, Z., Sogutcu, N., Firat, U., & Kucukoner, M. (2011). Mucoepidermoid carcinoma in a breast affected by burn scars: Comprehensive literature review and case report. *Breast Care (Basel), 6*, 293–297.

[2] Camelo-Piragua, S. I., Habib, C., Kanumuri, P., Lago, C. E., Mason, H. S., & Otis, C. N. (2009). Mucoepidermoid carcinoma of the breast shares cytogenetic abnormality with mucoepidermoid carcinoma of the salivary gland: A case report with molecular analysis and review of the literature. *Human Pathology, 40*, 887–892.

[3] Di Tommaso, L., Foschini, M. P., Ragazzini, T., Magrini, E., Fornelli, A., Ellis, I. O., & Eusebi, V. (2004). Mucoepidermoid carcinoma of the breast. *Virchows Archives, 444*, 13–19.

[4] Foschini, M. P., & Krausz, T. (2010). Salivary gland-type tumors of the breast: A spectrum of benign and malignant tumors including "triple negative carcinomas" of low malignant potential. *Seminar in Diagnostic Pathology, 27*, 77–90.

[5] Foschini, M. P., Morandi, L., Asioli, S., Giove, G., Corradini, A. G., & Eusebi, V. (2017). The morphological spectrum of salivary gland type tumours of the breast. *Pathology, 49*, 215–227.

[6] Tjalma, W. A., Verslegers, I. O., De Loecker, P. A., & Van Marck, E. A. (2002). Low and high grade mucoepidermoid carcinomas of the breast. *European Journal of Gynaecological Oncology, 23*, 423–425.

M

Myoepithelial Carcinoma of the Breast
乳腺肌上皮癌

Horst Bürger 著　　罗明华 李 平 陶丽丽 张伟文 译

一、同义词

恶性肌上皮瘤；化生性癌；梭形细胞癌。

二、定义

一种由肌上皮细胞组成的恶性病变，其核分裂增加并表达肌上皮标志物，如高分子量角蛋白、p63、平滑肌肌动蛋白和其他。

三、临床特征

■ 发病率

乳腺肌上皮癌是一种极为罕见又知之甚少的侵袭性乳腺癌。该肿瘤准确的发病率尚不清楚，部分是由于其概念有争议。根据 WHO 的实际分类，肌上皮癌是化生性癌的一个亚型（Reis-Filho 等，2012）。在该设定下，其发病率很可能明显小于 1%。

■ 年龄

肌上皮癌可见于 25—81 岁的所有年龄段中。

■ 性别

乳腺肌上皮癌罕见发生于女性。男性患者的发病率更是未知数。

■ 部位

乳腺中尚未发现存在好发区。

■ 治疗

关于该病的治疗有很多不同的建议。主要是由于该实体瘤的定义仍较为模糊。

有人认为，非典型的腺肌上皮瘤处于形态学谱系的一端而肌上皮癌处于另一端，所以前者的治疗显著不同于肌上皮癌，后者满足化生性癌标准。

虽然非典型腺肌上皮瘤并不满足浸润性癌治疗的标准，但肌上皮癌却是根据激素受体阴性的化生性癌症相应指南进行治疗。

■ 结局

关于预后的可靠的数据很少。有限的随访资料认为，该肿瘤局部复发率增加，区域淋巴结转移发生率低。

四、大体检查

肌上皮癌可呈现为圆形或卵圆形，界限清楚的结节，也可具有不规则的边界和明显浸润性的生长模式。可见出血、囊性变和钙化。在大多数病例中，该肿瘤表现为灰白色，大小差异非常大（直径最大可至 20cm）的肿瘤。

五、显微镜检查

典型肌上皮癌表现为梭形细胞增生，有时会与上皮样外观细胞混杂（图 1）。通常情况下，乳腺残余的正常实质似乎被梭形细胞所包裹。在某些情况下，与乳腺残余正常组织相邻的梭形细胞，似乎就是起源于正常的肌上皮细胞。这个发

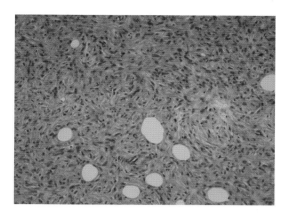

▲ 乳腺肌上皮癌，图 1
乳腺肌上皮癌（HE 染色，200×）

现可强有力地支持肌上皮癌的诊断（Tan 和 Ellis，2013）。由于大多数情况下腺肌上皮成分可以提示这类肿瘤的肌上皮分化，所以要求对其进行广泛取材。很大一部分肿瘤中可观察到原位癌，提示恶性病变为上皮源性。

六、免疫表型

免疫表型反映了平常观察到的正常肌上皮细胞的表达模式。

这包括了主要为高分子量角蛋白的角蛋白（CK5、CK14、CK17）、平滑肌肌动蛋白、vimentin、caldesmon、calponin、S-100、CD10、GFAP、D2-40（图 2）的表达，缺乏雌激素受体（ER）、孕激素受体（PR）表达，HER2 阴性（Schmitt 等，2012）。

七、分子特征

"纯粹的"肌上皮癌的分子特征尚不清楚。肌上皮癌如今被视为化生性癌的一个亚型，我们可以获得更多关于这类肿瘤遗传状态的信息（Tavassoli 和 Eusebi，2009）。

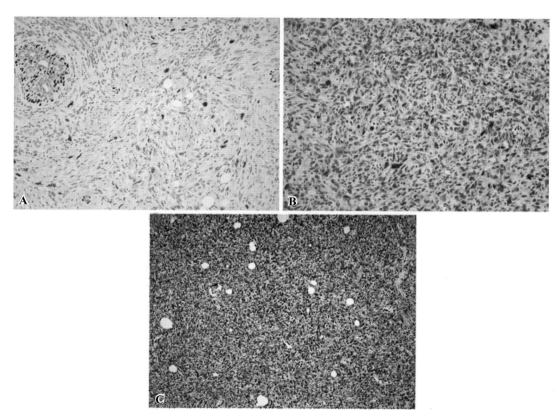

▲ 乳腺肌上皮癌，图 2

A. 乳腺肌上皮癌局部 p63 阳性（200×）；B. 乳腺肌上皮癌局部表达细胞角蛋白（200×）；C. 乳腺肌上皮癌均匀强表达 D2-40，肌上皮分化的标志物（200×）

总的来说，这种肿瘤显示了大量的遗传学改变，提示了其较高的遗传不稳定性。然而，仅有相当小部分病例可以看到主要的标志性特征，包括 p53 突变、EGFR 扩增、HER2 表达缺失，以及 ER 和 PR 阴性。

然而，有一个系列报道，与浸润乳腺癌非特殊型相比，其每例平均遗传突变率更低。这种差异似乎反映了肌上皮癌定义的争议。

八、鉴别诊断

尽管有着明确的免疫表型，这类肿瘤的鉴别诊断依然很复杂，反映了当下关于其确切分类的争议（Weidner 和 Dabbs，2012；Schnitt 和 Collins，2009；Fine 和 Kurdek，2016）。

因此，肌上皮癌应与乳腺的各种梭形细胞病变区分开来，主要是梭形细胞癌和所有类型的化生性癌。

由于这类肿瘤在形态及免疫组化上的鉴别可能较为主观，一些学者将这些肿瘤间的差异视为语义学上的问题。

目前来说，仍不明确该亚型是否有其他证据（如分子特征）支持。有些学者认为，由于肌上皮癌与腺肌上皮肿瘤之间有着非常密切的形态学联系，所以该肿瘤可被视为处于以肌上皮分化为主的肿瘤的形态学连续谱系的最末端。

恶性叶状肿瘤可能需作为鉴别诊断。然而，缺乏上皮腺体，表达高分子量角蛋白、p63 和其他肌上皮分化的生物标志物，使得在大多数病例中可将肌上皮癌识别出来。

纤维瘤病作为一种在乳腺中很罕见的梭形细胞增生性病变，也需要考虑到。该病变缺少 p63 和高分子量角蛋白的阳性表达，有助于和肌上皮癌鉴别。

推荐阅读

[1] Fine, M. A., & Kurdek, L. A. (2016). An approach to the diagnosis of spindle cell lesions of the breast. *Histopathology, 68*, 33–44.

[2] Reis-Filho, J. S., Lakhani, S. R., Gobbi, H., & Sneige, N. (2012). Metaplastic carcinoma. In S. R. Lakhani, I. O. Ellis, S. J. Schnitt, P. H. Tan, & M. J. van de Vijver (Eds.), *WHO classification of tumours of the breast* (pp. 119–124). IACR: Lyon.

[3] Schmitt, F., Tan, P. H., Dabbs, D., & Jones, L. (2012). Myoepithelial and epithelial–myoepithelial lesions. In S. R. Lakhani, I. O. Ellis, S. J. Schnitt, P. H. Tan, & M. J. van de Vijver (Eds.), *WHO classification of tumours of the breast* (pp. 119–124). IACR: Lyon.

[4] Schnitt, S. J., & Collins, L. C. (2009). Spindle cell lesions. In S. J. Schnitt (Ed.), *Biopsy interpretation of the breast* (pp. 323–343). Philadelphia: Lippincott Williams & Wilkins.

[5] Tan, P. H., & Ellis, I. O. (2013). Myoepithelial and epithelial–myoepithelial, mesenchymal and fibroepithelial breast lesions: Updates from the WHO Classification of Tumours of the Breast 2012. *Journal of Clinical Pathology, 66*, 465–470.

[6] Tavassoli, F. A., & Eusebi, V. (2009). Myoepithelial lesions. In F. A. Tavassoli & V. Eusebi (Eds.), *Tumors of the mammary gland* (pp. 249–262). Washington, DC: Armed Forces Institute of Pathology.

[7] Weidner, N., & Dabbs, J. D. (2012). Myoepithelial lesions of the breast. In D. J. Dabbs (Ed.), *Breast pathology* (pp. 307–323). Philadelphia: Saunders.

P

Paget Disease of the Nipple 乳头 Paget 病

Janina Kulka　Anna Sapino　著　　王　炜　译

一、同义词

乳房 Paget 病；乳腺 Paget 病；乳头乳晕 Paget 病。

二、定义

乳头 Paget 病（Paget disease，PD）是以腺上皮细胞（Paget 细胞）出现于乳头为特征，可扩展到乳晕及其邻近皮肤（Shousha 等，2012）。

三、临床特征

■ 发病率

PD 于 1874 年由英国外科医生 James Paget 最先描述，是一种罕见疾病，其发病率不清楚。推测占所有乳腺癌患者的 1%～4%。82%～94% 的病例与潜在性原位或浸润性乳腺癌相关（Wong 等，2015）。Wong 等对 2000—2011 年美国大样本患者研究发现，该疾病随着年龄增加发病率显著下降，主要是伴有潜在癌的发病率下降（Wong 等，2015 年）。无潜在恶性病变的 PD 被认为是 pTis。

■ 年龄

PD 主要发生于中年女性，尽管有报道可发生于 20 岁，但主要发病年龄介于 50—60 岁。

■ 性别

乳头 Paget 病几乎只发生于女性，极少男性也可发生（Adams 和 Kanthan，2016）。

■ 部位

典型的发病部位是乳头及其周围区域。罕见进展期病例，可累及大片乳腺皮肤。

■ 症状

PD 最初的皮肤改变类似于湿疹或其他皮肤炎性疾病，如乳头变硬、出现鳞屑或呈灰白色病变，有痒或烧灼、不适或疼痛感，因此会导致延迟诊断 6 个月以上之久。多数 PD 伴有潜在的导管原位癌（ductal carcinoma in situ，DCIS）（图 1A）或浸润性导管癌，在半数左右的病例可以观察到。PD 有三种不同的临床表现：①乳头 - 乳晕区改变伴有可见的肿块；②乳头 - 乳晕区改变无可见肿块；③在因为乳腺肿块切除的标本或预防性乳腺切除的标本中发现的亚临床 PD（Sandoval-Leon 等，2013）。

■ 治疗

无潜在恶性肿瘤、病变局限于乳头和乳晕者，建议切除乳头和乳晕扩大切除。如果发现有乳腺癌（原位或浸润性），根据其情况进行相应手术或新辅助治疗。

■ 结局

整个病程取决于潜在恶性肿瘤的性质和大小。

四、大体检查

在诊断性切除标本中，可发现浅表皮肤有糜烂区或无肉眼可见的病变。

五、显微镜检查

乳头 Paget 病细胞具有多形性，体积大，核形不规则，核仁明显。细胞质丰富、嗜酸性或双嗜性，可含有黏蛋白。Paget 细胞通常单个或少数几个聚集呈簇（图 1B），很少形成腺体（Shousha，2007；Barnes 等，2007）。非典型细胞可散在于表皮全层，乳头 Paget 病是小叶原位癌（见小叶原位癌）在表皮内扩散，罕见报道（Sahoo 等，2002）。

PD 的色素变异型在组织学上和临床及皮肤学上均越来越被人们所认识。此亚型的 Paget 细胞胞质中含有黑色素（图 2），真皮中也有嗜黑素细胞。该亚型的正确诊断离不开免疫表型。间变型 PD 最早于 1992 年（Rayne 和 Santa Cruz，1992）报道，认为与 Bowen 病相类似，以表皮全层细胞异型和棘皮松解（图 3）为主要特征。无角化不良细胞，非典型细胞胞浆内罕见空泡。黏蛋白染色和其他常规 PD 的免疫表型标记（见下文）可能为阴性。在首个具有 6 例病例的报道中，其中 3 例伴有潜在的浸润性癌。侵袭性 PD 的 Paget 细胞很少侵袭真皮，截至 2014 年，仅有 15 例报道（Lee 等，2014）。侵袭病灶与表皮内病变表现相同，呈单个细胞浸润，或者小簇细胞呈实性或腺样排列。

六、免疫表型

Paget 细胞几乎都表达 CK7（图 1C）、Cam5.2 和 EMA，通常表达 CEA 和 GATA3（图 1D），HER2 也常常阳性（图 1E），GCDFP-15 罕见表达，据报道，少数病例 CK7 阴性可导致诊断困难（Ozerdem 等，2016）。Paget 细胞高分子量角蛋

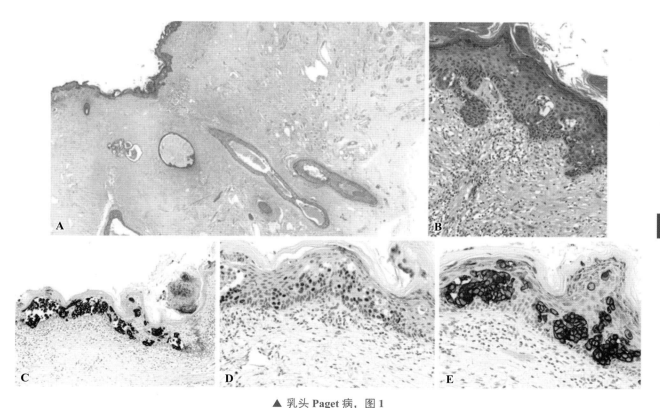

▲ 乳头 Paget 病，图 1

A. 乳头 Paget 病伴有潜在大导管内的 DCIS（HE 染色）；B. 上皮内巢状浸润的 Paget 细胞（HE 染色）；C.CK7 标记阳性的大量表皮内扩散的 Paget 细胞（CK7 免疫组化染色）；D.GATA3 阳性的 Paget 细胞（GATA3 免疫组化染色）；E. 此例的 Paget 细胞 HER2 强阳性（HER2 免疫组化染色）

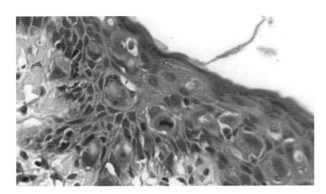

▲ 乳头 Paget 病，图 2
黑色素出现于 Paget 细胞的胞质内

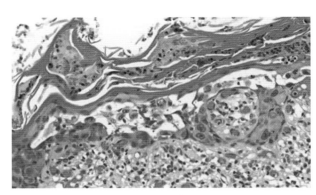

▲ 乳头 Paget 病，图 3
PD 病例出现的棘层松解

白阴性，S100 可能阳性，但恶黑的标记 HMB45、SOX10 和 MelanA 阴性（表 1）。其他免疫表型标记物包括 p16、雄激素受体、CK8/18、CK19、MUC3、Claudins 3 和 Claudins 4、NY–BR1，在 75% 以上的 PD 患者中有过报道（Sandoval Leon 等，2013）。最近一项专门针对一组发生于乳头 –

乳晕区域伴有潜在浸润癌的 PD 亚型的研究发现，该类型的 PD 以 HER2 阳性为主，占 2/3，其次为 HER2 阳性的 LuminalB 型，绝大多数病例，PD 与浸润癌具有共同的免疫表型，但是免疫表型不同的也不在少数（约 1/4）。Ki-67 指数＞ 20%（Wachter 等，2019）。早期的研究显示相关的浸

乳头 Paget 病，表 1　需与 Paget 病鉴别诊断的主要疾病的免疫组织化学特征

	PD	Toker 细胞	原位鳞癌 /Bowen 病	恶　黑
CK7	+	＋＋	–	–
Cam5.2	+	+	–	–
EMA	+	+	–	–
CEA	+	–	–	–
GATA3	+	未见报道	–	–
CK5/6	–	–	+	–
p63	–	–	+	–
S100	+/–	+/–	–	–
Melan A	–	–	–	+
HMMB45	–	–	–	+
SOX10	–	–	–	+
ER/PR	通常 +	可以 +/–	–	–
HER2	经常 –			
Mucin	可以 +	不存在	不存在	不存在

引自 Jacobs, T.W. Clear Cells of Toker in the Nipple Epidermis, Case presentation, USCAP 2010 Annual Meeting

润癌通常是高级别。绝大多数 PD 的 Paget 细胞雌激素和孕激素受体（ER/PR）阴性（Meissner 等，1990；Wolber 等，1991；Anderson 等，2003；Bianco 和 Vasef，2006）。

七、分子特征

最近一项采用全外显子测序技术的研究发现，最常见的重复突变发生在染色质重塑基因中，如 KMT2C（MLL3，39%）和 ARID2（22%），还有另外的重复性体细胞突变，比如 CDCC168（34%）、FSIP2（29%）、CASP8AP2（29%） 和 BIRC6（24%）。有趣的是在 20 例乳腺 Paget 与其伴随的乳腺癌的配对标本中有 3 例检查出两者具有独特的基因突变，提示两者在发病机制中存在不同的分子事件（Zhang 等，2019）。Mai 等（2018）认为在发生于乳腺内和乳腺外的 PD 中都存在 FOXA1 的失调和核受体信号通路。

八、鉴别诊断

PD 的鉴别诊断包括那些具有所谓"Paget 样表皮内播散"的非典型 Paget 细胞为特征的病变：Paget 样 Bowen 病、恶性黑色素瘤、Paget 样 Spitz 痣、Merkel 细胞癌、蕈样肉芽肿、朗格汉斯组织细胞增生症、小汗腺导管腺癌（Sandoval Leon 等，2013）。不要把 Paget 细胞误认为 Toker 细胞（乳头的 Toker 细胞），Bowen 病无细胞内黏液、印戒细胞和腺样结构，与 PD 不同的是，Bowen 病的不典型细胞表达高分子量角蛋白。Paget 细胞可吸收表皮细胞或黑素细胞释放的黑色素（文献中称为色素性 PD），与恶性黑色素瘤相似：PD 和原位黑色素瘤均可在表皮内、基底层上方出现上皮样细胞，这些细胞或呈单个浸润或呈小簇状浸润。黑色素不仅会出现于肿瘤细胞内，也出现于皮肤的噬黑素细胞和肿瘤细胞之间的树突状黑色素细胞内（Solinas 等，2018）。HER2 染色阳性在鉴别诊断中至关重要，Paget 细

胞呈阳性，而黑色素瘤、Paget 样 Spitz 痣、原位鳞状细胞癌 /Paget 样 Bowen 病和 Toker 细胞（乳头的 Toker 细胞）均为阴性。有一种 LCIS，以 PD 方式累及乳头皮肤，与 Toker 细胞不易区分，两者的细胞都是淡染的，但是，Toker 细胞呈 E-cadherin 阳性，而 LCIS 细胞阴性，以资鉴别。蕈样肉芽肿的肿瘤性 T 细胞核大而扭曲（脑回状），细胞质淡染，与少数 PD 结构相似，瘤细胞有核周空晕，再加上蕈样肉芽肿的 Pautrier 微脓肿结构与 PD 的瘤细胞形成的腺样结构非常相似，两者鉴别起来非常困难，但是蕈样肉芽肿的瘤细胞呈 CD3 阳性。在各种类型的组织细胞增生症中，非典型的组织细胞核大，呈咖啡豆状，胞质淡染，与 PD 的肿瘤细胞也不易区分，但是这些不典型组织细胞呈 CD1a、HLA-DR 和 S100 免疫表型阳性，有助于鉴别（Lloyd 和 Flanagan，2000）。发生于乳头 - 乳晕区域的小汗腺导管腺癌的临床表现和活检组织结构与 PD 非常相似（Park 等，2001）。与 PD 不同的是，小汗腺附属器肿瘤呈 p63 阳性。Merkel 细胞癌在上皮内也可以出现 Paget 样的细胞成分，与 Paget 细胞不同的是，瘤细胞呈神经内分泌标记物阳性（Stanoszek 等，2017）。乳腺癌的卫星浸润灶常伴有溃疡（pT_{4b}）是一个不同于 PD 的疾病，不可误诊为 PD。

推荐阅读

[1] Adams, S. J., & Kanthan, R. (2016). Paget's disease of the male breast in the 21st century: A systematic review. *The Breast, 29*, 14–23.

[2] Anderson, J. M., Ariga, R., Govil, H., Bloom, K. J., Francescatti, D., Reddy, V. B., et al. (2003). Assessment of HER2/Neu status by immunohistochemistry and fluorescence in situ hybridization in mammary Paget disease and underlying carcinoma. *Applied Immunohistochemistry and Molecular Morphology, 11*, 120–124.

[3] Barnes, P. J., Dumont, R. J., & Higgins, H. G. (2007). Acinar pattern of mammary Paget's disease: A case report. *The Breast Journal, 13*, 520–526.

[4] Bianco, M. K., & Vasef, M. A. (2006). HER2 gene

amplification in Paget disease of the nipple and extramammary site: A chromogenic in situ hybridization study. *Diagnostic Molecular Pathology, 15*, 131–135.

[5] Jacobs, T.W. Clear cells of Toker in the Nipple Epidermis. USCAP 2010 Annual Meeting, Specialty Conference, Breast Pathology, Case 2. http://uscapknowledgehub.org/newindex.htm?99th/specbreah2.htm

[6] Lee, H. W., Kim, T. E., Cho, S. Y., Kim, S. W., Kil, W. H., Lee, J. E., Nam, S. J., & Cho, E. Y. (2014). Invasive Paget disease of the breast: 20 years of experience at a single institution. *Human Pathology, 45*, 2480–2487.

[7] Lloyd, J., & Flanagan, A. M. (2000). Mammary and extramammary Paget's disease. *Journal of Clinical Pathology, 53*, 742–749.

[8] Mai, R., Zhou, S., Zhou, S., Zhong, W., Hong, L., Wang, Y., Lu, S., Pan, J., Huang, Y., Su, M., Crawford, R., Zhou, Y., & Zhang, G. (2018). Transcriptome analyses reveal FOXA1 dysregulation in mammary and extramammary Paget's disease. *Human Pathology, 77*, 152–158.

[9] Meissner, K., Riviere, A., Haupt, G., & Loning, T. (1990). Study of neu-protein expression in mammary Paget's disease with and without underlying breast carcinoma and in extramammary Paget's disease. *American Journal of Pathology, 137*, 1305–1309.

[10] Ozerdem, U., McNiff, J. M., & Tavassoli, F. A. (2016). Cytokeratin 7-negative mammary Paget's disease: A diagnostic pitfall. *Pathology Research and Practice, 212*, 279–281. https://doi.org/10.1016/j.prp.2016.01.004. Epub 22 Jan 2016.

[11] Park, B. W., Kim, S. I., Lee, K. S., & Yang, W. I. (2001). Ductal eccrine carcinoma presenting as a Paget's disease-like lesion of the breast. *The Breast Journal, 7*, 358–362.

[12] Rayne, S. C., & Santa Cruz, D. J. (1992). Anaplastic Paget's disease. *American Journal of Surgical Pathology, 16*, 1085–1091.

[13] Sahoo, S., Green, I., & Rosen, P. P. (2002). Bilateral Paget disease of the nipple associated with lobular carcinoma in situ. *Archives of Pathology and Laboratory Medicine, 126*, 90–92.

[14] Sanders, M. A. G. Paget disease. PathologyOutlines.com website. http://www.pathologyoutlines.com/topic/breastmalignantpaget.html. Accessed 13 Jan 2019.

[15] Sandoval-Leon, A. C., Drews-Elger, K., Gomez-Fernandez, C. R., Yepes, M. M., & Lippman, M. E. (2013). Paget's disease of the nipple. *Breast Cancer Research and Treatment, 141*, 1–12.

[16] Shousha, S. (2007). Glandular Paget's disease of the nipple. *Histopathology, 50*, 812–814.

[17] Shousha, S., Eusebi, V., & Lester, S. (2012). Paget disease of the nipple. In S. R. Lakhani, I. O. Ellis, S. J. Schnitt, P. H. Tan, & M. J. van de Vijver (Eds.), *WHO classification of tumours of the breast* (4th ed., pp. 152–153). Lyon: IARC.

[18] Solinas, A., Mahar, A., Cooper, W. A., Thompson, J. F., Spillane, A. J., & Scolyer, R. A. (2018). Pigmented Paget's disease of the nipple mistaken for melanoma in situ: A diagnostic pitfall for the unwary. *Pathology, 50*, 364–367.

[19] Stanoszek, L. M., Wang, G. Y., & Harms, P. W. (2017). *Archives of Pathology and Laboratory Medicine, 141*, 1490–1502.

[20] Wachter, D. L., Wachter, P. W., Fasching, P. A., Beckmann, M. W., Hack, C. C., Riener, M. O., Hartmann, A., & Strehl, J. D. (2019). Characterization of molecular subtypes of Paget disease of the breast using immunohistochemistry and in situ hybridization. *Archives of Pathology and LaboratoryMedicine, 143*, 206–211.

[21] Wolber, R. A., Dupuis, B. A., & Wick, M. R. (1991). Expression of c-erbB-2 oncoprotein in mammary and extramammary Paget's disease. *American Journal of Clinical Pathology, 96*, 243–247.

[22] Wong, S. M., Freedman, R. A., Stamell, E., Sagara, Y., Brock, J. E., Desantis, S. D., & Golshan, M. (2015). Modern trends in the surgical management of Paget's disease. *Annals of Surgical Oncology, 22*, 3308–3316.

[23] Zhang, G., Zhou, S., Zhong, W., Hong, L., Wang, Y., Lu, S., Pan, J., Huang, Y., Su, M., Crawford, R., Zhou, Y., & Mai, R. (2019). Whole-exome sequencing reveals frequent mutations in chromatin remodeling genes in mammary and Extramammary Paget's diseases. *Journal of Investigative Dermatology, 139*, 789–795.

Phyllodes Tumor 叶状肿瘤

Mark O'Loughlin　Grace Callagy 著　　王炜 译

一、同义词

良性叶状肿瘤；交界性叶状肿瘤；叶状囊肉瘤；恶性叶状肿瘤；叶状肿瘤。

二、定义

叶状肿瘤是一种真性纤维上皮性肿瘤，其特征是肿瘤由上皮和间质共同组成，具有双相生长方式，类似于管内型纤维腺瘤。其中的上皮成分为双层，排列成裂隙状，周围围绕着富于细胞的间质成分，形成叶状结构。1838 年，Müller 首次描述的叶状囊肉瘤就是基于这种结构（phyllos 是希腊语中的"叶"一词，cyso 指的就是空腔的意思，sarcoma- 肉瘤是指间质来源的肿瘤）而命名的。该病变最初被认为是良性，直到 1931 年 Lee 和 Pack 报道了 1 例转移病例，它的恶性潜能才为人所知。叶状肿瘤分为良性、交界性和恶性（Ellis 等，2013）。

考虑到这些肿瘤大多数是良性的，不提倡使用原术语"叶状囊肉瘤"。1981 年 WHO 推荐的首选术语是叶状肿瘤，前面冠以"良性""交界性"或"恶性"（Tan 等，2016）。

三、临床特征

■ 发生率

叶状肿瘤不常见，最多约占所有乳腺肿瘤的 1%（0.2%～1%），仅占乳腺纤维上皮病变的 2.5%。其中良性、交界性和恶性的确切发病率不确定。这是因为报道的每种病变所用的分类系统不同，并且三种病变不容易相互区分。据估计良性叶状肿瘤约占 70% 以上，恶性叶状肿瘤占 10%～20%，剩下的就是交界性的（Ellis 等，2013；Tan 等，2012，2016）。

恶性叶状肿瘤在西班牙裔人群，尤其是在中美洲和南美洲出生的人群中比其他种族人群更常见。叶状肿瘤更常发生于无生育史的女性（Tan 等，2012）。

■ 年龄

该肿瘤更常发生于绝经前后的女性。平均年龄 40—50 岁，中位年龄 45 岁。叶状肿瘤发病年龄较纤维腺瘤晚 10 岁，25 岁以前罕见。但是据报道，10—70 岁均可发生。在亚洲，诊断时的年龄比其他国家人群年轻，25—30 岁（Tan 等，2012）。

■ 性别

该肿瘤主要发生于女性，男性发病也有个别报道，多为患有乳腺发育症的男性（Tan 等，2012）。

■ 部位

累及乳腺组织，当肿瘤很大时可牵拉皮肤使皮肤变蓝、静脉扩张可见，但几乎不累及皮肤。无论肿瘤是良性还是恶性，这种牵拉可导致乳头回缩和疼痛。很少形成皮肤溃疡，尽管非常巨大的良性叶状肿瘤也可形成皮肤溃疡，但是相比之下，溃疡在恶性的叶状肿瘤较良性或交界性叶状肿瘤更常见。叶状肿瘤通常为单侧，多发或者双

P

侧发病极为罕见（Ellis 等，2013）。

■ 临床表现

典型的临床表现为临床可触及的乳腺肿块，平均直径 4～5cm。肿块通常无痛、边界清楚、可活动，但有些病例并非如此。尽管叶状肿瘤生长速度快，但是单凭临床表现不可能鉴别叶状肿瘤、纤维腺瘤或是其他良性乳腺病变。体积较小的肿瘤在乳腺钼靶上表现为界限清楚的病灶，超声检查呈低回声肿块伴高回声条纹（Ellis 等，2013）。

■ 治疗

目前叶状肿瘤公认的治疗金标准就是局部扩大切除，与浸润癌不同的是，正常组织切缘宽度究竟为多少，没有统一标准。绝大多数切缘宽度的数据来源于回顾性研究。有些提倡良性肿瘤切缘宽度为 1cm，但是缺少张有力的证据。从一些回顾性研究得到的复发数据与一些记录相互矛盾，认为与切缘宽度无关，而另一些研究认为切缘 < 1cm 者，会增加复发可能性。纤维腺瘤是良性叶状肿瘤主要的鉴别诊断，其复发率约 15%，因此，使得叶状肿瘤复发与切缘宽度的关系难以解释，再者，也不是所有良性叶状肿瘤切缘阳性都会复发。在缺少确切证据时，看到染墨的细胞或 < 1mm 的切缘都应该当作是切缘阳性。一个具有阳性切缘的良性叶状肿瘤可以保守处理，但是对于交界性或恶性的叶状肿瘤来讲，多数提倡切缘阴性（Tan 等，2016）。

根据肿瘤的大小和恶性程度，在某些情况下可以考虑乳房切除术。由于淋巴结转移率低，不建议腋窝淋巴结清扫。

辅助放疗对恶性叶状肿瘤的作用不清楚。有些报道认为可以降低局部复发，但是不影响整体生存率。细胞毒或靶向化疗对叶状肿瘤的作用没有依据（Tan 等，2016）。

■ 结局

所有级别的叶状肿瘤都具有潜在的复发潜能，但完整切除后复发率极低。与交界性（14%～25%）或良性叶状肿瘤（10%～17%）相比，恶性叶状肿瘤更常复发（23%～30%）。绝大多数是局部复发，且常发生于首次诊断后 2～3 年。复发的病例多与首次发生时的级别相同，也有与首次诊断的级别相比升级或降级的情况（Tan 等，2012）。

转移率为 1%～22%。转移与预后不良有关，所有转移均发生于恶性叶状肿瘤，于 5～8 年后致死。据报道，转移也可发生于交界性叶状肿瘤，良性叶状肿瘤除了个别病例可见转移外，几乎不发生转移。转移部位包括肺、胸膜、骨和中枢神经系统，但是后者少见。转移的成分通常是肉瘤样的间质成分。淋巴结扩散罕见，因此在恶性叶状肿瘤手术时不推荐清扫淋巴结。极个别的病例可因为肿瘤分泌胰岛素样生长因子 2，导致副肿瘤代谢综合征，出现严重的（有时是致命的）低血糖（Ellis 等，2013；Tan 等，2012）。

■ 影响复发和生物学行为的因素

切缘情况是复发的最重要因素。许多病例的复发都是因为切除不充分，应该追加手术扩大局部切除范围。相反，阳性切缘也未必一定会复发。针对不良预后风险增加相关的因素回顾表明，切缘出现异型性、核分裂、间质过度生长的成分对预后影响最为重要，但证据不够充分。到目前为止，尚无有效预测发生转移的指标（Ellis 等，2013）。

四、大体检查

根据报道的病例，肿瘤大小变化很大，直径为 1～40cm。诊断时平均直径为 4～5cm，通常直径在 2～10cm。乳腺钼靶检出率更多的是 2～3cm 的小肿瘤，由于良性、交界性和恶性叶状肿瘤的大小有明显的重叠，因此，叶状肿瘤无法按大小区分其级别。然而，有些报道认为体积较大的肿瘤更多是恶性。一般情况下，叶状肿瘤比纤维腺瘤生长迅速（Ellis 等，2013；Tan 等，2012）。

叶状肿瘤呈圆形或卵圆形，边界清楚，质地较硬，呈分叶状或多结节状，良性的叶状肿瘤与纤维腺瘤大体上难以区分，切面褐色、粉色或灰白色，有旋涡状纹理，呈均质的肉质感或黏液样外观，可见典型的裂隙，体积较大的肿瘤可见退变的囊性、出血和坏死区域。良性肿瘤的边界清楚，恶性肿瘤的边界呈浸润性。肿瘤旁乳腺组织可见导管周围间质增生，从而难以判断肿瘤边界。某些情况下，受压的正常乳腺组织形成"假包膜"包裹肿瘤（Ellis 等，2013）。

五、显微镜检查

叶状肿瘤来源于特化的乳腺间质，双相性生长为其特征。肿瘤有由肌上皮和腺上皮形成的具有双层上皮衬附的裂隙状，这些裂隙将肿瘤分割成大的叶状结构，其中充满细胞丰富的间质。间质是肿瘤的主要成分，上皮是良性的。像 WHO 乳腺肿瘤分类所列举的那样，根据相关的组织结构把肿瘤分为良性、交界性和恶性（Tan 等，2012）。

（一）良性叶状肿瘤

良性叶状肿瘤呈分叶状，具有推挤性的清晰边界，可把其双相性生长看作是一种过度的管内生长模式，导致具有裂隙和囊状扩张的叶状结构形成（图 1A，HE 染色）。间质细胞密度轻度增加，总体上均匀分布（图 1B，HE 染色）导管周围细胞密集是最常见的一个特征，但是无间质过度增生，后者的标准是指在 4 倍物镜和 10 倍目镜下只看到间质成分，看不到上皮成分（Ellis 等，2013）。

良性叶状肿瘤间质的梭形细胞无明显异形性，核分裂很少，< 5 个 /10HPF。几乎没有坏死，但是当肿瘤增大到一定程度时也可出现水肿和坏死。间质内偶尔可见巨细胞，但不要把它当作是诊断交界性或恶性的指标。间质内可见脂肪组织，如果脂肪细胞特别多，可用"脂肪叶状肿瘤"这一术语诊断。这在纤维腺瘤也可见到，但是不要把它与恶性叶状肿瘤的异源性分化相混淆（Ellis 等，2013；Tan 等，2016）。

在许多中心，术前通过针吸活检诊断良性叶状肿瘤。这会导致很多问题，因为叶状肿瘤与乳腺纤维腺瘤及其他梭形细胞病变的组织学有交叉，少量活检组织不能反映体积较大肿瘤的全貌（见鉴别诊断）（Jara Lazaro 等，2010）。

（二）恶性叶状肿瘤

恶性叶状肿瘤的诊断常常比较简单。肿瘤

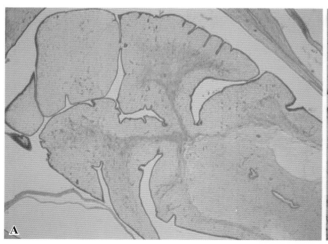
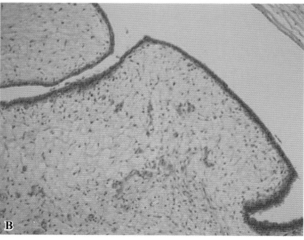

▲ 叶状肿瘤，图 1（HE 染色）

A. 良性叶状肿瘤的结构，分叶状结构分布于整个良性叶状肿瘤；B. 良性叶状肿瘤的高倍镜图像（与图 2 是同一病例）显示间质细胞轻度增多，没有多形性、核分裂和间质过度增生。这一例总的细胞数量并没有增加，说明代表肿瘤级别的所有典型特征不可能同时出现

具有浸润性边界，间质一致性明显增多，核明显异型，有大量核分裂（＞10个/10HPF），间质成分过度增生（图2A和B，HE染色）。间质过度增生意味着上皮可呈局灶性分布，必须检查整个标本中固有腺体成分。有时间质增生并非如所期望的那样，此时需要寻找间质细胞核的多形性和不典型核分裂以便除外恶性可能。间质像纤维肉瘤一样，其形态可以单一，也可呈多形性，可以有恶性异源性分化的区域，如脂肪肉瘤，或者伴有化生性软骨的软骨肉瘤分化，或者出现骨组织（图2C和D，HE染色），可以没有恶性特征，但是骨组织的出现强烈提示诊断恶性叶状肿瘤，但这种成分必须与出现

在良性或交界性叶状肿瘤的良性脂肪或软骨成分相区分。在典型的叶状肿瘤内也可见到局灶性DCIS和LCIS，甚至是浸润癌（Ellis等，2013；Tan等，2012）。

（三）交界性叶状肿瘤

交界性叶状肿瘤介于良性叶状肿瘤和恶性叶状肿瘤之间。其形态学变化较大，但间质细胞的丰富程度与良性叶状肿瘤相似或比良性叶状肿瘤略丰富，与良性叶状肿瘤相比较，可见管内生长模式（图3，HE染色）。核分裂象略多于良性叶状肿瘤，4～9个/10HPF。肿瘤边界大部分为推挤性，界限清楚，可见局灶性浸润。有的推挤性

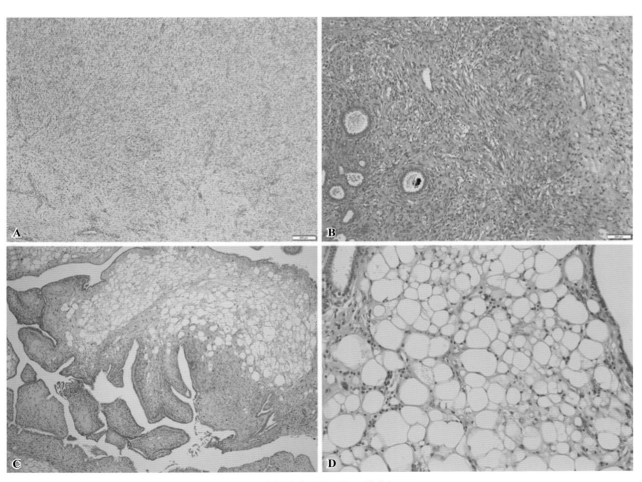

▲ 叶状肿瘤，图2（HE染色）

A. 恶性叶状肿瘤的间质过度增生、细胞密度增加，注意在这个中倍镜视野中无上皮成分；B. 恶性叶状肿瘤细胞密度极高的间质浸润正常乳腺组织；C和D. 恶性叶状肿瘤内出现异源性成分，在低倍镜下可见脂肪肉瘤分化（C），高倍镜下可见多形性脂肪母细胞（D）

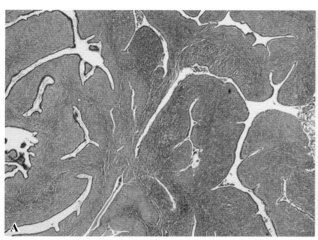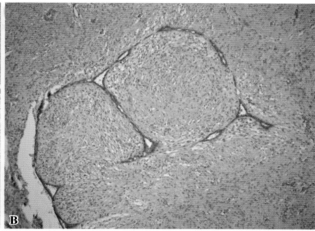

▲ 叶状肿瘤，图 3

交界性叶状肿瘤内的分叶状结构（A）。此例核分裂活性低。无间质过度增生和边界浸润。同一个病例在高倍镜下可见上皮下间质细胞密度增加（B）

边缘处有一些蕾芽状突入周围组织，手术时可能会被留在组织内难以切除干净（Ellis 等，2013；Tan 等，2012，2016）。

（四）叶状肿瘤的分级

众所周知叶状肿瘤分级困难。有多种不同的分级系统，综合所有分级系统，对相同的特征进行评估：肿瘤边界、间质细胞、间质过度生长、核多形性、核分裂活性和是否有异源性成分。使用最广泛的是 WHO 的三级分级体系（表 1）（Tan 等，2012）。

对组织学特征的评估和量化具有主观性，对将肿瘤分为不同级别的每个参数的阈值也不清楚。比如，良性叶状肿瘤可出现间质细胞丰富伴有局灶浸润性边缘，但是核分裂很少，没有明显的分叶结构。一般建议分级应基于细胞最丰富的区域和结构异常区域（Tan 等。2012 年）。

作为一般指南，当具备所有的恶性肿瘤特征时，建议将肿瘤归为恶性，当只有部分恶性特征时，建议将肿瘤归为交界性。任何恶性异源性成分的出现都提示诊断恶性（图 2C 和 D，HE 染色）（Tan 等，2016）。

六、免疫表型

叶状肿瘤凭 HE 切片即可诊断，免疫表型并非必不可少。间质细胞表达 CD34 和 β-catenin，其表达与肿瘤分级成反比，间质细胞内增殖相关的标记物比如 Ki-67 的表达水平与 c-kit（CD117）、p53、p16、pRb、VEGF、CD10 和 EGFR 一样，从良性到交界性、再到恶性依次增加。

在叶状肿瘤与其他肿瘤的鉴别时需要免疫表型的帮助。CD34、p63、p40 和细胞角蛋白，尤其是 MNF116、CK5/6、34βE12 和 AE1/3 最有助于鉴别叶状肿瘤与化生性梭形细胞癌。据报道，常规良性、交界性和恶性叶状肿瘤的间质细胞均可表达 CD34，癌呈阴性。然而，p63、p40 和细胞角蛋白在癌呈阳性，在叶状肿瘤呈阴性。CK 在恶性叶状肿瘤可以呈局灶阳性，但在低级别叶状肿瘤呈阴性。p63、p40、CK 在良性、交界性叶状肿瘤和纤维腺瘤呈阴性，但是它们在恶性叶状肿瘤的阳性表达率分别为 75%、29% 和 21%，CD34 有的阴性表达率为 43%。

P

叶状肿瘤，表 1　纤维腺瘤、良性、交界性和恶性叶状肿瘤的组织学特征

	纤维腺瘤	良性 PT	交界性 PT	恶性 PT
间质细胞增生	细胞稀疏但可以丰富	轻度增多，可以是弥漫性的或者异源性	中度增生	明显增生弥漫
细胞多形性	缺乏	轻度	中度	明显
核分裂	无或＜ 2 个 /10HPF	少（＜ 5 个 /10HPF）	常见（5～9 个 /10HPF）	多（≥ 10 个 /10HPF）
边界	清楚	规整，推挤性	规整，局灶性浸润	浸润性
间质过度增生	无	无	无或局灶性	常有
恶性异源性分化	无	缺乏	缺乏	可有

改编自 WHO 乳腺肿瘤分类（Tan 等，2012）

七、分子特征

目前认为叶状肿瘤是一种独立于纤维腺瘤的肿瘤。尽管它与纤维腺瘤在形态学上有非常明显的相似性，但缺乏直接证据认为纤维腺瘤就是其前体病变。然而，最近的研究发现，在纤维腺瘤和叶状瘤中都存在复合体亚基调节子（mediator complex subunit，MED）12 基因突变，支持两种病变之间存在共同分子事件（Tan 等，2016）。

叶状肿瘤的双相性表现为良性上皮和占优势的肿瘤间质，特别是在导管周围。这一特征与上皮 – 间质相互作用的假说一致，即上皮通过 Wnt 信号途径诱导间质增生。即上皮通过 Wnt 信号途径和上调 β–catenin 和细胞周期蛋白 D1（等）诱导间质增生，间质通过 IGF 和 IGFR1 等途径反过来促进上皮增生。恶性叶状肿瘤中上皮 – 间质反馈减少，通常导致 β–catenin 失表达（Tan 等，2012）。

详细的基因组分析揭示了叶状肿瘤的染色体改变，与良性肿瘤相比，恶性和交界性叶状肿瘤的染色体畸变更为频繁和复杂。在叶状肿瘤的上皮和基质成分中均可检测到克隆性变化。特定的基因组畸变包括染色体部分 1q 的获得、13 号染色体丢失、9p 染色体缺失和 MYC 扩增（Tan 等，2012）。

八、鉴别诊断

（一）良性叶状肿瘤

良性叶状肿瘤的主要鉴别诊断是纤维腺瘤（见"纤维腺瘤"）。许多赖以鉴别的特征会由于观察者的主观判断而产生偏差，从而导致鉴别诊断非常困难，重要的是不要依赖或过度强调任何单一标准在鉴别诊断中的重要性（Tan 等，2016）。

鉴别诊断的挑战性在与一组肿瘤包括细胞性纤维腺瘤、幼年性纤维腺瘤和发生在儿童和老年人的纤维腺瘤的鉴别中尤其突出。叶状肿瘤和这组肿瘤都可以看到管内生长模式和叶状结构。而叶状结构通常在整个叶状肿瘤中到处可见，且间质细胞密度高，但是在纤维腺瘤内叶状结构仅局灶出现，且通常伴有透明变性、细胞稀疏。如果良性叶状肿瘤中看不到叶状结构，那么长裂隙也可作为叶状肿瘤诊断的线索（图 4A，HE 染色）（Tan 等，2016）。

当间质细胞密度增大时，建议首次观察时即便是纤维腺瘤，也要寻找是否具有叶状肿瘤的特征。如果间质细胞密度分布均匀一致，则多为纤维腺瘤，核分裂在两者的鉴别诊断中意义不大，因为两者的核分裂均不高，但是当核分裂大于 2个 /10HPF 时，倾向于叶状肿瘤（Tan 等，2012）。

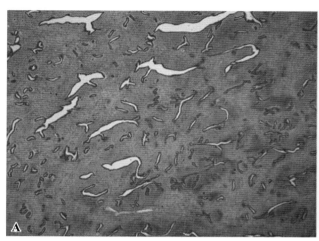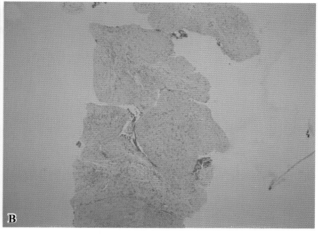

▲ 叶状肿瘤，图 4（HE 染色）

A. 良性叶状肿瘤与富细胞纤维腺瘤特征重叠。在低倍镜下未见分叶结构，但是可见一些裂隙，间质细胞的密度和核分裂活性增加，间质密集的结节散在分布。说明良性叶状肿瘤具有异质性，导致与富细胞纤维腺瘤的鉴别诊断特别困难。B. 一例空心针活检的纤维上皮性病变。应归类为纤维上皮性病变，需要说明"良性叶状肿瘤"不能排除。低倍镜下可见分叶结构和间质细胞密度轻度增加，未见核分裂。空心针通过分叶结构时导致的组织碎片是诊断良性叶状肿瘤的线索。因为这个病变体积较大，已经切除了，根据切除标本的形态学特征做出了良性叶状肿瘤的诊断

在儿童诊断良性叶状肿瘤应特别小心。因为此时间质细胞密度较大，核分裂活性高（7 个 /10HPF），良性叶状肿瘤的其他特征比如分叶结构和裂隙必须要达到叶状肿瘤的诊断标准才行（Tan 等，2016）。

在空心针活检标本中鉴别纤维腺瘤和良性叶状肿瘤尤其具有挑战性。活检中间质细胞密度增大是最有用的鉴别诊断特征。究竟间质细胞密度增大到什么程度才能诊断叶状肿瘤尚不清楚，有学者认为在空心针活检标本中有 50% 以上的组织出现间质细胞密度增大有助于诊断叶状肿瘤。如果在一个 10 倍视野内未见上皮成分，则倾向叶状肿瘤。活检组织呈碎片状是诊断叶状肿瘤的另外一个线索。这很可能是由于空心针活检时通过了分叶结构（图 4B，HE 染色）所致，核分裂通常在空心针活检时没有帮助（Jara Lazaro 等，2010）。

在许多情况下，病理报告最好这样写：确定病变属于纤维上皮性病变，叶状肿瘤不能排除。再通过多学科讨论决定最恰当的治疗方案。对于

> 3cm 的病变，临床和放射学特征可能更有助于决定进行切除（Jara Lazaro 等，2010）。

单纯间质肿瘤非常少见，这种肿瘤的梭形细胞围绕开放的导管增生，无叶状肿瘤那样的分叶结构，但是有报道建议纯间质肿瘤和叶状肿瘤可能是同一个疾病谱的 2 个不同时期（Tan 等，2012）。

（二）恶性叶状肿瘤

恶性叶状肿瘤需要与化生性癌鉴别（见"浸润性化生性癌"），因为两者的治疗方案不同。虽然两者都是恶性梭形细胞，但是恶性叶状肿瘤中的异源性成分可导致与化生性癌的不同形态亚型相混淆（Tan 等，2016）。

鉴别诊断的关键在于若出现梭形细胞向上皮分化的特征，则支持癌的诊断；若出现混杂有良性上皮（即双相生长），则支持恶性叶状肿瘤的诊断。在叶状肿瘤，上皮成分在形态学上是良性的，与间质成分完全不同，需要充分取材观察。在间质内出现可靠的上皮分化则支持癌的诊断，同样，这也需要充分取材观察和免疫表型 CK 阳

P

性证实方可，并牢记上述注意事项（见免疫表型）。恶性梭形细胞周围出现 DCIS 也提示是化生性癌（Ellis 等，2013；Tan 等，2016）。在一些疑难病例，GATA3 和 SOX10 对诊断可能会有帮助。GATA3 在恶性叶状肿瘤几乎不表达，而 50% 的化生性癌则表达，SOX10 在恶性叶状肿瘤不表达，但是有 40% 的化生性癌表达，β-catenin 在恶性叶状肿瘤和化生性癌均可表达，所以在这些病变的鉴别诊断中毫无帮助（Cimino Mathews 等，2014）。

恶性叶状肿瘤与其他纯间质肉瘤的鉴别主要依赖于是否能找到上皮成分，当间质过度生长时上皮成分非常少，呈局灶性小灶状分布，通常需要充分取材。但是两者的治疗是一样的（Tan 等，2016）。

推荐阅读

[1] Cimino-Mathews, A., Sharma, R., Illei, P. B., Vang, R., & Argani, P. (2014). A subset of malignant phyllodes tumors express p63 and p40: A diagnostic pitfall in breast core needle biopsies. *American Journal of Surgical Pathology, 38*, 1689–1696.

[2] Ellis, I., Lee, A., Pinder, S., & Rakha, E. (2013). Tumors of the breast. In C. Fletcher (Ed.), *Diagnostic histopathology of tumors* (4th ed., pp. 1064–1065). Philadelpia: Elsevier.

[3] Jara-Lazaro, A. R., Akhilesh, M., Thike, A. A., Lui, P. C.-W., Tse, G. M.-K., & Tan, P. H. (2010). Predictors of phyllodes tumours on core biopsy specimens of fibroepithelial neoplasms. *Histopathology, 57*, 220–232.

[4] Tan, P. H., Tse, G., & Kee, A. (2012). Fibroepithelial tumours. In S. Lakhani, I. Ellis, S. Schnitt, P. H. Tan, & M. van de Vijver (Eds.), *WHO classification of tumours of the breast* (4th ed., pp. 143–147). Geneva: World Health Organisation.

[5] Tan, B. Y., Acs, G., Apple, S. K., Badve, S., Bleiweiss, I. J., Brogi, E., ... Tan, P. H. (2016). Phyllodes tumours of the breast: A consensus review. *Histopathology, 68*, 5–21.

Pleomorphic Lobular Carcinoma
多形性小叶癌

Sofia Asioli　Chiara Baldovini　著　　王炜　译

一、定义

目前 WHO（Lakhani 等，2012）把多形性小叶癌（pleomorphic lobular carcinoma，PLC）定义为浸润性小叶癌（invasive lobular carcinoma，ILC）的一个罕见亚型。表现为明显的核多形性和细胞异型性，可能与多形性小叶原位癌（pleomorphic lobular carcinoma in situ，PLCIS）有关，后者指的是具有高级别核特征的小叶原位癌（lobular carcinoma in situ，LCIS）。PLC 最初的文字记载是 1979 年由 Martinez 和 Azzopardi 完成，紧接着是 Dixon 等（1982），正式描述是由 Page 和 Anderson 于 1987 年完成。其更多特征是于 1992 年由 Eusebi 等（1992）及 Weidner 和 Semple（1992）进一步提供，并强调其具有侵袭性行为，临床预后差。

二、临床特征

■ 发病率

因为是罕见病且缺少大样本研究，PLC 的确切发病率尚不清楚。基于现有文献，PLC 占 ILC 的 10%～15%，占所有乳腺癌的 1%（AI-Baimani 等，2015）。

■ 年龄

PLC 常发生于老年人，较经典 ILC（ILC-C）发病晚。通常发生于 60—80 岁的绝经后女性。但是，也可发生于携带 BRCA2 基因突变的年轻女性（Butter 和 Rosa，2013）。

■ 性别

与大多数乳腺癌一样，PLC 主要发生于女性，男性发病仅见少数报道。

■ 部位

与 ILC-C 类似，无特定好发部位，通常双侧发生，多灶分布。

■ 治疗

由于 PLC 非常罕见，目前尚无针对 PLC 的治疗指南。与其他乳腺癌一样，外科手术治疗仍然是首选。根据所掌握的资料，与 ILC-C 相比，PLC 的肿瘤体积更大，淋巴结转移率高，易发生远处转移。PLC 与 ILC-C 一样具有多发或多中心性的特点，比 ILC-C 更需要乳房切除（AI-Baimani 等，2015），然而，对于局限性病变，更倾向于保守手术治疗。尽管缺乏新辅助治疗对 PLC 作用的证据，但是基于其不良的临床病理特征，仍倾向于使用辅助化疗。辅助内分泌治疗和曲妥珠单抗对激素受体和人表皮生长因子受体 2（HER2）阳性的患者具有一定价值。

■ 结局

在初次描述中，PLC 被认为是 ILC 的侵袭性变异型。然而，由于研究样本较为有限，其他研究者试图通过对大宗样本的研究来确定其预后。不出所望，与 ILC-C 相比，多个研究发现其预后与高危临床病理学特征（肿瘤大小、高级别、淋巴及转移率高、HER2 高表达）有关。Jun 发现 PLC 的无复发生存率（relapse-free survival，RFS）和疾病特异性生存率（diease specific survival，

DSS）与浸润性导管癌非特指型之间无差异（Jung 等，2012）。其他研究认为两者的无瘤生存期（disease free survival，DFS）和整体生存期（overall survival，OS）相似。生存期与肿瘤大小、肿瘤分期、淋巴结受累和外科治疗等已确定的预后因素相关（Narendra 等，2015）。最后，Liu 起初发现 PLC 的无进展生存期比 ILC-C 差，但在对癌的分期做了调整之后，此现象不复存在，两者的 OS 无差异（Liu 等，2017）。综合以上研究表明 PLC 的死亡率并非像最初描述的那样增加。

三、大体检查及影像学发现

PLC 的大体形态通常被描述为不规则纤维性区域，与 ILC-C 相比无明显差别。尽管 PLC 具有更多侵袭性特征（Jun 等，2012），据报道 PLC 比 ILC-C 具有更高的乳腺影像学检出率便可证明这一点（AI Baimani 等，2015）。但是两者在影像学不能区分。放射学上，大多数病变由伴或不伴有钙化的不规则肿块或扭曲的组织组成。在检查多灶、多中心性或对侧病变，尤其是已经诊断为包括 PLC 在内的小叶癌时，MRI 变得更加重要。

四、显微镜检查

最初的形态学标准仍然适用于 PLC。尽管有些研究发现非经典生长模式在明显核异型的病例更常见，但是多数研究发现 PLC 与 ILC-C 在组织结构上并无明显差异。PLC 病变没那么局限，肿瘤细胞易于扩散，形成在导管或腺泡周围呈"靶环"状排列的结构特点（图 1，HE 染色），也可见到腺泡状、实性和混合性结构。PLC 的细胞核比 ILC-C 大，几乎是淋巴细胞核的 4 倍（Weidner 等，1992），不规则，偏位，有多个明显的核仁（图 2，HE 染色），胞质丰富，红染或淡染，可有数量不等的颗粒或空泡。实际上，根据最新 WHO 分类，PLC 可能具有顶浆分泌或组

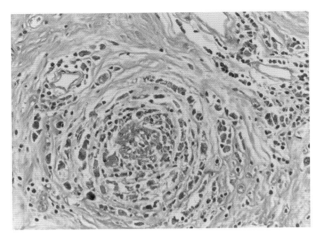

▲ 多形性小叶癌，图 1

PLC 的肿瘤细胞在间质内浸润，围绕残存的导管或腺泡形成与 ILC 类似的"靶环"状结构（HE 染色）

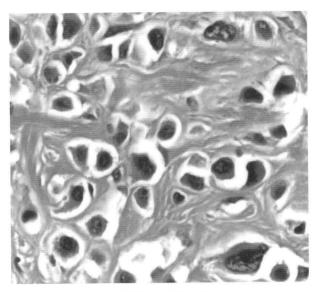

▲ 多形性小叶癌，图 3

偶尔可见多角形的肿瘤细胞，具有像横纹肌母细胞那样的嗜酸性胞质（HE 染色）

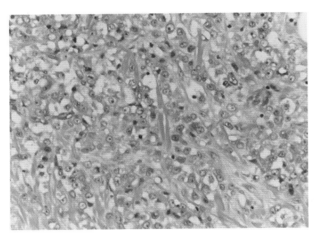

▲ 多形性小叶癌，图 2

PLC 的细胞核大，不规则，偏位，有多个明显的核仁（HE 染色）

织细胞分化（WHO 2012）。有时因单个肿瘤细胞内有空泡形成，看上去呈印戒细胞样。偶尔也会发现富于嗜酸性胞质的多边形的细胞呈横纹肌母细胞样外观（图 3，HE 染色）。PLC 比 ILC-C 更易侵犯血管，核分裂指数更高。由于核的多形性代表肿瘤的分级，根据依赖核分裂活性进行分级的 Nottingham 分级系统，PLC 评分多为 G_2、G_3。

五、免疫表型

与浸润性导管癌 NST 相比，PLC 与其他

小叶癌亚型一样，有 80%～100% 病例不表达 E-cadherin（Al Baimani 等，2015），然而，具有顶浆分泌分化者比 ILC-C 更多地高表达囊性疾病体液蛋白 15（GCDFP-15）（Eusebi 等，1992）。

PLC 与 ILC-C 不同的其他免疫表型标记包括肿瘤抑制因子 p53，后者在 PLC 高表达，在 ILC-C 中不表达。由于 p53 的表达与侵袭性的临床过程有关，此发现能够部分地解释 PLC 的生物学行为。PLC 的高增殖指数（如 Ki-67 指数）更加支持临床所观察到的其侵袭性特征。

根据文献，PLC 的 HER2 的过表达为 40%～80%，主要是由于其侵袭表型，然而，如果只计算 IHC3[+] 者，其阳性率非常低（13%）（Butler 和 Rosa，2013）。

综合所有文献发现，关于激素受体表达的资料有些出入。有些研究发现 PLC 的雌激素受体（ER）和孕激素受体（PR）的表达均降低，但是另外一些研究并非如此。这种结果的异质性可能与研究方法有关。PLC 也可以表达雄激素受体（AR），其表达与上述顶浆分泌特征和 GCDFP-15 的表达相符合。

六、分子特征

分子生物学研究表明，与 NST 癌相比，PLC 和 ILC 在发生途径中有重叠。通过 aCGH 数据对比分析表明，PLC 和 ILC 实际上具有一些共同的中分子特征（$1q^+$、$11q^-$、$16p^+$ 和 $16q^-$），从而表明它与典型的导管癌具有共同的来源。另外，PLC 随后会获得比高级别 NST 癌相同的分子改变（$8q^+$、$17q24^-q25^+$、$13q^-$ 及 8q24、12q14、17q12 和 20q13 的扩增），这便可解释其具有更高级别和更具侵袭性的生物学行为（Simpson 等，2008）。E-cadherin 和 p53 失活导致小鼠侵袭性乳腺癌模型与人 PLC 的极其相似（Derksen 等，2011），与上述研究结果相一致。

对于 BRCA1 和 BCRA2 与 PLC 的关系一直了解不多。尽管发现接近 1/3 的 PLC 患者具有 BRCA1 的杂合性缺失（loss of heterozygosity，LOH），另外一项研究显示 BCRA2 的基因突变竟然高达 40%，后者在证实这些数据的基础上表明携带 BRCA2 突变的 PLC 患者明显比携带 BRCA1 突变者多（Al Baimani 等，2015）。

七、鉴别诊断

通常认为 PLC 需要与高级别非特殊类型浸润性癌（见"非特殊类型浸润性癌"）鉴别。高级别非特殊类型浸润性癌比 PLC 更常出现实性生长方式。两者都具有明显的细胞多形性，但是前者可出现梭形和鳞状分化。高级别非特殊类型浸润性癌坏死和血管浸润非常常见，而 PLC 则较为少见。约 70% 的非特殊类型浸润性癌中会出现导管内癌。多数病例可表达与分化有关的免疫表型标记，E-cadherin 在非特殊类型浸润性癌中保留，PLC 则表达减少或丢失。另外，ER、PR 和 AR 阳性时更倾向诊断 PLC 而非 NST 癌。

PLC 和大汗腺癌（见"大汗腺癌"）具有相似的细胞学和免疫表型特征（GCDFP-15 和 AR

阳性）。但是，它们主要是根据结构特征进行区分，这种结构特征与 E-cadherin 免疫染色相匹配。实际上大汗腺癌通常保留典型导管癌的生长模式并伴有 E-cadherin 阳性。

多形性小叶癌
定义
– 是浸润性小叶癌（ILC）的一个变异型，表现为明显核多形性
年龄分布
– 60—80 岁的绝经后女性
临床特征
– 常双侧发生，多灶分布
显微镜检查
– 肿瘤细胞离散
– 无特异性结构（经典型、腺泡状、实性、混合性）
– 核：大、不规则、形态怪异、偏位
– 细胞质：丰富、嗜酸性、颗粒状、空泡泡状（单泡或多泡）
– 常侵犯血管、核分裂活性高
– PLCIS
免疫表型发现
– E-cadherin 阴性
– ER、PR、AR 通常阳性
– HER2 可以阳性（2+/3+：40%～80%，3+：13%）
– p53 通常阳性
– GCDFP-15 通常阳性
分子发现
– 小叶组织型改变：$1q^+$、$11q^-$、$16p^+$ 和 $16q^-$
– 导管组织型改变：HER2/neu 的获得，MYC、P53 阳性；8q24、12q14 和 20q13 的获得
– 40% 有 BRCA2 的 LOH
鉴别诊断
– 高级别非特殊型浸润性癌（NST）
– 大汗腺癌
预后和治疗
– 预后差
– 近期证实其 DFS 和 OS 与 ILC-C 相似
– 乳腺切除术 ± 辅助治疗（内分泌疗法、曲妥珠单抗）

推荐阅读

[1] Al-Baimani, K., Bazzarelli, A., et al. (2015). Invasive pleomorphic lobular carcinoma of the breast: Pathologic, clinical, and therapeutic considerations. *Clinical Breast Cancer*, *15*, 421–425.

P

[2] Butler, D., & Rosa, M. (2013). Pleomorphic lobular carcinoma of the breast: A morphologically and clinically distinct variant of lobular carcinoma. *Archives of Pathology & Laboratory Medicine, 137*, 1688–1692.

[3] Derksen, P.W., Braumuller, T. M., et al. (2011). Mammaryspecific inactivation of E-cadherin and p53 impairs functional gland development and leads to pleomorphic invasive lobular carcinoma in mice. *Disease Models & Mechanisms, 4*, 347–358.

[4] Dixon, J. M., Anderson, T. J., et al. (1982). Infiltrating lobular carcinoma of the breast. *Histopathology, 6*, 149–161.

[5] Eusebi, V., Magalhaes, F., et al. (1992). Pleomorphic lobular carcinoma of the breast: An aggressive tumor showing apocrine differentiation. *Human Pathology, 23*, 655–662.

[6] Jung, S. P., Lee, S. K., et al. (2012). Invasive pleomorphic lobularcarcinoma of the breast: Clinicopathologic characteristics and prognosis compared with invasive ductal carcinoma. *Journal of Breast Cancer, 15*, 313–319.

[7] Lakhani, S., Ellis, I., et al. (2012). *WHO classification of Tumours of the breast* (4th ed.). Lyon: IARC Press.

[8] Liu, Y. L., Choi, C., et al. (2017). Invasive lobular breast carcinoma: Pleomorphic versus classical subtype, associations and prognosis. *Clinical Breast Cancer, 8209*(16), 30558–30554.

[9] Martinez, V., & Azzopardi, J. G. (1979). Invasive lobular carcinoma of the breast: Incidence and variants. *Histopathology, 3*, 467–488.

[10] Narendra, S., Jenkins, S. M., et al. (2015). Clinical outcome in pleomorphic lobular carcinoma: A casecontrol study with comparison to classic invasive lobular carcinoma. *Annals of Diagnostic Pathology, 19*, 64–69.

[11] Page, D. L., & Anderson, T. J. (1987). *Diagnostic histopathology of the breast*. Edinburgh: Churchill Livingstone.

[12] Simpson, P. T., Reis-Filho, J. S., et al. (2008). Molecular profiling pleomorphic lobular carcinomas of the breast: Evidence for a common molecular genetic pathway with classic lobular carcinomas. *Journal of Pathology, 215*, 231–244.

[13] Weidner, N., & Semple, J. P. (1992). Pleomorphic variant of invasive lobular carcinoma of the breast. *Human Pathology, 23*, 1167–1171.

Polymorphous Carcinoma 多形性癌

Sofia Asioli　Costantino Ricci　著　　王炜 译

一、同义词

多形性低级别腺癌。

二、定义

多形性癌是一种非常少见的乳腺癌，具有上皮细胞分化，与发生在唾液腺的多形性低级别腺癌具有相似的形态学特征。

三、临床特征

■ 发病率

这种特殊类型乳腺原发癌迄今为止仅有 5 例报道，对其形态学进行了描述。

■ 年龄

37—74 岁均可发生，中位年龄为 55 岁。

■ 性别

文献报道的均为女性。

■ 部位

乳腺的任何部位均可发生，无乳腺象限特异性。

■ 治疗

文献报道的病例选择了广泛切除并腋窝淋巴结清扫，2 例术后接受放射治疗。多形性癌似乎是一种侵袭性肿瘤，尽管未发现有淋巴结转移，也推荐广泛切除，加前哨淋巴结活检，甚至腋窝淋巴结清扫。

■ **结局**

Asioli 等 2006 年报道的病例有 3 例进行了随访。其中 2 例随访时间非常短暂。另外 1 例因临床侵袭严重，发生了肝转移并于诊断 3 年后死于广泛转移。因此，建议把乳腺的这种肿瘤称为"多形性腺癌"，避免使用"低级别"这个术语。基于同样的原因，把唾液腺对应的癌重新命名为多形性癌，因为长期随访发现约 50% 发生了局部复发和远处转移（Foschini 等，2017）。

四、大体检查

肿瘤通常表现为可触及的质硬结节，边界不清。病变的大小为 1.5～4cm。

五、显微镜检查

多形性癌与发生于小唾液腺的多形性癌形态一样。

肿瘤无包膜，组织结构多样，中心呈实性巢状，周围呈腺泡状、筛状、小梁状或"列兵"样排列。这些结构通常互相移行或同时存在。肿瘤细胞大小一致，体积较小，核圆形或卵圆形，染色质疏松空泡状，核仁小而不清楚，核分裂 10～12 个 /10HPF，无坏死。根据 Elston-Ellis 乳腺癌分级系统（Elston 和 Ellis，1991），组织学分级为 2 级。未见有浸润血管和外周神经的报道（图 1）。

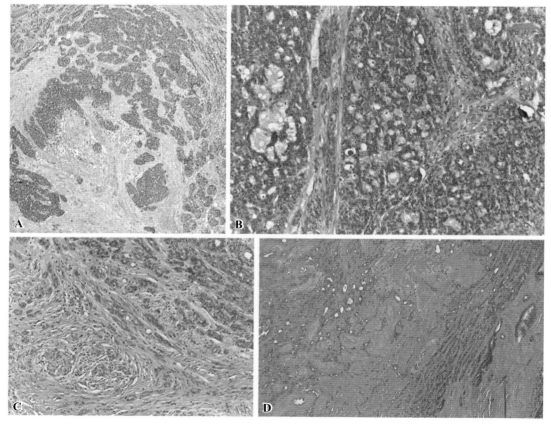

▲ 多形性癌，图 1

多形性癌不同的生长模式包括中央区域的实性巢（A；HE 染色，40×），腺泡和筛状结构（B；HE 染色，100×），小梁状（C；HE 染色，200×）和"列兵"样浸润（D；HE 染色，40×）

六、免疫表型

ER、PR 和 HER2 均阴性，因此，在免疫组织化学上，认为该肿瘤为三阴乳腺癌（Asioli 等，2006）。肿瘤细胞呈 CK7、E-cadherin 和 EGFR 弱阳性，呈 Bcl-2 强阳性。相反，c-kit 阴性（Foschini 等，2017；Reyes 等，2013）。

七、分子特征

乳腺多形性癌无特殊的分子改变。

八、鉴别诊断

鉴别诊断主要包括与浸润性小叶癌（见"浸润性小叶癌"）和腺样囊性癌（见"腺样囊性癌"）鉴别。像发生于唾液腺的多形性癌一样，实际上乳腺多形性癌只由一种类型肿瘤细胞组成，瘤细胞呈平滑肌肌动蛋白和 c-kit 阴性，这是与腺样囊性癌不同之处。根据定义，腺样囊性癌有两种类型的细胞组成，有平滑肌肌动蛋白阳性的细胞成分（Foschini 等，2017）。多形性癌在外周区域呈"列兵"样浸润模式，与浸润性小叶癌相似。免疫表型特征有助于鉴别诊断。多形性癌的瘤细胞 E-cadherin 和 EMA 阳性，ER 和 PR 阴性，所有这些特征均不同于浸润性小叶癌（Asioli 等，2006；Foschini 等，2017）。

推荐阅读

[1] Asioli, S., Marucci, G., Ficarra, G., Stephens, M., Foschini, M. P., Ellis, I. O., & Eusebi, V. (2006). Polymorphous adenocarcinoma of the breast. Report of three cases. *Virchows Archiv, 448*, 29–34.

多形性乳腺癌，列表说明
定义
– 非常少见的三阴乳腺癌，形态学特征与发生在唾液腺的多形性低级别腺癌相似
年龄分布
中位年龄：55 岁（37—74 岁）
临床特点
– 可触及的、界限不清的质硬结节
显微镜检查
– 无包膜的结节
– 结构多样：中心区域呈实性巢状，外周区域呈腺泡状、筛状、小梁状或列兵状排列
– 根据 Elston & Ellis 分级系统为 2 级
– 少见血管和神经浸润
免疫表型
– ER、PR 和 HER2 阴性
– CK7、E-cadherin、EGFR 和 Bcl-2 不同程度阳性
– EMA、CK14、SMA 和 c-kit 阴性
鉴别诊断
– 浸润性小叶癌
– 腺样囊性癌
预后
– 广泛切除，外加淋巴结清扫
– 临床行为非惰性

[2] Elston, C.W.,&Ellis, I. O. (1991). Pathological prognostic factors in breast cancer. 1. The value of histological grade in breast cancer: Experience from a large study with long-term follow-up. *Histopathology, 19*, 403–410.

[3] Foschini, M. P., Morandi, L., Asioli, S., Giove, G., Corradini, A. G., & Eusebi, V. (2017). The morphological spectrum of salivary gland type tumours of the breast. *Pathology, 49*, 215–227.

[4] Reyes, C., Jorda, M., & Gomez-Fernández, C. (2013). Salivary gland-like tumors of the breast express basal-type immunohistochemical markers. *Applied Immunohistochemistry and Molecular Morphology, 21*, 283–286.

Pseudoangiomatous Stromal Hyperplasia
假血管瘤样间质增生

Janina Kulka　Anna Sapino **著**　　王 炜 **译**

一、同义词

乳腺结节性肌纤维母细胞样间质增生（Leon等，2002）。

二、定义

假血管瘤样间质增生（pseudoangiomatous hyperplasia of mammary stroma，PASH）是一种瘢痕疙瘩样良性纤维性增生，含有狭窄裂隙样的假血管间隙，内衬无核分裂和异型性的梭形细胞（Ibrahim 等，1989）。PASH 被认为是乳腺特异性肌纤维母细胞增生（Krings 等，2017）。

三、临床特征

■ 发病率

乳腺 PASH 由 Vuitch 等（1986）首次描述。后续通过对 200 例乳腺活检和外科切除标本的研究发现，其在乳腺活检的检出率为 23%（Ibrahim 等，1989）。PASH 可在纤维腺瘤、男性乳腺发育、正常的乳腺组织、错构瘤和硬化性小叶增生中偶然发现。巨乳症手术标本中也有描述。有 2 例发生于免疫抑制患者（Seidman 等，1993；De Saint Aubain Somerhausen 等，1997）。一项研究发现，24 例有 PASH 肿块形成的女性患者，约 40% 有乳腺癌家族史（Bowman 等，2012）。

■ 年龄

PASH 发生于绝经前或围绝经期，与纤维囊性变有关（Ibrahim 等，1989）。诊断时年龄 37 岁（Powell 等，1995）。但是，PASH 在绝经后女性也可发生：其中半数以上有激素替代治疗史（Virk 和 Khan，2010）。PASH 罕见因快速生长导致巨大肿块或乳腺严重不对称，但可发生于青少年（Pellini 等，2018）。

■ 性别

PASH 主要发生于女性乳腺组织，也可发生于男性乳腺发育。根据一项研究结果，23.8% 的男性乳腺发育中有 PASH 病变（Milanezi 等，1998）。Bowman 等（2012）报道了 1 例 PASH，发生于男性变性患者。

■ 部位

乳腺无特定发病部位。据报道，腋窝副乳腺组织也可以发生（Lee 等，2005）。

■ 症状

多数 PASH 病例为偶然发现，无任何临床症状。有些病例表现为可触及的肿块。Raj 等报道 44% 的 PASH 表现为可触及的乳腺病变（Raj 等，2017）。极少数因为弥漫性肿块导致乳腺呈不对称的临床经过（Shahi 等，2015），可导致巨乳症（Roy 等，2015）。在一项含有 7 个病例的文章中，病变于乳腺钼靶检查时发现，肿块直径 1.1～11cm，无钙化（Polger 等，1996）。在乳腺

321

钼靶和超声下，呈结节性的 PASH 与纤维腺瘤非常相似：超声下 PASH 通常呈卵圆形、界限清楚、低回声的肿块。PASH 通常在磁共振 T_1 像上呈渐进性增强，T_2 像上呈高信号裂隙状和短时间反转恢复序列（short tau inversion recovery，STIR）影像（Raj 等，2017）。一位前列腺癌患者因接受 Ga 标记的前列腺特异性膜抗原配体 PET-CT 检查时发现，其左侧乳腺局部有放射性示踪剂摄取增加灶，后经空心针穿刺活检证实为 PASH（Malik 等，2017）。

■ 治疗

目前推荐大于 2cm 的病灶行切除术，对于体积较小的病变建议保守观察。有用三苯氧胺成功治疗 PASH 的个案报道，该患者因 PASH 导致乳房增大、疼痛和乳腺肿块（Pruthi 等，2001）。

■ 预后

PASH 散发性复发病例是由于病变未能完整切除所致。有的 PASH 可以自行消退。

四、大体检查

只有 PASH 在乳腺中形成结节性病变时方可肉眼可见，边界清楚，质硬如橡胶状，切面为白灰色 / 棕褐色（Powell 等，1995）。文献中记载的最大病变，直径可达 20cm（Sasaki 等，2008）。

五、显微镜检查

镜下可见大小不等、相互吻合的裂隙，内衬扁平、温和的梭形细胞（图 1 和图 2），即假血管腔样结构，部分区域增生更加明显，为束状排列的胖梭形细胞，往往会掩盖主要病变中的假血管结构（Powell 等，1995）。

结节性 PASH（"肿瘤性" 或 "肿瘤形成性" PASH）与偶发性 PASH 不同，显微镜下界限清楚，可能会伴有导管上皮旺炽性增生。

弥漫性 PASH 罕见，文献报道不足 20 例。可导致是孕期快速形成的巨乳症（Krawczyk 等，

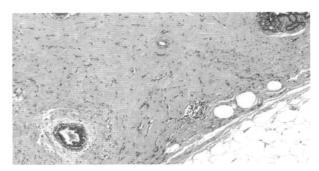

▲ 假血管瘤样间质增生，图 1（HE 染色）
乳腺错构瘤中的微小 PASH

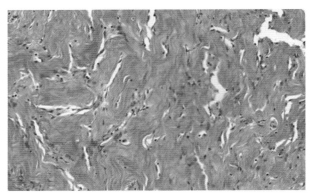

▲ 假血管瘤样间质增生，图 2（HE 染色）
高倍镜下的 PASH，胶原间质内的裂隙内衬梭形细胞

2016）。

伴有巨细胞的 PASH 是一种极其罕见变异型。特点是其裂隙内衬多核肌纤维母细胞（Comunoğlu 等，2007）。据报道，有 2 例男性患者与 von Recklinghausen 病有关，因此，作者认为要提醒注意的是伴有巨细胞的 PASH 应该是 von Recklinghausen 病时男性乳腺发育的一个特征（Damiani 和 Eusebi，2001）。

对于不典型 PASH 也有过描述。目前仅有的英文文献只有两篇个案报道。Rosen 在他著名的 "乳腺病理" 书中提到了两个发生于女孩的病例，根据其书中描述，不典型 PASH 与肌纤维母细胞肉瘤相似（Rosen 2001）。根据 Nassar 等（2010）的描述，不典型 PASH 发生于结节性 PASH 的背景中，目前为止所描述的两个病变都是快速生长的乳腺肿块，其假血管裂隙所衬附的肌纤维细胞

母细胞具有异型性和核分裂（Noda 等，2019）。

浸润性乳腺癌几乎与 PASH 没有任何关系，如果碰巧同时发生了，最大的可能就是巧合（Ferreira 等，2008）。Recavarren 及其同事描述了类似的间质变化（Recavarren 等，2009），称为 PASH 样间质，后者与导管上皮的柱状细胞改变关系密切（他们使用的缩写是 CCPLS），他们认为这是一种上皮 - 间质相互作用，其免疫表型不同于 PASH。

六、免疫表型

裂隙内衬的梭形细胞中 Vimentin 和 CD34 阳性，Ⅷ因子和 CD31 阴性。在细胞呈束状排列的病变中，间质细胞 Desmin 和 SMA 可以阳性。这种免疫表型特征与 PASH 来源于肌纤维母细胞的观点相一致，PR 较 ER 更常阳性，也有 ER 完全阴性的报道（Powell 等，1995）。鉴于裂隙内衬的梭形细胞 PR 阳性，提示激素因素在 PASH 的发生发展中起主要作用。

七、分子特征

尚无 PASH 相关分子特征的文献资料。

八、鉴别诊断

最重要的鉴别诊断是与高分化血管肉瘤（见"乳腺血管肉瘤"）。

推荐阅读

[1] Bowman, E., Oprea, G., Okoli, J., Gundry, K., Rizzo, M., Gabram-Mendola, S., Manne, U., Smith, G., Pambuccian, S., & Bumpers, H. L. (2012). Pseudoangiomatous stromal hyperplasia (PASH) of the breast: A series of 24 patients. *The Breast Journal, 18*, 242–247.

[2] Comunoğlu, N., Comunoğlu, C., Ilvan, S., Calay, Z., & Müslümanoğlu, M. (2007). Mammary Pseudoangiomatous stromal hyperplasia composed of predominantly Giant cells: An unusual variant. *The Breast Journal, 13*, 568–570.

[3] Damiani, S., & Eusebi, V. (2001). Gynecomastia in type-1 neurofibromatosis with features of pseudoangiomatous stromal hyperplasia with giant cells. Report of two cases.

[4] de Saint Aubain Somerhausen, N., Larsimont, D., Cluydts, N., Heymans, O., & Verhest, A. (1997). Pseudoangiomatous hyperplasia of mammary stroma in an HIV patient. *General & Diagnostic Pathology, 143*, 251–254.

[5] Ferreira, M., Albarracin, C. T., & Resetkova, E. (2008). Pseudoangiomatous stromal hyperplasia tumor: A clinical, radiologic and pathologic study of 26 cases. *Modern Pathology, 21*, 201–207.

[6] Ibrahim, R. E., Sciotto, C. G., & Weidner, N. (1989). Pseudoangiomatous hyperplasia of mammary stroma. Some observations regarding its clinicopathologic spectrum. *Cancer, 63*, 1154–1160.

[7] Krawczyk, N., Fehm, T., Ruckhäberle, E., Mohrmann, S., Riemer, J. Braunstein, S. Hoffmann, J. (2016) Bilateral diffuse Pseudoangiomatous stromal hyperplasia (PASH) causing Gigantomastia in a 33-year-old pregnant woman: Case report. *Breast Care, 11*, 356–358.

[8] Krings, G., McIntire, P., & Shin, S. J. (2017). Myofibroblastic, fibroblastic and myoid lesions of the breast. *Seminars in Diagnostic Pathology, 34*, 427–437.

[9] Lee, J. S., Oh, H. S., & Min, K. W. (2005). Mammary pseudoangiomatous stromal hyperplasia presenting as an axillary mass. *The Breast, 14*, 61–64.

[10] Leon, M. E., Leon, M. A., Ahuja, J., & Garcia, F. U. (2002). Nodular myofibroblastic stromal hyperplasia of the mammary gland as an accurate name for pseudoangiomatous stromal hyperplasia of the mammary gland. *The Breast Journal, 8*, 290–293.

[11] Malik, D., Basher, R. K., Mittal, B. R., Jain, T. K., Bal, A., & Singh, S. K. (2017). 68Ga-PSMA expression in Pseudoangiomatous stromal hyperplasia of the breast. *Clinical Nuclear Medicine, 42*, 58–60.

[12] Milanezi, M. F., Saggioro, F. P., Zanati, S. G., Bazan, R., & Schmitt, F. C. (1998). Pseudoangiomatous hyperplasia of mammary stroma associated with gynaecomastia. *Journal of Clinical Pathology, 51*, 204–206.

[13] Nassar, H., Elieff, M. L., Kronz, J. D., & Argani, P. (2010). Pseudoangiomatous stromal hyperplasia (PASH) of the breast with focal of morphologic malignancy: A case of PASH with malignant transformation? *International Journal of Surgical Pathology, 18*, 564–569.

[14] Noda, Y., Nishimae, A., Sawai, Y., Inaji, H., & Yamasaki, M. (2019). Atypical pseudoangiomatous stromal hyperplasia showing rapid growth of the breast: Report of a case. *Pathology International*. https://doi.org/10.1111/pin.12786.

[15] Pellini, D. F., Lorenzi, M., Gaudino, R., Accordini, B., Mirandola, S., Invento, A., & Pollini, P. D. (2018). Pseudoangiomatous stromal hyperplasia (PASH) in adolescence: A systematic review. *World Journal of Surgery and Surgical Research, 1*, 1058.

[16] Polger, M. R., Denison, C. M., Lester, S., & Meyer, J. E. (1996). Pseudoangiomatous stromal hyperplasia: Mammographic and sonographic appearances. *American Journal of Roentgenology, 166*, 349–352.

stromal hyperplasia with giant cells. Report of two cases. *Virchows Archiv, 438*, 513–516.

P

[17] Powell, C. M., Cranor, M. L., & Rosen, P. P. (1995). Pseudoangiomatous stromal hyperplasia (PASH): A mammary stromal tumor with myofibroblastic differentiation. *American Journal of Surgical Pathology, 19,* 270–277.

[18] Pruthi, S., Reynolds, C., Johnson, R. E., & Gisvold, J. J. (2001). Tamoxifen in the management of Pseudoangiomatous stromal hyperplasia. *The Breast Journal, 7,* 434–439.

[19] Raj, S. D., Sahani, V. G., Adrada, B. E., Scoggins, M. E., Albarracin, C. T., Woodtichartpreecha, P., Posleman Monetto, F. E., & Whitman, G. J. (2017). Pseudoangiomatous stromal hyperplasia of the breast: Multimodality review with pathologic correlation. *Current Problems in Diagnostic Radiology, 46,* 130–135.

[20] Recavarren R. A., Chivukula M., Carter G., Dabbs D. J. (2009). Columnar cell lesions and pseudoangiomatous hyperplasia like stroma: is there an epithelial-stromal interaction? *International Journal of Clinical and Experimental Pathology, 3,* 87–97.

[21] Rosen, P. P. (2001). Rosen's breast pathology. Philadelphia: Lippincott Williams & Wilkins. Roy, M.,

Lee, J., Aldekhayel, S., & Dionisopoulos, T. (2015). Pseudoangiomatous stromal hyperplasia: A rare cause of idiopathic Gigantomastia. Plastic and Reconstructive Surgery. Global Open, 3, e501. Sasaki, Y., Kamata, S., Saito, K., Nishikawa, Y., & Ogawa, J. (2008). Pseudoangiomatous stromal hyperplasia (PASH) of the mammary gland: Report of a case. *Surgery Today, 38,* 340–343.

[22] Seidman, J. D., Borkowski, A., Aisner, S. C., & Sun, C. C. (1993). Rapid growth of pseudoangiomatous hyperplasia of mammary stroma in axillary gynecomastia in an immunosuppressed patient. *Archives of Pathology and Laboratory Medicine, 117,* 736–738.

[23] Shahi, K. S., Bhandari, G., Gupta, R. K., & Sawai, M. (2015). Pseudoangiomatous stromal hyperplasia: A rare tumor of the breast. *Journal of Cancer Research and Therapy, 11,* 1032.

[24] Virk, R. K., & Khan, A. (2010). Pseudoangiomatous stromal hyperplasia. An overview. *Archives of Pathology and Laboratory Medicine, 134,* 1070–1074.

[25] Vuitch, M. F., Rosen, P. P., & Erlandson, R. A. (1986). Pseudoangiomatous hyperplasia of mammary stroma. *Human Pathology, 17,* 185–191.

R

Radial Scar 放射状瘢痕

Janina Kulka 著　　王　炜 译

一、同义词

花结样病变；中心性增生；伴假性浸润的硬化性腺病；硬化性乳头状增生；良性硬化性导管增生；非包裹性硬化性病变；以"Aschoff"为中心的增生；纤维腺病伴中心纤维化；局灶性硬化－弹力变性病变；放射状硬化性病变；硬结性乳腺病；Strahlige Narben 病。

二、定义

Wellings 根据以下几点给出了放射状瘢痕的名称：放射状瘢痕是指一种直径 1cm 左右，呈对称性放射状的病变；中央有一个纤维弹力变性的核心，上皮性小导管内陷其中，呈放射状排列，乳腺小叶呈不同程度的腺病和上皮增生改变（Wellings 和 Alpers，1984）。

三、临床特征

■ 发病率

随着乳腺钼靶的引入，放射状瘢痕发病率逐渐增加。但是整体上看，仍然是种罕见疾病。按照威尔士乳房筛查方案评估其发病率。1989—2007 年接受筛查的 1 285 716 名女性中，检出 764 名（0.05%）患有放射性瘢痕（Osborn 等，2011）。1985 年 Gustave Roussy 机构（D' Amore 等，1985）对 1976 年到 1981 年之间的 6544 例因良性乳腺病变切除的外科手术病理标本进行了研究，发现其中 70 例（1%）有放射状瘢痕。随

后在接受护士健康筛查的 1396 名良性乳腺活检患者中，发现其中 7.1% 有放射状瘢痕。Wellings 和 Alpers（1984）观察了 300 例人的全乳房标本，对其大体亚型进行了描述，发现在 83 例尸体解剖的非癌性乳房中，高达 14% 的乳腺存在放射性瘢痕，更有趣的是，12 个乳房中（12/83，14%）总共有 92 处放射状瘢痕病灶，平均 7.7 个病灶 / 乳房。另一项研究是在 107 例癌性乳房（同侧或对侧乳腺癌）中发现了 434 个放射状瘢痕病灶，平均 15.5 个病变 / 乳房。Linell 检查了 555 具乳房切除标本，其中 16% 有放射状瘢痕，但是在乳腺癌标本中半数以上检出了放射状瘢痕（Linell，1985）。基于这些发现，提出了放射状瘢痕可能是一种癌前病变。

■ 年龄

大样本研究发现，放射状瘢痕的发生年龄介于 25—89 岁。中位年龄为围绝经期人群。

■ 性别

放射状瘢痕主要发生于女性，偶尔在男性乳腺也可以发生，但是非常罕见。

■ 部位

左右乳腺无差别，无特定的好发象限。

■ 影像学

许多文献描述了放射状瘢痕的影像学特征，认为其结构可能与钼靶上的小星状癌相似。Tabar 和 Dean 于 1983 年首次描述了其可用于放射诊断的钼靶特征，具体如下：①病变的外观随着视图不同而发生改变；②病变呈长扁形状，中央有小

片不透光区；③可见细小的与扁平的病灶平行放射状的线状结构；④病灶中心呈放射状；⑤乳腺钼靶发现的卫星病灶往往在体格检查未能触及。数字乳腺钼靶比模拟乳腺钼靶更敏感，乳房断层扫描明显比模拟或数字乳房钼靶能够发现更多的星状病变，因此，更多用于筛查项目。在 Malmo 乳房断层扫描试验中，因放射状瘢痕可导致 10% 的假阳性，超声检查可检出 2/3，多数是低回声区或肿块。在诊断为放射状瘢痕的患者中，1/15 出现乳腺实质变形而没有低回声肿块。接近 10% 的病例，超声比乳腺钼靶更易呈现。MRI 可见放射状瘢痕具有不同的形态，其动力学特征也不同。由于放射状瘢痕可出现假性增强，其不规则的边界和形状在 MRI 下通常与浸润癌相似。

■ 治疗

根据目前指南，放射状瘢痕的空心针活检诊断为 B$_3$ 级，这些病变需要进一步的多学科讨论。直到几年前，在大样本研究中发现，若空心针活检诊断为放射状瘢痕，其恶性可能会增加到 24%，则提示需要手术切除。最近，随着真空辅助空心针活检（vacuum-assisted core biopsy，VACB）的广泛应用，手术切除的适应证越来越严格。在最近更新的英国乳腺筛查质量保证指南（2016 年更新版）中，放射状瘢痕的治疗因是否有乳腺钼靶异常而不同。因为那些通过空心针活检组织学检出的放射状瘢痕，在放射学上呈良性改变，无须进一步干预。而那些有钼靶异常的放射状瘢痕，则建议再次 VACB，至少 12 个点。对于放射状瘢痕，只要 VACB 活检组织内出现上皮的不典型性，就需要外科手术完整切除。

■ 结局

一项随访时间最长的研究发现，16 例放射状瘢痕患者中只有 1 例在诊断后 16 年于同侧发生乳腺癌（Andersen 和 Gram，1984），该项研究的随访时间为 15～24 年，平均 19.5 年。20 世纪 80 年代的许多研究结果都提示放射状瘢痕可增加

癌症风险，然而，近期大宗研究结果显示前述研究结果并不可靠，尤其是对那些无上皮不典型增生的放射状瘢痕，需要进一步行 VACB 评估。一项 Meta 分析将含有 2000 多个病例的实验组与含有 20 000 多例的对照组进行对比，发现恶性风险增加了 1.33 倍，但统计学上不显著（Mengmeng 等，2014）。放射状瘢痕相关的上皮增生导致风险略微增加 1.6 倍，与纤维囊性变（见"乳腺纤维囊性变"）、普通型增生（见"普通型导管增生"）、硬化性腺病（见"硬化性腺病"）、复杂性纤维腺瘤（见"纤维腺瘤"）相关风险度类似。非典型导管增生（见"非典型导管增生"）或非典型小叶增生、小叶原位瘤变（见"小叶原位瘤变"）和平坦型上皮不典型性（见"柱状细胞病变"）所导致的患癌风险度与在放射状瘢痕病灶外检测到的低级别上皮内瘤变相似。

四、大体检查

放射状瘢痕在大体检查时可以看到，也可以看不到。根据定义，这些病变的最大直径小于 10mm。当病变呈局灶不规则硬度增加、橡胶感、瘢痕样时，可在标本中检出。因为钼靶可显示标本中特征性星状软组织，所以易于识别病变（图 1）。

五、显微镜检查

放射状瘢痕在低倍镜下具有特征性。病变中央有一个局灶呈弹力变性的"瘢痕"的核心，成不同程度增生的上皮成分向周围呈放射状排列。在中央的瘢痕内，常常发现有陷入的扭曲、分支的小导管（图 2），排列紊乱，其上皮细胞核无异型性也无核分裂象。偶尔，中央的弹性组织增生和瘢痕本身会让人联想到完全消失的大导管轮廓，因为过去认为导管周围乳腺炎是导致这些病变的原因。然而，也有不同意见认为放射状瘢痕本身就是乳腺增生性病变。

R

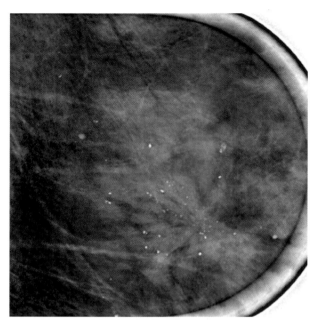

▲ 放射状瘢痕，图 1

放大的钼靶图像下的放射状瘢痕。在这个病例中可以看到微钙化（图片由 Dr. Éva Ambrózay，MaMMa Clinic Budapest 提供）

上皮结构呈放射状排列，导管呈不同程度的扩张（图 3），通常伴有 UDH、硬化性腺病、小乳头状瘤、腺病和柱状细胞改变等特征。有一些病变可见淋巴样浸润，但微小钙化灶不常见。放射性瘢痕通常发生在纤维囊性乳腺病的背景中。大宗研究结果显示年长女性发生的放射性瘢痕病灶中可出现上皮的非典型增生（图 2B）、原位癌或浸润癌（Sloane 和 Mayers，1993）。未见小于

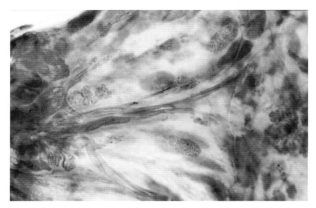

▲ 放射状瘢痕，图 3
放射状瘢痕周围大体外观（Mayer 苏木素染色）

5mm 的病变与浸润性癌相关性的报道。

六、免疫表型

高分子量角蛋白（CK5、CK6、CK14）和肌上皮标记（p63、p40、calponin、CD10 等）有助于区分放射状瘢痕中增生的上皮是良性、原位癌还是浸润癌（图 4）。

七、分子特征

目前很少有放射性瘢痕相关分子的研究报道。20 多年之前 Ruiz-Sauri 采用细胞图像技术和流式细胞技术，把放射性瘢痕与浸润性小管癌进行了比较（Ruiz-Saurí 等，1995）。研究的病例比

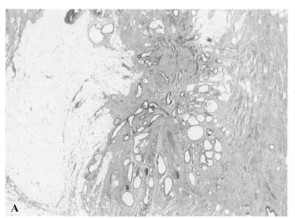
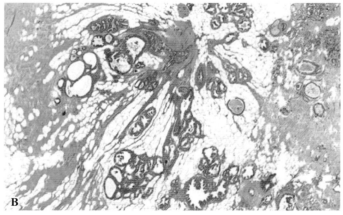

▲ 放射状瘢痕，图 2
HE 染色：（A）一个小的放射状瘢痕病变中央的扭曲变形的小导管，上皮无器官样排列。（B）放射状瘢痕导致的平坦型上皮不典型性

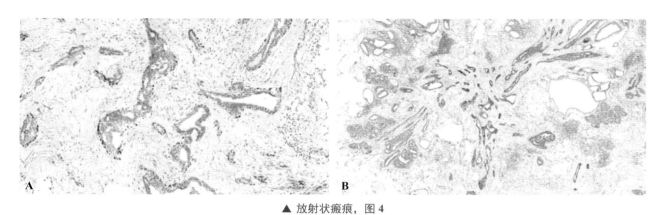

▲ 放射状瘢痕，图4

p63 免疫组织化学染色标记肌上皮细胞（A）和 CK14 免疫组化反应（B）显示陷入放射状瘢痕中央的小导管上皮细胞的异质性

较少（17 例放射状瘢痕和 6 例小管癌），结果显示只有细胞图像技术能够区分两种乳腺病变中细胞的倍体差异：多数放射状瘢痕是二倍体，而小管癌只有 50% 是二倍体。但是，流式细胞技术结果显示，放射状瘢痕和浸润癌都是二倍体。早在 2000 年通过研究这两种病变间质的 mRNA 表达，发现两者血管间质中 mRNA 编码的蛋白的表达具有相似性（Jacobs 等，2002）。放射状瘢痕有染色体改变，即染色体 16q 和 8p 等位基因失衡，该发现提示放射状瘢痕的一些区域具有克隆性，可能是肿瘤性的（Iqbal 等，2002）。最近一些研究采用二代测序技术检测到放射状瘢痕中 PIK3CA 的基因突变率比在浸润性乳腺癌中所检测到的 25%～30% 还高（Wilsher 等，2017）。

八、鉴别诊断

病理医生不希望把放射状瘢痕误诊为非特殊型浸润性乳腺癌（见"非特殊型浸润性癌"）或小管癌（见"小管癌"）。值得注意的是放射状瘢痕病灶中不规则、排列紊乱、挤压扭曲的管状结构仅见于病变中央的弹力变性区。在浸润癌，肿瘤性小管通常浸润脂肪组织，放射状瘢痕无此特征。此外，在粗大的放射状排列的结构中，导管或者小叶上皮呈上面所提及的不同程度增生。而在体积较小的组织学分级为 1 的癌或小管癌中，

肿瘤性小管结构构成了整个病变，而呈放射状排列的结构内之前并无导管或小叶结构。在病变性质难以确定时，肌上皮细胞的免疫组化标记可以帮助排除恶性。在不确定的情况下，高分子量细胞角蛋白有助于鉴别相关的导管内增生。

放射状瘢痕在 14G 空心针活检的鉴别诊断难度较大，但是，此时若能与放射科医生密切合作，便可自信地做出诊断。若中央的弹性瘢痕中出现内陷的小导管，其内衬的为正常的双层上皮结构（或普通型增生），那么该特征即便是出现在破碎的组织碎片标本中，也有助于区分 RS。

推荐阅读

[1] Andersen, J. A., & Gram, J. B. (1984). Radial scar in the female breast. A long-term follow-up study of 32 cases. *Cancer, 53*, 2557–2560.

[2] D'Amore, E., Montes, E., Le, M. G., Lacombe, M. J., Bertin, F., Castaigne, D., & Contesso, G. (1985). Aschoff's center of proliferation. Experience of the Gustave Roussy Institute. *Annals of Pathology, 5*, 173–182.

[3] Hamperl, H. (1975). Strahlige Narben und obliterierende Mastopathie. *Virchows Archiv (Pathological Anatomy), 369*, 55.

[4] Iqbal, M., Shoker, B. S., Foster, C. S., Jarvis, C., Sibson, D. R., & Davies, M. P. (2002). Molecular and genetic abnormalities in radial scar. *Human Pathology, 33*, 715–722.

[5] Jacobs, T. W., Byrne, C., Colditz, G., Connolly, J. L., & Schnitt, S. J. (1999). Radial scars in benign breast-biopsy specimens and the risk of breast cancer. *New England Journal of Medicine, 340*(6), 430.

[6] Jacobs, T.W., Schnitt, S. J., Tan, X.,&Brown, L. F. (2002).

R

Radial scars of the breast and breast carcinomas have similar alterations in expression of factors involved in vascular stroma formation. *Human Pathology, 33*, 29–38.

[7] Lång, K., Nergården, M., Andersson, I., Rosso, A., & Zackrisson, S. (2016). False positives in breast cancer screening with one-view breast tomosynthesis: An analysis of findings leading to recall, work-up and biopsy rates in the Malmö Breast Tomosynthesis Screening Trial. *European Radiology, 26*(389), 9–3907.

[8] Linell, F. (1985). Radial scars of the breast and their significance for diagnosis and prognosis. *Verhandlungen der Deutschen Gesellschaft für Pathologie, 69*, 108–118.

[9] Mengmeng, L. V., Xingya, Z., Shanliang, Z., et al. (2014). Radial scars and subsequent breast Cancer risk: A meta analysis. *PLoS One, 9*, e102503.

[10] NHS Breast Screening Programme Clinical guidance for breast cancer screening assessment. (2016). *NHSBSP publication number 49*, 4th ed.

[11] Osborn, G., Wilton, F., Stevens, G., Vaughan-Williams, E., & Gower-Thomas, K. (2011). A review of needle core biopsy diagnosed radial scars in the Welsh Breast Screening Programme. *Annals of Royal College of Surgeons England, 93*, 123–126.

[12] Ruiz-Saurí, A., Almenar-Medina, S., Callaghan, R. C., Calderon, J., & Llombart-Bosch, A. (1995). Radial scar versus tubular carcinoma of the breast. A comparative study with quantitative techniques (morphometry, image- and flow cytometry). *Pathology Research and Practice, 191*, 547–554.

[13] Sloane, J. P., & Mayers, M. M. (1993). Carcinoma and atypical hyperplasia in radial scars and complex sclerosing lesions: Importance of lesion size and patient age. *Histopathology, 23*, 225–231.

[14] Tabar, L., & Dean, P. B. (1983). Teaching atlas of mammography (pp. 95–96). Stuttgart: Georg Thieme Verlag. Wellings, S. R., & Alpers, C. E. (1984). Subgross pathologic features and incidence of radial scars in the breast. *Human Pathology, 15*, 475–479.

[15] Wilsher, M. J., Owens, T. W., & Allcock, R. J. (2017). Next generation sequencing of the nidus of early (adenosquamous proliferation rich) radial sclerosing lesions of the breast reveals evidence for a neoplastic precursor lesion. *Journal of Pathology: Clinical Research, 3*, 115–122.

S

Sclerosing Adenosis 硬化性腺病

Gyula Pekar 著　　梅开勇　曾子淇　译

一、同义词

硬化性腺病（SA）。

二、定义

硬化性腺病是一种导管周围扭曲、变形的腺体呈小叶性增生的病变，周围肌上皮存在，伴不同程度的上皮萎缩和间质增生。

三、临床特征

■ 发病率

硬化性腺病（SA）通常于因其他病因切除的乳腺标本中偶然发现，在对无乳腺病史的尸体进行尸检时，硬化性腺病的发现率为 7%～20%，在非癌性活检标本中的发现率为 12%～28%，而在恶性活检标本中的发现率为 5%～8%。

■ 年龄

患者年龄多在 40 多岁至 50 多岁，高峰发病年龄为 45—55 岁（34%），老年女性患病率为 28.3%，小于 45 岁患者发病率占 21.6%。

■ 性别

硬化性腺病主要发生在女性，并且在肥胖、激素替代治疗及钼靶检查示乳腺纤维腺体密度高（＞ 25%）的女性中更为常见。因雌激素表达水平较正常乳腺腺体高，故推测激素失衡和 ER 失调可能在硬化性腺病的发病机制中起重要作用。

■ 症状

• 临床表现

患者临床上多表现为明显肿块，名为结节性腺病或腺病瘤（见"腺病及其他类型"），发病年龄通常更年轻，多发生于围绝经期或绝经期。病灶常为单发，也可多发，累及双侧。轮廓不清也可能是实质内一个清楚的结节。

• 钼靶

硬化性腺病（SA）的钼靶表现主要为多发的点灶微小钙化（如粉状、棉花球样、跳跃石状）（图 1A）。厚截面图像示微小钙化可以有洋葱环样的沙砾体表现（图 1B），定位于扩张、扭曲的小叶内（图 1C 和 D）。影像学罕见钙化，可以是无定形的或多形性的，这与非粉刺性 DCIS 很难鉴别。硬化性腺病很少作为一个肿块被检测到，通常为局限性或分叶状，与微小钙化相关，只在极少数情况下表现为结构扭曲。

• 超声

硬化性腺病常表现为局限性、低回声的实性病变。钼靶密度不均匀的病例，其典型超声表现为无结节样的局灶声影。也可见到结节样的病变，形状不规则，后方回声增强，与浸润性癌无法区分。

• 磁共振

典型的硬化性腺病与乳腺实质难以区分，但随着时间推移，鉴别难度会随之增大，使得结节性 SA 与恶性病变难以鉴别。

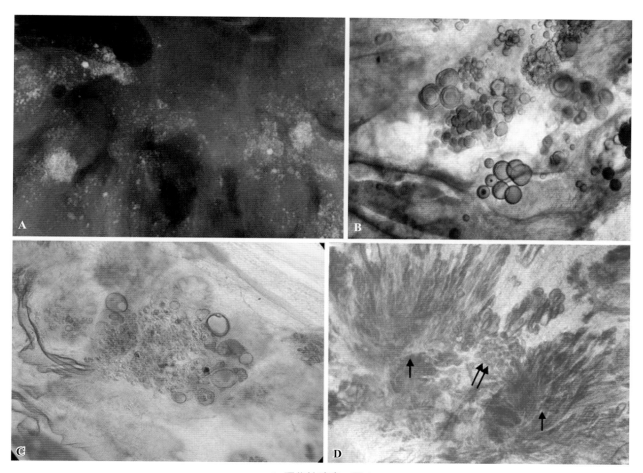

▲ 硬化性腺病，图 1

与微钙化相关的 SA。乳腺钼靶检查显示成簇的棉球状、粉末状钙化（A）。厚切片显示放射状致密的磷酸盐钙结晶，可呈洋葱环状沙砾体外观（B），位于增大、变形的小叶内（C 和 D）。图 D 中单个黑箭表示 SA 的两个扩大病灶，双黑箭标记的混合的正常小叶

■ 治疗

有一些证据表明硬化性腺病可能在绝经后消退。当 SA 作为纤维囊性乳腺病的一部分而非增生性改变时，不要求进一步切除。若 SA 是在细针穿刺活检标本中诊断时，则建议外科切除病变区域以排除癌，尤其是钼靶上有可疑钙化灶、毛刺状轮廓、合并放射性硬化或上皮非典型增生的病例，建议临床随访。

■ 结局

对于硬化性腺病是否是乳腺癌的危险因素，目前仍有争议。当仅有小灶硬化性腺病病灶时，没有证据表明风险比其他非增生性病变（如"普通型导管增生"）更高（乳腺癌风险无升高，罹患风险为 4%）。当硬化性腺病合并非典型导管增生或非典型小叶增生时，发展成癌的风险升高（4.8～6.7 倍）。合并小叶肿瘤（见"小叶原位癌"）的情况比预期的高几乎 3 倍。此外，乳腺癌家族史阳性（2.8 倍风险）、患者年龄（44—55 岁群体风险高达 2.24 倍），以及其他危险因素［如小叶萎缩程度、SA 病灶和（或）邻近正常乳腺组织高表达 Ki-67 等］均会增加继发浸润性癌的风险（Nassar 等，2015）。

四、大体检查

肉眼没有明显改变，乳腺组织看起来正常或呈纤维囊性改变。在结节性硬化性腺病的病例

中，可表现为分叶状、质韧但边缘模糊的肿块，大小不等，最大可达 5cm，切面可成结节状和旋涡状。

五、显微镜检查

低倍镜下可见三种主要形式：正常乳腺组织中的微小病灶，通常见于围绝经期的女性；纤维囊性病变中的稍大，但仍是需在显微镜下才可看见的病变；以及可以形成结节的肿块。诊断线索是小导管或腺泡围绕中央导管呈旋涡状排列，在文献中多提及为"小叶中心性"（Urban 和 Adair，1949）。进一步的诊断依据是其大小约为邻近正常乳腺小叶的 2 倍，硬化要累及单个 TDLU 单位至少 50% 的腺泡（Jensen 等，1989）。然而同一个乳腺内小叶的大小差异很大，该标准似乎难以应用。根据腺上皮和肌上皮细胞数量（图 2B，p63 染色；图 2D，CK14 染色）及基底膜的厚度，硬化性腺病的范围涵盖高度细胞病变到硬

化/透明变性的区域。腺泡常变形、拉长，以肌上皮为主。管腔内微小钙化是影像学改变的主要证据。管腔和基质内的微小钙化会随着硬化的进展越来越多。硬化性腺病可能和以下病变相关：①非增生性病变（如大汗腺化生、轻度上皮增生）（8%）；②纤维腺瘤、乳头状瘤、复杂硬化性腺病、柱状细胞变（62.4%）；③非典型性增生性病变（非典型导管增生和非典型小叶增生约占 55.1%）（Visscher 等，2014）。当硬化性腺病不局限于单个小叶时，增生的良性腺体可呈假浸润生长模式。2%～10% 的病例可见病变扩散至神经周围，生物学行为上无明显表现。罕见的硬化性腺病病例可伴有上皮非典型增生、非典型大汗腺细胞，也称为非典型大汗腺腺病，导管原位癌（DCIS）或小叶原位癌（LCIS）都可出现。

六、免疫表型

硬化性腺病因其起源表达正常小叶的表型

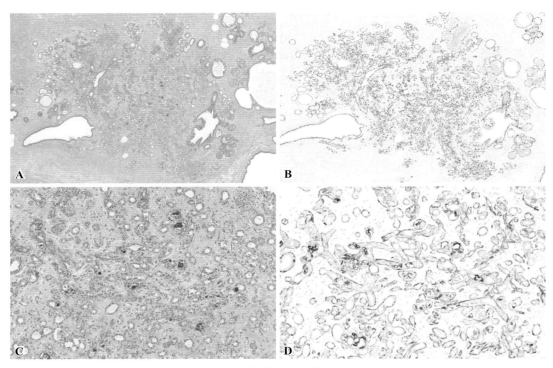

▲ 硬化性腺病，图 2

硬化性腺病的组织学改变。小叶增生，腺体扩张（A，HE 染色，20×）肌上皮完整，由 p63 标出（B）。高倍镜下可见微管状排列结构，部分腺体腺腔不明显（C，HE 染色，100×）。外层的肌上皮 CK14 阳性（D）

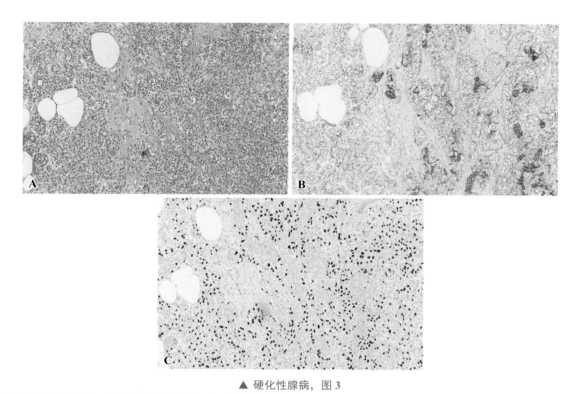

▲ 硬化性腺病，图 3

硬化性腺病伴小叶原位癌。大汗腺腺病的部分呈不规则分布的腺泡，被小叶型的非典型细胞扩大（A，HE 染色，80×）。免疫组化显示小叶原位癌的细胞胞质及胞膜 E-cadherin 完全缺失，局部混合的残留正常腺体则呈现出细胞膜连续性的强阳性（B）。p63 IHC 显示肌上皮细胞完整（C）

（ 如 CK7、CK8/18、p63、p40、SMA、calponin 和高分子量角蛋白 CK5/6、CK14）。使用一种以上的肌上皮标记或"鸡尾酒样"标记物可有助于诊断（Pavlakis 等，2006）。基底膜表达Ⅳ型胶原及层粘连蛋白。

七、分子特征

最近的一项基因表达谱研究显示，硬化性腺病 中 DLK2、EXOC6、KIT、RGS12 和 SORBS2 过表达的病例，患癌的风险升高（Winham 等，2017）。

八、鉴别诊断

1. 正常乳腺和硬化性腺病

(1) 腺病：小叶增大，腺体增生。发生在正常生理环境如怀孕（见"腺病及其他类型"）。

(2) 小叶萎缩：萎缩的小叶呈更明显的嗜酸性，以深蓝核的腺上皮细胞为主。

2. 浸润性癌

支持硬化性腺病而非浸润性癌的特征包括小叶中心性结构、HE 染色切片或免疫组化染色可见肌上皮细胞，以及致密而非促结缔组织反应性的间质。

硬化性腺病可以与小管癌（TC）相似。小管癌没有小叶中心性结构，表现为杂乱的浸润性生长模式，病变边缘不规则，而非界腺清楚或呈分叶状，且小管之间间隔较宽。另外，小管癌表现为成角的小管，管腔开放且肌上皮缺失。非典型大汗腺腺病的病例可能误诊为浸润性大汗腺癌。然而，非典型大汗腺腺病有明显的器官样结构，且特异性免疫组化标记可显示肌上皮。

3. 微腺型腺病

微腺型腺病（MGA）由零散分布在正常乳腺结构的小腺体构成的。腺腔开放，轮廓圆，腔内

S

可见嗜酸性分泌物，间质反应不明显。微腺型腺病可通过缺乏肌上皮细胞、ER 阴性和 S100 强阳性和硬化性腺病鉴别。

推荐阅读

[1] Jensen, R. A., Page, D. L., Dupont, W. D., & Rogers, L. W. (1989). Invasive breast cancer risk in women with sclerosing adenosis. *Cancer, 64,* 1977–1983.

[2] Nassar, A., Hoskin, T. L., Stallings-Mann, M. L., Degnim, A. C., Radisky, D. C., Frost, M. H., Vierkant, R. A., Hartmann, L. C., & Visscher, D. W. (2015). Ki-67 expression in sclerosing adenosis and adjacent normal breast terminal ductal lobular units: A nested case-control study from the Mayo Benign Breast Disease Cohort. *Breast Cancer Research and Treatment, 151,* 89–97.

[3] Pavlakis, K., Zoubouli, C., Liakakos, T., Messini, I., Keramopoullos, A., Athanassiadou, S., Kafousi, M., & Stathopoulos, E. N. (2006). Myoepithelial cell cocktail (P63+SMA) for the evaluation of sclerosing breast lesions. *Breast, 15,* 705–712.

[4] Urban, J. A., & Adair, F. E. (1949). Sclerosing adenosis. *Cancer, 2,* 625–634.

[5] Visscher, D. W., Nassar, A., Degnim, A. C., Frost, M. H., Vierkant, R. A., Frank, R. D., Tarabishy, Y., Radisky, D. C., & Hartmann, L. C. (2014). Sclerosing adenosis and risk of breast cancer. *Breast Cancer Research and Treatment, 144,* 205–212.

[6] Winham, S. J., Mehner, C., Heinzen, E. P., Broderick, B. T., Stallings-Mann, M., Nassar, A., Vierkant, R. A., Hoskin, T. L., Frank, R. D., Wang, C., Denison, L. A., Vachon, C. M., Frost, M. H., Hartmann, L. C., Aubrey Thompson, E., Sherman, M. E., Visscher, D.W., Degnim, A. C., & Radisky, D. C. (2017). NanoString-based breast cancer risk prediction for women with sclerosing adenosis. *Breast Cancer Research and Treatment, 166,* 641–650.

Sebaceous Carcinoma of the Breast
乳腺皮脂腺癌

Zsuzsanna Varga　Linda Moskovszky　著　　梅开勇　曾子淇　译

一、同义词

伴皮脂腺分化的肿瘤；皮肤附属器型肿瘤。

二、定义

乳腺浸润性癌中有 50% 以上的浸润性成分伴皮脂腺分化。为了对这类肿瘤进行分类，需在临床上或利用免疫组化排除其他，尤其是皮肤附属器来源的肿瘤（Acosta 等，2018；Maia 和 Amendoeira 2018；Martin 等，2017）。

三、临床特征

■ 发病率

这种类型的乳腺肿瘤十分罕见，仅占所有乳腺癌的不到 1%。至今为止，文献已报道了 18 例，大部分病例符合皮脂腺癌的所有诊断标准，少部分病例诊断为乳腺浸润性癌伴皮脂腺分化。识别这一类型肿瘤的难点在于需要相关的知识，还要对浸润性癌细胞中的特殊类型的细胞加以识别（Acosta 等，2018；Maia 和 Amendoeira 2018；Sakai 等，2018；Martin 等，2017；Yamamoto 等，2017；Švajdler 等，2015；Wachter 等，2014；

Carlucci 等，2012；Müller 等，2011；Murakami 等，2009；Hisaoka 等，2006；Varga 等，2000；Propeck 等，2000；Tavassoli 和 Norris，1986；van Bogaert 和 Maldague，1977 ）。

■ 年龄

根据现有的文献资料，乳腺皮脂腺癌发病年龄分布广泛，初诊年龄为 25—84 岁，平均年龄59.16 岁，大多数患者在绝经后发病（Murakami 等，2009；Hisaoka 等，2006；Varga 等，2000 ）。

■ 性别

目前为止文献报道的基本是女性患者，在早期的一篇文献中，报道了一名男性患者乳腺的巨大皮脂腺癌；然而这篇文献中的病例表现更像皮肤附属器肿瘤而不是乳腺的原发性癌（Acosta 等，2018；Maia 和 Amendoeira 2018；Murakami 等，2009；Hisaoka 等，2006；Varga 等，2000；Ascari–Raccagni 等，2011 ）。

■ 部位

该类型肿瘤的发生部位没有明显的偏向性，双侧乳腺发病率相同（Acosta 等，2018；Maia 和 Amendoeira，2018；Martin 等，2017 ）。

■ 治疗

根据肿瘤的病理分级和分期，预后标记物的存在与否，雌激素和孕激素受体及 HER2 的表达情况，当前推荐手术和化放疗方案类似于乳腺癌，不分亚型（Murakami 等，2009；Hisaoka 等，2006；Varga 等，2000 ）。

■ 结局

大部分病例都进行了随访，基于这些有限病例的信息，1/3 皮脂腺癌病例表现为转移性（如皮肤、眼睑和弥漫性骨转移）（Maia 和 Amendoeira，2018；Martin 等，2017；Švajdler 等，2015；Carlucci 等，2012；Müller 等，2011；Varga 等，2000 ），已有 4 例患者被报道死于转移。18 例患者中有 7 例初诊时即有淋巴结受累（Maia 和 Amendoeira，2018；Švajdler 等，2015；

Müller 等，2011；Murakami 等，2009；Hisaoka 等，2006 ）。这些病例的肿瘤分期不一，大小不一，12～120mm（Acosta 等，2018；Maia 和 Amendoeira，2018；Sakai 等，2018；Martin 等，2017；Yamamoto 等，2017；Švajdler 等，2015；Wachter 等，2014；Carlucci 等，2012；Müller 等，2011；Murakami 等，2009；Hisaoka 等，2006；Varga 等，2000；Propeck 等，2000；Tavassoli 和 Norris，1986；van Bogaert 和 Maldague，1977 ）。

四、大体检查

皮脂腺癌通常表现为乳腺的明显肿块，如上文所述，1/3 的患者的转移部位可有淋巴结受累。根据文献所报道，皮脂腺癌切面黄白色、分叶状，肿物边界清晰（Acosta 等，2018；Maia 和 Amendoeira，2018；Sakai 等，2018；Martin 等，2017；Yamamoto 等，2017；Švajdler 等，2015；Wachter 等，2014；Carlucci 等，2012；Müller 等，2011；Murakami 等，2009；Hisaoka 等，2006；Varga 等，2000；Propeck 等，2000；Tavassoli 和 Norris，1986；van Bogaert 和 Maldague，1977 ）。

五、显微镜检查

伴皮脂腺分化的肿瘤常有非特殊类型浸润性癌的背景，边界清楚，外生性生长。根据 2012 年 WHO 乳腺肿瘤分类，诊断时需要至少 50% 的肿瘤成分含有大的、胞质粗糙或泡状，类似于皮肤附属器中皮脂腺细胞的肿瘤细胞（图 1 至图 3）（Acosta 等，2018；Maia 和 Amendoeira，2018 ）。这些细胞在脂肪染色时可能呈现不同的染色（如苏丹黑或油红 O 染色），PAS 染色通常阴性。皮脂腺细胞中通常还混合其他细胞成分（如梭形细胞、鳞状上皮或卵圆形细胞）。少数研究通过电镜发现一些非膜结合的空泡，与之对应的是不同大小的脂滴（Sakai 等，2018；Varga 等，2000 ）。报道的病例分级为 G_2 或 G_3，至今尚未报道过分

S

337

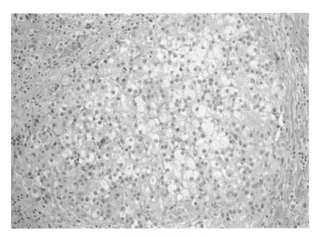

▲ 乳腺皮脂腺癌，图 1

低倍镜下皮脂腺癌的表现，可见一些大的，胞质空亮、粗糙、空泡状的肿瘤细胞（HE 染色，低倍视野）

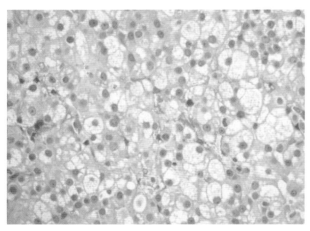

▲ 乳腺皮脂腺癌，图 2

高倍镜下皮脂腺癌的表现，肿瘤细胞体积大，胞质空亮、粗糙、空泡状（HE 染色，高倍视野）

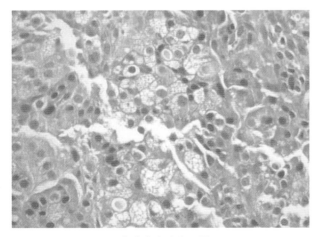

▲ 乳腺皮脂腺癌，图 3

高倍镜下皮脂腺癌的表现，肿瘤细胞体积大，胞质空亮、粗糙、空泡状（HE 染色，高倍视野）

化良好的 G_1 病例（Acosta 等，2018；Maia 和 Amendoeira，2018；Sakai 等，2018；Martin 等，2017；Yamamoto 等，2017；Švajdler 等，2015；Wachter 等，2014；Carlucci 等，2012；Müller 等，2011；Murakami 等，2009；Hisaoka 等，2006；Varga 等，2000；Propeck 等，2000）。

六、免疫表型

大多数研究表明，皮脂腺细胞通常细胞角蛋白、EMA 和脂肪分化相关蛋白强阳性。最近的病例报道显示，GATA3 和 AR 在皮脂腺细胞中可呈阳性。三个分析错配修复蛋白的病例显示错配修复蛋白表现没有任何选择性丢失。有趣的是，GCDFP-15 和 S100 在皮脂腺细胞中呈阴性。其中一例突触素阳性，表现出神经内分泌分化的特征（Hisaoka 等，2006）。这些报道的病例检测了大量的预后标记物，多数病例为激素受体阳性但 HER2 阴性，3 例三阴性，2 例 HER2 阳性（Acosta 等，2018；Maia 和 Amendoeira，2018；Sakai 等，2018；Martin 等，2017；Yamamoto 等，2017；Švajdler 等，2015；Wachter 等，2014；Carlucci 等，2012；Müller 等，2011；Murakami 等，2009；Hisaoka 等，2006；Varga 等，2000；Propeck 等，2000）。

七、分子特征

目前还没有确切的分子学特征。有 1 例病例报道了 BRCA2 的胚系突变；还有 1 例发生于 Muir-Torre 综合征患者身上，这是一种常染色体显性遗传疾病，外显率不一，表现为至少一个皮脂腺肿瘤和一个其他的恶性肿瘤（Acosta 等，2018；Propeck 等，2000）（图 1 至图 3）。

八、鉴别诊断

主要的鉴别诊断包括具有皮脂腺形态的原发皮肤附属器肿瘤。肿瘤中原位癌（DCIS，LN）

的成分与皮肤缺少联系有助于原发乳腺皮脂腺癌的诊断。此外，免疫组化也有助于区分（尤其是AR 阳性而 S100 和 GCDFP–15 阴性可支持乳腺来源）（表 1）。

进一步需要鉴别的是不同类型的乳腺癌；尤其是原发透明细胞癌这一个谱系的需要排除。乳腺大汗腺腺癌（见"大汗腺癌"）、富脂质的癌及富糖原透明细胞癌（见"富糖原透明细胞癌"）都需要加以鉴别。形态学（大的脂滴、胞质透亮或嗜酸性）及特殊染色阳性（PAS 染色颗粒状、苏丹黑及油红 O 染色）支持其他类型的透明细胞癌。小叶膨胀性生长的模式、大的皮脂腺细胞和小细胞混合的两种细胞形态提示皮脂腺癌（Acosta 等，2018；Maia 和 Amendoeira，2018；Murakami 等，2009；Hisaoka 等，2006；Varga 等，2000）。

推荐阅读

[1] Acosta, A. M., Al Rasheed, M. R. H., Xu, H., Salibay, C., & Pins, M. R. (2018). Sebaceous carcinoma of the breast in a patient with a pathogenic BRCA2 (886delGT) mutation–focus on histopathologic and immunohistochemical features. *APMIS, 126*, 353–356.

[2] Ascari-Raccagni, A., Dondas, A., Padovani, F., Milandri, C., Righini, M. G., & Trevisan, G. (2011). A case of giant sebaceous carcinoma localized in the breast area of a male patient. *Indian Journal of Dermatology, Venereology and Leprology, 77*, 403.

[3] Carlucci, M., Iacobellis, M., Colonna, F., Marseglia, M., Gambarotti, M., Giardina, C., & Bisceglia, M. (2012). Metaplastic carcinoma of the breast with dominant squamous and sebaceous differentiation in the primary tumor and osteochondroid metaplasia in a distant metastasis: report of a case with review of sebaceous differentiation in breast tumors. *International Journal of Surgical Pathology, 20*, 284–296. Epub 2011 Aug 24. Review.

[4] Hisaoka, M., Takamatsu, Y., Hirano, Y., Maeda, H., & Hamada, T. (2006). Sebaceous carcinoma of the breast: case report and review of the literature. *Virchows Archiv, 449*, 484–488. Epub 2006 Aug 31.

[5] Maia, T., & Amendoeira, I. (2018). Breast sebaceous carcinoma-a rare entity. Clinico-pathological description of two cases and brief review. *Virchows Archiv, 472*, 877–880. Review.

[6] Martin, J., Fung, M. A., & Lin, L. K. (2017). Breast cancer metastasis masquerading as the great masquerader: sebaceous cell carcinoma. *Case Rep Oncol, 10*, 485–488.

[7] Müller, C. S., Körner, R., Takacs, F. Z., Solomayer, E. F., Vogt, T., & Pfoehler, C. (2011). Metastatic breast carcinoma mimicking a sebaceous gland neoplasm: a case report. *Journal of Medical Case Reports, 5*, 428. https://doi.org/10.1186/1752-1947-5-428.

[8] Murakami, A., Kawachi, K., Sasaki, T., Ishikawa, T., Nagashima, Y., & Nozawa, A. (2009). Sebaceous carcinoma of the breast. *Pathology International, 59*, 188–192.

[9] Propeck, P. A., Warner, T., & Scanlan, K. A. (2000). Sebaceous carcinoma of the breast in a patient with Muir-Torre syndrome. AJR. *American Journal of Roentgenology, 174*, 541–542.

[10] Sakai, Y., Ohta, M., & Imamura, Y. (2018). Sebaceous carcinoma of the breast: Histological, cytological, and ultrastructural features. *The Breast Journal, 24*, 656–657.

[12] Švajdler, M., Baník, P., Poliaková, K., Straka, L., Hríbiková, Z., Kinkor, Z., Kazakov, D. V., Skálová, A., & Michal, M. (2015). Sebaceous carcinoma of the breast: report of four cases and review of the literature. *Polish Journal of Pathology, 66*, 142–148. Review.

[13] Tavassoli, F. A., & Norris, H. J. (1986). Mammary adenoid cystic carcinoma with sebaceous differentiation. A morphologic study of the cell types. *Archives of Pathology & Laboratory Medicine, 110*, 1045–1053.

[14] van Bogaert, L. J., & Maldague, P. (1977). Histologic variants of lipid-secreting carcinoma of the breast. *Virchows Archiv. A, Pathological Anatomy and Histology, 375*, 345–353.

[15] Varga, Z., Kolb, S. A., Flury, R., Burkhard, R., & Caduff, R. (2000). Sebaceous carcinoma of the breast. *Pathology International, 50*, 63–66.

[16] Wachter, D. L., Rauh, C., Wenkel, E., Fasching, P. A., Beckmann, M. W., & Hartmann, A. (2014). Sebaceous breast carcinoma: report of a rare histological special subtype. *Der Pathologe, 35*, 72–76. Review.

[17] Yamamoto, Y., Nakamura, T., Koyama, H., Kanai, T., Moritani, S., & Ichihara, S. (2017). Sebaceous carcinoma of the breast: a case report. *Surgical Case Reports, 3*, 38.

S

乳腺皮脂腺癌，表 1　报道病例总结

出版	例数	年龄（岁）	肿瘤大小（mm）	淋巴结	组织学分期	ER/PR	HER2	IHC 阳性	IHC 阴性	其他	随访
Acosta (2018)	1	51	20	pN$_0$	2	+/+	−	AR MMRP		BRCA2+	NA
Maia (2018)	2（1）	65	70	pN$_1$（1/2）	NA	−/−	−	AR MMRP GATA3			初诊后 9 个月死亡
Maia (2018)	2	71	37	pN$_0$	NA	+/−	−	GATA3 MMRP	AR		100 个月无事
Sakai (2018)	1	74	23	NA	G$_2$	+/+	−	AR GATA3 Adipophylin	Mammo globin		NA
Martin (2017)	1	59	NA	NA	G$_2$	+/+	−	EMA CK7 CAM2			初诊后 2 年眼睑转移
Yamamoto (2017)	1	80	35	NA	NA	−/−	−	EMA BerEp4 Adipophylin	AR		NA
Švajdler (2015)	4（1）	65	16	pN$_1$（1/1）	G$_3$	+/+	−	EMA	S100		27 个月无事
Švajdler (2015)	（2）	61	17	pN$_1$（2/5）	G$_3$	−/−	−	EMA			28 个月后死亡
Švajdler (2015)	3	66	30	pN$_1$（1/10）	G$_2$	+/+	−	EMA S100	GCDFP-15		70 个月无事
Švajdler (2015)	4	25	NA	NA	G$_3$	+/+	−	EMA S100	GCDFP-15		75 个月无事
Wachter (2014)	1	53	12	pN$_0$	G$_3$	+/+	−	GATA3 MMRP	GCDFP-15 S100 AR		NA
Carlucci (2012)	1	84	120	NA	NA	−/−	IHC 分数 3+	EMA		BRCA2+	初诊后 10 年转移

（续表）

出版	例数	年龄（岁）	肿瘤大小（mm）	淋巴结	组织学分期	ER/PR	HER2	IHC 阳性	IHC 阴性	其他	随访
Müller（2011）	1	61	NA	pN$_3$（18/19）	G$_2$	+/+	–	EMA	CEA Adipophylin		初诊后 5 年皮肤转移死亡
Muakami（2009）	1	50	24	pN$_1$	NA	–/–	IHC 分数 3+	AR EMA Adipophylin	GCDFP-15 S100		NA
Hisaoka（2006）	1	63	20	pN$_1$（1/9）	NA	+/+	–	EMA Synaptophysin Lipid stains	GCDFP-15 Vimentin AR P63 SMA S100		NA
Varga（2000）	1	45	25	NA	G2	+/+	–	EMA+	S100 Vimentin CEA		初诊后 8 年皮肤骨转移
Propeck（1999）	1	46	15	NA	NA	NA	NA			Muir-Torre 综合征	6 个月无事
Tawassoli（1986）	1	46	75	NA	NA	NA	NA				NA
Van Bogaert（1977）	3	NA	NA	NA	NA	NA	NA				NA

ER. 雌激素受体；PR. 孕酮受体；HER2. 表皮生长因子 2 受体；AR. 雄激素受体；EMA. 上皮膜抗原；IHC. 免疫组织化学；BRCA. 乳腺癌；MMRP. 错配修复蛋白；GCDFP-15. 毛囊肿病液体蛋白 15；SMA. 平滑肌肌动蛋白；NA. 无法获得；CEA. 癌胚抗原；

S

Sentinel Node 前哨淋巴结

Gábor Cserni　著　　梅开勇　曾子淇　译

一、同义词

第一站淋巴结；前哨淋巴结。

二、概念

淋巴结情况（无论区域淋巴结是否转移）仍是乳腺癌的一个重要预后因素，并影响采取什么治疗方案。淋巴结并不完全相同，那些通过传入淋巴管直接与原发肿瘤灶相连的淋巴结称为前哨淋巴结。同区域的其他淋巴结之间互相或与前哨淋巴结连接，与肿瘤部位不直接相连，为了便于区分，这些被称为非前哨淋巴结。以上定义意味着肿瘤细胞瘤栓经淋巴管先到达前哨淋巴结（第一站）再到非前哨淋巴结，从原发灶到区域淋巴结的转移途径。这解释了为什么前哨淋巴结是最有可能发生淋巴结转移的部位，同时也表明，如果前哨淋巴结没有转移，其他淋巴结也可以认为没有转移。因此，前哨淋巴结"守卫"着区域淋巴结，因此才有了这个名称。

肿瘤细胞从原发灶转移到前哨淋巴结的动力学也适用于通过淋巴管流动并在前哨淋巴结聚集的标记物。主要的染料（如专利蓝、异硫蓝或异氰酸绿），^{99m}Tc 标记的硫或白蛋白胶体，或超顺磁性氧化铁纳米颗粒都可通过相同的途径，即淋巴管到达并选择性地标记前哨淋巴结。根据所使用的示踪剂的不同，可以根据前哨淋巴结的颜色、放射性（探针探测）或磁力，选择性地切除淋巴结。这种使用示踪剂对前哨淋巴结进行识别

的方法称为前哨淋巴结定位及活检或切除术。

淋巴结定位研究显示大部分前哨淋巴结位于腋窝较低的位置，有些可以位于腋窝较高的水平，或位于腋窝外比如锁骨下或锁骨上区，或位于乳腺内（乳腺内前哨淋巴结），以及沿着乳内动脉（乳内或胸骨旁前哨淋巴结）分布。该理论对于前哨淋巴结的定义最开始提出的说法，可用第二个更实用的定义加以补充。前哨淋巴结是指在淋巴结定位中被该种方法定位的淋巴结。前哨淋巴结数量不一，通常为 1～3 个。如果前哨淋巴结的数量一直高于该值，则须怀疑淋巴结定位的充分性；美国癌症联合委员会（American Joint Committee on Cancer）采用了一项原则，通过了一项规则，即肿瘤 TNM 分期仅适用于前哨淋巴结数量不超过 6 个的乳腺癌。其中的 pN_0、pN_1、pN_2 分期代表着前哨淋巴结活检所诊断的淋巴结分期。

早期乳腺癌临床淋巴结阴性（cN0）患者的淋巴结活检的淋巴结分期有一个逐步演变的过程，反映在手术查找前哨淋巴结转移的结果中。在不同的临床试验中，前哨淋巴结的概念得到了验证，并在之后进行了腋窝淋巴结的清扫。这些研究证明前哨淋巴结比非前哨淋巴结更容易发生转移。由于对前哨淋巴结的检查往往比其他淋巴结更彻底，一些研究也对非前哨淋巴结进行了与前哨淋巴结同样的检查，这些研究也证实了前哨淋巴结更容易发生转移的理论（Turner 等，1997；Weaver 等，2000）。在这些初步验证研究和早期

学习阶段（全部通过腋窝淋巴结清扫完成）之后，形成一项原则，即只对前哨淋巴结阳性（转移）的患者行腋窝淋巴结清扫（作为一项腋窝的外科治疗方案）。前哨淋巴结成为规则。前哨淋巴结阴性的患者可避免行腋窝清扫及其潜在的风险（如淋巴水肿、运动功能障碍、感觉丧失），但必须承认的是，前哨淋巴结活检也可有并发症，但发生率较低且程度较轻。这种腋窝淋巴结分期的新时代也开创了一种新的方法来教授前哨淋巴结活检。普遍经由接受过前哨淋巴结活检培训的外科医生监督，不再需要进行完整的腋窝清扫来证明熟练掌握淋巴结切除。是否清除腋窝取决于前哨淋巴结的情况，因此术中评估与通过腋窝超声评估的术前分级一样重要。对于腋窝触诊和超声检查阴性（cN_0）的患者采取淋巴结定位及前哨淋巴结活检，而对于那些腋窝淋巴结可疑阳性的患者，则在超声的引导下对适合的淋巴结或者最适合的那一个进行穿刺（通常为细针穿刺，偶尔是空芯针）。镜下有淋巴结受累证据的患者则不进行淋巴结定位，因为该法适用于 cN_0 的患者。后来，有些研究发现，一旦前哨淋巴结活检证实淋巴结阳性，对于大部分患者不再需要进行腋窝淋巴结清扫。美国外科肿瘤协会（ACOSOG）的 Z-0011 实验总结了经过乳腺癌保乳术后辅助放疗，仅有乳腺少量淋巴结受累的患者（不超过 2 个淋巴结转移，不论转移灶的大小），不需要行腋窝淋巴结清扫（Lyman 等，2016 年）。这一改变大大减少了对前哨淋巴结的术中检查，毕竟对接下来的手术方案没有影响。

另一种将前哨淋巴结活检作为较少并发症的分期方法，是在局灶乳腺癌晚期患者首次全身（新辅助）治疗后应用。临床上淋巴结阴性和阳性的患者均可进行新辅助治疗。在淋巴结阳性的情况下，普遍认为前哨淋巴结活检只需用于全身治疗后淋巴结阴性的患者（ycN_0）。一开始 cN_0 期患者进行新辅助治疗后行前哨淋巴结切除术，其假阴性率（前哨淋巴结阴性但其他淋巴结有转移的患者所占比例）与那些没有进行新辅助治疗的患者一致（Geng 等，2016 年）。因此，虽然之前已经检查过，但现在常常会在首次新辅助治疗后进行前哨淋巴结活检。对于最初诊断为淋巴结阳性的患者，假阴性率有所升高，但至少能确诊 2 个前哨淋巴结，并且在充分筛选患者后，发现新辅助治疗后的前哨淋巴结活检也足够可靠（El Hage Chehade 等，2016；van Nijnatten 等，2015）。

大多数外科医生只切除腋窝前哨淋巴结，而不探查腋窝外的淋巴结。如果要了解后者的情况，则需使用淋巴显像技术，这种技术可以使这些淋巴结显影。即使淋巴显像找到了乳腺内的前哨淋巴结，也很难通过手术切除，尽管有报道指出胸骨旁前哨淋巴结的转移可能会影响放疗方案和新辅助化疗的指征。一般说来，乳腺内前哨淋巴结比腋窝内前哨淋巴结小，通常小于 5mm，γ 探测器通常只能通过放射性核素来定位他们的位置，而不能通过染料标记。

前哨淋巴结的病理评估可分为两大类，即术中及术后情况。术中使用印片、刮片或冰冻组织学切片及分子检测来进行前哨淋巴结的评估。印片是从新鲜的淋巴结切面上将剥脱的细胞印在玻片上。这种自发的分离可以通过摩擦切面和涂抹增强。对淋巴结的检测有着不同的方法（图 1 和图 2）。

术中细胞学制片的好处在于易于制备、低成本、组织耗损量低和便于镜下观察恶性细胞。缺点包括无法测量转移灶大小，假阴性率（活检标本阳性）更高，有少量假阳性病例，以及需要进行细胞病理学培训。假阴性率可以通过增加样本来提高（多切面取样）。快速免疫组化也可与术中细胞学相结合来检测上皮细胞；这就提高了报告的准确性，也增加了所需时间和检查费用。

冰冻切片也常用于术中前哨淋巴结检查，可

S

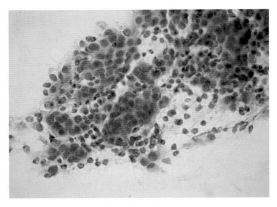

▲ 前哨淋巴结，图 1
细胞学印片上可见转移的癌细胞（HE 染色，400×）

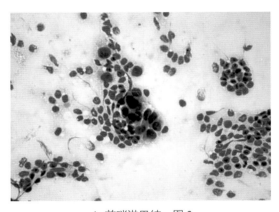

▲ 前哨淋巴结，图 2
细胞学印片上可见转移的癌细胞（Giemsa 染色，400×）

以更好地对转移癌进行评估，包括测量转移灶大小等，很多病理医生也更熟悉这种方法。然而，与经过福尔马林固定和石蜡包埋组织的组织学金标准相比，冰冻切片的形态学仍是次优的。组织会形成冰晶假象，影响对细胞和结构的判断。一些组织在评估过程中丢失。这也需要更长的时间来准备，成本比印片高。冰冻切片也不完美，存在假阴性的可能。快速免疫组化和（或）多层面切片可提高其准确性。一些检验中心采取非常细致的方法，即通过冰冻多层面切片来评估整个前哨淋巴结，以获得最精确的术中镜下结果，但大多数机构认为这种方法成本和工作量太大，难以在工作中实现。Meta 分析研究了印片细胞学和冰冻切片评估的准确性，并认为后者在术中检测宏

转移（＞2mm）时的敏感性比前者高 10% 左右。选择何种术中诊断方法取决于很多因素，也包括病理医生的个人喜好和经验（Cserni 等，2003）。

术中分子检测与细胞学印片和冰冻切片有本质区别，因为分子检测不使用显微镜进行检测。但是相对的，分子检测会破坏组织和细胞的结构，为了按比例地提取能提示肿瘤细胞的 mRNA。目前可使用不同的扩增系统，最常见的是细胞角蛋白 19 mRNA 的一步核酸扩增法（OSNA），或使用细胞角蛋白 19 和 mammaglobin mRNA 的反转录聚合酶链反应（RT-PCR）。这些方法比传统的显微镜检查更敏感，但针对的是上皮细胞而对转移的肿瘤细胞不具有特异性。因无法对同一组织进行镜下评估和分子检测，有效性研究存在偏倚。因此前哨淋巴结的不同部位需用不同的方法进行检测。目前普遍认为前哨淋巴结的不同部位转移风险也有所不同，肿瘤传入淋巴管交界区域受累的概率远高于远离此处的区域。这就是为什么，最好交替对淋巴结进行切片去做组织学和分子检测。通过更大的系列研究表明，分子检测法在检测前哨淋巴结微转移方面比冰冻切片或细胞学都要敏感得多，但在宏转移方面，冰冻切片敏感性几乎与分子检测一样（Cserni，2012）。为了进行完整的评估，许多实验室使用了大部分的前哨淋巴结组织进行术中分子检测，这样就导致没有剩余的组织可供形态学评估。通常建议是使用至少一片组织（通常是组织中心）进行组织学评估，其余部分进行分子检测。一致认为，任何类型的术中评估都应仅限于对后续治疗干预有直接影响的病例（Wells 等，2012）。

传统的前哨淋巴结评估是组织病理学评估，与术中诊断相比已作为评估的金标准。作为最可能受累的淋巴结，前哨淋巴结需进行更详细的检查，如大体切片、等间距的连续切片（包括全切的多切面切片）及免疫组织化学，通常会联合使用。这种方法检测出淋巴结受累的比例高于以前

对每个淋巴结、大淋巴结的每个切面进行 HE 染色评估的方法。检出率升高的部分原因是前哨淋巴结确实比同一淋巴结区域的其他淋巴结更容易出现转移，也是因为使用了更敏感的检测技术（Giuliano 等，1995；Cserni 等，2003）。结果，淋巴结肿瘤转移灶的平均大小也变小了。微转移（早期定义直径不超过为 2mm 的转移）的确诊率比淋巴结定位活检时要高得多。这导致了一种现象称为迁移阶段，即同样经过传统淋巴结检查确诊淋巴结转移阴性的患者，行腋窝淋巴结清扫后，更精确的方法可能会检测出微小转移灶，而传统的方法可能会漏诊。为了减少这一现象，分期协会引入了一个 0.2mm 的更低的范围（后来增加了肿瘤细胞量不超过 200 个的限制）微小转移的定义，认为任何小于孤立性肿瘤细胞灶（ITC）的转移均可认为时淋巴结阴性（图 3 和图 4）。

一开始对孤立性肿瘤细胞的定义并不明确和统一，限制了对这一类型的正确预后评估及与微转移的区分。目前看来，无论是孤立的肿瘤细胞或肿瘤簇或微转移对乳腺癌患者都没有太大影响，因此不必进行治疗干预。通过加强病理学评估，发现了这一类前哨淋巴结转移量少的类型对预后的影响，因此建议不再去寻找微转移或更小的转移灶，而是制订出能准确检测出宏转移的

方针。

必须记住前哨淋巴结（其他淋巴结也是如此）除了乳腺癌转移外，还可能存在许多其他变化或疾病，这常是反对使用全部组织进行分子检测的一个争论点。囊痣是一个相对常见的病变，一般不会导致鉴别的困难，这种病变通常不显示黑色素含量（图 5）。

在某些情况下，囊痣可累及淋巴结小梁，甚至淋巴结被膜，此时更需要注意鉴别。由于本质上是完全不同的疾病，痣的色素细胞标记物阳性和上皮细胞标记物阴性可以很容易鉴别。其他肿瘤（通常是慢性淋巴细胞白血病，不太常见的其他淋巴瘤或转移性黑色素瘤等）或感染性疾病（如猫抓病或弓形虫病）也可发生。上皮性包涵体（通

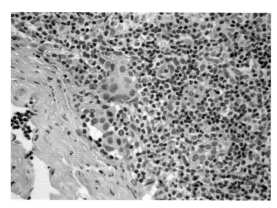

▲ 前哨淋巴结，图 4
常规染色方法检测出的孤立性肿瘤细胞团（HE 染色，400×）

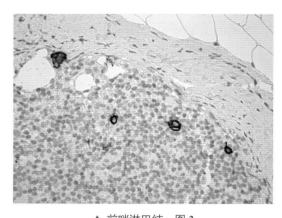

▲ 前哨淋巴结，图 3
用免疫组化细胞角蛋白标记转移的小叶癌肿瘤细胞（细胞角蛋白 AE1/AE3 免疫组化染色，400×）

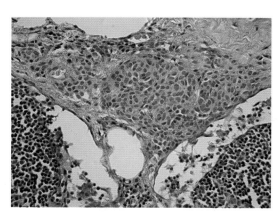

▲ 前哨淋巴结，图 5
囊痣，不含色素成分（HE 染色，400×）

S

常为乳腺型）并不常见（图6），但由于是上皮性的，所以任何一种术中检测能有误诊的可能。

腋窝前哨淋巴结也有输卵管内膜异位有报道。在组织处理过程中，上皮细胞或腺体样的结构可能被人为地带入到切片上没有组织的空隙中（图7）。

类似地，穿刺（如空芯针穿刺活检、原发灶的穿刺定位或介入注射示踪剂）或按摩帮助示踪剂在淋巴结定位过程中的迁移，都可能会导致将移位的上皮误诊为真正的转移。据报道乳头状病变特别容易发生上皮移位，到目前为止，已报道的上皮移位都与乳头状病变有关。这些细胞和转移的细胞或转移灶可能在部位（常见于淋巴窦而不是实质）、形态和（或）免疫表型上有所不同；少见的是，原发部位也有移位的上皮（如创伤后的乳腺组织区域的淋巴管内的乳头状分支，可有伤口愈合的表现，如肉芽组织增生、含铁血黄素沉积或血肿）。由于移位的上皮细胞不会形成大范围，因此将其误诊为转移灶不代表手术、新辅助化疗或放疗有错误的迹象。

目前已经进行了一些试验，来确定那些可能不需要前哨淋巴结活检的乳腺癌患者亚群。

推荐阅读

[1] Cserni, G. (2012). How much is enough? Pathologic evaluation of sentinel lymph nodes. *Current Breast Cancer Reports, 4*, 89–95.

[2] Cserni, G., Amendoeira, I., Apostolikas, N., Bellocq, J. P., Bianchi, S., Bussolati, G., Boecker, W., Borisch, B., Connolly, C. E., Decker, T., Dervan, P., Drijkoningen, M., Ellis, I. O., Elston, C. W., Eusebi, V., Faverly, D., Heikkila, P., Holland, R., Kerner, H., Kulka, J., Jacquemier, J., Lacerda, M., Martinez-Penuela, J., De Miguel, C., Peterse, J. L., Rank, F., Regitnig, P., Reiner, A., Sapino, A., Sigal-Zafrani, B., Tanous, A. M., Thorstenson, S., Zozaya, E., & Wells, C. A. (2003). Pathological work-up of sentinel lymph nodes in breast cancer. Review of current data to be considered for the formulation of guidelines. *European Journal of Cancer, 39*, 1654–1667.

[3] Donker, M., van Tienhoven, G., Straver, M. E., Meijnen, P., van de Velde, C. J., Mansel, R. E., Cataliotti, L., Westenberg, A. H., Klinkenbijl, J. H., Orzalesi, L., Bouma, W. H., van der Mijle, H. C., Nieuwenhuijzen, G. A., Veltkamp, S. C., Slaets, L., Duez, N. J., de Graaf, P. W., van Dalen, T., Marinelli, A., Rijna, H., Snoj, M., Bundred, N. J., Merkus, J. W., Belkacemi, Y., Petignat, P., Schinagl, D. A., Coens, C., Messina, C. G., Bogaerts, J., & Rutgers, E. J. (2014). Radiotherapy or surgery of the axilla after a positive sentinel node in breast cancer (EORTC 10981-22023 AMAROS): A randomised, multicentre, open-label, phase 3 non-inferiority trial. *The Lancet Oncology, 15*, 1303–1310.

[4] El Hage Chehade, H., Headon, H., El Tokhy, O., Heeney, J., Kasem, A., & Mokbel, K. (2016). Is sentinel lymph node biopsy a viable alternative to complete axillary dissection following neoadjuvant chemotherapy in women with node-positive breast cancer at diagnosis? An updated meta-analysis involving 3,398 patients. *American Journal of Surgery, 212*, 969–981.

[5] Geng, C., Chen, X., Pan, X., & Li, J. (2016). The feasibility and accuracy of sentinel lymph node biopsy in initially clinically node-negative breast cancer after neoadjuvant chemotherapy: A systematic review and meta-analysis. *PLoS*

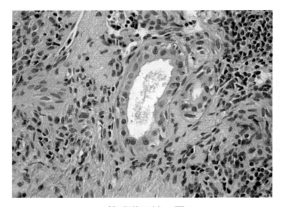

▲ 前哨淋巴结，图6

腋窝前哨淋巴结的大汗腺腺体，注意外层的肌上皮和内层的腺上皮（HE 染色，400×）

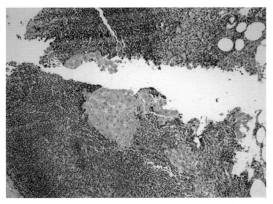

▲ 前哨淋巴结，图7

前哨淋巴结细针穿刺时人为嵌入的肝组织（HE 染色，100×）

One, 11, e0162605.

[6] Giuliano, A. E., Dale, P. S., Turner, R. R., & Morton, D. L. (1995). Improved axillary staging of breast cancer with sentinel lymphadenectomy. *Annals of Surgery, 222*, 394–401.

[7] Giuliano, A. E., Ballman, K. V., McCall, L., Beitsch, P. D., Brennan, M. B., Kelemen, P. R., Ollila, D. W., Hansen, N. M., Whitworth, P. W., Blumencranz, P. W., Leitch, A. M., Saha, S., Hunt, K. K., & Morrow, M. (2017). Effect of axillary dissection vs no axillary dissection on 10-year overall survival among women with invasive breast cancer and sentinel node metastasis: The ACOSOG Z0011 (Alliance) randomized clinical trial. *JAMA, 318*, 918–926.

[8] Lyman, G. H., Somerfield, M. R., Bosserman, L. D., Perkins, C. L., Weaver, D. L., & Giuliano, A. E. (2016). Sentinel lymph node biopsy for patients with early-stage breast cancer: American Society of Clinical Oncology clinical practice guideline update. *Journal of Clinical Oncology, 35*, 561–564.

[9] Sávolt, Á., Péley, G., Polgár, C., Udvarhelyi, N., Rubovszky, G., Kovács, E., Győrffy, B., Kásler, M., & Mátrai, Z. (2017). Eight-year follow up result of the OTOASOR trial: The optimal treatment of the axilla–Surgery or radiotherapy after positive sentinel lymph node biopsy in early-stage breast cancer: A randomized, single centre, phase III, non-inferiority trial. *European Journal of Surgical Oncology, 43*, 672–679.

[10] Turner, R. R., Ollila, D. W., Krasne, D. L., & Giuliano, A. E. (1997). Histopathologic validation of the sentinel lymph node hypothesis for breast carcinoma. *Annals of Surgery, 226*, 271–276.

[11] van Nijnatten, T. J., Schipper, R. J., Lobbes, M. B., Nelemans, P. J., Beets-Tan, R. G., & Smidt, M. L. (2015). The diagnostic performance of sentinel lymph node biopsy in pathologically confirmed node positive breast cancer patients after neoadjuvant systemic therapy: A systematic review and meta-analysis. *European Journal of Surgical Oncology, 41*, 1278–1287.

[12] Weaver, D. L., Krag, D. N., Ashikaga, T., Harlow, S. P., & O'Connell, M. (2000). Pathologic analysis of sentinel and nonsentinel lymph nodes in breast carcinoma: a multicenter study. *Cancer, 88*, 1099–1107.

[13] Wells, C. A., Amendoeira, I., Bellocq, J. P., Bianchi, S., Boecker, W., Borisch, B., Bruun Rasmussen, B., Callagy, G.M., Chmielik, E., Cordoba, A., Cserni, G., Decker, T., DeGaetano, J., Drijkoningen, M., Ellis, I. O., Faverly, D. R., Foschini, M. P., Frković-Grazio, S., Grabau, D., Heikkilä, P., Iacovou, E., Jacquemier, J.,Kaya,H.,Kulka, J., Lacerda, M., Liepniece-Karele, I., Martinez-Penuela,-J., Quinn, C. M., Rank, F., Regitnig, P., Reiner-Concin, A., Sapino, A., Tot, T., Van Diest, P. J., Varga, Z., Wesseling, J., Zolota, V., & Zozaya-Alvarez, E. (2012). S2: Pathology update. Quality assurance guidelines for pathology. In N. Perry, M. Broeders, C. de Wolf, S. Törnberg, R. Holland, & L. von Karsa (Eds.), *European guidelines for quality assurance in breast cancer screening and diagnosis. Fourth edition, supplements* (pp. 73–120). Luxembourg: European Commission, Office for Official Publications of the European Union.

Solid Papillary Carcinoma 实性乳头状癌

Elena Vissio　Caterina Marchiò　Anna Sapino　著　　梅开勇　曾子洪　译

一、同义词

乳腺实性乳头状神经内分泌癌。

二、定义

实体乳头状癌（SPC）在 2012 年 WHO 分类中属于导管内乳头状病变的范畴，是一种以癌细胞围纤维血管轴心生长的实性结节为特征的乳头状肿瘤的类型。尽管外层肌上皮缺失，目前还是认为这种病变是非侵袭性的（Lakhani 等，2012 年）。然而，确实存在侵袭性 SPC 的情况。

S

三、临床特征

■ 发病率

实性乳头状癌是一种罕见类型，仅占乳腺癌的 1%～2%（Otsuki 等，2007）。

■ 年龄

通常发生于 70 多岁的女性，平均年龄 73.2 岁（Maluf 和 Koerner，1995）。

■ 性别

更常见于女性患者，在男性中也偶有报道。

■ 部位

典型的实性乳头状癌常是单发性，位于乳腺中央区域（Guo 等，2016），虽然有文献报道了 1 例双侧同发的实性乳头状癌。

■ 临床表现

临床症状与其他类型的乳腺癌的表现无异，通常在检测乳腺密度或明显的肿块后诊断。20%～25% 病例中，可表现为血性乳头溢液（Lakhani 等，2012）。

■ 治疗

乳腺切除术或保乳手术是这类肿瘤常用的治疗方法。然而，由于复发的风险与手术方式无关，乳腺切除和淋巴结切除似乎是对没有侵犯迹象的小肿瘤的过度治疗（Guo 等，2016）。对于这些患者是否有必要进行前哨淋巴结活检，目前还没有达成一致意见。对于辅助治疗，放疗和激素治疗的益处也仍存在争议。

■ 结局

实性乳头状癌预后良好。淋巴结转移及远处转移罕见，局部可复发，死亡率虽低但也可发生（Guo 等，2016）。最近一项研究在 5 例实性乳头状癌中进行了 21 基因复发评分多基因分析，结果显示 3 例评分低，2 例评分中等，证实了该种组织学类型的乳腺癌预后良好。唯一一位局部复发的女性 RS 评分 25 分（Turashvili 等，2017）。

当实性乳头状癌表现为浸润性乳腺癌时，预后与浸润性成分的特征相关。

四、大体检查

实性乳头状癌大体通常表现为边界清晰的分叶状肿块，切面呈灰白色或黄褐色（Lakhani 等，2012）。大小不一，报道病例的平均直径约 2.5cm（Guo 等，2016）。

五、显微镜检查

实性乳头状癌低倍镜下特征为多结节状，虽然边界清楚，但免疫组化显示外层肌上皮通常缺失（图 1）。实性乳头状癌该分类为低级别浸润性癌还是导管原位癌至今仍有争论（见"导管原位癌"）。不管怎么说，因这种疾病的临床进展一般较好，现在的 WHO 分类还是考虑他为一种原位病变（Lakhani 等，2012）。与之相反的，边缘不规则和拼图样的多个小巢团是提示浸润性生长的典型特征（Lakhani 等，2012）。

结节内细胞排列紧密，可呈典型的围绕纤维血管轴心栅栏样排列结构（图 2A），细胞通常体积较小，核染色质粗，胞质颗粒状，偶尔可出现梭形样的细胞(Lakhani 等，2012)。细胞通常低 - 中核级，增殖活性低（Guo 等，2016）。SPC 可产生细胞外或细胞内黏液，一半以上的病例报道有神经内分泌分化（图 2B）（Otsuki 等，2007）。

SPCs 可表现为浸润性癌中的小灶病变，常有神经内分泌或黏液特征（Nassar 等，2006；Otsuki 等，2007），其他组织学类型也有报道。与 SPC 相关的浸润性黏液癌分类为 B 型，以细胞密度高、黏液生成少及神经内分泌分化为特征（Nassar 等，2006）（见"浸润性黏液癌"）。

有报道实性乳头状癌（SPC）和包裹性乳头状癌（EPC）同时存在的混合型病例，推测这两种肿瘤有共同的致癌分子机制（Cui 和 Wei，2015；Duprez 等，2012）。

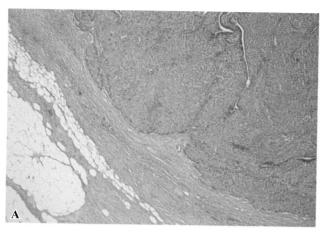
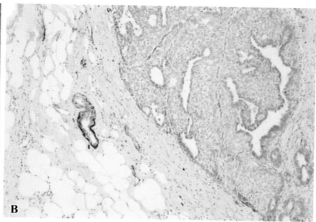

▲ 实性乳头状癌，图 1

A. 实性乳头状癌特征为肿瘤细胞增生，紧密排列，边界清晰。B.calponin 免疫组化染色显示外层细胞肌上皮局灶缺失

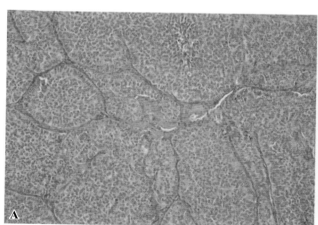
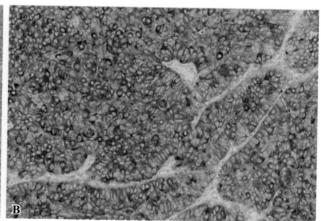

▲ 实性乳头状癌，图 2

A. 肿瘤细胞排列紧密，围绕纤维血管轴心呈栅栏状排列（HE 染色）。B.SPCs 可有神经内分泌分化（Syn 免疫组化染色）

六、免疫表型

与其他乳头状肿瘤相似，SPC 通常为 Luminal A 型，雌激素受体（ER）和孕激素受体（PR）表达强烈阳性，缺乏 HER2 过表达，增殖活性低（Guo 等，2016；Ostuki 等，2007），浸润性成分也常表达类似的免疫组织表型（Nassar 等，2006）。尽管如此，4 例 SPC 病例的 PAM50 基因标记将其划分为 Luminal B 型（Piscuoglio 等，2014）。

肌上皮标记[如 p63 和高分子量角蛋白（CK）等] 免疫组化染色可阳性或阴性，低分子量角蛋白（如 CK8 和 CK）通常阳性（Lakhani 等，2012）。

Syn（图 2B）和（或）CgA 是特征性的神经内分泌标记物，在 50% 以上的病例中表达（Guo 等，2016；Lakhani 等，2012；Otsuki 等，2007）。

七、分子特征

乳头状癌（PCs）和 ER+ 的非特殊类型浸润性癌的拷贝数差相图相似（Duprez 等，2012）。然而，基因表达分析显示 PCs 中细胞迁移、增

S

殖、聚集和形成结构相关的基因表达下调，而与细胞自稳态以及血管生成相关的基因则上调（Piscuoglio 等，2014）。

在 PC 的主要类型（实性乳头状癌、包裹性乳头状癌和侵袭性乳头状癌）中，拷贝数差相图无明显差异（Piscuoglio 等，2014）。另一方面，SPC 与 EPC 相比，神经内分泌相关基因（如 RET、ASCL1 和 DOK7）的表达量更高，EPC 的细胞迁移相关基因表达下调，这可能解释了这两种疾病之间的组织学差异（Piscuoglio 等，2014）。

八、鉴别诊断

导管内乳头状瘤（见"导管内乳头状瘤"）和导管旺炽性增生（见"普通型导管增生"）可表现为与实性乳头状癌类似的特征，但这些疾病通常没有核分裂象，也不伴神经内分泌或黏液分化。此外，在良性病变中，CK5/6 通常呈强阳性；因此，在难以鉴别的病例中，CK5/6 的评估可能有所帮助（Lakhani 等，2012；Rabban 等，2006）。

在 ER 和（或）PR 异常弱表达或缺失的情况下，则应考虑乳腺转移性神经内分泌肿瘤，并需对患者的病史准确回顾，以确定来源（Burt 等，2016）。

推荐阅读

[1] Burt, M., Madan, R., & Fan, F. (2016). Metastatic gastrinoma in the breast mimicking primary solid papillary carcinoma. *Human Pathology, 56*, 143–146.

[2] Cui, X., & Wei, S. (2015). Composite encapsulated papillary carcinoma and solid papillary carcinoma. *Pathology International, 65*, 133–137.

[3] Duprez, R., Wilkerson, P. M., Lacroix-Triki, M., Lambros, M. B., MacKay, A., A'Hern, R., Gauthier, A., et al. (2012). Immunophenotypic and genomic characterization of papillary carcinomas of the breast. *The Journal of Pathology, 226*, 427–441.

[4] Guo, S., Wang, Y., Rohr, J., Fan, C., Li, Q., Li, X., & Wang, Z. (2016). Solid papillary carcinoma of the breast: A special entity needs to be distinguished from conventional invasive carcinoma avoiding overtreatment. *The Breast, 26*, 67–72.

[5] Lakhani, S. R., Ellis, I. O., Schnitt, S. J., Tan, P. H., van de Vijver, M. J. (2012). WHO classification of tumours of the breast. World Health Organization classification of tumours. Lyon, IARC press. ISBN-10: 9283224337.

[6] Maluf, H. M., & Koerner, F. C. (1995). Solid papillary carcinoma of the breast. A form of intraductal carcinoma with endocrine differentiation frequently associated with mucinous carcinoma. *The American Journal of Surgical Pathology, 19*, 1237–1244.

[7] Nassar, H., Qureshi, H., Adsay, N. V., Volkanadsay, N., & Visscher, D. (2006). Clinicopathologic analysis of solid papillary carcinoma of the breast and associated invasive carcinomas. *The American Journal of Surgical Pathology, 30*, 501–507.

[8] Ni, Y. B., & Tse, G. M. (2016). Pathological criteria and practical issues in papillary lesions of the breast–A review. *Histopathology, 68*, 22–32.

[9] Otsuki, Y., Yamada, M., Shimizu, S., Suwa, K., Yoshida, M., Tanioka, F., Ogawa, H., et al. (2007). Solid-papillary carcinoma of the breast: Clinicopathological study of 20 cases. *Pathology International, 57*, 421–429.

[10] Piscuoglio, S., Ng, C. K. Y., Martelotto, L. G., Eberle, C. A., Cowell, C. F., Natrajan, R., Bidard, F. C., et al. (2014). Integrative genomic and transcriptomic characterization of papillary carcinomas of the breast. *Molecular Oncology, 8*, 1588–1602.

[11] Rabban, J. T., Koerner, F. C., & Lerwill, M. F. (2006). Solid papillary ductal carcinoma in situ versus usual ductal hyperplasia in the breast: A potentially difficult distinction resolved by cytokeratin 5/6. *Human Pathology, 37*, 787–793.

[12] Tan, B. Y., Thike, A. A., Ellis, I. O., & Tan, P. H. (2016). Clinicopathologic characteristics of solid papillary carcinoma of the breast. *American Journal of Surgical Pathology, 40*, 1334–1342.

[13] Turashvili, G., Brogi, E., Morrow, M., Hudis, C., Dickler, M., Norton, L., & Wen, H. Y. (2017). The 21-gene recurrence score in special histologic subtypes of breast cancer with favorable prognosis. *Breast Cancer Research and Treatment, 165*, 65–76.

[14] Wei, S. (2016). Papillary lesions of the breast: An update. Archives of Pathology & Laboratory Medicine, 140, 628–643.

[15] Yoshimura, N., Murakami, S., Kaneko, M., Sakatani, A., Hirabayashi, N., & Takiyama, W. (2013). Synchronous bilateral solid papillary carcinomas of the breast. *Case Reports in Surgery, 2013*, 812129.

Syringomatous Tumor of the Nipple
乳头汗管瘤样肿瘤

Zsuzsanna Varga　Linda Moskovszky　**著**　　梅开勇　曾子淇　**译**

一、同义词

浸润性乳头汗管瘤样肿瘤；乳头汗管瘤样腺瘤。

二、定义

乳头汗管瘤样肿瘤是罕见的良性病变，典型的病变见于乳头区域真皮/皮下，呈汗腺样分化（Ishikawa 等，2015；Montgomery 等，2014；Boecker 等，2014）。这类肿瘤无转移潜能，但若切除不完全可复发。

三、临床特征

■ 发病率

这一类乳头肿瘤非常罕见，占所有乳腺肿瘤不到 1%。到目前为止，英文文献报道的病例有 39 例，大多以病例报道的形式出现。其中女性 37 例，男性 2 例（Ishikawa 等，2015；Montgomery 等，2014；Oo 和 Xiao 2009；Page 等，2009；Jones 等，1989 年；Carter 和 Dyess，2004；Rosen，1983）。1983 年，P. P. Rosen 发表了乳头汗管瘤样肿瘤的最初描述。自这一描述以来，该类肿瘤偶尔在不同期刊上的疑难病例和免疫表型综述中被提及，上述病例中也有被报道过（Ishikawa 等，2015；Montgomery 等，2014；Boecker 等，2014；Oo 和 Xiao 2009；Page 等，2009；Jones 等，1989；Carter 和 Dyess ，2004）。

■ 年龄

患者在诊断时多为绝经期/绝经后；然而，在一个 11 岁的青春期前年轻女孩身上发现了发生于副乳头的情况，另外还报道了一例 87 岁的老年患者病例（Oo 和 Xiao，2009；Page 等，2009）。

■ 性别

37 例为女性，2 例为男性（Ishikawa 等，2015；Montgomery 等，2014；Oo 和 Xiao，2009）。

■ 部位

双侧乳腺发病率相等，大部分为局灶病变。2 篇文献各报道了 1 例女性发生在副乳的汗管瘤样腺瘤；进一步研究的 2 篇文献各报道了 1 例女性患者双侧同发的汗管瘤样肿瘤（Ishikawa 等，2015；Montgomery 等，2014；Oo 和 Xiao，2009；Page 等，2009）。

■ 治疗

治疗手段主要是通过外科完整切除。如果肿瘤靠近乳头，因此完整切除较难实现，这种情况建议术后进行影像学的密切随访（Ishikawa 等，2015；Oo 和 Xiao，2009）。

■ 结局

所有病例预后都良好；至今没有转移或死于致死的报道。然而有少数病例出现因手术切除不完全导致的局灶肿瘤复发（Ishikawa 等，2015；Montgomery 等，2014；Boecker 等，2014；Oo

S

和 Xiao，2009；Page 等，2009；Jones 等，1989；Carter 和 Dyess，2004）。

四、大体检查

汗管瘤样肿瘤表现为明显的浸润性生长，为乳头真皮层的实性肿块或边界清楚的结节。罕见病例是因为周围的乳腺钙化而被检查出。病变大小不一，5～50mm，最大径平均约 17.7mm（Ishikawa 等，2015；Montgomery 等，2014；Oo 和 Xiao，2009）。

五、显微镜检查

汗管瘤样肿瘤位于乳头或乳晕区真皮和皮下，呈浸润性生长，表现为呈小叶状生长及不明显的上皮细胞团呈分枝状生长（Ishikawa 等，2015）（图1）。肿瘤细胞典型表现为真皮层和皮下组织的间质、平滑肌之间浸润性生长（图2）（Ishikawa 等，2015；Montgomery 等，2014）。一般肿瘤和表面皮肤或乳头之间没有联系，通常不伴溃疡形成（Ishikawa 等，2015；Montgomery 等，2014；Oo 和 Xiao，2009；Rosen，1983）。肿瘤细胞可围神经或平滑肌浸润，也可围绕在上皮延伸至真皮层的小角质囊旁（图3）（Ishikawa

等，2015；Montgomery 等，2014；Oo 和 Xiao，2009；Rosen，1983）。因其浸润性生长模式，病变界限不太清楚，用免疫组化标记可以更直观精确（Ishikawa 等，2015；Montgomery 等，2014；Boecker 等，2014）。上皮呈管状或实性结构，扁平状或不规则排列，典型病例呈泪滴状或逗点状。通常浸润深度较深，可达间质下致密结缔组织内（Ishikawa 等，2015；Montgomery 等，2014；Oo 和 Xiao，2009；Rosen 1983）。肿瘤细胞核空亮，无明显异型性，胞质淡染或轻微嗜酸

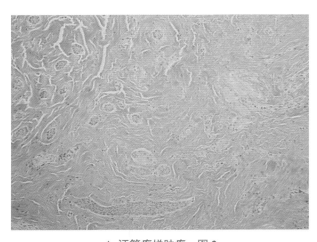

▲ 汗管瘤样肿瘤，图 2
低倍镜下，可见温和的实性上皮细胞巢浸润、穿插在真皮层平滑肌间（HE 染色，低倍视野）

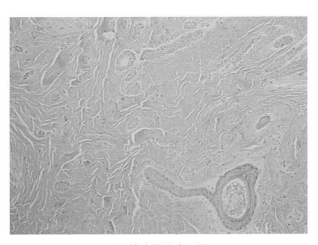

▲ 汗管瘤样肿瘤，图 1
低倍镜下，真皮层薄壁角质囊附近可见浸润性生长、温和的实性上皮巢（HE 染色，低倍视野）

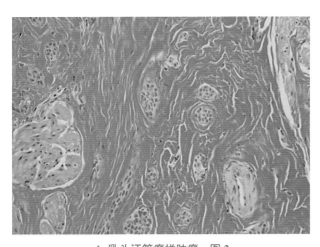

▲ 乳头汗管瘤样肿瘤，图 3
高倍镜下，肿瘤呈浸润性的生长的温和的上皮巢，浸润真皮 - 皮下交界处的平滑肌和血管，无明显的间质纤维组织增生（HE，高倍视野）

性。肿瘤细胞形成双层结构，内层上皮为立方或扁平细胞，外层细胞形态类似肌上皮，可能有肌上皮分化（Ishikawa 等，2015；Montgomery 等，2014；Boecker 等，2014；Oo 和 Xiao，2009）。无核分裂象或坏死。肿瘤上皮细胞旁间质常纤维化，可有梭形间质细胞（Ishikawa 等，2015；Montgomery 等，2014；Oo 和 Xiao，2009；Page 等，2009；Jones 等，1989；Carter 和 Dyess，2004；Rosen，1983）。

六、免疫表型

腺上皮通常表达高分子量角蛋白 34βE12 和基底型细胞角蛋白 CK5/6 等，在伴鳞状上皮分化的亚型中也可表达 p63。外层上皮通常表达肌上皮标记如 p63（图 4）、CK5/6（图 5）或 SMMHC，也可表达高分子量角蛋白 34βE12。激素受体及 HER2 均为阴性。Ki-67 指数通常较低（＜5%）（Ishikawa 等，2015；Montgomery 等，2014；Boecker 等，2014）。

七、分子特征

目前还没有基于现有文献研究的有效分子遗传学数据。三阴性表型及低 Ki-67 指数看上去

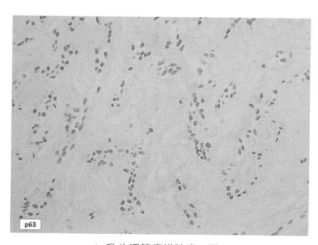

▲ 乳头汗管瘤样肿瘤，图 4
p63 免疫组化显示外层肌上皮，有些腺体内层腺上皮也可阳性（p63 免疫组化染色，克隆号 4A4，低倍视野）

是最具有特征性的分子标志物了（Ishikawa 等，2015；Boecker 等，2014；Oo 和 Xiao，2009）。

八、鉴别诊断

鉴别诊断包括低级别鳞状细胞癌、小管癌、乳头腺瘤及上皮增生伴炎性病变、鳞状上皮化生或高分化的浸润性鳞癌等（Ishikawa 等，2015；Montgomery 等，2014；Boecker 等，2014；Oo 和 Xiao，2009）。

低级别腺鳞癌（见"低级别腺鳞癌"）和汗管瘤样腺瘤组织学及免疫组化特征有所重叠。两种病变均有温和的细胞形态，大部分病例均为三阴性并且表达类似的基底型细胞角蛋白标记。然而与汗管瘤样腺瘤不同的是，低级别鳞状细胞癌表现有明显的深浸润伴间质促结缔组织反应。为了明确鉴别这两种疾病，需仔细观测组织学特征及免疫组化表达（Ishikawa 等，2015；Montgomery 等，2014；Boecker 等，2014；Oo 和 Xiao，2009）。

小管癌（见"小管癌"）形态上可类似汗管瘤样腺瘤的组织学形态，尤其是小管及尖状结构被严重的间质纤维化挤压变形时。小管癌基本都表达激素受体，缺乏肌上皮细胞，这在形态学或免疫组化上都有助于鉴别诊断（Ishikawa 等，2015；Montgomery 等，2014；Oo 和 Xiao，2009；Page 等，2009；Jones 等，1989；Carter 和 Dyess，2004；Rosen，1983）。

乳头腺瘤也可与汗管瘤样腺瘤具有一样的形态学表现。但乳头腺瘤一般表现为显著的导管内上皮增生（见"普通型导管增生"），大部分病例与表皮溃疡之间有明确的关系（Ishikawa 等，2015；Montgomery 等，2014；Oo 和 Xiao，2009）。

上皮增生（见"普通型导管增生"）及鳞状上皮化生大多发生于急性或慢性炎症，不表现亲神经或平滑肌生长模式。另外，典型的鳞状上皮增生 / 化生不表现双层结构（Ishikawa 等，2015；

S

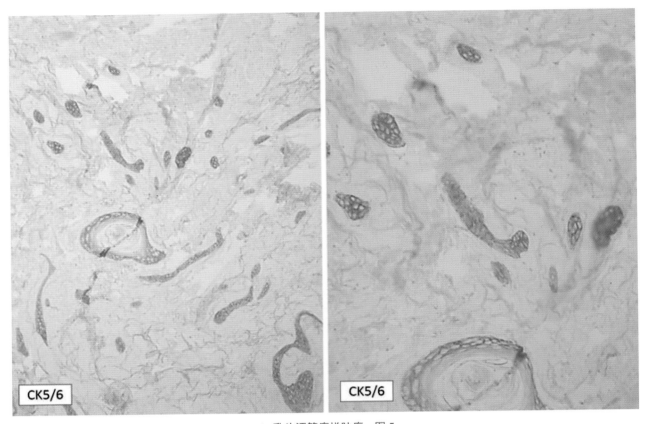

▲ 乳头汗管瘤样肿瘤，图 5

CK5/6 免疫组化染色标记内层上皮及外层肌上皮，注意产生上皮结构的角质囊附近也可表达（CK5/6 免疫组化染色，克隆号 D5/16B4，高倍视野）

Montgomery 等，2014；Oo 和 Xiao，2009）。

　　高分化的鳞状细胞癌如果细胞核形态学温和，可能会鉴别困难。但鳞状细胞癌通常有显著间质促结缔组织反应，缺失小叶生长模式（Ishikawa 等，2015；Montgomery 等，2014；Oo 和 Xiao，2009）。

推荐阅读

[1] Boecker,W., Stenman, G., Loening, T., Andersson, M. K., Sinn, H. P., Barth, P., Oberhellmann, F., Bos, I., Berg, T., Marusic, Z., Samoilova, V., & Buchwalow, I. (2014). Differentiation and histogenesis of syringomatous tumour of the nipple and low-grade adenosquamous carcinoma: Evidence for a common origin. *Histopathology, 65*, 9–23.

[2] Carter, E., & Dyess, D. L. (2004). Infiltrating syringomatous adenoma of the nipple: A case report and 20-year retrospective review. *The Breast Journal, 10*, 443–447.

[3] Ishikawa, S., Sako, H., Masuda, K., Tanaka, T., Akioka, K., Yamamoto, Y., Hosokawa, Y., & Manabe, T. (2015). Syringomatous adenoma of the nipple: A case report. *Journal of Medical Case Reports, 13*, 256.

[4] Jones, M. W., Norris, H. J., & Snyder, R. C. (1989). Infiltrating syringomatous adenoma of the nipple. A clinical and pathological study of 11 cases. *The American Journal of Surgical Pathology, 13*, 197–201.

[5] Montgomery, N. D., Bianchi, G. D., Klauber-Demore, N., & Budwit, D. A. (2014). Bilateral syringomatous adenomas of the nipple: Case report with immunohistochemical characterization of a rare tumor mimicking malignancy. *American Journal of Clinical Pathology, 141*, 727–731.

[6] Oo, K. Z., & Xiao, P. Q. (2009). Infiltrating syringomatous adenoma of the nipple: Clinical presentation and literature review. *Archives of Pathology & Laboratory Medicine, 133*, 1487–1489.

[7] Page, R. N., Dittrich, L., King, R., Boulos, F., & Page, D. L. (2009). Syringomatous adenoma of the nipple occurring within a supernumerary breast: A case report. *Journal of Cutaneous Pathology, 36*, 1206–1209.

[8] Rosen, P. P. (1983). Syringomatous adenoma of the nipple. *The American Journal of Surgical Pathology, 7*, 739–745.

T

Tall Cell Variant of Papillary Breast Carcinoma
乳腺高细胞型乳头状癌

Sofia Asioli　Francesca Ambrosi　著　　梅开勇　曾子淇　译

一、同义词

高细胞甲状腺样乳头状癌。

二、定义

高细胞型乳头状癌时原发性乳腺癌的一种特殊类型，与甲状腺肿瘤无关，常为三阴性，但是恶性潜能低、预后较好。

三、临床特征

■ 发病率

这种原发性乳腺癌的特殊类型目前文献报道有 37 例。

■ 年龄

发病年龄范围为 45—85 岁，中位年龄为 61 岁。

■ 性别

所有报道患者均为女性。

■ 部位

没有明显的好发象限。

■ 治疗

临床上多为惰性，最好的治疗方案是广泛切除术，通常不行腋窝淋巴结清扫。也有些患者进行了放化疗，但这些治疗手段可能并不合适。

■ 结局

高细胞型乳腺癌表现为惰性的临床病程。文献中报道的患者中有 30 例进行了随访，仅 1 例患者术后 32 个月进展，发生骨转移（Cameselle Teijeiro 等，2006）。另有 1 例患者被报道有乳腺内淋巴结转移，但是该转移在手术 10 年前就有临床表现了，然而在 10 年后患者未死亡且没有局部或远处复发（Tosi 等，2007）。最后 1 例有进展性病程的患者在出现症状 5 年后局部复发，10 例中有 1 例腋窝淋巴结转移。两处病灶均已切除。患者 4 年后存活且没有再发病（Foschini 等，2017）。剩下的 27 例患者平均随访 77 个月后均存活且无复发。

四、大体检查

肿瘤表现为明显的或边界清楚的结节，常常在筛查时检测到不明显的病变，大小不一（0.6～4.1cm）。乳腺钼靶或超声检查时，乳腺高细胞型乳头状癌通常因其边缘规则而被判断为良性。

五、显微镜检查

低倍镜下，高细胞型乳头状癌通常呈多分叶状结构，边缘呈推挤性生长，有局灶浸润。文献中描述的所有病例均表现出显著的组织学特征，即与甲状腺乳头状癌的高细胞型极为相似。特别是肿瘤细胞主要排列成含纤维血管轴心的乳头状小叶结构。大部分乳头排列紧密，类似于实性或小梁状结构，呈现出黏附紧密的肿瘤细胞构成的细胞巢，周围有疏松或致密富含细小的毛细血管样血管的间质，呈现出一种纤细的花环状结构，包绕所有的上皮成分。可见真正的滤泡样结构（图1，图2）。这些滤泡含有嗜酸性、无定形样分泌物，像甲状腺的胶质，包括这种扇贝形的外缘也很类似甲状腺滤泡（图3）。三种结构（乳头状、实性及滤泡状）常混合存在，并以一种为主要成分。大部分病例可出现沙砾体或颗粒状钙化，这两种成分均位于胶质样基质中或增生的上皮内。肿瘤细胞为立方或柱状细胞，垂直排列于纤维血管轴心，胞质常呈嗜酸性颗粒样，偶尔可

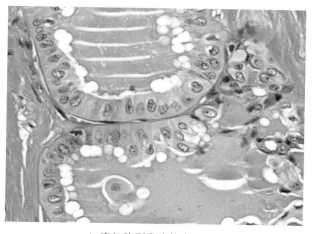

▲ 高细胞型乳头状癌，图3

肿瘤细胞柱状或立方形，嗜酸性颗粒状胞质。核位于中央，占据细胞1/3的高核细长，染色质清晰，可见核沟和假包涵体（HE染色）

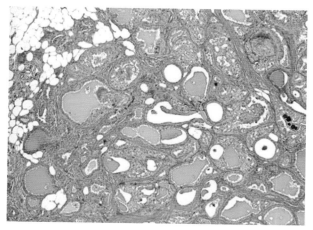

▲ 高细胞型乳头状癌，图1

低倍镜下，高细胞型乳头状癌表现为多小叶性的结构；边缘基本上是推挤性生长，局部区域可见浸润（HE染色）

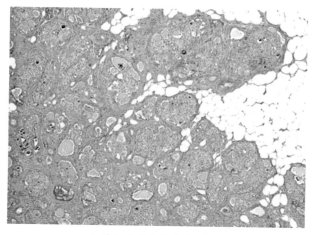

▲ 高细胞型乳头状癌，图2

高细胞型乳头状癌肿瘤细胞排列呈滤泡样结构，含嗜酸性、无定形样物，与甲状腺胶质很相似，圆齿状边缘（HE染色）

呈均质强嗜酸性。核空亮、细长，位于肿瘤细胞的顶端或中央，占细胞高度的1/3。核沟及核内假包涵体常见，核分裂象罕见。根据Elston和Ellis的乳腺癌分级系统（Elston和Ellis，1991），该疾病组织学分级为1级。通常不存在血管或神经周围的侵犯。据报道，7.7%的病例具有明确的原位癌的表现（Tosi等，2007）。在15.4%的病例中发现肿瘤外周伴有局灶的平坦上皮非典型增生（Foschini等，2017）。如有淋巴结转移，形态及免疫表现与原发灶相同。

六、免疫表型

雌激素受体与孕激素受体完全丢失，或有罕见病例肿瘤＜1%阳性，HER2阴性，故该种肿瘤分类为三阴性。雄激素受体也是阴性的，故排除了分泌性的本质。

CK7肿瘤细胞弥漫性强表达，偶尔可见局灶表达GCDFP-15，mammaglobin和GATA-3这些"腺腔"标记。另一方面，"非腺上皮/基底样细胞"标记物如CK14和CK的免疫组化表达在8例病例中有所报道（Eusebi等，2003；Tosi等，2007；Foschini等，2017）。肌上皮标记（如

T

p63、calponin 和 SMMHC）阴性表达，或标记少量围绕肿瘤的肌上皮细胞。

Ⅰ型胶原和层粘连蛋白标出了位于实性细胞巢内的纤维血管轴心，或肿瘤细胞外侧的基底层。胞质内颗粒主要集中在细胞基底侧，线粒体抗原呈强阳性。

提示甲状腺起源的免疫组化标志物，即甲状腺球蛋白和TTF1，据报道均为阴性。

七、分子特征

甲状腺乳头状癌常见的 RET/PTC 和 BRAF 基因突变在这类肿瘤中检测为阴性（Cameselle–Teijeiro 等，2006；Eusebi 等，2003；Hameed 等，2009）。异枸橼酸脱氢酶2（IDH2）突变有被报道，特别是 Chiang 等（2016）在 13 例高细胞型乳头状癌中检测出 10 例有 R172IDH2 基因热点突变。这 10 例中 8 例伴有 PIK3CA 或 PIK3RI 的致病性突变。另外，同一个作者通过功能性实验证实 IDH2 基因和 PIK3CA 的突变在高细胞型乳头状癌的肿瘤转化过程中起重要作用，并可能与其特殊的表型有关。

八、鉴别诊断

在罕见的转移性高细胞型乳头状癌的病例中，需考虑到甲状腺乳头状癌的淋巴结转移的可能。然而，转移的部位，缺少甲状腺原发肿瘤病史，表达 GCDFP–15、GATA3 和 mammaglobin，甲状腺起源的标记物（如 TTF–1 和甲状腺球蛋白等）阴性，缺少甲状腺乳头状癌常见的分子改变有助于鉴别这两种疾病。乳腺实性乳头状癌（见"实性乳头状癌"）也可能需要加以鉴别。实性乳头状癌与高细胞型乳头状癌不同，表达激素受体，且常表达神经内分泌标记物。

推荐阅读

[1] Cameselle-Teijeiro, J., Abdulkader, I., Barreiro-Morandeira,

---

乳腺高细胞型乳头状癌

◆ 定义
非常罕见的一类原发乳腺癌，与甲状腺肿瘤无关，常为三阴性

◆ 年龄分布
中位年龄 61 岁（发病年龄 45—85 岁）

◆ 临床特征
明显、界限清楚、边缘规则的结节

◆ 镜下改变
 – 三种结构：乳头状、实性和滤泡状
 – 肿瘤细胞：柱状 – 立方状，嗜酸性颗粒状胞质
 – 核沟、核内假包涵体及沙砾体可见
 – 核分裂象罕见，血管侵犯少见

◆ 免疫表型
 – ER、PR、AR 和 HER2 阴性
 – 腺上皮型标记（CK7、GCDFP-15、mammaglobin 和 GATA3）阳性程度不一
 – 肌上皮标记（p63、calponin 和 SMMHC）阴性
 – 甲状腺球蛋白和 TTF–1 阴性

◆ 分子特征
 – 缺少 RET/PTC 和 BRAF 基因突变
 – 77% 病例检测到有 IDH2 突变

◆ 鉴别诊断
 – 乳腺实性乳头状癌
 – 甲状腺乳头状癌转移

◆ 预后及治疗
 – 广泛切除，不需要进一步治疗
 – 惰性病程

F., Ruiz-Ponte, C., Reyes-Santías, R., Chavez, E., Sobrinho-Simões, M. (2006). Breast tumor resembling the tall cell variant of papillary thyroid carcinoma: A case report. *International Journal of Surgical Pathology, 14*, 79–84.

[2] Chiang, S., Weigelt, B., Wen, H. C., Pareja, F., Raghavendra, A., Martelotto, L. G., Burke, K. A., Basili, T., Li, A., Geyer, F. C., Piscuoglio, S., Ng, C. K. Y., Jungbluth, A. A., Balss, J., Pusch, S., Baker, G. M., Cole, K. S., von Deimling, A., Batten, J. M., Marotti, J. D., Soh, H-C., McCalip, B. L., Serrano, J., Lim, R. S., Siziopikou, K. P., Lu, S., Liu, X., Hammour, T., Brogi, E., Snuderl, M., Iafrate, A. J., Reis-Filho, J. S., Schnitt, S. J. (2016). IDH2 mutations define a unique subtype of breast cancer with altered nuclear polarity. *Cancer Research, 76*, 1–12.

[3] Elston, C.W.,&Ellis, I. O. (1991). Pathological prognostic factors in breast cancer. 1. The value of histological grade in breast cancer: Experience from a large study with long-term follow-up. *Histopathology, 19*, 403–410.

[4] Eusebi, V., Damiani, S., Ellis, I. O., Azzopardi, J. G., Rosai, J. (2003). Breast tumor resembling the tall cell variant of papillary thyroid carcinoma: Report of 5 cases. *The American Journal of Surgical Pathology, 27*, 1114–1118.

[5] Foschini, M. P., Asioli, S., Foreid, S., Cserni, G., Ellis, I. O., Eusebi, V., Rosai, J. (2017). Solid papillary breast carcinomas resembling the tall cell variant of papillary thyroid neoplasms: A unique invasive tumor with indolent behavior. *The American Journal of Surgical Pathology, 41*, 887–895.

[6] Hameed, O., Perry, A., Banerjee, R., Zhu, X., Pfeifer, J. D.

(2009). Papillary carcinoma of the breast lacks evidence of RET rearrangements despite morphological similarities to papillary thyroid carcinoma. *Modern Pathology, 22*, 1236–1242.

[7] Tosi, A. L., Ragazzi, M., Asioli, S., Del Vecchio, M., Cavalieri, M., Eusebi, L. H. U., Foschini, M. P. (2007). Breast tumor resembling the tall cell variant of papillary thyroid carcinoma: Report of 4 cases with evidence of malignant potential. *International Journal of Surgical Pathology, 15*, 14–19.

Toker Cells of the Nipple 乳头 Toker 细胞

Luca Di Tommaso 著　　梅开勇　曾子淇　译

一、同义词

乳头透明细胞。

二、定义

Toker 细胞（Toker cells，TC）是一种位于乳头表皮下层的透明细胞，单个散在分布，或呈罕见的小腺体样（Toker，1970）。

TC 增生缺少一个明确的定义，建议将超过 7 个 TC 的细胞簇（van der Putte 等，1995）或 10～20 个单个细胞和 3～10 个腺体（Di Tommaso 等，2008），或超过 3 个 CK7 阳性细胞的细胞簇（Nofech–Mozes 和 Hanna，2009）考虑为增生性 TC 病例。从实用角度看，正常 TC 在几层切面后消失，而增生的 TC 在几层切面后保留，甚至增加。

非典型 TC 是指那些"细胞非典型性程度不足以做出明确的癌变诊断"的细胞（Toker，1970）。这种轻至中度的非典型性表现为细胞核不规则、核增大及小的嗜酸性核仁。此外，非典型 TC 在经过数次切面后仍存在（图 1 至图 4）。

正常、增生性和非典型 TC 的分类见表 1。

三、临床特征

■ 发病率

Cyril Toker 医生最早描述发生于乳头的透明细胞。在研究了 190 例尸检的 HE 染色切片后，他发现在 12% 的病例中存在 TC（Toker，1970）。这一发现在之后的 390 例外科标本的乳头形态学研究中得到了证实（Di Tommaso，2008）。CK7 免疫染色有助于识别 TC。随后发现，CK7 在 83% 的尸检病例中显示出 TC 的存在（Lundquist 等，1999），并且在 88% 的手术标本中显示出 TC 的存在（NofechMozes 和 Hanna，2009）。CK7 染色标记出的 TC 细胞数约为 10 个 / 低倍视野（10×），为单个散在的细胞。调查研究显示，增生性 TC 和非典型 TC 分别为 8%～27% 和 3%～12%。

T

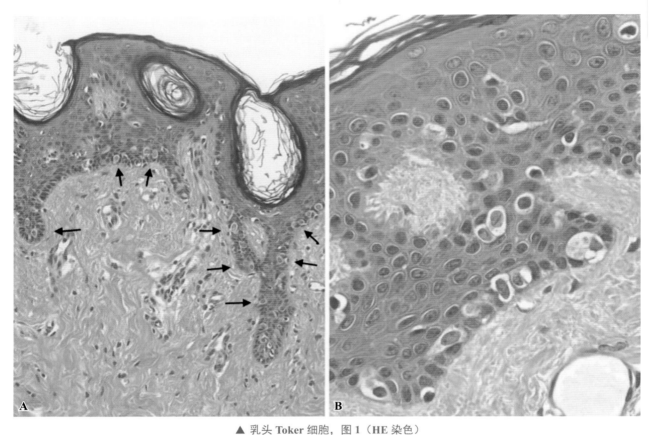

▲ 乳头 Toker 细胞，图 1（HE 染色）

乳头 Toker 细胞。A. 乳头表皮的下层偶见一些透亮的细胞；B. 高倍视野下可见单个散在分布或呈小腺体样，细胞学形态温和

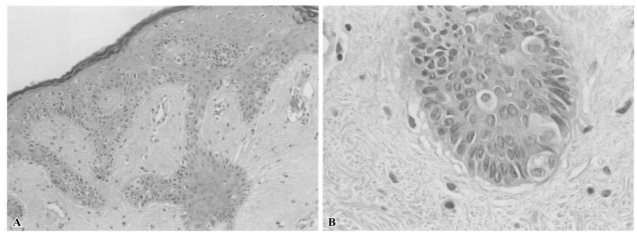

▲ 乳头 Toker 细胞，图 2（HE 染色）

增生性 TC。A. 低倍视野下可见多量 TC；B. 大部分细胞不伴有非典型性，可见散在显著的核仁及不规则的核

■ **年龄与性别**

在 Toker 医生的首篇相关文章中报道了 18 例患者，包括 8 名男性和 10 名女性，平均年龄为 50 岁（26—76 岁）。Lundquist 也在其进行的尸检研究报告中证实了相近的结果。后续的研究调查了乳腺癌患者行乳房切除术后的标本是否存

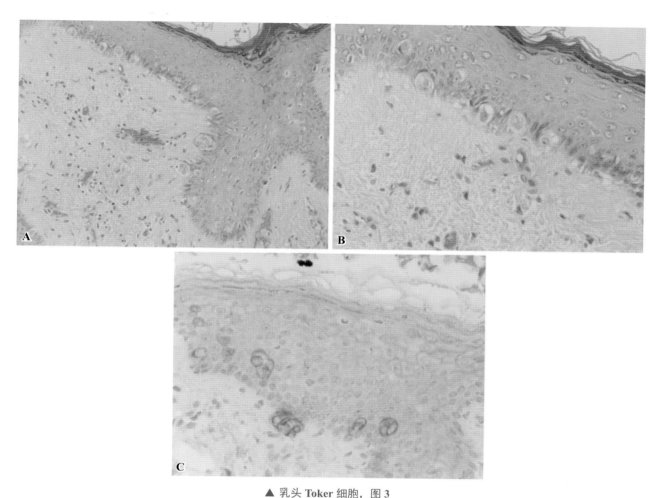

▲ 乳头 Toker 细胞，图 3

非典型 TC。A. 乳头表皮基底层特征表现可见一些散在或成簇的 TC（HE 染色）；B. 大部分 TC 可见 1 或 2 个明显的嗜酸性核仁；C.HER2 表达持续的弱阳性

在 TC，使得 TC 的流行病学特征与肿瘤的流行病学特征有所混淆。事实上，表现有 TC 的患者如果是因 BRCA 突变而行预防性乳腺切除，会比乳腺癌的乳腺切除患者更年轻（Nofech-Mozes 和 Hanna，2009）。

■ 部位与起源

TC 不仅在乳头区有被报道，在乳晕区、副乳、腋窝和外阴也有报道。提示 TC 细胞可能代表迁徙形成乳头上皮乳腺输乳管上皮，或在表皮基底层内分化失败的乳腺，或外分泌和汗腺结构相关的胚胎细胞巢。关于 TC 起源的一个可能解释来自于一个对男性胎儿及女性胎儿肛门 - 生殖区域的胚胎学研究（van der Putte，2011）。该研

究表明，参与汗腺和乳腺样腺体形成的原始卵泡细胞迁移到表皮中增殖并分化为 TC。因此，推测肛门生殖器部位的 TC 可能是原发性肛门生殖区 Paget 病的前体细胞。同样，乳头的 TC 也可能是乳头原发性 Paget 病的前体细胞。

四、显微镜检查

TC 比角质形成细胞更大，胞质微嗜酸性或透明，卵圆核及小核仁。电镜显示透明胞质是因其缺少细胞器和微丝（Marucci 等，2002）。TC 可见于基底层和（或）棘层；呈单个散在分布或小腺体样。增生性 TC 保持了正常 TC 的细胞学和结构特征。两者的鉴别点在于表皮下层的单个

T

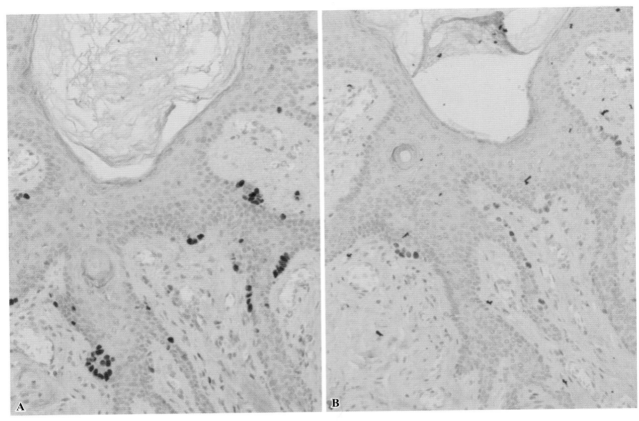

▲ 乳头 Toker 细胞，图 4
TC 的免疫表型特征，增生性 TC 呈强 ER 表达（A）和弱的 PR 表达（B）

乳头 Toker 细胞，表 1 　正常、增生性和非典型 TC 的推荐分类

	正常 TC	增生性 TC	非典型 TC
散在的 TC（个）	＜ 10	10～20	任意；多为 10～20
成簇的 TC（个）	＜ 3	3～10	任意；多为 3～10
重切后	消失	保留 / 增加	保留 / 增加
细胞的非典型性	无	无	轻至中度

细胞和（或）小腺体的数量增多，使得这些病例与正常 TC 相比很容易就在 HE 切片低倍镜下识别出来。非典型 TC 的特征是细胞核外形不规则，嗜酸性核仁，但核浆比保持正常。没有结构紊乱的迹象，因为大部分细胞仍位于表皮下层。

五、免疫表型

TC 一致表达 CK7。CK7 及 EMA 可以用来显示 TC 或显示那些 HE 上看到的 TC 周围的 TC。有趣的是，CK7 还显示出罕见的 TC 树突状增生。TC 的 p63 阴性 /ER 阳性 / PgR 阳性，这种表型进一步凸显了其与角质形成细胞的差异，支持它的乳腺或乳腺样起源说。此外，主要是在增生性和非典型 TC 上检测标记物 p53 和 HER2，它们在鉴别诊断中有助于与 Paget 病（PD）相鉴别。增生性和非典型 TC p53 均为阴性；非典型 TC 中常见 HER2 弱表达，在增生性 TC 时则少见。

表 2 阐明了 TC（正常、增生性和非典型性）与 PD（乳腺实质中伴或不伴有癌的存在）的免疫组化表达情况，具体见鉴别诊断）。

六、鉴别诊断

如前所述，主要的鉴别诊断是乳头 PD。大部分 PD 病例表现为下方乳腺癌癌细胞向表皮的迁移。然而，没有乳腺癌却广泛累及表皮的 PD 存在及乳头先天性缺失患者乳晕的 PD 不支持这种表皮学说。少数与乳晕区 TC 增生相关的 PD，以及难以与 TC 增生鉴别的副乳头 PD 报道进一步加强了 Toker 医生提出的一种假设，即少见 PD 病例可能代表 TC 的恶性转化。而从基因学上观测到 PD 表皮内的细胞不同于下方的癌更是证实了这一假设，即 PD 是 TC 的肿瘤性转化的可能。

PD 通常表现为渗出性皮炎、红斑、瘙痒和（或）乳头溢血，而在正常、增生性或非典型 TC 病例中，乳头则无明显改变。PD 细胞具有丰富的微嗜酸性胞质，多形核，大的嗜酸性核仁及表皮的每一层结构都过度增生；这些特征在 TC 中均未发现。最后，PD 大多表达 p53 及 HER2，与 TC 相反。然而，从实用学的角度上来看，PD 大

多数情况是一种临床表现，而 TC 通常是组织病理学的一个偶然发现。

推荐阅读

[1] Di Tommaso, L., Franchi, G., Destro, A., Broglia, F., Minuti, F., Rahal, D., & Roncalli, M. (2008). Toker cells of the breast. Morphological and immunohistochemical characterization of 40 cases. *Human Pathology, 39*, 1295–1300.

[2] Lundquist, K., Kohler, S., & Rouse, R. V. (1999). Intraepidermal cytokeratin 7 expression is not restricted to Paget cells but is also seen in Toker cells andMerkel cells. *American Journal of Surgical Pathology, 23*, 212–219.

[3] Marucci, G., Betts, C.M., Golouh, R., Peterse, J. L., Foschini, M. P., & Eusebi, V. (2002). Toker cells are probably precursors of Paget cell carcinoma: a morphological and ultrastructural description. *Virchows Archiv, 441*, 117–123.

[4] Morandi, L., Pession, A., Marucci, G. L., Foschini, M. P., Pruneri, G., Viale, G., & Eusebi, V. (2003). Intraepidermal cells of Paget's carcinoma of the breast can be genetically different from those of the underlying carcinoma. *Human Pathology, 34*, 1321–1330.

[5] Nofech-Mozes, S., & Hanna, W. (2009). Toker cells revisited. *The Breast Journal, 15*, 394–398.

[6] Toker, C. (1970). Clear cells of the nipple epidermis. *Cancer, 25*, 601–610.

[7] van der Putte, S. C. (2011). Clear cells of Toker in the developing anogenital region of male and female fetuses. *American Journal of Dermatopathology, 33*, 811–818.

[8] van der Putte, S. C., Toonstra, J., & Hennipman, A. (1995). Mammary Paget's disease confined to the areola and associated with multifocal Toker cell hyperplasia. *American Journal of Dermatopathology, 17*, 487–493.

乳头 Toker 细胞，表 2　**Toker 细胞（TC）和 Paget 病的免疫表型特征**

	ER（%）	PgR（%）	HER2（%）	p53（%）
正常 TC	100	70	0	NA
增生性 TC	100	90	10	0
非典型 TC	100	100	80	0
PD（不伴有癌）	50～60	20	70～100	80
PD（伴有癌）	10～40	0～20	80～100	10～60

ER. 雌激素受体；PgR. 孕激素受体；NA. 不可用；DCIS. 导管原位癌

T

Tubular Adenoma of the Breast 乳腺管状腺瘤

Nicola Fusco   Chiara Corti   **著**   梅开勇   曾子淇   **译**

一、同义词

乳腺单纯性腺瘤；乳腺真性腺瘤。

二、定义

乳腺管状腺瘤是一种少见的良性病变，典型表现为小管状结构形成的结节状增生，小管由无非典型性的腺上皮和肌上皮细胞排列而成（Foschini 等，2012）。自从 1968 年以"乳腺单纯性腺瘤"被报道以来（Persaud 等，1968），仅报道了少数病例（O'Hara 和 Page 1985；Maiorano 和 Albrizio 1995；Rovera 等，2006；Düşünceli 等，2012；Sengupta 等，2014）。

三、临床特征

■ 发病率

自从基于乳腺钼靶的乳腺癌筛查项目被采用以来，乳腺管状腺瘤的检出率有所提高。然而，因缺少针对该良性病变的大量研究，实际发病率仍不明确。据报道，乳腺管状腺瘤的覆盖率占乳腺所有良性病变的 0.1%～2.8%。

■ 年龄

乳腺管状腺瘤主要发生于育龄期（Salemis 等，2012）。青春期前和绝经后很少发现（Foschini 等，2012），而在老年女性中更为罕见（Nishimori 等，2000；Rovera 等，2006）。妊娠相关的管状腺瘤可见，表现为肿瘤体积迅速增大（Nagata 等，1998；O'Hara 和 Page 1985；Salemis 等，2012）。

■ 性别

尽管管状腺瘤仅在女性患者中有所报道，也不能除外男性发病的可能性。

■ 部位

与大多数乳腺良性病变类似，管状腺瘤发生于终末导管小叶单位（Foschini 等，2012；Sciarra 等，2017）。好发于乳腺的上和外象限（Sengupta 等，2014）。

■ 临床表现

乳腺管状腺瘤通常无明显症状，在筛查时偶然发现（Rovera 等，2006）。如有症状，也是非特异性的，与肿物影响有关。症状包括有光滑、可移动、边界清的结节状肿物及肿物区域的触痛（Salemis 等，2012；Sengupta 等，2014）。这些良性病变不引起乳头溢液或疼痛。虽然大多数管状腺瘤生长缓慢，但它们也可以表现为快速增长的结节，特别是在孕妇和产褥期女性身上（Salemis 等，2012）。

乳腺管状腺瘤的影像学特征不具有诊断性，与其他乳腺良性病变的影像学特征一致。乳腺钼靶上表现为边界清楚的纤维腺瘤样结节（图1A）。罕见病例可见钙化，尤其是老年女性（Soo 等，2000；D'Orsi 等，2013）。超声显示一个清楚的低回声团，内部回声相对均匀，后方回声轻至中度增强（Irshad 等，2008）（图1B）。

■ 治疗

基于其临床及影像学良性的特征，以及体积增大的趋势较低，通常临床观察可满足治疗需

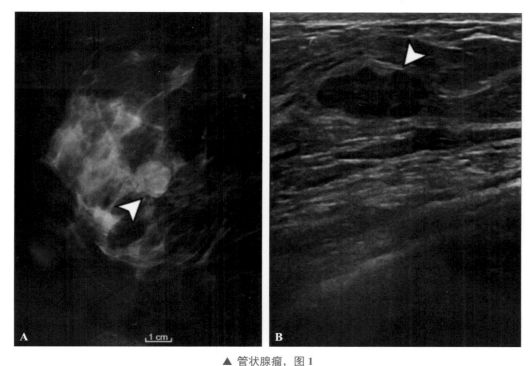

▲ 管状腺瘤，图 1

A. 乳腺 X 线显示一个相对致密的分叶状圆形肿块；B. 超声可见均匀的低回声团，边界清，薄膜不均匀（箭）（图片由 Dr.Luca Despi；Fondazione IRCCS Ca'Granda–Ospedale Maggiore Policlinico，Milan，Italy 提供）

要。然而，在高风险患者（老年女性及有乳腺癌家族史的年轻女性），或肿块增大迅速并有明显症状的病例中，通常需要行诊断性穿刺活检或外科切除（Salemis 等，2012；Sengupta 等，2014；Rovera 等，2006；Calderaro 等，2010）。

■ 结局

管状腺瘤临床进展缓慢（Foschini 等，2012）。手术保证边缘干净切除后，没有报道过有复发。这种良性病变与乳腺癌风险增加无关。然而，罕见病例报道有管状腺瘤伴有导管原位癌（DCIS）和（或）非特殊类型浸润性癌（Hill 和 Miller，1954，1977；Domoto 等，2002；Saimura 等，2015）。基于这些肿瘤的基因关系没得到证实，目前这种情况被认为是"碰撞瘤"。

四、大体检查

管状腺瘤是边界清楚的实性结节，大小 1～8cm。较小的病变应被归类为纤维囊性乳腺病

的延续（Shet 和 Rege，1998；Tavassoli，1999）。值得注意的是，巨型管状腺瘤（肿瘤 > 14cm）非官方描述为切面实性，白色至黄色，肉眼观类似纤维腺瘤和泌乳性腺瘤，无纤维包膜（Rosen，2014；Tavassoli，1999；Foschini 等，2012）。上方皮肤和乳头通常无改变（Hertel 等，1976；Nishimori 等，2000）。

五、显微镜检查

乳腺管状腺瘤形态多样性，典型表现为小管的小叶中心性增生，小管紧密排列，由腺上皮（腔面）细胞和肌上皮（基底）细胞组成，细胞无异型性（图 2）。偶有大的导管生长呈纤细的分枝状结构，类似于良性的纤维上皮性病变。腺上皮常呈立方 – 柱状，外层围绕完整的肌上皮，胞质透明至空亮。上皮细胞可见泡状核，核仁虽不明显但可见，高倍镜下看见时可能会有疑虑。不存在核多形性和结构复杂性，若有核分

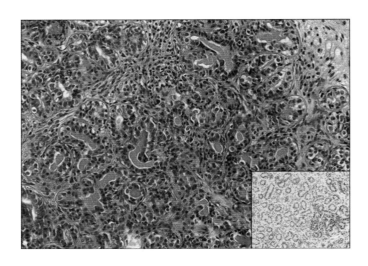

◀ 乳腺管状腺瘤，图 2
表现为单纯上皮增生，上皮细胞和肌上皮构成的排列紧密的管状结构，无细胞核异型性。插图：免疫组化 ER 弥漫不均一核表达，与正常乳腺组织相似（图片由 Dr. Gianluca Lopez，University of Milan，Milan，Italy 提供）

裂，也是典型的无意义的核分裂。可见大汗腺样和（或）分泌性特征，尤其是在年轻患者中。妊娠期或围产期女性可出现泌乳性改变，使得诊断难度提高，尤其是小活检时，其特征与泌乳型腺瘤或正常妊娠期乳腺改变类似。导管内间质通常不明显，但未消失，虽然比例上有变化。罕见肌纤维母细胞穿插在 PAS 阳性的胶原束中并分隔小管。虽然有稀少管状腺瘤病例报道有明显的间质反应，其中小管呈管内生长模式，但没有生物学证据表明他们应分类至乳腺纤维上皮性病变中（Maiorano 和 Albrizio，1995）。类似于其他良性病变的情况，可见不同程度的淋巴细胞浸润，管腔通常较空，也可见嗜酸性蛋白样物（Foschini 等，2012）。可见不同程度的缺血性纤维化（Tavassoli，1999），未见明显的出血或坏死（Hertel 等，1976）。

管状腺瘤的针吸活检细胞学（FNA）检测没有特异性，甚至可能导致过度诊断（Moross 等，1983）。主要的细胞学线索包括细胞排列成小的、三维立体簇状或管状结构。胞质丰富，核型规则，染色质均匀，核仁不明显。可有人为导致的核非典型性（Calderaro 等，2010；Sengupta 等，2014）。因此，管状腺瘤的针吸细胞学诊断有很大难度，但也不是完全无法诊断。

六、免疫表型

由于乳腺管状腺瘤是由小导管组成，导管周围有少量间质，其免疫表型与正常乳腺组织一致。肌上皮标志物如 p63、CK5/6 和 S100 可证实肌上皮层的存在（Bocker 等，1992；Yehand Mies，2008；Maiorano 和 Albrizio，1995）。腺上皮的免疫组化标记包括 CK7 强阳性和 E-cad 及雌激素受体（ER）非均质性低至轻度核阳性。

七、分子特征

尚无乳腺纤维腺瘤分子学特征的可靠数据。

八、鉴别诊断

乳腺管状腺瘤的鉴别基于形态，当临床和影像学相关时，通常较为简单直接。然而其与乳腺其他良性病变十分相似，鉴别可能有困难。主要的鉴别诊断有正常乳腺和纤维囊性 / 大汗腺样改变（Sciarra 等，2017）。在这一方面，为保证管状腺瘤的诊断，临床及影像学信息要详细，尤其是小活检时（Hertel 等，1976）。

间质的数量、细胞形态及小管的管状结构是鉴别管状腺瘤和乳腺纤维腺瘤的关键（Saimura 等，2015；Irshad 等，2008）。从分子水平来看，乳腺管状腺瘤的克隆性和致瘤性基因尚未明确，而乳腺纤维腺瘤已证实有 MED12 外显子 2 的体系突变，并很有可能参与其致病机制（Piscuoglio 等，2015）。值得注意的是，有些病例表现管状腺瘤和纤维腺瘤的特征（Komaki 等，1992）。在这些病例中，组织学显示这两种分散的形态模式有紧密联系的区域，提示这是一种合并性肿瘤而不是混合型病变。

乳腺附属器肿瘤有一系列疾病组成，形态学特征可能与管状腺瘤类似。在这些疾病中，乳腺圆柱瘤是一种无包膜但相对界清的病变，边缘欠规则，由细胞构成的巢团或小梁排列成拼图样结构（Fusco 等，2016）。与管状腺瘤类似，这些巢团或小梁由双层细胞、肌上皮和腺上皮构成，周围环绕厚的嗜酸性 PAS 阳性的透明带，无核非典型性核病理性核分裂。在巢团内，小管样结构被嗜酸样物填充。尽管形态学上有重叠，但圆柱瘤持续 ER 阴性，且常有肿瘤抑制基因 CYLD 的突变。

管状腺瘤管状结构中管腔内含嗜酸性分泌物，这使一些学者推测其可能与泌乳型腺瘤有共同的起源（O'Hara 和 Page，1985）。然而，基于它们的病理生理学和形态学，这两个良性病变应考虑为不同病变。事实上，泌乳型腺瘤与激素相关，并倾向于反映泌乳性的改变，小叶增生、扩大，结构模式复杂多变。相反，管状腺瘤与患者孕产史无关，可能有重叠的泌乳性改变。此外，乳腺管状腺瘤的管状结构特征是小而规则的小管。

与管状腺瘤不同，乳腺导管腺瘤的典型形态表现为大小不同的腺体、间质硬化、有纤维性薄膜。尽管这些病变为局限性，但它们不能像管状腺瘤一样是境界完全清楚的结节（Saimura 等，2015）。

小管没有被基质压缩和变形是帮助鉴别硬化性腺病和微腺性腺病的一个关键的形态特性，微

腺性腺病是一种罕见的乳腺增生性病变，由少细胞型间质中的小腺体构成（GueriniRocco 等，2016；Foschini 等，2012），是一种非小叶中心性的增生，ER 阴性，缺少肌上皮层，而管状腺瘤的腺管有腺上皮和腺上皮双层结构，且表达 ER。

推荐阅读

[1] Böcker, W., Bier, B., Freytag, G., Brömmelkamp, B., Jarasch, E. D., Edel, G., Dockhorn-Dworniczak, B., Schmid, K. W. (1992). An immunohistochemical study of the breast using antibodies to basal and luminal keratins, alpha-smooth muscle actin, vimentin, collagen IV and laminin. Part II: Epitheliosis and ductal carcinoma in situ. *Virchows Archive. A, Pathological Anatomy and Histology, 421*, 323–330.

[2] Case, T. C. (1977). Adenocarcinoma of breast arising in adenoma. *New York State Journal of Medicine, 77*, 2122–2123.

[3] Calderaro, J., Bayou, E. H., Castaigne, D., Mathieu, M. C., Andreiuolo, F., Suciu, V., Delaloge, S., Vielh, P. (2010). Tubular adenoma of the breast with associated mucinous features: A cytological diagnostic trap. *Cytopathology, 21*, 191–193.

[4] D'Orsi, C. J., Sickles, E. A., Mendelson, E. B., et al. (2013). *ACR BI-RADS® atlas, breast imaging reporting and data system*. Reston: American College of Radiology.

[5] Domoto, H., Tsuda, H., Miyakawa, K., Shinoda, A., Nanasawa, T. (2002). Invasive ductal carcinoma associated with tubular adenoma of the breast. *Pathology International, 52*, 244–248.

[6] Düşünceli, F., Manukyan, M. N., Midi, A., Deveci, U., Yener, N. (2012). Giant tubular adenoma of the breast: A rare entity. *Breast Journal, 18*, 79–80.

[7] Foschini, M. P., Simpson, J. F., & O'Malley, F. (2012). Benign epithelial proliferations. In S. R. Lakhani, I. O. Ellis, S. J. Schnitt, P. H. Tan, & M. J. van de Vijver (Eds.), *World health organization classification of tumours of the breast* (p. 115). Lyon: IARC Press.

[8] Fusco, N., Colombo, P. E., Martelotto, L. G., De Filippo, M.R., Piscuoglio, S.,Ng, C.K., Lim, R. S., Jacot, W., Vincent-Salomon, A., Reis-Filho, J. S., Weigelt, B. (2016). Resolving quandaries: Basaloid adenoid cystic carcinoma or breast cylindroma? The role of massively parallel sequencing. *Histopathology, 68*, 262–271.

[9] Guerini-Rocco, E., Piscuoglio, S., Ng, C. K., Geyer, F. C., De Filippo, M. R., Eberle, C. A., Akram, M., Fusco, N., Ichihara, S., Sakr, R. A., Yatabe, Y., Vincent-Salomon, A., Rakha, E. A., Ellis, I. O., Wen, Y. H., Weigelt, B., Schnitt, S. J., & Reis-Filho, J. S. (2016). Microglandular adenosis associated with triple-negative breast cancer is a neoplastic lesion of triple-negative phenotype harbouring TP53 somatic mutations. *The Journal of Pathology, 238*, 677–688.

T

[10] Hertel, B. F., Zaloudek, C., & Kempson, R. L. (1976). Breast adenomas. *Cancer, 37*, 2891–2905.

[11] Hill, R. P., & Miller, F. N. J. (1954). Adenomas of the breast with case report of carcinomatous transformation in an adenoma. *Cancer, 7*, 318–324.

[12] Irshad, A., Ackerman, S. J., Pope, T. L., Moses, C. K., Rumboldt, T., & Panzegrau, B. (2008). Rare breast lesions: Correlation of imaging and histologic features with WHO classification. *Radiographics, 28*, 1399–1414.

[13] Komaki, K., Morimoto, T., Mori, Sasa, M., Oshimo, K., Monden, Y., Hirose, T., & Hizawa, K. (1992). A rare case of fibroadenoma in a tubular adenoma of the breast. *Surgery Today, 22*, 163–165.

[14] Maiorano, E., & Albrizio, M. (1995). Tubular adenoma of the breast: An immunohistochemical study of ten cases. *Pathology Research and Practice, 191*, 1222–1230.

[15] Moross, T., Lang, A. P., & Mahoney, L. (1983). Tubular adenoma of breast. *Archives of Pathology & Laboratory Medicine, 107*, 84–86.

[16] Nagata, Y., Horimi, T., Ichikawa, J., Nishioka, Y., Okabayashi, T., Inagaki, M., Okazaki Y., Noguchi, H., nagano, K., Teraishi, H., Kotaka, M., Sasaoka, K. (1998). A case of rapidly enlarging tubular adenoma of the breast occurred in a pregnant woman. *Nihon Rinsho Geka Gakkai Zasshi (Journal of Japan Surgical Association), 59*, 2764–2768.

[17] Nishimori, H., Sasaki, M., Hirata, Zembutsu, H., Yasoshima, T., Fukui, R., Kobayashi, K. (2000). Tubular adenoma of the breast in a 73-year-old woman. *Breast Cancer, 7*, 169–172.

[18] O'Hara, M. F., & Page, D. L. (1985). Adenomas of the breast and ectopic breast under lactational influences. *Human Pathology, 16*, 707–712.

[19] Persaud, V., Talerman, A., Jordan, R. (1968). Pure adenoma of the breast. *Arch Pathol, 86*, 481–3.

[20] Piscuoglio, S., Murray, M., Fusco, N., Marchiò, C.,1, Loo, F. L., Martelotto, L. G., Schultheis, A. M., Akram, M., Weigelt, B., Brogi, E., Reis-Filho, J. S. (2015). MED12 somatic mutations in fibroadenomas and phyllodes tumours of the breast. *Histopathology, 67*, 719–729.

[21] Rovera, F., Ferrari, A., Carcano, G., Dionigi, G., Cinquepalmi, L., Boni, L., Diurni, M., & Dionigi, R. (2006). Tubular adenoma of the breast in an 84-year-old woman: Report of a case simulating breast cancer. *Breast Journal, 12*, 257–259.

[22] Rosen, P. P. (2014). Fibroepithelial neoplasms. In S. A. Hoda, P. P. Rosen, E. Brogi, & K. F.C. (Eds.), *Rosen's breast pathology* (pp. 187–229). Philadelphia: Lippincott Williams & Wilkins.

[23] Shet, T. M., & Rege, J. D. (1998). Aspiration cytology of tubular adenomas of the breast. An analysis of eight cases. *Acta Cytologica, 42*, 657–662.

[24] Saimura, M., Anan, K., Mitsuyama, S., Ono, M., & Toyoshima, S. (2015). Ductal carcinoma in situ arising in tubular adenoma of the breast. *Breast Cancer, 22*, 428–431.

[25] Sciarra, A., Lopez, G., Corti, C., Runza, L., Ercoli, G., Bonometti, A., Despini, L., Blundo, C., Gambini, D., & Fusco, N. (2017). Columnar cell lesion and apocrine hyperplasia of the breast: Is there a common origin? The role of prolactin-induced protein. *Applied Immunohistochemistry & Molecular Morphology*. https://doi.org/10.1097/pai.0000000000000604. Published Ahead-of-Print. PubMed PMID: 00129039-900000000-98888.

[26] Salemis, N. S., Gemenetzis, G., Karagkiouzis, G., Seretis, C., Sapounas, K., Tsantilas, V., Sambaziotis, D., & Lagoudianakis, E. (2012). Tubular adenoma of the breast: A rare presentation and review of the literature. *Journal of Clinical Medicine Research, 4*, 64–67.

[27] Sengupta, S., Pal, S., Biswas, B. K., Phukan, J. P., Sinha, A., & Sinha, R. (2014). Preoperative diagnosis of tubular adenoma of breast–10 years of experience. *The North American Journal of Medical Sciences, 6*, 219–223.

[28] Soo, M. S., Dash, N., Bentley, R., Lee, L. H., & Nathan, G. (2000). Tubular adenomas of the breast: Imaging findings with histologic correlation. *AJR The American Journal of Roentgenology, 174*, 757–761.

[29] Tavassoli, F. A. (1999). *Benign lesions. Pathology of the breast* (pp. 115–204). New York: McGraw-Hill Professional Publishing.

[30] Yeh, I. T., & Mies, C. (2008). Application of immunohistochemistry to breast lesions. *Archives of Pathology & Laboratory Medicine, 132*, 349–358.

Tubular Carcinoma 小管癌

Emad Rakha 著　　梅开勇　曾子淇 译

一、同义词

单纯型小管癌；TC。

二、定义

一种特殊类型的乳腺癌，预后极好，由分化良好的小管结构组成，管腔开放，内衬单层低核级上皮细胞。

三、临床特征

■ 发病率

单纯型小管癌占浸润性乳腺癌近 2%。在小的 T_1 期乳腺癌核乳腺钼靶筛查中有更高的检出率（Anderson 等，2004；Rakha 等，2010）。

■ 年龄

几乎 60%～70% 的小管癌病变不明显，在影像学检查中检出，其中 60 或 70 多岁的女性更为常见。

■ 性别

女性。其他类型的乳腺癌在男性中极罕见。

■ 部位

乳腺任意区域均可发，但与其他类型乳腺癌一样更常见于外上象限。20% 的小管癌被报道为多中心性。

■ 治疗

局部治疗和激素治疗是主要的治疗方案。即使患者发生腋窝转移，预后也很好。可以不进行腋窝淋巴结清扫，一般也不需要进行全身新辅助化疗（Diab 等，1999；Papadatos 等，2001；Fedko 等，2010）。

■ 结局

小管癌的预后异常好，生存期很长（Diab 等，1999；Papadatos 等，2001；Anderson 等，2004；Fedko 等，2010；Rakha 等，2010），在有些系列研究中，预后与同年龄未患乳腺癌的人群相似（Diab 等，1999；Sullivan 等，2005；Fedko 等，2010；Rakha 等，2010）。局部复发的风险极低，以至于一些机构认为不需要进行辅助放疗。据报道，乳腺切除术或保乳术后的 10 年无病生存率和总体生存率分别为 93.1%～99.1% 和 99%～100%。腋窝淋巴结转移不常见（平均 10%；范围 0%～22%），累及 1 或 2 个以上腋窝淋巴结的情况罕见。

四、大体检查

小管癌表现为不明显的灰至白色，实性质中或质硬肿物，边缘不规则，直径 0.1～2cm；大部分直径 ≤ 1.5cm。由于间质增生明显，质地一般较硬。局灶出血一般是由于之前诊断性穿刺所致。坏死不是小管癌的特征，钙化常见并且在钼靶上可以显示。

五、显微镜检查

小管癌的典型特征是以管状结构为主，小管由单层上皮细胞构成，管腔开放（图 1）。小管排列杂乱，通常为圆形、椭圆形或成角，并缺乏外

T

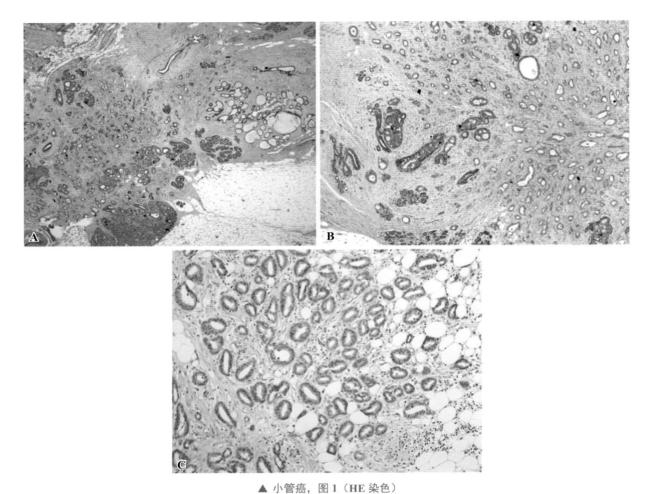

▲ 小管癌，图 1（HE 染色）

一例小管癌病例，表现为管状结构杂乱排列，管腔开放，缺少肌上皮层（C）。间质促结缔组织反应性增生。小管癌可伴有柱状细胞变、平坦上皮非典型增生和低级别导管内癌（A 和 B）

层肌上皮细胞。肿瘤细胞小至中等大小，规则，核轻度多形性，核仁不明显，核分裂象罕见。在1/3 病例中可见顶浆分泌胞突，但不具备诊断意义。代表明显的核多形性的多层核以及高核分裂活性不能诊断小管癌。小管癌的典型管状结构占据肿瘤的 90% 以上，这一标准对准确诊断这一预后良好的小管癌至关重要。当 50%～90% 的肿瘤成分显示小管癌特征而剩余成分显示其他乳腺肿瘤类型，通常为非特殊型浸润性癌，则诊断为混合性小管癌。

间质富细胞伴有促结缔组织反应，常围绕小管结构排列。小管癌的一个常见特征是管状结构常浸润至脂肪组织，这在细针穿刺活检时十分有用。

小管癌常与其他低级别病变共存，如柱状细胞变、平坦上皮非典型增生、非典型导管增生、低级导管原位癌和小叶原位癌。这些病变具有相似的形态学、免疫表型和分子特征，构成所谓的低级别肿瘤家族。也有学者提议将放射状瘢痕也归入其中。

六、免疫表型

小管癌是低级别浸润性癌的一种特殊类型，通常呈 Luminal A 型，即高表达激素受体，腺上皮型角蛋白标记和 E-cad。小管癌不表达基底细胞型角蛋白，缺乏 HER2 扩增，通常 EGFR、 p-cad 及 p53 阴性。

七、分子特征

小管癌通常基因突变率较低，最常见的为染色体 16q 缺失（78%～86%），其次为 1q 的获得，这两种突变通常同时存在。其他的突变还有 16p 的获得，以及 8p、3p（FHIT 基因位点）和 11q（ATM 基因位点）的缺失。全基因表达谱研究证实小管癌分子学分类上属于 Luminal A 型。

八、鉴别诊断

小管癌应与硬化性腺病、复杂型硬化性腺病及微腺性腺病鉴别。也需与乳腺非特殊型浸润性癌 1 级这种预后更差的疾病鉴别，小管癌的腺管结构应 > 90%。硬化性腺病特征为小叶结构及腺管的挤压和扭曲。肌上皮一般保存完好。复杂型硬化性腺病、放射状瘢痕有中央瘢痕及弹性变，内有结构紊乱的小腺管，外层肌上皮完整。放射状瘢痕外周的腺管表现出不同程度的扩张和导管上皮增生。微腺性腺病常呈杂乱、弥漫、浸润性的生长模式，腺管更圆更规则，外层肌上皮缺失，管腔内含胶质样物。微腺性腺病通常缺少小管癌的间质促结缔组织增生特征。

推荐阅读

[1] Anderson, W. F., Chu, K. C., Chang, S., Sherman, M. E. (2004). Comparison of age-specific incidence rate patterns for different histopathologic types of breast carcinoma. *Cancer Epidemiology, Biomarkers & Prevention, 13*, 1128–1135.

[2] Diab, S. G., Clark, G. M., Osborne, C. K., Libby, A., Allred, D. C., & Elledge, R. M. (1999). Tumor characteristics and clinical outcome of tubular and mucinous breast carcinomas. *Journal of Clinical Oncology, 17*, 1442–1448.

[3] Fedko, M. G., Scow, J. S., Shah, S. S., Reynolds, C., Degnim, A. C., Jakub, J. W., & Boughey, J. C. (2010). Pure tubular carcinoma and axillary nodal metastases. *Annals of Surgical Oncology, 17*(Suppl 3), 338–342.

[4] Papadatos, G., Rangan, A. M., Psarianos, T., Ung, O., Taylor, R., & Boyages, J. (2001). Probability of axillary node involvement in patients with tubular carcinoma of the breast. *British Journal of Surgery, 88*, 860–864.

[5] Rakha, E. A., Lee, A. H., Evans, A. J., Menon, S., Assad, N. Y., Hodi, Z., Macmillan, D., Blamey, R.W.,&Ellis, I. O. (2010). Tubular carcinoma of the breast: Further evidence to support its excellent prognosis. *Journal of Clinical Oncology, 28*, 99–104.

[6] Sullivan, T., Raad, R. A., Goldberg, S., Assaad, S. I., Gadd, M., Smith, B. L., Powell, S. N., Taghian, A. G. (2005). Tubular carcinoma of the breast: A retrospective analysis and review of the literature. *Breast Cancer Research and Treatment, 93*, 199–205.

T

U

Usual Ductal Hyperplasia 普通型导管增生

Anna Sapino　Davide Balmativola　MariaGiulia Disanto　Caterina Marchiò　著　　梅开勇　安　晋　译

一、同义词

上皮性导管增生；上皮增生或上皮病；旺炽性导管增生；普通型增生；导管内增生；乳头状瘤病。

二、定义

一种终末导管小叶单位的良性增殖性疾病，中央的细胞呈流水样排列，外周有边窗样裂隙。普通型导管增生（UDH）很少会呈浸润性生长方式。

三、临床特征

缺乏临床特征性，触摸不到，仅为显微镜下可见。

■ 发病率

UDH 是乳腺纤维囊性改变的常见发现，也可见于乳头状瘤。

■ 年龄

所有年龄均可发生。浸润性上皮病变多在绝经后出现（54—80岁）。

■ 性别

通常好发于女性乳腺，罕见于男性乳腺。

■ 部位

没有特异性的位置，UDH 会发生在乳腺实质的各个地方。

■ 影像

UDH 影像学检查无特征性表现。浸润性上皮病在乳腺 X 线检查中与浸润性癌不同。

■ 治疗

UDH 不需要治疗。术前穿刺活检中若发现有浸润性上皮病应该排除是否有浸润性癌。

四、大体检查

UDH 仅在显微镜下可见，大体检查不具有特征性。

五、显微镜检查

UDH 累及多个终末导管，增生的多种细胞填充管腔使导管不规则扩张。细胞呈流水样排列，形成"次级"管腔，细胞核平行于导管长轴，边窗样结构位于周边（图1，HE 染色），细胞边界不清，形状各异，细胞核主要为椭圆形，染色正常核内可见淡染的包涵体，核仁较小或不明显。周围裂隙内的细胞可呈丛状突起（图2，HE 染色）。浸润性上皮病变一般较小，可见于复杂性硬化性腺病中，周围常见乳头状瘤及普通型上皮增生。

Eusebi 和 Millis（2010）认为浸润性上皮病的组织学特点与复杂性硬化性腺病（见"复杂性硬化性腺病"）类似：①病变大部分由旺炽性 UDH 组成，局灶可见鳞状上皮样细胞；②病变中上皮周围可见硬化性间质，而不是像放射状瘢痕（RS）（见"放射状瘢痕"）一样中央形成硬化灶；③经常出现促纤维结缔组织反应，形成瘢痕样纤维带（图3，HE 染色）。受累的导管一般会

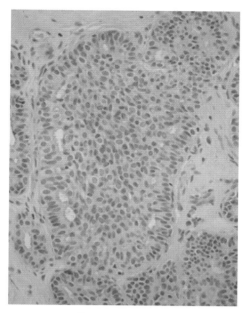

▲ 普通型导管增生，图 1
导管因 UDH 扩张（HE 染色）

有锯齿状或不规则的边缘，增生上皮像流水样进入到周围的间质内（Eberle 等，2016）。

六、免疫表型

UDH 在 ER 和 PR 中表达不一，为 10%～15% 的细胞阳性，部分区域散在阳性。HER2 是阴性的。Ki-67 增殖活性很低。高分子角蛋白（34βE12、CK14、CK5/6）呈马赛克样表达（Otterbach 等，2000，Martimez 等，2016）（图 4，CK14 染色）。α-SMA、p63 和 p40 在外周的肌上皮阳性。浸润性上皮病肌上皮可以罕见表达或不表达 p63/p40 在肌上皮细胞阴性，ER 完全阴性（Eberle 等，2016）（图 5A，ER 染色）或者是 ER、p63/p40 不均一表达。

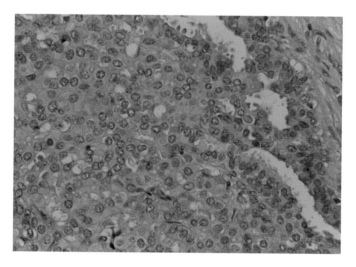

◀ 普通型导管增生，图 2
UDH 显示腺上皮排列呈边窗样结构，偶有顶浆分泌（高倍镜，HE 染色）

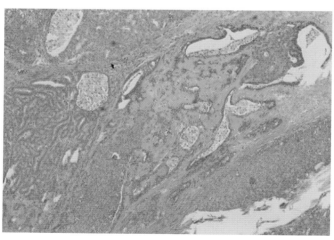

◀ 普通型导管增生，图 3
UDH 在瘢痕样间质内浸润的增生上皮（HE 染色）

U

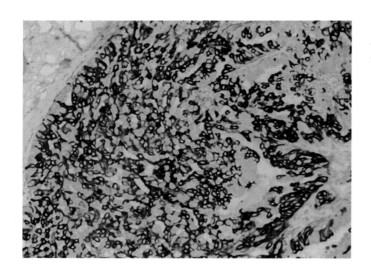

▶ 普通型导管增生，图 4
UDH 细胞 CK14 马赛克式染色模式

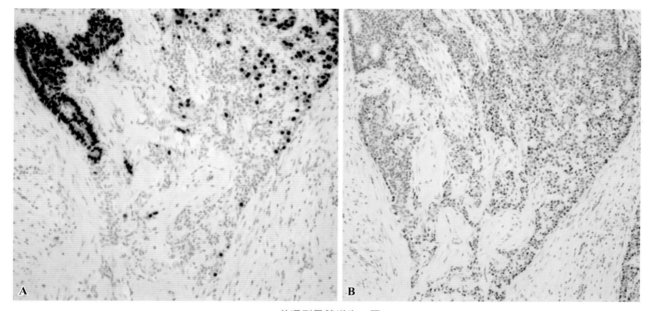

▲ 普通型导管增生，图 5
A.UDH 的 ER 几乎为阴性；B.p63 显示肌上皮

七、分子特征

UDH 中 PIK3CA 的突变有报道过。另外，也发现所有浸润性上皮病存在 PIK3CA 热点突变和（或）PIK3R1 体细胞突变。

八、鉴别诊断

UDH 应该与非典型导管上皮增生（ADH）（见"非典型导管增生"）鉴别。ADH 具有与低级别导管原位癌（见"导管原位癌"）相同的形态特征，形态一致的细胞形态筛状腔隙，均一表达 ER，基底细胞的标记阴性。有报道表明，在 ADH 中经常会出现 16q 和 17p 的杂合性缺失，在上皮病中很少会出现。

乳头状瘤中合并 UDH（见"导管内乳头状瘤"）应该与实性乳头状导管原位癌鉴别（见"实

性乳头状癌"）（Rabban 等，2006）。CK5/6 和 CK14 在 UDH 中呈马赛克样表达，而在实性乳头状导管原位癌中的肿瘤细胞为阴性。

浸润性上皮病总体表现上类似于浸润性癌（见"非特殊型浸润性癌"），尤其是低级别腺鳞癌（见"低级别腺磷癌"），不管是形态学还是免疫表型上。

推荐阅读

[1] Ang, D. C., Warrick, A. L., Shilling, A., Beadling, C., Corless, C. L., & Troxell, M. L. (2014). Frequent phosphatidylinositol-3-kinase mutations in proliferative breast lesions. *Modern Pathology, 27*, 740–750.

[2] Eberle, C. A., Piscuoglio, S., Rakha, E. A., Ng, C. K., Geyer, F. C., Edelweiss, M., Sakr, R. A., Weigelt, B., Reis-Filho, J. S., & Ellis, I. O. (2016). Infiltrating epitheliosis of the breast: Characterization of histological features, immunophenotype and genomic profile. *Histopathology, 68*, 1030–1039.

[3] Eusebi, V., & Millis, R. R. (2010). Epitheliosis, infiltrating epitheliosis, and radial scar. *Seminar in Diagnostic Pathology, 27*, 5–12.

[4] Martinez, A. P., Cohen, C., Hanley, K. Z., & Li, X. B. (2016). Estrogen receptor and cytokeratin 5 are reliable markers to separate usual ductal hyperplasia from atypical ductal hyperplasia and low-grade ductal carcinoma in situ. *Archive of Pathology and Laboratory Medicine, 140*, 686–689.

[5] Otterbach, F., Bankfalvi, A., Bergner, S., Decker, T., Krech, R., & Boecker, W. (2000). Cytokeratin 5/6 immunohistochemistry assists the differential diagnosis of atypical proliferations of the breast. *Histopathology, 37*, 232–240.

[6] Rabban, J. T., Koerner, F. C., & Lerwill, M. F. (2006). Solid papillary ductal carcinoma in situ versus usual ductal hyperplasia in the breast: A potentially difficult distinction resolved by cytokeratin 5/6. *Human Pathology, 37*, 787–793.

U

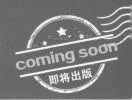
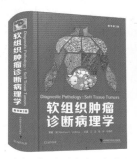
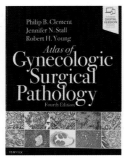
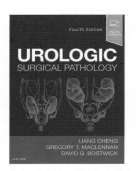
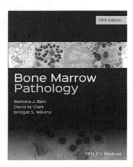
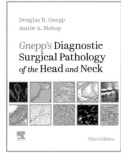
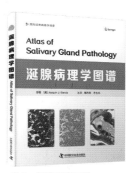
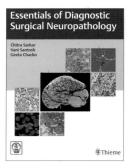
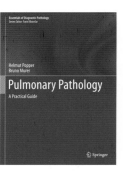
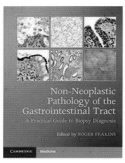
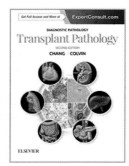
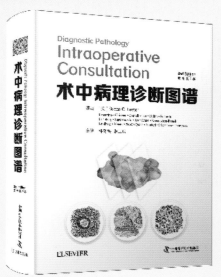
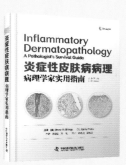
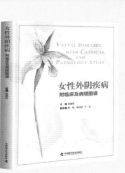
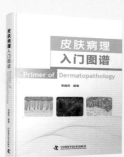
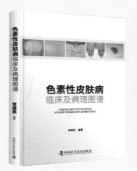
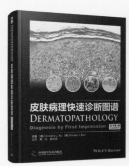
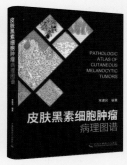